主编

张永欢　詹玉强　史永灿　冯俊刚

宁　力　王松铃　冯红红

# 现代
# 肿瘤学与病理诊断

XIANDAI

ZHONGLIUXUE YU BINGLI ZHENDUAN

黑龙江科学技术出版社

HEILONGJIANG SCIENCE AND TECHNOLOGY PRESS

图书在版编目（CIP）数据

现代肿瘤学与病理诊断 / 张永欢等主编. -- 哈尔滨：
黑龙江科学技术出版社，2023.7
ISBN 978-7-5719-2009-8

Ⅰ．①现… Ⅱ．①张… Ⅲ．①肿瘤学②肿瘤－病理学
Ⅳ．①R73

中国国家版本馆CIP数据核字（2023）第107039号

# 现代肿瘤学与病理诊断
## XIANDAI ZHONGLIUXUE YU BINGLI ZHENDUAN

| | |
|---|---|
| 主　　编 | 张永欢　詹玉强　史永灿　冯俊刚　宁　力　王松铃　冯红红 |
| 责任编辑 | 包金丹 |
| 封面设计 | 宗　宁 |
| 出　　版 | 黑龙江科学技术出版社 |
| | 地址：哈尔滨市南岗区公安街70-2号　邮编：150007 |
| | 电话：（0451）53642106　传真：（0451）53642143 |
| | 网址：www.lkcbs.cn |
| 发　　行 | 全国新华书店 |
| 印　　刷 | 黑龙江龙江传媒有限责任公司 |
| 开　　本 | 787 mm×1092 mm　1/16 |
| 印　　张 | 23.75 |
| 字　　数 | 598千字 |
| 版　　次 | 2023年7月第1版 |
| 印　　次 | 2023年7月第1次印刷 |
| 书　　号 | ISBN 978-7-5719-2009-8 |
| 定　　价 | 198.00元 |

# 前　言

　　所谓肿瘤，是一种细胞的异常增生。这种异常的增生除了表现为肿瘤本身的持续生长外，在恶性肿瘤还表现为对邻近正常组织的侵犯，以及经血管、淋巴管和体腔转移到身体其他部位，而这种转移往往是肿瘤致死的原因。随着现代医学理论与技术的进步，已经有30％以上的恶性肿瘤有可能得到根治，然而肿瘤依然是危害人类健康的一大"杀手"。

　　肿瘤细胞的"前身"是正常细胞，故两者的形态和功能有类似之处；但肿瘤细胞又不同于正常细胞，具体表现在一些低分化的肿瘤细胞表达特异性的抗原并具有内分泌功能，临床上正是利用肿瘤的这些特点对其进行诊断和治疗的。因此，作为一名成熟的肿瘤科医师，不仅要掌握临床诊治技术，还要充分了解肿瘤生物学基础知识，才能推动临床更加科学、规范的个体化治疗。基于以上需求，我们特组织一批肿瘤学专家编写了这本《现代肿瘤学与病理诊断》。

　　本书以贴近临床应用实际为特色，首先简要介绍了肿瘤学基础内容，并从病理技术及病理诊断两个方面讲解了肿瘤病理相关内容；然后概述了肿瘤的放疗和化疗；最后，重点讲解了临床常见肿瘤的具体治疗措施。内容上力求推陈出新，文字上删繁就简，结合肿瘤学的特点，突出了新理论、新技术和新方法在临床诊疗上的应用，对临床医师的工作和学习有一定的辅助作用。本书条理清晰、重点突出，适合从事临床肿瘤及相关专业的医师阅读使用，也可作为临床肿瘤学专业师生的参考用书。

　　现代肿瘤学发展迅速，各种新的诊疗方法层出不穷，且本书由多人执笔，在内容取舍方面可能存在不足之处，如有疏漏，敬请广大读者批评指正。

《现代肿瘤学与病理诊断》编委会

2023 年 2 月

# 目　　录

第一章　绪论 ……………………………………………………………………（1）

　　第一节　肿瘤的概念 …………………………………………………………（1）

　　第二节　肿瘤的命名与分类 …………………………………………………（1）

　　第三节　肿瘤的形态与结构 …………………………………………………（7）

　　第四节　肿瘤的生长与扩散 ………………………………………………（10）

　　第五节　肿瘤的分级和分期 ………………………………………………（15）

第二章　肿瘤病理学基础 ………………………………………………………（17）

　　第一节　概述 ………………………………………………………………（17）

　　第二节　组织病理学基础 …………………………………………………（23）

　　第三节　肿瘤标志物 ………………………………………………………（26）

第三章　病理技术 ………………………………………………………………（36）

　　第一节　组织的取材和固定方法 …………………………………………（36）

　　第二节　组织切片技术 ……………………………………………………（46）

　　第三节　组织的常规染色 …………………………………………………（51）

　　第四节　病理标本的特殊染色 ……………………………………………（53）

　　第五节　免疫组织化学技术 ………………………………………………（56）

　　第六节　免疫电子显微镜技术 ……………………………………………（61）

　　第七节　原位杂交技术 ……………………………………………………（69）

**第四章　病理诊断** ················································································· （75）

　　第一节　原发性垂体肿瘤 ········································································ （75）

　　第二节　甲状腺肿瘤 ·············································································· （81）

　　第三节　肺癌 ······················································································ （96）

　　第四节　胃部肿瘤 ··············································································· （137）

　　第五节　肾脏肿瘤 ··············································································· （147）

　　第六节　膀胱肿瘤 ··············································································· （162）

**第五章　肿瘤的放疗** ·············································································· （167）

　　第一节　放疗的分类 ············································································ （167）

　　第二节　放疗的适应证与禁忌证 ····························································· （169）

　　第三节　放疗的剂量分布和散射分析 ························································ （170）

　　第四节　放疗的质量保证与控制 ····························································· （175）

　　第五节　远距离放疗 ············································································ （178）

　　第六节　近距离放疗 ············································································ （191）

　　第七节　X(γ)射线立体定向放疗 ···························································· （193）

　　第八节　三维和调强适形放疗 ································································· （196）

　　第九节　图像引导放疗 ········································································· （198）

**第六章　肿瘤的化疗** ·············································································· （202）

　　第一节　肿瘤化疗的药理学基础 ····························································· （202）

　　第二节　临床常用的抗肿瘤药物 ····························································· （207）

　　第三节　化疗的毒副作用与处理 ····························································· （223）

**第七章　呼吸系统肿瘤的治疗** ·································································· （230）

　　第一节　原发性气管癌 ········································································· （230）

　　第二节　原发性支气管肺癌 ···································································· （232）

　　第三节　肺部转移癌 ············································································ （255）

**第八章　消化系统肿瘤的治疗** ·································································· （259）

　　第一节　食管癌 ·················································································· （259）

　　第二节　原发性肝癌 ············································································ （269）

　　第三节　胆囊癌 ·················································································· （278）

第四节　胰腺癌 ……………………………………………………………（281）

第五节　大肠癌 ……………………………………………………………（288）

**第九章　泌尿生殖系统肿瘤的治疗** ……………………………………（311）

第一节　肾癌 ………………………………………………………………（311）

第二节　膀胱癌 ……………………………………………………………（317）

第三节　前列腺癌 …………………………………………………………（325）

第四节　卵巢癌 ……………………………………………………………（331）

第五节　子宫颈癌 …………………………………………………………（339）

**第十章　肿瘤组学研究** …………………………………………………（344）

第一节　肿瘤基因组学研究 ………………………………………………（344）

第二节　肿瘤蛋白质组学研究 ……………………………………………（349）

第三节　生物信息学在肿瘤研究中的应用 ………………………………（355）

**参考文献** …………………………………………………………………（367）

# 第一章 绪 论

## 第一节 肿瘤的概念

肿瘤是机体在各种致病因素的长期作用下发生的细胞过度增殖。肿瘤细胞与正常细胞相比,有结构功能和代谢的异常,具有超常的增殖能力。肿瘤的发生是一个复杂的过程,宿主受某些物理、化学、生物等因素的影响,细胞的 DNA 发生改变,形成变异细胞,此阶段称为启动阶段。再结合某些因素的影响,进入促进阶段,癌细胞开始形成。癌细胞的特性包括细胞无休止和无序的分裂,并有侵蚀性和转移性。

肿瘤一旦形成,不因诱因消除而停止生长。良性肿瘤对机体危害一般较轻;恶性肿瘤则会对机体构成严重威胁,特征为失控性过度生长,并由原发部位向其他部位转移和侵犯,如不能得到控制,将侵犯重要器官和组织,引起衰竭,导致患者死亡。

恶性肿瘤以其高发病率和高病死率,严重威胁人类的健康,并给家庭和社会带来沉重的经济负担。

中医学认为,肿大成块,留居不散之物为肿瘤。3500 年前的甲骨文上已有"瘤"字。2000 多年前的《周礼》已记载有专门治疗肿瘤的医师,称为"疡医"。历代中医均对肿瘤进行过描述,病名有 20 余种,如噎膈、反胃、积聚、乳岩、瘿瘤、崩漏、带下、癌等。明代以后才开始用"癌"来统称恶性肿瘤。

（唐　颢）

## 第二节 肿瘤的命名与分类

### 一、肿瘤的命名

肿瘤的命名应以能反映肿瘤的部位和组织来源及其良、恶性为原则,但因历史的原因,有些命名并不符合这一原则。目前,常用的命名方法有普通命名法和特殊命名法。

#### (一)普通命名法

普通命名法主要依据肿瘤的生物学行为、解剖部位、组织结构、细胞类型等,分为以下几类。

1.良性肿瘤

按部位＋组织分化类型＋瘤命名,如支气管乳头状瘤、卵巢浆液性乳头状囊腺瘤等。

2.交界性肿瘤

按部位＋交界性或非典型性或侵袭性＋组织分化类型＋瘤命名,如卵巢交界性浆液性乳头状囊腺瘤、非典型性脑膜瘤和跟骨侵袭性骨母细胞瘤等。

3.恶性肿瘤

(1)一般命名:①上皮组织来源的恶性肿瘤,按部位＋上皮组织分化类型＋癌命名,如食管鳞状细胞癌、直肠腺癌、膀胱移行细胞癌和肺泡细胞癌。②间叶组织来源的恶性肿瘤,按部位＋间叶组织分化类型＋肉瘤命名,如腹膜后平滑肌肉瘤、头皮血管肉瘤和小腿上皮样肉瘤等。③有些肿瘤采用恶性＋组织分化类型＋瘤命名,如恶性纤维组织细胞瘤、恶性黑色素瘤和恶性淋巴瘤等。④向胚胎组织分化的肿瘤,按部位＋母细胞瘤命名,多数为恶性,如肾母细胞瘤、肝母细胞瘤、胰母细胞瘤、视网膜母细胞瘤和神经母细胞瘤等;少数为良性,如脂肪母细胞瘤和骨母细胞瘤。⑤当肿瘤内同时含有上皮和肉瘤成分时,按部位＋癌或腺＋肉瘤命名,如膀胱癌肉瘤和子宫腺肉瘤等。⑥当肿瘤内含有两种或以上胚层成分时,按部位＋畸胎瘤或未成熟畸胎瘤命名,如卵巢成熟性囊性畸胎瘤和睾丸未成熟畸胎瘤等,加以恶性,如子宫恶性中胚叶混合瘤等。

(2)也有学者按以下方法命名:①根据生物学行为可将肿瘤分为良性瘤、交界瘤、恶性瘤,其中恶性瘤中来源于上皮组织的称为癌,来自间叶组织的则称为肉瘤。②根据恶性程度可分为低度恶性、中度恶性及高度恶性肿瘤。③根据生长方式可分为原位癌、浸润癌、转移癌。④根据波及范围可分为早期癌、中期癌、晚期癌,以及原发性癌、继发性癌。⑤根据解剖部位可分为食管癌、胃癌、大肠癌、肝癌、鼻咽癌、肺癌、乳腺癌、宫颈癌、皮肤癌等。⑥根据组织结构可分为乳头状瘤、乳头状癌、囊腺瘤、囊腺癌、绒毛状腺瘤、管状癌、腺样囊腺癌、叶状囊肉瘤、腺泡细胞癌、腺泡状软组织肉瘤、滤泡性癌等。⑦根据细胞来源可分为鳞状细胞癌、基底细胞癌、移行细胞癌、腺瘤、腺癌、精原细胞瘤、神经鞘瘤、神经节细胞瘤、软骨肉瘤、骨肉瘤、平滑肌瘤、横纹肌肉瘤等。⑧根据细胞的形状可分为梭形细胞癌、燕麦细胞癌、印戒细胞癌、上皮样肉瘤等。⑨根据细胞的大小可分为大细胞癌、巨细胞癌、小细胞癌等。⑩根据细胞的染色反应可分为嗜银细胞癌、嗜铬细胞瘤、嗜酸细胞瘤、嗜碱细胞瘤、嫌色细胞瘤、透明细胞癌等。⑪根据细胞内所含的内容可分为黏液腺癌、恶性黑色素瘤、浆液性腺瘤。⑫根据所含的内分泌激素可分为生长激素瘤、泌乳素瘤、促甲状腺素瘤、促皮质激素瘤、胰岛素瘤、胃泌素瘤、高血糖素瘤等。⑬根据细胞的颜色可分为棕色瘤、绿色瘤、黄色瘤等。⑭根据所含肿瘤成分命名,如癌肉瘤、腺鳞癌、基底鳞状细胞癌、黏液表皮样癌、红白血病、支持间质细胞瘤、纤维腺瘤、血管平滑肌脂肪瘤等。

**(二)特殊命名法**

特殊命名法无一定规律,多来自传统习惯或特殊情况的约定俗成。有以下几种方式。

1.按传统习惯

如白血病和蕈样真菌病等。

2.按人名

如 Hodgkin 病、Ewing 肉瘤、Wilms 瘤、Askin 瘤、Paget 病、卵巢 Brenner 瘤和 Merkel 细胞癌等。

3.按肿瘤的形态学特点

如海绵状血管瘤、多囊性间皮瘤和丛状神经纤维瘤等。

4.按解剖部位

如迷走神经体瘤和颈动脉体瘤等。

5.按地名

如地中海型淋巴瘤、非洲淋巴瘤等。

需要注意的是,有一些并非肿瘤的疾病却被称为瘤,应从肿瘤中剔除,如石蜡瘤、胆脂瘤、淀粉样瘤、动脉瘤等。

## 二、肿瘤的分类

一般按照肿瘤的生物学行为和肿瘤的组织来源进行分类。从2000年起,WHO分类引入细胞学和遗传学的相关内容。常见肿瘤分类见表1-1。

表1-1　常见肿瘤分类

| 组织来源 | 良性肿瘤 | 交界性肿瘤 | 恶性肿瘤 |
| --- | --- | --- | --- |
| 上皮组织 | | | |
| 鳞状上皮 | 鳞状上皮乳头状瘤、角化性棘皮瘤、透明细胞棘细胞瘤、大细胞棘皮瘤 | | Bowen病、鳞状细胞癌、疣状癌 |
| 基底上皮 | 基底细胞乳头状瘤 | | 基底细胞癌(囊性型、腺样型、角化型、未分化型、实质型,色素型、硬化型、浅表型) |
| 毛发上皮 | 毛发上皮瘤、毛母质瘤(钙化上皮瘤)、毛发瘤、毛鞘瘤、毛囊瘤 | | 毛根鞘癌、毛母质瘤 |
| 移行上皮 | 移行细胞乳头状瘤 | | 移行细胞癌 |
| 黏液细胞 | 黏液性囊腺瘤 | 交界性黏液性囊腺瘤 | 黏液性囊腺瘤、杯状细胞癌、黏液腺癌、黏液表皮样癌、印戒细胞癌 |
| 皮脂腺细胞 | 皮脂腺腺瘤、皮脂腺上皮瘤、睑板腺瘤 | | 皮脂腺腺癌、睑板腺癌 |
| 汗腺细胞 | 汗腺瘤 | | 汗腺癌 |
| Clara细胞 | Clara细胞瘤 | | Clara细胞癌 |
| Ⅱ型肺泡上皮 | Ⅱ型肺泡上皮乳头状瘤 | | Ⅱ型肺泡上皮癌 |
| 支气管表面上皮 | 支气管乳头状瘤 | | 支气管表面上皮癌 |
| 腺上皮 | 腺癌、乳头状腺瘤、管状腺瘤、乳头管状腺瘤、囊腺瘤 | | 腺癌、乳头状腺癌、管状腺癌、乳头管状腺癌、导管腺癌、筛状癌、小梁状癌、腺样囊腺癌、实体癌、髓样癌 |
| 非造血系统间叶组织 | | | |
| 纤维组织 | 纤维瘤、结节性筋膜炎、增生性筋膜炎/肌炎、婴儿纤维性错构瘤、肌纤维瘤病、钙化性腱膜纤维瘤、各种纤维瘤病 | | 纤维肉瘤 |

| 组织来源 | 良性肿瘤 | 交界性肿瘤 | 恶性肿瘤 |
|---|---|---|---|
| 纤维组织细胞 | 纤维组织细胞瘤、幼年性黄色肉芽网状组织细胞瘤 | 非典型纤维黄色瘤、隆凸性皮肤纤维瘤、丛状纤维组织细胞癌、血管瘤样纤维组织细胞瘤、巨细胞成纤维细胞瘤 | 恶性纤维组织细胞瘤（席纹状-多形型、黏液型、巨细胞型、垂体黄色瘤） |
| 脂肪组织 | 脂肪瘤、脂肪母细胞瘤、血管脂肪瘤、梭形细胞脂肪瘤、多形性脂肪瘤、血管平滑肌脂肪瘤、髓性脂肪瘤、冬眠瘤、非典型性脂肪瘤 | | 分化良好的脂肪肉瘤（脂肪瘤样型、硬化型、炎症型）、黏液样脂肪肉瘤、圆形细胞脂肪肉瘤、多形型脂肪肉瘤、去分化型脂肪肉瘤 |
| 平滑肌组织 | 平滑肌瘤、血管平滑肌瘤、上皮样平滑肌瘤（良性平滑肌母细胞瘤）、散在性腹腔平滑肌瘤病 | | 平滑肌肉瘤、上皮样平滑肌肉瘤（恶性平滑肌母细胞瘤） |
| 横纹肌组织 | 横纹肌瘤（成熟型、生殖道型、胎儿型） | | 横纹肌肉瘤（胚胎型、葡萄簇型、梭形细胞型、腺泡型、多形型） |
| 血管和淋巴管内皮组织 | 乳头状血管内皮增生、血管瘤（毛细血管型、海绵型、上皮样型、肉芽肿型）、淋巴管瘤、淋巴管肌瘤和淋巴管肌瘤病、血管瘤病和淋巴管瘤病 | 血管内皮瘤（上皮样、梭形细胞、血管内乳头状） | 血管肉瘤（淋巴管肉瘤）、Kaposi 肉瘤 |
| 血管外皮组织 | 良性血管外皮瘤、血管球瘤 | | 恶性血管外皮瘤、恶性血管球瘤 |
| 滑膜组织 | 腱鞘巨细胞瘤（局限型、弥漫型） | | 恶性腱鞘巨细胞瘤 |
| 间皮组织 | 局限型纤维性间皮瘤、囊性间皮瘤、腺瘤样瘤、分化良好的乳头状间皮瘤 | | 恶性局限型纤维性间皮瘤、弥漫型间皮瘤（上皮型、梭形型或肉瘤样型） |
| 子宫内膜间质 | 子宫内膜间质结节 | | 子宫内膜间质肉瘤 |
| 骨细胞 | 骨瘤、骨母细胞瘤、骨样骨瘤 | 侵袭性骨母细胞瘤 | 骨肉瘤 |
| 软骨细胞 | 软骨瘤、软骨母细胞瘤、软骨黏液纤维瘤 | | 软骨肉瘤、间叶性软骨肉瘤、去分化软骨肉瘤 |
| 破骨细胞 | 巨细胞瘤 | | 恶性巨细胞瘤 |
| 脑膜 | 脑膜瘤 | 非典型性脑膜瘤 | 恶性脑膜瘤 |
| 淋巴造血组织 | | | |
| B 细胞 | | 淋巴滤泡不典型增生 | B 细胞性淋巴瘤 |
| T 细胞 | | | T 细胞性淋巴瘤 |
| 组织细胞 | | | 真性组织细胞增生症、恶性组织细胞增生症、Langerhans 组织细胞增生症、滤泡树突细胞肉瘤、交指树突细胞肉瘤、浆细胞样单核细胞淋巴瘤 |

续表

| 组织来源 | 良性肿瘤 | 交界性肿瘤 | 恶性肿瘤 |
|---|---|---|---|
| 多种细胞<br>Sternberg-Reed<br>细胞 | | | Hodgkin 淋巴瘤（淋巴细胞为主型、结节硬化型、混合细胞型、淋巴细胞消减型） |
| 造血细胞 | | | 白血病，包括粒细胞白血病、淋巴细胞白血病、单核细胞白血病、红血病、红白血病、嗜酸性粒细胞白血病、嗜碱性粒细胞白血病、巨核细胞白血病、浆细胞白血病、毛细胞白血病、干细胞白血病、肥大细胞白血病 |
| 中枢神经组织胶质细胞 | 星形细胞瘤（纤维型、原浆型、肥胖星形母细胞瘤细胞型）、毛发型星形细胞瘤、多形型黄色星形细胞瘤、室管膜下巨细胞星形细胞瘤、少突胶质细胞瘤、室管膜细胞瘤（细胞丰富型、乳头型、上皮型、透明细胞型）、黏液乳头室管膜瘤。混合性胶质细胞瘤 | 星形母细胞瘤 | 间变型星形细胞瘤、多形型胶质母细胞瘤、极性胶质细胞瘤、恶性少突胶质细胞瘤、恶性室管膜瘤、恶性混合性胶质细胞瘤 |
| 脉络丛细胞 | 脉络丛乳头状瘤 | | 脉络丛乳头状癌 |
| 神经元及髓上皮 | 节细胞神经瘤、中央性神经细胞瘤 | | 神经母细胞瘤、髓上皮瘤、髓母细胞瘤（结缔组织增生性髓母细胞瘤、髓肌母细胞瘤、黑素细胞髓母细胞瘤）、原始神经上皮瘤 |
| 周围神经组织<br>周围神经 | 损伤性神经瘤、Morton 神经瘤、神经肌肉错构瘤、施万瘤（丛状型、细胞丰富型、退化型或陈旧型）、神经纤维瘤（弥漫型、丛状型、环层小体型或 Pasini 型、上皮样型）、颗粒细胞瘤、黑色细胞施万瘤、神经鞘膜黏液瘤、神经节细胞瘤、色素性神经外胚叶瘤（网膜始基瘤） | | 恶性周围神经鞘膜瘤（恶性蝾螈瘤、腺型恶性周围神经鞘膜瘤、上皮样型恶性周围神经鞘膜瘤）、恶性颗粒细胞瘤、透明细胞肉瘤（软组织恶性黑素瘤）、恶性黑素细胞施万瘤、神经母细胞瘤、节细胞神经母细胞瘤、神经上皮瘤、视网膜母细胞瘤、嗅神经母细胞瘤 |
| 内分泌组织 | | | |
| 松果体细胞 | 松果体细胞瘤 | | |
| 促生长细胞 | 生长激素瘤 | 浸润性垂体腺瘤 | 垂体腺癌 |
| 促肾上腺皮质细胞 | 促肾上腺皮质激素瘤 | | |
| 促甲状腺细胞 | 促甲状腺素瘤 | | |
| 促性腺细胞 | 促性腺激素瘤 | | |

| 组织来源 | 良性肿瘤 | 交界性肿瘤 | 恶性肿瘤 |
|---|---|---|---|
| 肾上腺髓质细胞 | 嗜铬细胞瘤 | | 恶性嗜铬细胞瘤 |
| 肾上腺皮质细胞 | 肾上腺皮质腺瘤 | | 肾上腺皮质腺癌 |
| 甲状腺细胞 | 甲状腺腺瘤 | | 甲状腺癌 |
| 甲状旁腺细胞 | 甲状旁腺腺瘤 | | 甲状旁腺癌 |
| 胰岛 $\beta$ 细胞 | 胰岛素瘤 | | 恶性胰岛素瘤 |
| 胰岛 $\delta$ 细胞 | 胃泌素瘤 | | 恶性胃泌素瘤 |
| 胰岛 $\alpha$ 细胞 | 高血糖素瘤 | | 恶性高血糖素瘤 |
| 胰岛非 $\beta$ 细胞 | 血管活性肠肽瘤 | | 恶性血管活性肠肽瘤 |
| 副交感副神经节细胞 | 副交感副神经节瘤 | | 恶性副交感副神经节瘤 |
| 交感副神经节细胞 | 交感副神经节瘤 | | 恶性交感副神经节瘤 |
| 分散的神经内分泌细胞 | | | 神经内分泌癌,包括类癌 |
| Merkel 细胞 | | | Merkel 细胞癌 |
| 甲状腺 C 细胞 | | | 甲状腺髓样癌 |
| 性腺组织 | | | |
| 生殖细胞 | 畸胎瘤(囊性) | 畸胎瘤(实质性) | 无性细胞瘤(精原细胞瘤)、卵黄囊瘤(内胚窦瘤)、胚胎性癌、多胚瘤、绒毛膜癌、畸胎瘤(未成熟型)、恶性畸胎瘤 |
| 性索间充质细胞 | | | |
| 粒层及卵泡膜细胞 | 卵泡膜细胞瘤、卵巢纤维瘤、黄体瘤 | 粒层细胞瘤 | 恶性粒层细胞瘤、恶性卵泡膜细胞瘤、卵巢纤维肉瘤 |
| 支持细胞-间质细胞 | PICK 管状腺瘤、门细胞瘤、支持-间质细胞瘤 | 中间型支持-间质细胞瘤 | 恶性支持-间质细胞瘤 |
| 两性细胞 | 两性母细胞瘤 | | |
| 生殖细胞＋性索间充质细胞 | 生殖腺母细胞瘤 | | |
| 特殊组织 | | | |
| 牙组织 | 造釉细胞瘤、牙源性腺样瘤(腺样造釉细胞瘤)、牙源性钙化上皮瘤、牙源性钙化囊肿、牙源性鳞状细胞瘤、牙源性纤维瘤、牙源性黏液瘤、牙本质瘤、牙骨质瘤、化牙骨质纤维瘤、造釉细胞纤维瘤、造釉细胞牙瘤、造釉细胞纤维牙瘤、牙瘤(混合性牙瘤、组合性牙瘤) | | 造釉细胞癌、颌骨原发性鳞状细胞癌、牙源性纤维肉瘤、造釉细胞纤维肉瘤、造釉细胞牙肉瘤 |
| 脊索 | | | 脊索瘤 |
| 颅咽管 | 颅咽管瘤 | | |
| 胸腺 | 胸腺瘤 | 浸润性胸腺瘤 | 胸腺癌 |

续表

| 组织来源 | 良性肿瘤 | 交界性肿瘤 | 恶性肿瘤 |
|---|---|---|---|
| 黑素细胞 | 黑痣 | | 恶性黑素瘤 |
| 两种以上成分各种"母细胞" | | | 肝母细胞瘤、胰母细胞瘤、肾母细胞瘤、肺母细胞瘤 |
| 其他 | 混合瘤、纤维腺瘤、纤维上皮瘤、间叶瘤 | | 癌肉瘤、恶性混合瘤、叶状囊肉瘤、恶性纤维上皮瘤、恶性中胚叶混合瘤、恶性间叶瘤 |
| 组织来源不明 | 先天性颗粒细胞瘤、黏液瘤（皮肤、肌肉、血管）、副脊索瘤 | | 腺泡状软组织肉瘤、上皮样肉瘤、骨外 Ewing 肉瘤、滑膜肉瘤、恶性横纹肌样瘤、儿童结缔组织增生性小细胞瘤 |

（宁　力）

# 第三节　肿瘤的形态与结构

## 一、大体形态

### （一）肿瘤的形状

因肿瘤生长的部位不同，形态各异，一般呈实性或囊性。膨胀性生长的肿瘤边界清楚或有包膜，浸润性生长的肿瘤边界不清，边缘不规则，常呈犬牙交错状、蟹足状或放射状伸入邻近的正常组织内。常见形状见表 1-2。

表 1-2　肿瘤常见形状

| 肿瘤生长部位 | 肿瘤形状 |
|---|---|
| 深部组织 | 多呈结节状 |
| 两层致密组织间 | 扁圆形 |
| 神经鞘内 | 长梭形 |
| 椎孔、肋间处 | 哑铃形或葫芦状 |
| 软组织中、实质器官内 | 圆、椭圆、分叶状 |
| 表浅部位 | 息肉状、菜花状、蕈伞状、乳头状、浅表播散状、斑块状、皮革袋状、空洞状、溃疡状、草莓状、蟹足状等 |

### （二）肿瘤的体积

肿瘤大小不一，一般位于躯体浅表或狭窄腔道（如颅腔、椎管和耳道）的肿瘤较小，位于深部体腔（如腹膜后和纵隔）的肿瘤体积较大。大者可达数十千克，小者小到不易被肉眼发现。微小癌或隐匿性癌直径不超过 1 cm,如甲状腺乳头状微癌;特大肿瘤多为生长缓慢、长在非要害部位的良性或低度恶性的肿瘤;恶性肿瘤生长迅速,易转移,在未达到巨大体积前患者往往已死亡。

**(三)肿瘤的颜色**

多数肿瘤的切面呈灰白、灰红或灰褐色,体积较大的肿瘤常伴有出血、坏死或囊性变。有时可从肿瘤的色泽推断肿瘤的类型,如脂肪瘤和神经鞘瘤呈黄色,血管瘤呈红色,黑色素性肿瘤呈灰黑色或黑色,粒细胞肉瘤在新鲜标本时呈绿色,软骨性肿瘤呈浅蓝灰色,淋巴管肌瘤切开时可见乳白色液体流出等。但由于肿瘤不断增大,瘤组织营养不良,发生淤血、出血、坏死、纤维化等继发性改变,可致颜色改变,常见肿瘤颜色见表1-3。

表 1-3　常见肿瘤颜色

| 肿瘤颜色 | 原因 | 常见肿瘤 |
| --- | --- | --- |
| 苍白 | 供血不足,大量胶原纤维伴玻璃变、钙化 | 乳腺癌、胃癌、纤维瘤、纤维肉瘤 |
| 淡红 | 供血丰富 | 血管瘤、肝癌、胃癌 |
| 紫红 | 血管、血窦丰富,继发出血 | 血管瘤 |
| 灰红 | 组织颜色 | 肌原性肿瘤 |
| 枣红 | 含大量甲状腺胶质样物质 | 甲状腺胶质腺瘤、甲状腺滤泡型癌 |
| 浅蓝 | 组织颜色 | 软骨性肿瘤 |
| 淡黄 | 含脂类多 | 脂肪瘤、脂肪肉瘤 |
| 灰黄 | 继发坏死 | 肿瘤坏死区 |
| 淡绿 | 髓过氧化酶引起绿色色素 | 绿色瘤 |
| 铁锈色 | 陈旧性出血 | 肿瘤陈旧性出血区 |
| 透明胶质状 | 分泌黏液或伴黏液性变 | 黏液瘤、黏液癌 |
| 黑棕色 | 黑色素沉着 | 黑色素瘤、色素性基底细胞癌 |
| 多彩 | 瘤囊腔内含有多种液体 | 肾透明细胞癌、卵巢黏液型囊腺癌 |

**(四)肿瘤的数目**

通常单个出现,有时可为多个或呈多中心性生长。但多灶性肿瘤并不罕见,有报道,子宫平滑肌瘤可多达 310 个,多发性骨髓瘤、神经纤维瘤、家族性大肠腺瘤病常见有数百个病灶。转移性肿瘤大多为多个病灶,常累及多种器官,甚至广泛播散到全身,称为弥漫性癌病。

**(五)肿瘤的质地**

取决于肿瘤实质和间质的成分和数量,以及有无伴发变性和坏死等。一般来说,实质多于间质的肿瘤较软,反之则较硬。癌的质地一般硬而脆;而高度恶性的肉瘤则软而嫩,呈鱼肉样;各种腺瘤、脂肪瘤和血管瘤的质地较柔软;纤维瘤病、平滑肌瘤则较坚韧;骨瘤或伴有钙化、骨化的肿瘤质地坚硬。

1.特别坚硬者

硬癌、骨肿瘤、软骨瘤、钙化上皮瘤。

2.特别柔软者

海绵状血管瘤、脂肪瘤、黏液瘤、髓样瘤。

3.骨骼系统以外的肿瘤

一般都较其起源组织或邻近组织坚硬。

肿瘤组织的坚硬度也可因变性、坏死、囊性变而变软，或因纤维化、钙化、骨化而变硬。

**（六）肿瘤的包膜**

良性肿瘤一般包膜完整，恶性肿瘤包膜不完整或无包膜。

## 二、组织结构

任何肿瘤的显微镜下形态结构都可分为实质和间质两部分。

**（一）实质**

实质是肿瘤的主要部分，由肿瘤细胞组成，决定肿瘤的特性及其生物学行为。良性肿瘤的瘤细胞与其起源组织相似，而恶性肿瘤则多显示与其起源组织有相当程度的差异，这种差异越大，表示肿瘤细胞的分化程度越低，反映出肿瘤的恶性程度越高；反之，瘤细胞在形态上越接近起源组织，则瘤细胞分化程度越高，反映肿瘤的恶性程度越低。因此，根据肿瘤的细胞形态可识别其组织来源，根据肿瘤分化程度，可衡量肿瘤的恶性程度。构成肿瘤实质的瘤细胞类型和形态多种多样。肿瘤病理学通常根据瘤细胞的类型及其排列方式来进行肿瘤的分类、命名和诊断，并根据瘤细胞的分化程度和异型性来确定肿瘤的性质。

**（二）间质**

间质是肿瘤的支持组织，由结缔组织、血管和神经等组成，起着支持和营养肿瘤实质的作用。间质不具有肿瘤的特性，在各种肿瘤中基本相似，只是在数量、分布、各种间质成分的比例上有差别。肿瘤的生长依靠间质的支持，但又受间质固有成分及浸润细胞等制约，即实质与间质互相依赖又相互拮抗。间质中结缔组织的固有细胞由纤维细胞和成纤维细胞组成，还包括一些未分化间叶细胞和巨噬细胞。未分化的间叶细胞多分布于血管周围，具有多向分化的潜能。结缔组织中的纤维成分包括胶原纤维、弹力纤维和网状纤维。结缔组织的基质由黏多糖和蛋白质组成。间质内往往还有数量不等的淋巴细胞、浆细胞、中性粒细胞和嗜酸性粒细胞浸润，常为宿主针对肿瘤组织的免疫反应。一般来说，淋巴造血组织肿瘤、胃肠道黏液腺癌、乳腺髓样癌等肿瘤内的结缔组织较少，而乳腺硬癌、胆管癌和一些促进结缔组织增生的肿瘤内的结缔组织则较多。网状纤维多存在于间叶组织肿瘤内，可出现于瘤细胞之间，而在癌组织中，网状纤维仅围绕在癌巢周围，在癌和肉瘤的鉴别诊断中具有一定的参考价值。间质内血管的数量因肿瘤而异，一般来说，生长较快的肿瘤血管丰富，生长缓慢的肿瘤血管稀少。间质内的神经多为固有神经，指纹状、旋涡状或不规则分支状，腔隙常有不规则扩张。

## 三、超微结构

一般来说，恶性肿瘤的核异形且大，核膜常曲折，核质比例大，核仁及常染色质都较显著，染色质在有丝分裂期凝集成染色体，染色体的数目偏离正常的二倍体，出现超二倍体、亚四倍体、多倍体、非整倍体，形态不规则，表现为易位、断裂、缺失、重复、倒置、环状等。染色体的改变随恶性程度的递增而加重。肿瘤细胞的线粒体变得十分畸形，线粒体嵴变少，排列方向杂乱。粗面内质网在肿瘤细胞中一般是减少，也有的仍保留丰富的粗面内质网，但显畸形。分化较好或分泌功能旺盛的肿瘤中高尔基体发达，恶性程度高的肿瘤细胞内高尔基体不易见到。肿瘤细胞中微丝减少，直径较小，弹力纤维减少，肿瘤细胞的微管一般也减少。肿瘤细胞的中间丝在结构和数量上无明显改变,各种中间丝的生化组成及其抗原性具有细胞类型的特点,肿瘤细胞仍可能保持这种特点。肿瘤的溶酶体在侵袭性强的瘤细胞中数量显著增多,常见的为多泡体及残余体。生长活跃的肿瘤细胞有丝分裂增多,中心体容易见到。通常肿瘤细胞的细胞膜连接结构减少,细胞表面可出现较丰富的不规则微绒毛、胞质突起和伪足等。

### 四、排列方式

#### (一)上皮性肿瘤的排列方式

腺泡状排列、腺管状排列、栅栏状排列、乳头状排列、筛孔状排列、圆柱状排列、菊形团样排列、条索状排列、片状排列、实性团或巢状排列、丛状排列等。

#### (二)非上皮性肿瘤的排列方式

栅栏状排列,旋涡状排列,洋葱皮样排列,腺泡状排列,分叶状、结节状或弥漫片状排列,交织的条索状或编织状排列,波纹状排列,席纹状或车辐状排列,鱼骨样或人字形排列,器官样排列,丛状排列,菊形团样排列等。

（宁　力）

# 第四节　肿瘤的生长与扩散

恶性肿瘤除了不断生长,还发生局部浸润,甚至通过转移播散到其他部位。本节介绍肿瘤的生长与扩散的生物学特点和影响因素。

### 一、肿瘤的生长

#### (一)肿瘤的生长方式

肿瘤的生长方式主要有三种:膨胀性生长、外生性生长和浸润性生长。

1.膨胀性生长

实质器官的良性肿瘤多呈膨胀性生长,其生长速度较慢,随着体积增大,肿瘤推挤但不侵犯周围组织,与周围组织分界清楚,可在肿瘤周围形成完整的纤维性包膜。有包膜的肿瘤触诊时常常可以推动,手术容易摘除,不易复发。这种生长方式对局部器官、组织的影响主要是挤压。

2.外生性生长

体表肿瘤和体腔(如胸腔、腹腔)内的肿瘤,或管道器官(如消化道)腔面的肿瘤,常突向表面,呈乳头状、息肉状、蕈状或菜花状,这种生长方式称为外生性生长。良性肿瘤和恶性肿瘤都可呈外生性生长,但恶性肿瘤在外生性生长的同时,其基底部往往也有浸润。外生性恶性肿瘤由于生长迅速,肿瘤中央部血液供应相对不足,肿瘤细胞易发生坏死,坏死组织脱落后形成底部高低不平、边缘隆起的溃疡(恶性溃疡)。

3.浸润性生长

恶性肿瘤多呈浸润性生长。肿瘤细胞长入并破坏周围组织(包括组织间隙、淋巴管或血管),这种现象叫作浸润。浸润性肿瘤没有包膜(或破坏原来的包膜),与邻近的正常组织无明显界限。触诊时,肿瘤固定,活动度小;手术时,需要将较大范围的周围组织一并切除,因为其中也可能有肿瘤浸润,若切除不彻底,术后容易复发。手术中由病理医师对切缘组织做快速冷冻切片检查以了解有无肿瘤浸润,可帮助手术医师确定是否需要扩大切除范围。

### (二)肿瘤的生长速度

不同肿瘤的生长速度差别很大。良性肿瘤生长一般较缓慢,肿瘤生长的时间可达数年甚至数十年。恶性肿瘤生长较快,特别是分化差的恶性肿瘤,可在短期内形成明显的肿块。影响肿瘤生长速度的因素很多,如肿瘤细胞的倍增时间、生长分数、肿瘤细胞的生成和死亡的比例等。

肿瘤细胞的倍增时间指细胞分裂繁殖为两个子代细胞所需的时间。多数恶性肿瘤细胞的倍增时间并不比正常细胞更快,所以,恶性肿瘤生长迅速可能主要不是肿瘤细胞倍增时间缩短引起的。生长分数指肿瘤细胞群体中处于增生状态的细胞的比例(图 1-1)。处于增生状态的细胞,不断分裂繁殖;细胞每一次完成分裂、形成子代细胞的过程称为一个细胞周期,由 $G_1$、S、$G_2$ 和 M 四个期组成。DNA 的复制在 S 期进行,细胞的分裂发生在 M 期。$G_1$ 期为 S 期做准备,$G_2$ 期为 M 期做准备。恶性肿瘤形成初期,细胞分裂繁殖活跃,生长分数高。随着肿瘤的生长,有的肿瘤细胞进入静止期($G_0$ 期),停止分裂繁殖。许多抗肿瘤的化学治疗(简称化疗)药物是通过干扰细胞增生起作用的。因此,生长分数高的肿瘤对于化疗敏感。如果一个肿瘤中非增生期细胞数量较多,它对化学药物的敏感性可能就比较低。对于这种肿瘤,可以先进行放射治疗(简称放疗)或手术,缩小或大部去除瘤体,这时,残余的 $G_0$ 期肿瘤细胞可再进入增生期,从而增加肿瘤对化疗的敏感性。

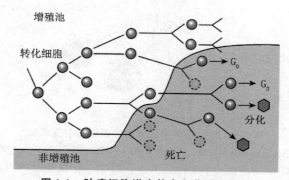

**图 1-1 肿瘤细胞增生状态和非增生状态**

肿瘤细胞增生过程中,有的细胞进入非增生状态(进入 $G_0$ 期
或分化或死亡),处于增生状态的仅为部分肿瘤细胞

肿瘤细胞的生成和死亡的比例是影响肿瘤生长速度的一个重要因素。肿瘤生长过程中,由于营养供应和机体抗肿瘤反应等因素的影响,有一些肿瘤细胞会死亡,并且常常以凋亡的形式发生。肿瘤细胞的生成与死亡的比例,可能在很大程度上决定肿瘤是否能持续生长、能以多快的速度生长。促进肿瘤细胞死亡和抑制肿瘤细胞增生是肿瘤治疗的两个重要方面。

### (三)肿瘤的血管生成

肿瘤直径达到 $1\sim2$ mm 后,若无新生血管生成以提供营养,则不能继续增长。实验显示,肿瘤有诱导血管生成的能力。肿瘤细胞本身及炎细胞(主要是巨噬细胞)能产生血管生成因子,如血管内皮生长因子(vascular endothelial growth factor,VEGF),诱导新生血管的生成。血管内皮细胞和成纤维细胞表面有血管生成因子受体。血管生成因子与其受体结合后,可促进血管内

11

皮细胞分裂和毛细血管出芽生长。近年研究还显示,肿瘤细胞本身可形成类似血管、具有基底膜的小管状结构,可与血管交通,作为不依赖于血管生成的肿瘤微循环或微环境成分,称为"血管生成拟态"。肿瘤血管生成由血管生成因子和抗血管生成因子共同控制。抑制肿瘤血管生成或"血管生成拟态"是抗肿瘤研究的重要课题,也是肿瘤治疗的新途径。

### (四)肿瘤的演进和异质性

恶性肿瘤是从一个发生恶性转化的细胞单克隆性增生而来。肿瘤性增生所具有的这种克隆性特点,在女性可用多态 X 性联标记,如雄激素受体的杂合性来测定(图 1-2)。

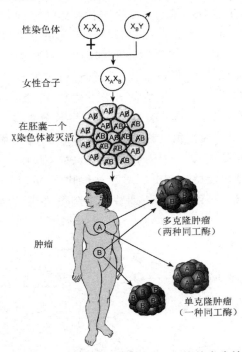

**图 1-2　用 X 性联标记显示肿瘤细胞的克隆性**

女性的一对 X 染色体分别来自其父母。胚胎发育过程中细胞内的一个 X 染色体被随机灭活。每一体细胞中的活化的 X-性联标记(如雄激素受体或 G6PD 同工酶)基因随机来自其父或母(图中的 A 或 B)。分析 X-性联标记杂合的女性患者发生的肿瘤,可显示肿瘤细胞中 X-性联标记基因或来自母亲的 A,或者来自父亲的 B,而不是同时具有两个等位基因,说明该肿瘤具有克隆性

理论上,一个恶性转化细胞通过这种克隆增生过程,经过大约 40 个倍增周期后,达到 $10^{12}$ 个细胞,可引起广泛转移,导致宿主死亡;而临床能检测到的最小肿瘤(数毫米大),恶性转化的细胞也已增生了大约30 个周期,达到 $10^9$ 个细胞(图 1-3)。

恶性肿瘤在其生长过程中出现侵袭性增加的现象称为肿瘤的演进,可表现为生长速度加快、浸润周围组织和发生远处转移。肿瘤演进与它获得越来越大的异质性有关。肿瘤在生长过程中,经过许多代分裂繁殖产生的子代细胞,可出现不同的基因改变或其他大分子的改变,其生长速度、侵袭能力、对生长信号的反应、对抗癌药物的敏感性等方面都可以有差异。这时,这一肿瘤细胞群体不再是由完全一样的肿瘤细胞组成的,而是具有异质性的肿瘤细胞群体,即具有各自特性的"亚克隆"。在获得这种异质性的肿瘤演进过程中,具有生长优势和较强侵袭力的细胞压倒了没有生长优势和侵袭力弱的细胞。

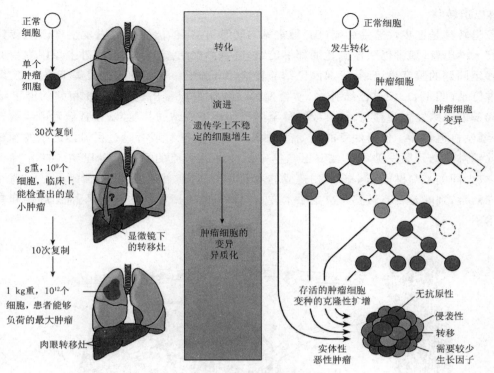

**图 1-3 肿瘤生长的生物学**

肿瘤的克隆性增生、肿瘤细胞演进与异质性的关系：一个发生了转化的细胞（肿瘤细胞）克隆性增生，并衍生出
众多亚克隆；侵袭性更强、更能逃避宿主反应的亚克隆得以存活与繁衍，演进为侵袭性更强的异质性的肿瘤

近年来，对白血病、乳腺癌、前列腺癌、胶质瘤等多种肿瘤的研究显示，一个肿瘤虽然是由大量肿瘤细胞组成的，但其中具有启动和维持肿瘤生长、保持自我更新能力的细胞是少数，这些细胞称为癌症干细胞、肿瘤干细胞或肿瘤启动细胞（tumor initiating cell，TIC）。对肿瘤干细胞的进一步研究，将有助于深入认识肿瘤发生、肿瘤生长及其对治疗的反应，以及新的治疗手段的探索。

## 二、肿瘤的扩散

恶性肿瘤不仅可在原发部位浸润生长、累及邻近器官或组织，而且还可通过多种途径扩散到身体其他部位。这是恶性肿瘤最重要的生物学特性。

### （一）局部浸润和直接蔓延

随着恶性肿瘤不断长大，肿瘤细胞常常沿着组织间隙或神经束衣连续地向周围浸润生长，破坏邻近器官或组织，这种现象称为直接蔓延。例如，晚期子宫颈癌可直接蔓延到直肠和膀胱。

### （二）转移

恶性肿瘤细胞从原发部位侵入淋巴管、血管或体腔，迁徙到其他部位，继续生长，形成同样类型的肿瘤，这个过程称为转移。通过转移形成的肿瘤称为转移性肿瘤或继发肿瘤，原发部位的肿瘤称为原发肿瘤。

发生转移是恶性肿瘤的特点，但并非所有恶性肿瘤都会发生转移。例如，皮肤的基底细胞癌，多在局部造成破坏，但很少发生转移。恶性肿瘤可通过以下几种途径转移。

**1.淋巴道转移**

淋巴道转移是上皮性恶性肿瘤（癌）最常见的转移方式，但肉瘤也可以发生淋巴道转移。肿瘤细胞侵入淋巴管，随淋巴引流到达局部淋巴结（区域淋巴结）。例如，乳腺外上象限发生的癌常首先转移至同侧的腋窝淋巴结，形成淋巴结的转移性乳腺癌。肿瘤细胞先聚集于边缘窦，以后累及整个淋巴结（图 1-4），使淋巴结肿大，质地变硬。肿瘤组织侵出包膜，可使相邻的淋巴结融合成团。局部淋巴结发生转移后，可继续转移至淋巴循环下一站的其他淋巴结，最后可经胸导管进入血流，继发血道转移。值得注意的是，有时肿瘤可以逆行转移或者越过引流淋巴结发生跳跃式转移。前哨淋巴结是原发肿瘤区域淋巴结群中承接淋巴引流的第一个淋巴结。在乳腺癌手术中，为了减少同侧腋窝淋巴结全部清扫造成的术后并发症，如淋巴水肿等，临床上做前哨淋巴结术中冷冻活检，判断是否有转移来决定手术方式。该方法也用在恶性黑色素瘤、结肠癌和其他肿瘤的手术中。

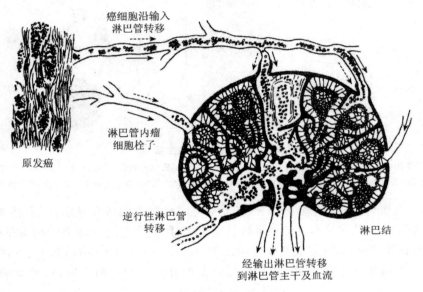

癌细胞沿输入淋巴管转移

原发癌

淋巴管内瘤细胞栓子

逆行性淋巴管转移

淋巴结

经输出淋巴管转移到淋巴管主干及血流

**图 1-4　癌的淋巴道转移模式图**

淋巴流向（实线箭头）；癌细胞流向（虚线箭头）

**2.血道转移**

瘤细胞侵入血管后，可随血流到达远处的器官，继续生长，形成转移瘤。由于静脉壁较薄，同时管内压力较低，故瘤细胞多经静脉入血。少数亦可经淋巴管间接入血。侵入体循环静脉的肿瘤细胞经右心到肺，在肺内形成转移瘤，例如骨肉瘤的肺转移。侵入门静脉系统的肿瘤细胞，首先发生肝转移，例如胃肠道癌的肝转移。原发性肺肿瘤或肺内转移瘤的瘤细胞可直接侵入肺静脉或通过肺毛细血管进入肺静脉，经左心随主动脉血流到达全身各器官，常转移到脑、骨、肾及肾上腺等处。因此，这些器官的转移瘤常发生在肺内已有转移之后。此外，侵入胸、腰、骨盆静脉的肿瘤细胞，也可以通过吻合支进入脊椎静脉丛，例如前列腺癌可通过这一途径转移到脊椎，进而转移到脑，这时可不伴有肺的转移。

恶性肿瘤可以通过血道转移累及许多器官，但最常受累的脏器是肺和肝。临床上常做肺及肝的影像学检查以判断有无血道转移、确定患者的临床分期和治疗方案。形态学上，转移性肿瘤的特点是边界清楚,常为多个,散在分布,多接近于器官的表面。位于器官表面的转移性肿瘤,由于瘤结节中央出血、坏死而下陷,形成所谓"癌脐"。

3.种植性转移

发生于胸、腹腔等体腔内器官的恶性肿瘤,侵及器官表面时,瘤细胞可以脱落,像播种一样种植在体腔其他器官的表面,形成多个转移性肿瘤。这种播散方式称为种植性转移。

种植性转移常见于腹腔器官恶性肿瘤。例如,胃肠道黏液癌侵及浆膜后,可种植到大网膜、腹膜、盆腔器官如卵巢等处。在卵巢可表现为双侧卵巢长大,镜下见富于黏液的印戒细胞癌弥漫浸润。这种特殊类型的卵巢转移性肿瘤称为 Krukenberg 瘤,多由胃肠道黏液癌(特别是胃的印戒细胞癌)转移而来(应注意 Krukenberg 瘤不一定都是种植性转移,也可通过淋巴道和血道转移形成)。

浆膜腔的种植性转移常伴有浆膜腔积液,可为血性浆液性积液,是由于浆膜下淋巴管或毛细血管被瘤栓堵塞,毛细血管通透性增加,血液漏出,以及肿瘤细胞破坏血管引起的出血。体腔积液中可含有不等量的肿瘤细胞。抽取体腔积液做细胞学检查,以发现恶性肿瘤细胞,是诊断恶性肿瘤的重要方法之一。

(宁　力)

# 第五节　肿瘤的分级和分期

## 一、肿瘤的分级

肿瘤的组织学分级依据肿瘤细胞的分化程度、异型性、核分裂象和有无坏死来确定,一般用于恶性肿瘤。对于上皮性瘤,较常采用的是三级法,即Ⅰ级为高分化,属低度恶性;Ⅱ级为中分化,属中度恶性;Ⅲ级为低分化,属高度恶性。如食管或肺的鳞状细胞癌可分为Ⅰ级、Ⅱ级和Ⅲ级;胃或大肠癌类型可分为分化好、分化中等和分化差,或分为低度恶性(包括分化好和中分化)和高度恶性(包括低分化和未分化);中枢神经系统肿瘤通常分成 4 级,Ⅰ级为良性,Ⅱ、Ⅲ和Ⅳ级分别代表低度、中度和高度恶性,Ⅳ级肿瘤包括胶质母细胞瘤、松果体母细胞瘤、髓上皮瘤、室管膜母细胞瘤、髓母细胞瘤、幕上原发性神经外胚层瘤(PNET)和非典型性畸胎样/横纹肌样瘤。

## 二、肿瘤的分期

目前,被大家普遍应用的为国际抗癌联盟(UICC)制订的 TNM 分期系统。

TNM 分期系统是目前国际上最为通用的分期系统。首先由法国人 Pierre Denoix 于1943 年至 1952 年间提出,后来美国癌症联合委员会(AJCC)和国际抗癌联盟(UICC)逐步开始建立国际性的分期标准,并于 1968 年正式出版了第 1 版《恶性肿瘤 TNM 分类法》手册。TNM分期系统已经成为临床医师和医学科学工作者对于恶性肿瘤进行分期的标准方法。

TNM 分期系统是基于肿瘤的范围("T"是肿瘤一词英文"Tumor"的首字母),淋巴结播散情况("N"是淋巴结一词英文"Node"的首字母),是否存在转移("M"是转移一词英文"Metastasis"

的首字母）所构成的，见表 1-4。

表 1-4　肿瘤 TNM 分期

| 分期符号 | 临床意义 |
| --- | --- |
| Tx | 原发肿瘤的情况无法评估 |
| $T_0$ | 没有证据说明存在原发肿瘤 |
| Tis | 早期肿瘤没有播散至相邻组织 |
| $T_{1-4}$ | 大小和/或原发肿瘤的范围 |
| Nx | 区域淋巴结情况无法评估 |
| $N_0$ | 没有区域淋巴结受累（淋巴结未发现肿瘤） |
| $M_0$ | 没有远处转移（肿瘤没有播散至体内其他部分） |
| $M_1$ | 有远处转移（肿瘤播散至体内其他部分） |

　　每一种恶性肿瘤的 TNM 分期系统各不相同，因此 TNM 分期中字母和数字的含义在不同肿瘤所代表的意思不同。TNM 分期中 T，N，M 确定后就可以得出相应的总的分期，即 Ⅰ 期，Ⅱ 期，Ⅲ 期，Ⅳ 期等。有时候也会与字母组合细分为 Ⅱa 或 Ⅲb 等。Ⅰ 期的肿瘤通常是相对早期的肿瘤有着相对较好的预后。分期越高意味着肿瘤进展程度越高。

（梁　霄）

# 第二章 肿瘤病理学基础

## 第一节 概　　述

肿瘤的诊断是一个多学科的综合分析过程。临床医师通过病史、体格检查和各种诊断技术，对全部资料进行综合分析，才能确定诊断。近年来，随着肿瘤诊断技术不断改进和新技术不断涌现，肿瘤诊断准确性已大幅提高。然而要确定是否为肿瘤、鉴别肿瘤的良恶性、判定恶性程度以及明确肿瘤的组织学分型，目前仍然要依赖病理学诊断。病理学诊断被公认为为最终诊断的是"金标准"。肿瘤病理学是外科病理学的一个重要分支，通常分为细胞病理学和组织病理学。为了规范肿瘤病理学诊断标准，便于国际交流，促进临床、病理和流行病资料比较，世界卫生组织的《世界卫生组织肿瘤组织学分类》丛书，以常规组织病理学为基础，结合免疫组织化学、细胞生物学和分子遗传学以及临床特点对肿瘤进行分类和组织学分型。

### 一、肿瘤的诊断依据

肿瘤的诊断为临床治疗服务，诊断依据是治疗的前提，而且还反映了肿瘤资料的可靠程度。伴随医疗技术的革新，肿瘤的诊断依据也在不断变化，日趋精确、可靠。目前把肿瘤的诊断依据分为以下5级。

#### （一）临床诊断

临床诊断仅根据临床病史和体格检查所获得的临床症状和体征等资料，结合肿瘤基础知识和临床实践经验，在排除其他非肿瘤性疾病后所作出的诊断。临床诊断依据通常只能用于回顾性死因调查，一般不能作为治疗依据。

#### （二）专一性检查诊断

专一性检查诊断是指在临床符合肿瘤的基础上，结合具有一定特异性检查的各种阳性结果而作出的诊断。它包括实验室和生化检查、影像学（放射线、超声、放射性核素等）检查等。例如，肝癌的甲胎蛋白、大肠癌的癌胚抗原检测；肺癌的胸部 X 线片上可见到肿块影；消化道肿瘤的 X 线钡餐造影或钡剂灌肠；骨肿瘤的计算机体层摄影术（computed tomography，CT）和磁共振成像（magnetic resonance imaging，MRI）检查可大致确定肿瘤的性质和范围；恶性淋巴瘤的正电子发射断层扫描（positron emission tomography，PET）-CT 检查可确定肿瘤累及部位和范围；腹部脏器肿瘤的超声检查；甲状腺结节的放射性核素显像检查等。

### (三)手术诊断

外科手术或各种内镜检查时,通过肉眼观察病变的特性而作出的诊断,但未经病理学取材证实。

### (四)细胞病理学诊断

细胞病理学是依据脱落细胞学或穿刺细胞学以及外周血涂片检查而作出肿瘤或白血病的诊断。

### (五)组织病理学诊断

经空芯针穿刺、钳取、切取或切除肿瘤后,制成病理切片进行组织学检查而作出的诊断称为组织病理学诊断。上述 5 级诊断依据的可靠性依次递增,故组织病理学诊断为最理想的诊断依据。在手术和内镜检查时,如疑为肿瘤,均应取活组织检查,特殊情况下至少应做细胞学涂片检查。恶性肿瘤治疗前,除极少数情况下,均应取得明确的组织病理学诊断,否则无论临床上如何怀疑患者患有恶性肿瘤,都不能完全确立诊断和实施毁损性治疗。某些肿瘤如肺癌可以通过痰涂片查找癌细胞而确诊,白血病可以通过骨髓穿刺活检和外周血涂片检查作出诊断和分型。对于院外已确诊的肿瘤患者,尚需复查全部病理切片和/或涂片,以保证肿瘤病史资料的完整性和可靠性,纠正可能产生的诊断失误。

## 二、肿瘤的命名和常用诊断术语释义

### (一)肿瘤的命名

见表 2-1。

表 2-1　肿瘤的命名

| 组织来源 | 良性肿瘤 | 恶性肿瘤 |
|---|---|---|
| 一种肿瘤细胞构成的间叶组织肿瘤 | | |
| 　结缔组织和衍生组织 | 纤维瘤 | 纤维肉瘤 |
| | 脂肪瘤 | 脂肪肉瘤 |
| | 软骨瘤 | 软骨肉瘤 |
| | 骨瘤 | 骨肉瘤 |
| 　内皮和相关组织 | | |
| 　　血管 | 血管瘤 | 血管肉瘤 |
| 　　淋巴管 | 淋巴管瘤 | 淋巴管肉瘤 |
| 　　滑膜 | | 滑膜肉瘤 |
| 　　间皮 | | 间皮瘤 |
| 　　脑被膜 | 脑膜瘤 | 间变性脑膜瘤 |
| 　血细胞和相关细胞 | | |
| 　　造血细胞 | | 白血病 |
| 　　淋巴组织 | | 淋巴瘤 |
| 　肌肉 | | |
| 　　平滑肌 | 平滑肌瘤 | 平滑肌肉瘤 |
| 　　横纹肌 | 横纹肌瘤 | 横纹肌肉瘤 |

续表

| 组织来源 | 良性肿瘤 | 恶性肿瘤 |
|---|---|---|
| 上皮组织瘤 | | |
| 　鳞状上皮 | 鳞状细胞乳头状瘤 | 鳞状细胞癌 |
| 　皮肤基底细胞或附件 | | 基底细胞癌 |
| 　腺体或导管内衬上皮 | 腺瘤 | 腺癌 |
| | 乳头状瘤 | 乳头状腺癌 |
| | 囊腺瘤 | 囊腺瘤 |
| 　呼吸道上皮 | 支气管腺瘤 | 支气管源性癌 |
| 　肾上皮 | 肾小管腺瘤 | 肾细胞癌 |
| 　肝细胞 | 肝细胞腺瘤 | 肝细胞癌 |
| 　尿路上皮 | 尿路上皮乳头状瘤 | 尿路上皮癌 |
| 　胎盘上皮 | 水泡状胎块 | 绒毛膜癌 |
| 　卵巢或睾丸上皮 | | 精原细胞瘤、胚胎性癌 |
| 黑素细胞肿瘤 | 痣 | 恶性黑色素瘤 |
| 一种以上肿瘤细胞构成的,通常源于一个胚层-混合性肿瘤 | | |
| 　涎腺 | 多形性腺瘤(涎腺混合瘤) | 涎腺源性恶性混合瘤 |
| 　肾胚基 | | |
| 一种以上肿瘤细胞构成的,通常源于一个胚层-畸胎源性肿瘤 | | |
| 　性腺或胚胎残余中的多能细胞 | 成熟畸胎瘤、皮样囊肿 | 未成熟畸胎瘤、恶性畸胎瘤 |

### (二)常用诊断术语释义

**1.肿瘤**

机体在各种致病因子作用下,引起细胞遗传物质改变导致基因表达异常、细胞异常增殖而形成的新生物。肿瘤细胞失去正常调控功能,具有自主或相对自主生长能力,当致病因子消失后仍能继续生长。

**2.良性肿瘤**

无浸润和转移能力的肿瘤。肿瘤通常有包膜或边界清楚,呈膨胀性生长,生长速度缓慢,瘤细胞分化程度高,对机体危害小。

**3.恶性肿瘤**

具有浸润和转移能力的肿瘤。肿瘤通常无包膜,边界不清,向周围组织浸润性生长,生长迅速,癌细胞分化不成熟,有不同程度异型性,对机体危害大,常可因复发、转移而导致死亡。依据肿瘤细胞异型性、浸润和转移能力的大小,又可将恶性肿瘤分为低度、中度和高度恶性肿瘤。

**4.交界性肿瘤**

组织形态和生物学行为介于良性和恶性之间的肿瘤,也可称为中间性肿瘤。在肿瘤临床实践中,良、恶性难以区分的肿瘤并不少见,这类肿瘤的诊断标准往往不易明确地界定。因此,在作交界性肿瘤诊断时,常需附以描述和说明。交界性肿瘤还可分为局部侵袭性和偶有转移性两类。前者常局部复发,伴有浸润性和局部破坏性生长,但无转移性潜能;后者除常有局部复发外,还偶可发生远处转移,转移的概率<2%。

5.乳头状瘤

良性上皮性肿瘤,大体检查或在显微镜下表现为指状突起的乳头状结构,如鳞状上皮或尿路上皮的乳头状瘤。

6.腺瘤

通常指腺上皮或分泌性上皮的良性上皮性肿瘤,如结肠或甲状腺的良性肿瘤。

7.癌

上皮性恶性肿瘤。它包括鳞状细胞癌、尿路上皮癌、腺癌、基底细胞癌等。需注意的是癌症泛指一切恶性肿瘤。有时被用作癌的同义词;当恶性肿瘤广泛播散,称作癌病。在病理学诊断术语中,不使用"癌症"和"癌病"这些名称。

8.肉瘤

间叶组织来源的恶性肿瘤,通常包括纤维组织、脂肪、平滑肌、横纹肌、脉管、间皮、滑膜、骨和软骨等间叶组织的恶性肿瘤。

9.淋巴瘤

又称为恶性淋巴瘤,是一种在造血和淋巴组织中主要累及淋巴结和/或结外组织或器官,通常形成明显肿块的淋巴细胞恶性肿瘤。淋巴瘤包括非霍奇金淋巴瘤和霍奇金淋巴瘤。非霍奇金淋巴瘤可依据细胞起源分为 B 细胞肿瘤以及 T 细胞和自然杀伤细胞肿瘤;依据细胞分化阶段还可分为前体细胞和成熟细胞肿瘤。

10.白血病

一种在造血和淋巴组织中主要累及骨髓和周围血液,不形成肿块的骨髓细胞或淋巴细胞及其前体的恶性肿瘤。有时白血病和淋巴瘤可同时存在。

11.母细胞瘤

通常指组织学相似于器官胚基组织形成的恶性肿瘤,如起自视网膜胚基的视网膜母细胞瘤。偶尔,母细胞瘤可以是起自某些幼稚细胞的良性肿瘤,如脂肪母细胞瘤。

12.畸胎瘤

发生在性腺(卵巢、睾丸)和性腺外中线部位(纵隔、骶尾部、松果体等),由内、中、外 3 个胚层的不同组织类型或成分所形成的肿瘤。依据组成不同组织类型细胞的成熟程度分为未成熟畸胎瘤(不成熟胚胎型组织)和成熟畸胎瘤(成熟成人型组织)。成熟畸胎瘤常呈囊性,由类似表皮及其附属器的成熟组织衬覆囊肿时,称为皮样囊肿。偶尔,成熟畸胎瘤某种成分恶变为癌或肉瘤,称为成熟畸胎瘤恶变。少数畸胎瘤可由二个胚层,甚至,一个胚层(外胚层或内胚层)的组织类型组成,后者称为单胚层畸胎瘤,如卵巢甲状腺肿是最常见的单胚层畸胎瘤。

13.混合瘤

由多种细胞类型的结合所形成的肿瘤,如涎腺多形性腺瘤、乳腺纤维腺瘤、子宫恶性中胚叶混合瘤。

14.间叶瘤

由除纤维组织以外的两种或两种以上间叶成分(脂肪、平滑肌、横纹肌、骨和软骨等)所形成的肿瘤。依据间叶成分的良、恶性,可分为良性间叶瘤和恶性间叶瘤。在诊断间叶瘤时,应注明各种不同类型的间叶成分。

15.癌肉瘤

由癌和肉瘤两种不同成分密切混合所形成的肿瘤。

16.碰撞瘤

两种不同类型的肿瘤发生在同一部位而形成的肿瘤。

17.瘤样病变

非肿瘤性增生所形成的瘤样肿块,如瘢痕疙瘩、骨化性肌炎、结节性肝细胞增生、男性乳腺增生等。瘤样病变与真性肿瘤的区别在于前者缺乏自主性生长能力,有自限性。过去曾经认为是瘤样病变的一些疾病现已认为是真性肿瘤,如韧带样型纤维瘤病,是一种呈浸润性生长,常易局部复发但不转移的成纤维细胞克隆性增生,而不是瘤样病变。

18.错构瘤

正常器官原有的两种或两种以上细胞增生且排列紊乱所形成的肿块,如肾脏血管平滑肌脂肪瘤、肺错构瘤等。

19.迷离瘤

胚胎发育过程中,某些组织异位到正常部位增生而形成的肿块。

20.囊肿

一种衬覆上皮、充满液体和腔隙所形成的肿块。囊肿可为肿瘤性(如囊腺瘤)、先天性(如甲状腺舌管囊肿)、寄生虫性(如包虫囊肿)、潴留性或种植性囊肿。当囊肿仅为纤维性囊壁而无内衬上皮时,称为假性囊肿。

21.增生

组织中正常排列的细胞数目增多称为增生。增生的细胞形态正常,无异型性。引起增生的刺激因子可为生理性(如妊娠和哺乳期乳腺)或病理性(物理性、化学性或生物性),当引起增生的刺激因子一旦去除,组织可以恢复到正常状态。

22.化生

一种终末分化的细胞转变成另一种成熟的细胞称为化生。现已知化生的细胞实际上来自正常细胞中的储备细胞,并非是终末分化的正常细胞。在化生过程中,化生细胞可异常增生,进展成恶性肿瘤。例如,子宫颈鳞状细胞癌常由颈管柱状上皮化生为鳞状上皮,在此基础上发生异常增生,最终进展为恶性肿瘤。

23.分化

从胚胎到发育成熟过程中,原始的幼稚细胞能向各种方向演化为成熟的细胞、组织和器官,这一过程称为分化。肿瘤可以看成是细胞异常分化的结果,不同肿瘤中瘤细胞分化的水平不同。良性肿瘤细胞分化成熟,而恶性肿瘤细胞分化不成熟。按照恶性肿瘤的细胞分化程度可分为高分化、中分化和低分化。少数肿瘤分化太差,以至于无法确定分化方向时,称为未分化肿瘤。偶然,分化好的恶性肿瘤,在发展过程中出现分化差的高度恶性区域,称为去分化肿瘤。

24.间变

恶性肿瘤细胞失去分化称为间变,相当于未分化。间变性肿瘤通常用来指瘤细胞异型性非常显著的未分化肿瘤。

25.癌前病变

癌前病变是恶性肿瘤发生前的一个特殊阶段。所有恶性肿瘤都有癌前病变,但并非所有癌前病变都会发展成恶性肿瘤。当致癌因素去除,可以恢复到正常状态;如致癌因素持续存在,可演变成恶性肿瘤。癌前病变不同于癌前疾病,前者不是一个独立疾病,如黏膜白斑、子宫颈鳞状化生上皮;后者则是一个独立疾病,如结肠多发性腺瘤性息肉病,着色性干皮病等,这些疾病在某些致癌因素作用下,可以变成恶性肿瘤。

26.增殖

细胞以相同的方式复制和增加称为增殖。在肿瘤病理诊断中其含义与增生相当,当增生细胞在细胞学上有异常时,称为非典型增生。增殖的细胞如果没有数量变化,而仅为细胞体积增大,致使组织和器官增大,称为肥大。

27.非典型细胞学上的异常

表现为细胞,尤其细胞核的不规则性,称为非典型。炎症或修复性增生细胞以及肿瘤细胞,在形态学上都可出现不同程度非典型,但炎症和修复性增生细胞的非典型轻微,缺乏真正的异型性。

28.异型增生

也称非典型增生。异型增生是一种以细胞学和结构异常为特征的癌前病变。细胞学异常包括细胞核增大、不规则、核仁明显、核浆比例增大、核分裂象增多;结构异常包括细胞排列紊乱、极向消失。依据细胞学和结构异常的程度通常可分为轻度、中度和重度异型增生。"dysplasia"还可用来表示器官发育异常而依然处于原始胚胎性结构状态,为避免误解和误用,此时最好用"分化不良"或"发育不全"。

29.原位癌

又称为上皮内癌或浸润前癌,是指细胞学上具有所有恶性特点,但尚未突破上皮基膜的肿瘤。

30.瘤形成

从字义上讲,瘤形成是指肿瘤形成的过程,瘤形成所产生的病变则为肿瘤。在临床使用上,两者常混用,未严加区分。

31.上皮内瘤形成、上皮内瘤变

上皮性恶性肿瘤浸润前的肿瘤性改变,包括细胞学和结构两方面的异常。上皮内瘤变与异型增生的含义非常近似,有时可互用,但前者更强调肿瘤形成的过程,而后者则更强调形态学的改变。上皮内瘤变涵盖的范围也比异型增生广,还包括原位癌。过去,上皮内瘤变与异型增生一样,分为Ⅰ、Ⅱ、Ⅲ级,现趋向分为低级别和高级别两级。低级别上皮内瘤变的细胞学和结构异常较轻,仅累及上皮层的一半;高级别上皮内瘤变的细胞学和结构异常均非常显著,累及上皮质大部分或全部。高级别上皮内瘤变常与浸润癌同时存在,活检时病理报告为高级别上皮内瘤变并不表示患者无同时存在的浸润癌。

32.浸润癌

突破基膜侵犯间质的上皮性恶性肿瘤,依据浸润深度分为早期癌、中期癌和进展期(晚期)癌。早期浸润癌如果浸润范围很小,可诊断为微小浸润癌,其预后很好,类似于原位癌。此外,在结直肠这一特殊部位,形态学符合腺癌特征的肿瘤仅侵犯黏膜层内,而未穿透黏膜肌层侵犯黏膜下层,仍应诊断为高级别上皮内瘤变,而不诊断为黏膜内癌。

### 三、病理诊断的局限性

在各种肿瘤诊断技术中,病理学诊断至今仍被誉为"金标准"。然而,无论哪一种肿瘤诊断方法都有一定的局限性,病理学诊断也不例外,临床医师和病理医师对此必须有清醒的认识。病理医师作病理学诊断时,在大多数情况下能作出明确诊断,但也可能难以作出肯定诊断,甚至无法作出诊断,有时还可发生诊断不足或诊断过头。其原因涉及多方面,包括临床医师获取标本或病理医师取材是否适当,病理技术人员制片质量是否符合诊断要求,病理医师的经验和业务水平是否足以保证作出正确诊断等。

癌症不是单一疾病,现已知不同类型的肿瘤至少300多种,每一种肿瘤有其特有的发展过程和生物学特征。临床医师在取活组织时,肿瘤患者可处于疾病发展过程中的任何一个阶段,当肿瘤尚未显示其特征性形态学改变阶段,就不可能作出明确诊断。病理医师接受标本后,需取材并制作成切片后才能在光学显微镜(简称光镜)下作诊断,故这种检查属于抽样检查,最终在光镜下见到的病变仅是其一小部分,有时不能代表整个病变,尤其是小块组织活检标本。

除了上述客观原因外,临床医师在获取标本和病理医师取材时,也可由于技术上的原因而造成病理诊断困难或无法作出明确诊断。例如,病变小,位置深,活检时仅取到肿瘤旁组织或退变坏死组织;获取组织过少或挤压严重。又如,切除标本中的病变微小(如甲状腺乳头状微癌),病理医师在巨检和取材时可能漏取病变组织而导致诊断不足(漏诊)。病理标本处理过程中,如组织固定不及时、脱水不净、切片过厚、刀痕和折叠、染色不良等,也可直接影响病理诊断的准确性。

病理诊断常需依据临床表现、手术所见、肉眼变化和光镜形态等特征综合判断后作出的。对于一些疑难病例或少见肿瘤的病理诊断,尚需结合免疫组织化学、超微结构、细胞和分子遗传学特征,甚至随访结果才能确诊。因此,从某种意义上说,肿瘤病理诊断是一门依赖经验积累的诊断学科,需要病理医师不断实践,积累经验,才能逐步提高诊断水平。病理医师在诊断时和临床医师在阅读病理报告时,如发现病理诊断结果与临床不相符合,必须及时互相沟通,以免误诊误治。要作出完整而准确的诊断,临床医师和病理医师必须紧密合作。临床医师应该给病理医师提供患者详细病史和相关临床资料。例如,鼻咽癌患者放疗后,局部活检时可出现非典型细胞,病理医师如不了解病史很可能误认为恶性细胞,实际上很可能是成纤维细胞非典型增生。又如,肺的腺癌可以是原发性,也可以是继发性,病史中是否有其他恶性肿瘤以及组织学类型,可能影响最终的病理诊断。肺腺癌在形态学上有时不易与胸膜恶性间皮瘤鉴别,如患者年龄大,男性,有石棉接触史,影像学上病变位于胸膜,则更可能是恶性间皮瘤。有些显著增生或重度炎症性良性病变(如结节性筋膜炎、病毒相关淋巴结炎)非常类似恶性肿瘤,易误诊肉瘤和恶性淋巴瘤。反之,有些生长缓慢,分化好的癌或肉瘤(如甲状腺滤泡性癌和低度恶性纤维黏液样肉瘤)又可误诊为良性肿瘤。此外,有些肿瘤的生物学行为具有中间性或交界性特点,也会造成诊断上的困难。对于病情复杂的疑难病例,可举办由临床医师、影像诊断医师、病理医师和其他相关人员共同参与的临床病理讨论会,共同商讨后妥善处理。

(孔雪源)

# 第二节　组织病理学基础

## 一、病理检验的一般程序

### (一)标本的验收

标本应由医院制剂室配制的缓冲中性福尔马林液固定(pH7.0~7.4),以保证切片质量。接受标本时应首先核对送检标本与病理申请单是否相符,检查固定液是否足够。如标本过大应先观察,切开后进行固定。有教学和科研需要时可先彩色照相,选取新鲜组织做电镜、免疫组织化学或其他实验研究。送检前应将标本编号并进行登记。

**(二)肉眼观察**

检查前应先核对标本号、姓名、标本名称等与申请单是否相符,再详细阅读病理申请单上的病史和临床诊断。观察活检组织时,一般应注意其大小、形状、颜色、质地和块数,大小是用尺测量后按厘米、毫米记录;如系切除标本,应先描述整体情况,测量其体积(长×宽×高),必要时还要称重量,然后沿长径切开,记录切面情况,必要时用简图说明。

**(三)选取组织块**

在肉眼观察的同时,应选择合适的部位取组织块,以便包埋制片后做镜下观察。选材必须以有代表性与有诊断价值为原则,一般最好选病变与正常交界处。各种脏器应多做切面检查,特别是甲状腺、前列腺等,有时需要做间隔 2 mm 平行切面,以免漏掉微小癌灶。检验结束后,应尽可能对切除标本做出肉眼诊断,以便与镜下所见对照。

**(四)显微镜检查**

镜检前应先核对病理号与切片数,包埋块数与记录单是否相符,详细阅读申请单上所列各项,然后再观察切片。先用低倍镜观察一般结构,再用高倍镜进一步详察细微结构,做到全面细致。根据镜下所见,结合肉眼诊断和临床情况,考虑各种可能的诊断,通过互相鉴别,排除其他病变,做出诊断。如果患者以前曾在本院做过病理检查,应一并复查对照。对不能确诊或疑难的病例,应送上级医师进行复查。有些病例需反复取材、特殊染色和免疫组织化学检查,应先根据光镜所见发出初步报告,待各项辅助检查结束时,及时发出最终报告。

**(五)病理诊断报告**

病理检验医师应实事求是,根据病理材料客观地做出诊断,做到既不诊断过头,也不诊断不足,并且避免漏诊。一般采用以下 5 种级别。

1.明确的诊断

对有把握者,可直接做出诊断,如食管鳞形细胞癌。

2.有保留的诊断

50%把握,可在诊断病名前冠以考虑或可能,如胃黏膜活检见高度异型增生的腺管,考虑为管状腺癌;亦用于肯定性质而难以确定类型时,如小细胞恶性肿瘤,可能为恶性淋巴瘤。

3.可疑的诊断

多数由于取材不足,难以肯定诊断,应根据实际情况写明"疑为"或"高度疑为"字样。

4.送检标本

缺乏典型的特异性病变者,可写"符合"临床诊断,如肉芽肿性淋巴结炎,可符合结核。

5.需进一步检查

根据送检材料,既不能肯定,也不能否定临床诊断时,则可写明"不能排除",例如增生的淋巴组织,不能排除恶性淋巴瘤。对不明确的诊断,一般常需进一步检查确诊。

肿瘤切除标本的组织病理学诊断,应包括肿瘤的部位、大体类型、大小(长×宽×高)、组织学类型、浸润范围、切缘情况,血管、淋巴管和神经有无浸润,以及淋巴结转移情况等,以便考虑是否需要进一步扩大手术,补充化疗或放疗等;特殊或罕见的肿瘤,介于良、恶性之间的交界性肿瘤,或生物学行为不甚明确的肿瘤,必要时应在备注栏内注明意见或有关参考文献,以供临床参考。

### 二、常用的病理检查方法

#### (一)常规石蜡切片

石蜡切片是病理学中最常用的制片方法,故称常规切片。各种病理标本固定后,经取材、脱水、浸蜡、包埋、切片和染色等,一般24小时即可完成全部制片过程。卫健委要求各级医院切片质量优良率在75%～85%以上,以保证诊断质量。一般4天左右就可做出病理诊断。石蜡切片的优点是取材可以广泛而全面,制片质量比较稳定,阅片也习惯。适用于各项钳取、切取和切除标本检查。病理检查中80%～90%应用常规切片。有时还可根据科研工作的需要,做成大切片,以部分或整个脏器切面做成一张切片,长达5～10 cm或更大,以观察病变的全貌,但切片体积越大,厚度越厚,不利于细微结构的观察。

#### (二)快速石蜡切片

将上述常规制片过程简化,并在加温下快速进行。在加热条件下,依次用福尔马林固定、丙酮脱水和浸蜡后,将组织嵌入预制的蜡块中,然后切片和染色。每一块组织的全部制片过程仅20分钟左右,取材组织可达1.0 cm×1.0 cm,一般约30分钟即可做出诊断报告。此法优点是设备简单,只要有石蜡切片机的基层医院均可进行。此法的病理形态与常规切片相似,可适用于各种标本的快速诊断,尤其是软组织肿瘤或宫颈锥形切除标本;不足之处是耗费人力和试剂较多,废气污染小环境,取材略小,制片质量有时不易掌握,花费的时间比冰冻切片要长。

#### (三)冰冻切片

恒冷切片机是目前常用的冰冻切片机,切片过程均在恒冷箱内进行,温度可以根据需要调节。单个组织块15～30分钟可发出报告,多个组织块连接切片时单耗时间还可缩短;制片质量稳定良好,与石蜡切片相似并可用于组织化学和免疫组织化学的制片。缺点是此机价格较贵,基层医院难以常规开展。

#### (四)印片和刮片

在没有条件进行快速石蜡制片、冰冻切片时,可根据体检查取可疑组织作印片或刮片。将印片或刮片经固定及染色后,根据细胞学形态做出快速诊断。此法一般属于应急措施,其确诊率要低于冰冻组织学切片,但比单纯肉眼诊断要高,诊断医师须具备足够的经验,并密切结合临床和肉眼所见。此法亦可与其他快速切片法联合应用,使细胞学和组织学互相取长补短,有利于提高确诊率。

### 三、组织病理学检验的应用范围

#### (一)常规石蜡切片

如前所述,所有活组织检查标本毫无例外地均应送病理做常规石蜡切片检查,如本院无病理科(室)时应及时送上级医院病理科检验,当地无病理检验单位则送外地做出病理诊断,绝对不允许把标本丢弃,以致延误病情而影响诊治。在肿瘤医院门诊中,有时可见到一些转移与复发病例,询问原发病灶则未经病理检验,或送检后患者一直未知病理结果,以致错失及时治疗的良好机会。

#### (二)快速切片

临床各科申请快速诊断应事先征得病理科(室)的同意,因此属于手术中的会诊关系,但急诊或术中意外发现者除外。快速石蜡或冰冻切片由于耗费人力和试剂远较常规切片多,因而目前尚不能广泛应用于常规,即使选择性用于部分常规诊断,事后仍需用石蜡切片对照归档,故快速切片主要用于术中病理会诊。当前的一般指征如下。

1.确定病变是否为肿瘤

用于未经组织病理学证实的病例;如属肿瘤,应判断肿瘤为良性、恶性或介于两者之间的交界性。

2.了解肿瘤的扩散情况

特别是邻近器官、组织或淋巴结有无浸润或转移;明确手术切缘情况,有无肿瘤累及,手术范围是否合适。

3.帮助识别手术中某些意外以及确定可疑的微小组织

如甲状旁腺、输卵管、输精管或交感神经节等。

4.判断手术取材是否足以供诊断

如在探查手术时,尽管肉眼所见酷似晚期肿瘤,仍应取材送快速切片,待诊断确定后才能结束手术,否则事后未获病理诊断将影响进一步治疗和疗效分析。

5.取新鲜组织供特殊研究的需要

如电镜取材、肿瘤药物敏感试验、流式细胞分析技术、激素受体测定或淋巴细胞标志等,但这种研究常需要先确定诊断,也可与诊断同步进行。

快速病理诊断时由于取材不能过多,且时间紧迫、技术要求很高,故其确诊率较常规切片为低,有一定的误诊率和延迟诊断率。以冰冻切片为例,一般确诊率为90.4%～98.1%,误诊率为0.7%～3.5%,延迟诊断或不能确诊率为1.4%～6.1%。Otxeson等报道术中病理会诊的理由,34.6%为特殊研究需要,其延迟诊断率及误诊率远较其他各组为高。

（尚士宣）

# 第三节　肿瘤标志物

## 一、概述

肿瘤标志物是指由肿瘤细胞或组织产生的能反映肿瘤自身存在的化学物质。可用于肿瘤的诊断、预后和疗效观察。

**(一)理想肿瘤标志物应具备的特征**

理想的肿瘤标志物应具备以下一些特征。

(1)必须由恶性肿瘤细胞产生,并可在血液、组织液、分泌液或肿瘤组织中测出。

(2)不应该存在于正常组织和良性疾病中。

(3)某一肿瘤的肿瘤标志物应该在该肿瘤的大多数患者中检测出来。

(4)临床上尚无明确肿瘤证据之前最好能测出。

(5)肿瘤标志物的量最好能反映肿瘤的大小。

(6)在一定程度上能有助于估计治疗效果、预测肿瘤的复发和转移。

然而,实际上并不存在绝对理想的肿瘤标志物。现今所知的肿瘤标志物中,绝大多数不但存在于恶性肿瘤中,而且也存在于良性肿瘤、胚胎组织,甚至正常组织中。因此,这些肿瘤标志物并非恶性肿瘤的特异性产物,但在恶性肿瘤患者中明显增多。故有人将肿瘤标志物称为肿瘤相关抗原。

**(二)分类**

肿瘤标志物可以分成以下几大类。

(1)癌胚蛋白 C,如甲胎蛋白、癌胚抗原。

(2)肿瘤相关抗原,如 CA19-9,CA125。

(3)酶,如神经元特异性烯醇化酶、前列腺酸性磷酸酶。

(4)激素,如降钙素、绒毛膜促性腺激素、促肾上腺皮质激素。

(5)特殊血浆蛋白,如 β-微球蛋白、本周蛋白。

此外,原癌基因、抑癌基因及其产物也被越来越广泛地用作肿瘤标志物。

**(三)临床意义**

肿瘤标志物的检测和研究在临床上具有重要的意义,可应用于以下几个方面。

(1)肿瘤普查,如甲胎蛋白普查在我国是筛选诊断有无临床症状小肝癌的最主要方法。

(2)肿瘤高危人群的筛选,如家族性甲状腺体样癌的家族中,患这种癌的机会比一般人群高,对这些高危人群检测降钙素水平有助于筛选出可能患早期甲状腺体样癌的患者。

(3)肿瘤的诊断和鉴别诊断,如前列腺酸性磷酸酶不同于其他组织中的酸性磷酸酶,可用于前列腺癌的诊断和判断转移癌是否来自前列腺。

(4)监测肿瘤,在肿瘤治疗前、治疗中和治疗后检测肿瘤标志物的水平可帮助了解治疗效果,监测肿瘤有无早期复发和转移,如 CEA 对大肠癌、HCG 对绒毛膜癌的监测。

(5)肿瘤分类,如用 CEA 和 NSE 可区别胃肠道肿瘤是腺癌(CEA 阳性,NSE 阴性)还是类癌(CEA 阴性,NSE 阳性)。

(6)肿瘤分期,前列腺癌的晚期患者血清 PSA 明显高于早期患者,检测血清 PSA 水平可辅助诊断分期。

(7)肿瘤定位,利用放射性核素标记的抗体与肿瘤抗原结合,然后通过扫描来定位肿瘤。

(8)肿瘤治疗,即应用抗体结合细胞毒药物治疗肿瘤。

目前图像诊断(包括 CT、核磁共振)、化学诊断(血清学和免疫学)及细胞学与组织学诊断是肿瘤诊断三大支柱,而后两者均以肿瘤生物学标志为主要或辅助观察指标,现已发现有肿瘤抗原、激素、受体、酶与同工酶、癌基因与抗癌基因及其产物等100 余种肿瘤标志物,目前临床常用的肿瘤标志物有 20 多种。肿瘤标志在肿瘤诊断,检测肿瘤复发与转移,判断疗效和预后以及人群普查等方面都有较大的实用价值,而且在肿瘤发生和发展机理研究中也具有重要作用。肿瘤标志物除用于肿瘤诊断外,可以其为靶点,进行肿瘤的靶向治疗及免疫治疗。

## 二、肿瘤标志发展概况

自 1848 年 Henry Bence Jones 发现 Bence Jones 蛋白,可作为诊断多发性骨髓瘤的指标以来。在以后一段较长的时期内,由于没有理想的测定方法,对肿瘤标志物的研究和应用进展不大,直到 20 世纪60 年代至 80 年代,由于免疫学、生物化学、分子生物学及其相应技术,特别是单克隆抗体技术的发展,促使肿瘤生物学标志的研究和应用进入一个崭新的时代,发现了许多肿瘤标志物。肿瘤标志的发展可分为三个阶段。

第一阶段:1963 年苏联的 Abele 发现甲胎蛋白(AFP)可用于肝细胞癌的诊断,其后 Gold 和 Freedman 从结肠癌组织中发现癌胚抗原(CEA),自此以后,肿瘤抗原在肿瘤诊断中开始引人注目。

第二阶段:1975 年以后由于单克隆抗体的应用,特别是一些与肿瘤有关的糖链抗原,又出现了一批可用于临床诊断的标志,如 CA 系列的单抗、CA19-19、CA125 等。

第三阶段:1980 年 Cooper Weinbery 和 Bishop 发现癌基因,这将肿瘤标志的研究扩展提高到基因水平。

肿瘤标志物是 1978 年 Herberman 在美国 NCI 召开的人类免疫及肿瘤免疫诊断会上提出的,次年在英国第七届肿瘤发生生物学和医学会议被大家确认,并公开开始引用。自 1986 年以来,国际肿瘤标志学会共组织和主持 16 次国际人类肿瘤标志学术会议,2000 年 3 月在中国香港举办第 17 届国际人类肿瘤标志学术会议。它已成为肿瘤学中一个重要的新学科、新领域。

20 世纪 80 年代末,国内从事肿瘤标志研究和应用的科技工作者和临床医务工作者,积极创造条件开展这一领域的科研工作,并积极开展组建和筹备中国肿瘤标志专业委员会的工作。于 1992 年 1 月 14 日,经中国抗癌协会二届四次常务理事会议决定批准成立"中国抗癌协会肿瘤标志专业委员会"。肿瘤标志专业委员会成立以后,为了进一步推动国内外肿瘤标志学术交流,使我国肿瘤标志的研究和应用尽快赶上国际先进水平,先后于 1990 年 8 月在北京、1992 年 8 月在大连、1995 年 8 月在北戴河、1998 年在南昌、2002 年 9 月在北京、2004 年 8 月在西安召开了 6 次全国肿瘤标志学术会议。通过这几次全国性肿瘤标志学术会议和举办全国性肿瘤标志学习班,不仅推动了国内肿瘤标志物的研究和应用,而且也促进了这一领域的学术交流和发展。

## 三、肿瘤标志物的临床应用

在肿瘤的研究和临床实践中,早期发现、早期诊断、早期治疗是关键。肿瘤标志物(TM)在肿瘤普查、诊断、判断预后和转归、评价治疗疗效和高危人群随访观察等方面都具有较大的实用价值。自 20 世纪 80 年代以来,随着应用 B 淋巴细胞杂交瘤制备肿瘤单克隆技术的不断成熟,出现了大量的抗肿瘤的单克隆抗体,并与同时出现日新月异的免疫学检测技术(RIA、IRMA、ELISA、CLIA、IFA、TRFIA 等)相结合,发展了众多的 TM 检测项目并不断地应用于临床,已成为肿瘤患者的一个重要检查指标。

### (一)肿瘤标志物临床应用概述

一般而论,TM 主要是指癌细胞分泌或脱落到体液或组织中的物质,或是宿主对体内新生物反应而产生并进入到体液或组织中的物质。这些物质有的不存在于正常人体内只见于胚胎中,有的在肿瘤患者体内含量超过正常人体内含量。通过测定其存在或含量可辅助诊断肿瘤,并可分析其病程、指导治疗、监测复发或转移、判断预后,这类 TM 称为体液 TM。随着分子生物学技术的发展,从分子水平发现基因结构或功能的改变以及具有一定生物学功能的基因产物的非正常表达均与肿瘤的发生、发展密切相关,所以测定癌基因、抑癌基因及其产物也属 TM 之列。由于这些物质存在于细胞膜上或细胞内如激素受体、生长因子受体、白血病表型、分子基因等,故把这类物质称为细胞 TM。由于肿瘤发生发展的原因至今不明,因此,TM 的定义还有待于进一步的完善。

一般认为理想的 TM 应具有下列特点:①敏感性高,能早期测出所有肿瘤患者;②特异性好,鉴别肿瘤和非肿瘤患者应 100%准确;③有器官特异性,能对肿瘤定位;④血清中浓度与瘤体大小、临床分期相关,可用以判断预后;⑤半衰期短,能反映肿瘤的动态变化,监测治疗效果、复发和转移;⑥测定方法精密度、准确性高,操作简便,试剂盒价廉。但至今为止,尚无一种"理想"的TM。由于肿瘤基因的复杂性,没有一种肿瘤是单一类型的,故发现"理想"的TM就十分困难。

**(二)肿瘤标志物的分类及临床应用**

肿瘤标志物用于临床诊断的有许多种,一般分类有癌胚抗原类、酶类、激素类、糖蛋白类、癌基因类和细胞表面肿瘤抗原类等六大类。前四类称为血清TM,后两类称为细胞TM,目前大都可用于临床检测。

血清中所含有的肿瘤标志物是目前肿瘤临床常用的检测方法之一,可辅助检测早期肿瘤复发,有助于临床诊断、分期、判断疗效并指导治疗及监测肿瘤的转移或复发。血清TM的种类及其临床意义阐述如下。

1.胚胎性蛋白

在人类发育过程中,许多原本只在胎盘期才具有的蛋白类物质,应随胎儿的出生而逐渐停止合成和分泌,但因某种因素的影响,特别是肿瘤状态时,会使得机体一些"关闭"的基因激活,出现了返祖现象,而重新开启并重新合成和分泌这些胚胎、胎儿期的蛋白。

(1)甲胎蛋白(AFP):AFP在胚胎期是功能蛋白,合成于卵黄囊、肝和小肠,脐带血含量为1 000~5 000 $\mu$g/L,1年内降为成人水平<40 $\mu$g/L,终身不变。AFP在临床上用于以下辅助诊断。

产前诊断:胎儿宫内死亡、神经管畸形、无脑儿和脊柱裂。

急慢性肝炎,在1100例肝炎患者测定中发现16.7%患者AFP20~90 $\mu$g/L,8.7%患者AFP90~400 $\mu$g/L,28%患者AFP400~1 000 $\mu$g/L,其中,1例维持1 000 $\mu$g/L以上达6周,后逐步下降。

原发性肝细胞癌约70%以上AFP在400 $\mu$g/L以上,多逐渐升高,亦有不高于400 $\mu$g/L,甚至在正常水平的患者。

AFP异质体,是指肝癌细胞产生的AFP与新生肝合成的在糖基链的AFP量上有区别。因此,可用Con-A(刀豆凝集素-A)来区别,异质体亲和力大,胚胎AFP则亲和力小,可用电泳方法来区别肝细胞来源与肝癌细胞来源的AFP。

(2)癌胚抗原(CEA):CEA是一种酸性糖蛋白,胚胎期在小肠、肝脏、胰腺合成,成人血清含量极低(<5 $\mu$g/L,29%,吸烟者为15~20 $\mu$g/L,6.5%可达20~40 $\mu$g/L)。CEA1965年被发现时,认为是结肠癌的标志物(60%~90%患者升高),但以后发现胰腺癌(80%)、胃癌(60%)、肺癌(75%)和乳腺癌(60%)也有较高表达。

2.糖蛋白抗原

由于细胞膜成分异常糖基化而形成的抗原。这类物质又是单克隆抗体,故又称为糖类抗原(CA)。这类抗原标志物的命名是没有规律的,有些是肿瘤细胞株的编号,有些是抗体的物质编号,常用检测方法是单克隆抗体法,有的还同时用两种不同位点的单抗做成双位点固相酶免疫法,这些比一般化学法测定的特异性有很大的提高。而对一些糖类抗原的异质体,则通常用不同的植物凝集素来进行分离检测。

(1)CA50:这是一种唾液酸酯和唾液酸糖蛋白,正常组织中一般不存在,当细胞恶变时,糖基化酶被激活,造成细胞表面糖基结构改变而成为CA50标志物。许多恶性肿瘤患者血中CA50皆可升高,如66.6%的肺癌、8.2%的肝癌、68.9%的胃癌、88.5%的卵巢或子宫颈癌、94.4%胰腺或胆管癌,其他如直肠癌、膀胱癌等皆有70%以上是升高的。

（2）CA125：最初认为它是卵巢癌特异的，但深入研究，它也是一种广谱的标志物。82.2％卵巢癌、58％胰腺癌、32％肺癌及其他非妇科肿瘤皆有不同程度的升高，但作为卵巢癌的辅助诊断是个重要的标志物，与病程有关。

（3）CA15-3：这是乳腺细胞上皮表面糖蛋白的变异体，近年推出作为乳腺癌标志物，正常40 U/mL。哺乳期妇女或良性乳腺肿瘤皆低于此值。乳腺癌晚期100％和其他期75％患者存在此值明显升高。50％的肝细胞癌患者、53％的肺癌患者、34％的卵巢癌患者均可见该标志物，因而该标志物是广谱的。由于CEA在乳腺癌中也有诊断价值，如两者联合可将阳性率提高10％。

（4）CA19-9：CA19-9为唾液酸化的乳-N-岩藻戊糖Ⅱ，是一种类黏蛋白的糖蛋白成分，与Lewis血型成分有关。异常升高也是在多种肿瘤出现，如79％胰腺癌、58％结肠癌、49％肝癌、67％胃癌，胆囊癌、肺癌、乳腺癌皆有10％左右升高。

（5）CA549：CA549也是乳腺癌的标志物，它是一种酸性糖蛋白，大部分的健康女性<11 U/mL，异常升高者比例并不高，可见于50％乳腺癌、卵巢癌、40％前列腺癌、33％肺癌患者。由此，作为乳腺癌的早期诊断，CA则还较欠缺，应联合应用其他TM。

（6）CA72-4：CA72-4是一种高分子量糖蛋白，正常人血清中含量低于6 U/mL，异常升高在各种消化道肿瘤、卵巢癌均可产生。对于胃癌的检测特异性较高，以超过6 U/mL为临界值。良性胃病仅1％以下者升高，而胃癌升高者比例可达42.6％，如与CA19-9同时检测，阳性率可达56％。

（7）鳞状细胞相关抗原（SCC）：这是从宫颈癌细胞中提纯的，是宫颈癌特有的TM。SCC在正常鳞状上皮细胞内也存在，随着鳞状上皮细胞的增殖（恶性）而释放入血。异常升高可见于宫颈鳞癌，21％宫颈腺癌也有升高。肺鳞癌有较高的阳性率，各家报道从40％～100％不等，而小细胞肺癌阳性率则较低（3.7％）。食管鳞状上皮癌、口腔鳞状上皮癌皆有较高的阳性率，且随肿瘤的分期呈现不同变化（20％～80％）。可见SCC是鳞状上皮癌的重要标志物。

（8）CA242：这是一种黏蛋白型糖抗原，可作为胰腺癌和结肠癌特有的TM，其灵敏度与CA19-9相仿，但特异性、诊断效率优于CA19-9。在肺癌等其他恶性肿瘤中也有较高的检出率。

（9）NMP22：系核基质蛋白（NMP）是膀胱癌的一种新的标志物，检测尿NMP22可鉴别良、恶性膀胱疾病。

3.蛋白质抗原

蛋白质肿瘤标志是最早发现的标志物，检测方法相对比较容易，是常规临床检测项目。

（1）细胞角蛋白19（CYFRA21-1）：细胞角蛋白是细胞体的中间丝，根据其分子量和等电点不同可分为20种不同类型，其中，细胞角蛋白19在肺癌诊断中有很大价值，是非小细胞肺癌的重要标志物。在肺癌的血清浓度阈值为22 $\mu$g/L，其敏感性、特异性及准确性分别为57.7％、91.9％和64.9％。从组织学角度看，鳞癌的敏感性（76.5％）较腺癌（47.8％）为高，也高于SCC对两者的诊断率。细胞角蛋白19与CEA联合应用，诊断非小细胞肺癌符合率已可达到78％。

（2）$\beta_2$-微球蛋白：表达在大多数有核细胞的表面，分子量为11 800，是HLA-A、B和C抗原的$\beta$链部分。临床上多用于证实淋巴增殖性疾病，如白血病、淋巴瘤及多发性骨髓瘤。其水平与肿瘤细胞数量、生长速率、预后及疾病活动性有关。例如，骨髓瘤$\beta_2$-微球蛋白水平高于4.0 mg/L时，预示生存时间短，高于6.0 mg/L时，对化疗反应不敏感。此外，根据此水平还可为骨髓瘤患者分期。

（3）铁蛋白：这是一种铁结合蛋白，存在于各种组织、病理状态下，释放到血液增加，不是肿瘤特异的标志,在多种癌症患者血中均有不同程度的阳性率,肝癌患者的阳性率在70%以上,所以可辅助肝癌诊断。此外,在肺癌、乳腺癌等患者铁蛋白水平也有显著升高,且与病程有关。

(4)前列腺特异性抗原(PSA):PSA是目前诊断前列腺癌最敏感的指标,可用于前列腺癌的早期诊断、监测治疗及预测复发。PSA是由前列腺上皮细胞产生的一种大分子糖蛋白,它具有极高的组织器官特异性。正常人体血清内PSA<4 $\mu$g/L,这个正常值有随年龄增长的趋势。年龄小于50岁者一般低于4.0 $\mu$g/L,50~55岁为4.4 $\mu$g/L,60~69岁为6.8 $\mu$g/L,年龄超过70岁可达7.7 $\mu$g/L,异常升高预示有患前列腺癌的可能。以高于4 $\mu$g/L为临界值,早期前列腺癌63%~70%阳性,总阳性率可达69%~92.5%。

有报道,PSA值如为4.0~10.0 $\mu$g/L,特异性相对较低,只有25%确诊前列腺癌;但超过10.0 $\mu$g/L者,往往又是晚期前列腺癌,失去早期治疗时机,这是个急待解决的问题。PSA在血清中以多种形式存在,它主要与蛋白酶抑制物形成复合物。然而,另一种PSA即游离PSA(f-PSA),不与蛋白酶抑制物结合。由于未知的原因,前列腺癌患者血清f-PSA百分比比正常人和前列腺良性疾病低。因此,测定PSA的类型和百分比有利于鉴定前列腺良性和恶性疾病,f-PSA百分比较低可能是前列腺癌恶性度较高。而f-PSA百分比受年龄、前列腺大小和总PSA(t-PSA)水平影响,据报道,50~55岁f-PSA临界值应低于20%,60~69岁应低于20%,70~75岁低于28%,固定临界值应小于25%(占PSA的量)。有报道773例经组织学证实的患者(379例前列腺癌,394例良性前列腺病)f-PSA为0.2~5.0 $\mu$g/L,百分比为20%~52%,而前列腺癌组为12%,良性组为18%。国内报道,如以t-PSA>4.2 $\mu$g/L为诊断标准,其敏感性为100%,特异性仅68%,符合率为74%;如以f-PSA/t-PSA(F/T)值小于0.11为诊断标准,其敏感性为85%,特异性98%,符合率96%;如以t-PSA>4.2 $\mu$g/L,同时F/T<0.11为诊断标准,其敏感性为86%,特异性为99%,符合率97%。可见,最后一个指标为最佳。

4.酶类

酶及同工酶是最早出现和使用的TM之一。肿瘤状态时,机体的酶活力就会发生较大变化,这是因为:①肿瘤细胞或组织本身诱导其他细胞和组织产生异常含量的酶;②肿瘤细胞的代谢旺盛,细胞通透性增加,使得肿瘤细胞内的酶进入血液,或因肿瘤使得某些器官功能不良,导致各种酶的灭活和排泄障碍;③肿瘤组织压迫某些空腔而使某些通过这些空腔排出的酶反流回血液。

(1)神经元特异性烯醇化酶(NSE):血清NSE是神经内分泌肿瘤的特异性标志,如神经母细胞瘤、甲状腺髓质癌和小细胞肺癌(70%升高)。正常人血清NSE水平低于12.5 U/mL。目前,NSE已作为小细胞肺癌重要标志物之一。NSE是神经母细胞瘤和小细胞肺癌的标志物。神经母细胞瘤是常见的儿童肿瘤,占1~14岁儿童肿瘤的8%~10%。NSE作为神经母细胞瘤的标志物,对该病的早期诊断具有较高的临床应用价值。神经母细胞瘤患者的尿中NSE水平也有一定升高,治疗后血清NSE水平降至正常。血清NSE水平的测定对于监测疗效和预报复发均具有重要参考价值,比测定尿液中儿茶酚胺的代谢物更有意义。小细胞肺癌(SCLC)是一种恶性程度高的神经内分泌系统肿瘤,占肺癌的25%~30%,它可表现神经内分泌细胞的特性,有过量的NSE表达,比其他肺癌和正常对照高5~10倍以上。SCLC患者血清NSE检出的阳性率可高达65%~100%,目前已公认为NSE可作为SCLC高特异性、高灵敏性的TM,有报道,NSE水平与SCLC转移程度相关,但与转移的部位无关,NSE水平与其对治疗的反应性之间也有良好的相关性。

（2）前列腺酸性磷酸酶（PACP）：主要用于诊断前列腺癌，但诊断价值不及 PSA。

（3）a-L 岩藻糖苷酶（AFU）：AFU 是存在于血清中的一种溶酶体酸性水解酶，分子量230 000，单个亚基分子量 50 000。AFU 正常参考值（化学法）为（324±90）mol/L。

AFU 是原发性肝癌的一种新的诊断标志物，广泛分布于人体组织细胞、血液和体液中，参与体内糖蛋白、糖脂和寡糖的代谢。原发性肝癌患者血清 AFU 活力显著高于其他各类疾病（包括良、恶性肿瘤）。虽然 AFU 升高的机制不甚明了，但可能有以下几种：①肝细胞和肿瘤细胞的坏死使溶酶体大量释放入血；②正常肝细胞的变性坏死可使摄取和清除糖苷酶的功能下降；③肿瘤细胞合成糖苷酶的功能亢进；④肿瘤细胞可能分泌某种抑制因子，抑制肝细胞对糖苷酶的清除能力或释放某些刺激因子，促进肝细胞或肿瘤细胞本身合成糖苷酶。总之，血清 AFU 活性升高可能是由多种因素综合作用的结果，是对原发性肝细胞性肝癌检测的又一敏感、特异的新标志物。

血清 AFU 活性动态曲线对判断肝癌治疗效果、估计预后和预报复发有着极其重要的意义，甚至优于 AFP。但是，值得提出的是，血清 AFU 活力测定在某些转移性肝癌、肺癌、乳腺癌、卵巢或子宫癌之间有一些重叠，甚至在某些非肿瘤性疾病如肝硬化、慢性肝炎和消化道出血等也有轻度升高，在使用 AFU 时应与 AFP 同时测定，可提高原发性肝癌的诊断率，两者有较好的互补作用。

5.激素类

激素是一类由特异的内分泌腺体或散在体内的分泌细胞所产生的生物活性物质，当这类具有分泌激素功能的细胞癌变时，就会使所分泌的激素量发生异常。常称这类激素为正位激素异常。而异位激素则是指在正常情况下不能生成激素的那些细胞，转化为肿瘤细胞后所产生的激素，或者是那些能产出激素的细胞癌变后，分泌出的是其他激素细胞所产生的激素。衡量异位激素的条件是：①有非内分泌腺细胞合成的激素；②某种内分泌细胞却分泌其他分泌腺细胞的激素；③肿瘤患者同时伴有分泌异常综合征；④这类肿瘤细胞在体外培养时也能产生激素；⑤肿瘤切除或经治疗肿瘤消退时，此种激素含量下降，内分泌综合征的症状改善。

（1）人绒毛膜促性腺激素（HCG）：这是存在于胎盘中的糖蛋白激素，分子量为45 000，当怀孕时血与尿中水平上升，正常人血中只含微量。以特殊的免疫试验可测定 HCG 的 β 亚单位。由于 60% 以上的非精原细胞瘤患者体内 HCG 上升，所以，β-HCG 的测定可监视非精原细胞瘤的治疗反应及复发状况，甚至有些肿瘤复发可在临床体征出现前几周或几个月通过测定 HCG 查出。对于妇科恶性肿瘤，除了测定完整的 HCG、游离的 β 亚单位外，还可测定尿与血中的促性腺激素的片段，称之为 β 核心（β-core）。联合测定尿中 β-core 与血中癌抗原 125（CA125）可对临床卵巢癌的诊断提供有意义的信息。

（2）降钙素（CT）：降钙素是由甲状腺滤泡 C 细胞合成、分泌的一种单链多肽激素，故又称甲状腺降钙素，是由 32 个氨基酸组成，分子量 3 500。CT 降钙素的前体物是一个由 136 个氨基酸残基组成大分子无活性激素原，分子量为 15 000，可迅速水解成有活性的 CT 降钙素，人类 CT 降钙素的半衰期只有 4～12 分钟，正常情况下它的靶器官是骨、肾和小肠，主要作用是抑制破骨细胞的生长，促进骨盐沉积，增加尿磷，降低血钙和血磷。放射免疫测定为常用方法，正常参考值为小于 100 ng/L。

目前，甲状腺髓样癌患者的降钙素一定会升高，因为降钙素的半衰期较短。所以，降钙素可作为观察临床疗效的标志物。肺癌、乳腺癌、胃肠道癌以及嗜铬细胞瘤患者可因高血钙或异位分泌而使血清降钙素增加。另外，肝癌和肝硬化患者也偶可出现血清降钙素增高。

**6.组织肿瘤标志物**

检测细胞与组织内的肿瘤标志物对于认识肿瘤的类型及形成治疗的生物靶位均有帮助。组织肿瘤标志物可粗略分为以下 4 类。①分化标志：激素受体，如雌二醇受体（ER）、孕酮受体（PR）等；②增殖标志：细胞周期相关抗原（Ki67）、PCNA、生长因子及其受体周期素，周期素依赖的蛋白激酶（CDK）及 CDK 的抑制蛋白（CKI）等；③转移潜在性标志：蛋白酶-脲激酶-血纤维蛋白溶解原激活剂与组织蛋白酶 D，$nm^2$3 基因产物——核苷酸二磷酸激酶，以及细胞黏附因子等；④癌基因及抗癌基因：癌基因如 myc，H-ras，erbB2 等，抗癌基因如 p53，p16，视网膜母细胞瘤克隆出的基因（Rb）及结肠癌抑癌基因等。虽然，这些组织肿瘤标志将来有希望在肿瘤临床中成为诊断、预后判断及调整治疗的工具，但绝大多数在目前还仅处于研究观察阶段。

目前，正式用于临床的只有乳腺癌激素受体的测定，对决定乳腺癌的治疗方案具有重要意义。20 世纪 80 年代初就有报道：ER（－）/PR（－）采用内分泌治疗有效率为 9％，ER（＋）/PR（－）为 32％，ER（－）/PR（＋）为 53％，ER（＋）/PR（＋）为 71％。因此，测定乳腺癌组织中的 ER 与 PR 对于预示内分泌治疗的效果、决定治疗方案是极其重要的。

**（三）肿瘤标志物的临床应用价值**

**1.普查**

如果一种 TM 能满足上述"理想 TM"标准的第一、第二点，则该标志物可用于普查，但实际上没有一种 TM 的特异性和灵敏度均能达到 100％，从而使 TM 用于普查受到限制。以癌胚抗原（CEA）普查一组结肠癌为例，发病率为 37/10 万，假阳性数高达 4998 人，而检出的结肠癌患者只有 26 人。因此，这一类 TM 一般不适宜对无症状的人群进行普查。但某些 TM 可用于高危人群的普查。如在乙型肝炎表面抗原（HBsAg）携带者和肝硬化患者中检测甲胎蛋白。

用 TM 进行普查应考虑下列原则：①应十分清楚该肿瘤的发病率；②该 TM 应能检测早期肿瘤；③该肿瘤的早期治疗应比晚期治疗更经济有效；④测定方法的灵敏度、特异性和重复性良好；⑤普查所需费用能被接受。

**2.定位**

TM 基本上不能对肿瘤定位，因为绝大多数 TM 无器官特异性，只有极少数的 TM 如前列腺特异抗原（PSA），前列腺酸性磷酸酶（PAP），具有器官特异性，只可惜这些指标虽能进行器官定位，但不具肿瘤特异性。

**3.确诊**

由于 TM 无足够的灵敏度，不能排除假阴性结果，同时还有假阳性的可能，因此，通常不能单凭 TM 进行确诊。但 TM 有助于临床鉴别诊断。

**4.分期**

大多数 TM 与疾病分期有关，且浓度与肿瘤大小（如结肠癌 CEA 浓度与肿瘤大小有关）或分期（如几乎所有的 TM 在肿瘤晚期时呈现较高的浓度）之间通常存在着关联，但这只是总体而言。由于各期 TM 的浓度范围极广，且互相重叠，因此，并不能根据个体测得值来判断肿瘤大小，也不能以 TM 的浓度来精确地指示各期肿瘤。

**5.疗效监测**

TM 最重要的价值，是能明确手术、放疗或药物治疗是否有效。有的 TM 可反映肿瘤残存量，这种定量关系十分重要，如用 β-HCG 监测绒毛膜癌的疗效、检测抗药性和推断"零肿瘤细胞"（检测极限以下），以决定何时停止治疗的报道就是最好的例子。

任何标志物半衰期显著超过"正常"半衰期,均与残留肿瘤不断产生 TM 有关,表示手术切除的不完全,或肿瘤抗药,或肿瘤复发。虽然目前尚无一种能被普遍认可的、用 TM 浓度来评价治疗有效性的标准,但 Beastall 提出的方案是值得重视的,即:无效,TM 浓度与治疗前相比下降50%以下;改善,TM 浓度与治疗前相比下降 50%以上;有效,TM 浓度与治疗前相比下降 90%以上;显效,TM 浓度下降至非恶性肿瘤的参考值内。

治疗中或治疗后 TM 浓度变化有 3 种基本类型:①浓度下降到正常水平,提示肿瘤全部除去或病情缓解;②浓度明显下降但仍持续在正常水平以上,或短期下降到正常水平后又重新增高,提示有肿瘤残留和/或肿瘤转移;③浓度下降到正常水平一段时间(约数月)后,又重新增加,提示复发或转移。应注意,如化疗、放疗或手术后立即测定 TM 浓度,可能会有短暂的升高,这是由于肿瘤坏死所致。另外,化疗、放疗或手术后 TM 浓度重新恒定升高,可能表示治疗无效,应尽可能改用其他治疗方式。并不是同一器官的肿瘤均表达相同的 TM,为了确定何种 TM 适宜监测疗效,最好在手术前检测一组 TM,然后选择升高的 TM 作为监测指标。但是,即使某些 TM 在手术前浓度并不增加,也可能作为预示复发和转移的指标。少数肿瘤也可采用组合 TM 来进行监测,如 AFP 和 HCG 监测睾丸癌。

6.预后

术前 TM 浓度增加,术后浓度降低,表示这些 TM 对此肿瘤具有预后价值。特别在病程监测中,TM 的浓度增加或降低与疾病的预后密切相关。如睾丸癌以 HCG 和 AFP 作为预后指标,HCG<50 kU/L 或 AFP<500 ng/mL 的 4 年生存率为 96%,HCG>50 kU/L 或 AFP >500 ng/mL 的 4 年生存率为 56%。另外,结肠癌时 CEA 浓度、非霍奇金淋巴瘤(特别是多发性骨髓瘤)时 β 微球蛋白、卵巢癌时 CA125 等都有预后的价值。

7.预测

TM 另一重要的特性就是预测价值,其依据是 Bayes 法则。可用阳性预期值(PPV)和阴性预期值(NPV)来表示。PPV 与 NPV 不仅与灵敏度和特异性有关,还与人群的患病率有关。某一 TM 的灵敏度、特异性、PPV、NPV 不是固定不变的,而是依赖于选定的临界值。将临界值提高,可增加特异性,但灵敏度随之降低;反之,将临界值降低,则灵敏度提高,但特异性下降。对 TM 而言,以正常参考值表示已基本无意义,通常以临界值来表示。因为,在实际应用中考虑的是最佳临界值,即区分"正常"的分界线。它不同于正常参考值的运用,正常参考值来自一组对照人群,而临界值是根据金标准确诊为患者和正常对照组两组人群所确定的。

**(四)肿瘤标志物的合理应用及注意事项**

由于各种免疫标记技术的快速发展,所检肿瘤指标越来越多,对肿瘤的早期诊断、观察评价、治疗效果及判断预后具有极大意义,但至今仍没有一种标志物是对肿瘤完全特异的。其原因是一些良性病变也能出现程度不同的阳性反应,即便是肿瘤本身也常可由于在发生发展过程中的各种因素而呈一过性或阶段性阴性反应。故此,近年来国内外学者一致认为动态观察和多种标志物联合检测,并紧密结合临床表现,特别是影像特点综合判断,是提高肿瘤诊断阳性率最富有成效的方法与措施。

1.动态记录 TM 的浓度变化

TM 测定的临床价值在于动态观察,有时即使在参考值范围内的浓度变化,可能也是有价值的。某些肿瘤如术后 CEA 浓度快速增高(每 6 个月增长 4 μg/L 以上)表示骨和肝转移,而术后 CEA 浓度缓慢增加(每 6 个月 2～4 μg/L)表示脑、软组织和皮肤转移。因此,每个患者总是最佳的自身对照。但为了保证结果的可靠性,当测得的 TM 浓度增加时,应在短期内(14～30 天)进行重复测定。

**2.定期测定 TM 浓度**

应根据不同的患者,不同的肿瘤制订不同的测定时间表。一般而言,治疗前应测定每个患者 TM 的原始值,治疗后第 1～2 年,应每月测定(测定时间应根据 TM 的半衰期,通常在 2～14 天完成),至浓度明显下降后,每 3 个月测定 1 次。第 3～5 年,应每年测定 1～2 次。第 6 年起,每年 1 次。但每次改变治疗之前、TM 浓度增加或怀疑复发和转移时,均应及时测定 TM 浓度。

**3.合理选用 TM**

同一肿瘤可含有一种或多种 TM,而不同或同种肿瘤的不同组织类型既可有共同的 TM,也可有不同的 TM。因此,选择一些特异性较高的 TM 联合测定某一肿瘤,有利于提高检出的阳性率,而且,合理选用 TM,常可在临床症状出现之前数月鉴别出复发和转移。

TM 的组合测定:可提高检测的灵敏度,但常导致特异性下降,NPV 增高,PPV 降低。因此,TM 的组合测定应同时考虑灵敏度、特异性、NPV 和 PPV。几种常见肿瘤的常用联合检测"谱"如下。

(1)结肠癌:CEA、CA19-9 是首选,其特异性达到 80％以上。

(2)胰腺癌:CA19-9 对胰腺癌的诊断已较好,如加上 CA125,CA50 则可把诊断率提到 90％以上。

(3)肺癌:单用 CEA 对肺癌诊断已有较高的特异性,但如加上 NSE,SCC 则特异性更高。细胞角蛋白 19 加 CEA 对非小细胞肺癌的诊断率达 78％,可与 AFP 诊断肝癌媲美。

(4)乳腺癌:以黏蛋白型糖蛋白分子 CAM26＋CAM29＋脑型肌酸激酶同工酶(CK-BB)和 CAM26＋CAM29＋CA15-3 两个组合最好,敏感度可达 94％和 96％。

(5)卵巢癌:CA125 加 CA19-9 和铁蛋白等皆是较好的联合,其他许多检查尚不成熟。

(6)胃癌:由于尚无更特异的标志物,以 CA19-9 加 CEA 仍是目前较好的联合,有条件时可加 CA724,则阳性率更高。

以上介绍的各种联合也不是十全十美,有时联合检测的增加,提高了敏感性,反而降低了特异性。因此,在联合应用时,一定选准特异性较强的标志物,作不同标志物的联合,再做仔细的分析,才能使联合检查达到尽可能"完美"的程度。

(司书静)

# 第三章 病理技术

## 第一节 组织的取材和固定方法

### 一、取材

从大体标本上按照病理检查的目的和要求切取适当大小的组织块。供制片进行显微镜检查。为达到诊断的目的。取得适量的组织是关键。这不仅要求材料要尽可能新鲜。而且要有一定的数量和良好的质量。

**（一）取材时对送检组织的要求**

送检组织标本在手术切下或活检后应立即放入10％甲醛固定（电子显微镜标本则用适当的固定液固定，后详述）。尸检标本应争取在死亡后尽可能短的时间内取材。送检组织需全部取材者应在送检单注明。有特殊要求（如细菌培养、结石的化学成分分析等）必须事先联系。在标本未固定前进行处理。

**（二）取材**

在对送检组织标本进行详细检查的基础上，根据诊断的需要，确定取材的部位和块数。切取的组织要按不同部位分别给予不同编号或标记，以便镜检时查对。有条件的单位，尽可能在取材前对有意义的大标本进行表面及剖面摄影，并编号存档。用于教学的标本，应尽量保留原标本的形态，取材后另行放置。

**（三）取材时注意事项**

1.注意防止人为因素的影响

切取组织时，应用锋利的刀、剪，刀刃宜薄，并足够长。切取组织块时，一般从刀的根部开始，向后拉动切开组织，避免用钝刀前后拉动或用力挤压组织。用镊子夹取组织时动作应轻柔，不宜过度用力，否则会挫伤或挤压组织，引起组织结构的变形和损伤。应避免使用有齿镊。

2.标本大小

一般标本，切取的组织块厚0.2～0.3 cm。根据情况可略做调整。若过厚固定不好，组织结构不佳，过薄则切片张数有限。如用于读片会的切片则难以满足需要。大小以1.5 cm×1.5 cm×（0.2～0.3）cm为宜。用于免疫组化染色的组织块。以1 cm×1 cm×0.2 cm为好，不要太大，以免浪费试剂。对于冰冻切片，取材组织块略厚，可达0.3～0.4 cm。

3.取材时间

原则上,应尽快取材,但对于外科手术切除的较大标本,如胃、肺、肠等器官,最好先固定再取材。

4.注意包埋方向

需指定包埋面时应做记号标明。如有皮肤组织,包埋面必须与表面垂直,这样才能保证皮肤的各层结构都能被观察。

5.边缘标记

肿瘤标本的边缘可涂以 1‰硝酸银或碳素墨汁作为镜检时的标记。

6.标本的处理方法

胃镜材料和各种穿刺材料等一般组织块较小,常常用易透水的薄纸包好,在取材时将标本染上伊红液,以免包埋过程中遗失。

7.注意特殊情况

取材应避免过多的坏死组织或凝血块,如有线结应拔除,有钙化时应经脱钙后再取材,否则进行切片时会损伤切片刀。组织块上如有血液、黏液、粪便等污物,应先用水冲洗干净再取材。

8.取材数量

不同的标本取材的组织块多少不同,原则是凡可疑处均应取材,不要遗漏。

如标本为数块不规则的肿瘤组织,应选择组织的致密区、疏松区、出血区和坏死区分别取材。一般肿瘤标本的取材,应选择肿瘤主体部分、肿瘤组织及其邻近的组织(包括表面、基底面和侧面)及其肿瘤两端的切缘组织分别取材,远离病灶的正常组织也应取材。注意切取肿瘤组织和正常组织交界处。刮宫得到的宫内膜标本,大多是成堆的碎片,在测量其总体积后,组织较少时,一般包起后全部包埋,若组织量多,可留出一部分。有膜状组织,应取 1～2 块。

9.清除多余成分

取材时,应注意清除组织周围的多余脂肪组织,否则会对以后的切片和观察带来一定影响。

10.重复取材

第一次取材组织不能做出确诊时,必须再次甚至多次取材。每次取材均应将送检单加以记录。

11.核对

取材完毕,应核对无误,并签署取材者和记录者的姓名和记录日期。

12.组织存放

取材完毕,标本应按序存放,并加足固定液以备复查之用。通常保留 1 个月后,再清理销毁。

**(四)冰冻切片取材**

1.取材

(1)负责冰冻切片诊断的医师亲自检查大体标本,多做切面,详细检查,必要时可在体视镜下观察。在详细检查的基础上选取最有代表性的组织制片,必要时应 2 块或更多组织块,如有特殊包埋面,应向技术人员说明。取材后应立即用液氮速冻,－70 ℃或－40 ℃低温冰箱保存。制作冰冻切片的同一块组织("冰对")及其剩余组织("冰剩""冰余")必须进一步做常规石蜡切片进行对照,尤以"冰对"为重要,一方面可能因为病灶小,可能全部取在冰冻组织块中,另一方面有利于病理医师对照阅片,不断提高观察冰冻切片的能力。

**2.组织速冻方法**

组织速冻的方法很多,常用方法为液氮和干冰-丙酮法。

(1)液氮法:将组织块平放于瓶盖或标本盒等适当容器内,缓慢放入盛有液氮的小杯(可用保温杯)内。当组织块接触液氮开始汽化沸腾后,使组织块保持原位,组织即由底部向表面迅速冷冻形成冻块。取出后,用铝箔包好,编号存入液氮罐或－70 ℃低温冰箱保存,可保存数月至数年。如短期内应用,可保存于－30 ℃冰箱。

(2)干冰-丙酮法:将组织块放进内盛 OCT 包埋剂或甲基纤维素糊状液的容器内,组织块完全浸没即可。将丙酮倒入盛有干冰的保温杯调成糊状。将装有组织块的标本盒放入保温杯,待包埋剂成白色冻块时,取出如上法保存。丙酮可用乙醇或异戊烷代替,用异戊烷时,最好将异戊烷将先倒入小烧杯,将烧杯浸入丙酮-干冰中,最后将组织块放入异戊烷内速冻,此法组织速冻快,组织结构保存好。

(3)异戊烷-液氮法:此法进行速冻。先用甲基纤维素包埋组织块。将盛有异戊烷的小烧杯放入装有液氮的大保温杯或冰壶内,搅拌异戊烷待杯底出现一层白色糊状物时,放入包埋好的组织块,数秒钟即可取出,按上述方法保存。

**3.注意事项**

(1)液氮速冻时,标本盒不能直接浸入液氮,以免组织膨胀破碎。

(2)速冻的包埋剂应适量。

(3)新鲜组织不能放－10 ℃冰箱内缓慢冷却,否则组织内水分可逐渐析出形成冰晶,造成组织结构破坏。

(4)冷冻后的组织块应密封保存,防止失水。

(5)在组织块复温时,应在 37 ℃加温速溶,自然复温将造成组织结构破坏。

**(五)不同组织取材方法**

**1.尸检组织的取材**

对成人进行尸检取材时,各器官组织的取材部位和组织块数大致如下。

(1)心和大血管左右心室各 1 块,主动脉 1 块,可距主动脉瓣 5 cm 处取材。

(2)肺右下叶 1 块,切成正方形,左下叶 1 块,切成长方形。

(3)肝右叶 1 块,切成正方形,左叶 1 块,切成长方形。

(4)脾 1～2 块。

(5)胰 1 块。

(6)肾:右肾 1 块,切成正方形,左肾 1 块,切成长方形。都包括皮、髓质和肾盂。

(7)膀胱 1 块,肉眼无变化时,可不做切片,但组织块应保存。

(8)肾上腺左右各取 1 块。

(9)消化道食管、胃窦部、小肠、小肠有淋巴结处和直肠各取 1 块。

(10)骨:脊椎骨 1 块。

(11)胸腺 1 块。

(12)子宫:宫颈 1 块,宫体 1～2 块。处理同膀胱。

(13)睾丸或卵巢 1 块。处理同膀胱。

(14)脑左侧运动区、左侧豆状核和小脑各 1 块。

(15)脑垂体 1 块,前叶或包括前后叶。

注意：如某些脏器有严重病变，或有特殊情况，应增加取材组织块数，以便彻底检查明确诊断。

2.活检组织取材

活检组织取材多用于临床肿瘤组织，除以上各点外，还应注意肿瘤的部位、形状、大小、颜色以及与周围组织的关系，包膜是否完整。肿瘤的体积（长宽高），甚至重量。浅表肿瘤应注意与皮肤的关系，是否突出皮肤表面，与皮肤有无粘连，四周皮肤是否正常。肿瘤的质地（硬，软或中等），各处质地是否一致。在实性肿瘤是否有囊性区域。肿瘤的切面性状，结构上有无特殊（均匀一致、颗粒状或纤维状，有无出血、坏死，是否浸润周围组织）。

对肝、肾穿刺的标本，因材料较少，而且一份标本既要做常规石蜡切片，用于 HE 染色和特殊染色等，还要进行免疫组化染色甚至电子显微镜观察，因此其材料应特殊处理。首先，在取材前，应准备一块用生理盐水浸透的纱布潮湿即可，不要太多水，否则肾组织浸在水中易自溶。另外，还应准备装有固定液的青霉素小瓶（根据目的不同，分别应用光镜和电镜固定液）。光镜固定液可用甲醛或 Mossman 液，电镜标本用 2.5% 戊二醛和 2.5% 多聚甲醛的混合固定液，最好在 4 度进行电镜标本固定。取下后，立即用生理盐水或 PBS 冲洗掉血迹，放入装有固定液的小瓶。

3.细胞标本的取材

细胞标本取材和制片方法一般有印片法、穿刺法、沉淀法和活细胞标本的制备等。

（1）印片法：常用于活检和手术标本，新鲜标本沿病灶中心剖开，将病灶区轻压于载片上，吹干后将其立即浸入固定液内 5～10 分钟，取出自然干燥，低温储存，优点是操作简单，细胞抗原保存好。

（2）穿刺法：常用于淋巴结、软组织、肝、肾和肺等，穿刺液少，可直接涂在载片上，细胞尽量涂均匀，穿刺液多，细胞丰富，可滴入装有 1～2 mL Hanks 液或 RPMI1640 液的试管内，轻轻搅拌后，以 500 r/min 低速离心 5～10 分钟，弃上清，将沉淀制成细胞悬液（每毫升 $2 \times 10^5$ 个细胞）。吸一滴涂于载片上，镜检以细胞较密不重叠为好。干燥后即可固定，此法细胞保存好，操作简单，注意涂片时，尽量涂均匀。

（3）沉锭法：主要用于胸腔积液、腹水、尿液和脑脊液等体液多而细胞少的标本。制备方法如下：①常规细胞标本制备细胞多时，可直接吸取少量液体直接涂片；细胞少时，可吸取底部自然沉淀液 5 mL，以 1 500 r/min 离心 10 分钟，再涂片。有细胞离心仪时，可先用离心沉淀法制成每毫升 $2 \times 10^5$ 个细胞的细胞悬液，吸取 50 μL 加入涂片器，离心后即可制成分布均匀的细胞涂片。②单个核细胞分离法。主要用于周围血和胸腔积液、腹水中淋巴细胞的分离。如为血性胸腔积液、腹水，经 1 500 r/min 离心 10 分钟，沉淀中加入 15 mL RPMI1640 液。再用淋巴细胞分离液分离。在 5 mL RPMI1640 液内，37 ℃ 培养 30 分钟，离心沉淀取上清，制成浓度为每毫升 $2 \times 10^6$ 个细胞的细胞悬液，吸 50 μL 后滴在载片上干燥后固定 10 分钟。

4.活细胞标本的制备

活细胞标本的制备多用于科研，用于常规病理诊断的较少。标本主要来源于健株的培养细胞，短期培养细胞和外周血等。细胞可直接培养在盖玻片上，固定后即可进行染色观察或进行免疫组织化学染色或扫描电镜标本制备。也可培养于培养瓶或培养板内，制成细胞悬液，收集一定的细胞还可进行涂片。可以经离心后，进行透射电镜标本制备。

## 二、固定方法

### （一）固定的意义

将组织浸入某些化学试剂，使细胞内的物质尽量接近其生活状态时的形态结构和位置，这一过程称为"固定"。凡需病理检验的各种组织都需经过固定。组织的正确固定具有重要意义,因为机体死亡后,如处理不及时,细胞在自身溶酶体酶的作用下会溶解破坏,组织细胞的结构将难以保持。若有细菌繁殖则极易引起组织腐败。若用于免疫组化染色,固定的重要意义是保存组织细胞的抗原性,使抗原物质不发生弥散和抗原性丧失。所以,良好组织学切片的基础取决于适当而完全的固定,若组织固定不良,在以后的标本制备过程中则无法加以纠正,因此应特别加以注意。对于电镜标本,适当而又及时的固定显得尤为重要,即使延迟几分钟,对其超微结构也有严重影响。固定的作用如下。

(1)保持细胞与生活时的形态相似,防止自溶与腐败。

(2)保持细胞内特殊的成分与生活状态时相仿经过固定,细胞内的一些蛋白质等可沉淀或凝固,使其定位在细胞内的原有部位,有利于其后物质的确切定位。对于不同的物质应选用不同的固定剂和固定方法。

(3)便于区别不同组织成分组织细胞内的不同物质经固定后产生不同的折光率,对染料产生不同的亲和力,经染色后容易区别。

(4)有利于切片固定剂有硬化作用,使组织硬度增加,便于制片。固定能使细胞的正常的半液体状(胶体)变为半固体状(凝胶),有固化作用。使其可经受随后的组织处理过程。

当然,影响固定的因素很多,如组织未放入固定液,组织块过大,固定液不足,固定时间不够等。而且固定时的温度也对固定效果有一定影响。

(5)固定剂的不良影响。①影响常规染色:如用福尔马林固定时,常有福尔马林色素的异常沉积,福尔马林也影响水溶液猩S的染色。②固定造成物质损失:不同的固定剂和固定方法会引起不同程度的细胞内蛋白质、黏多糖、脂类、核酸和低相对分子质量物质的损失,因此应根据研究目的的不同选择合适的固定剂和固定方法,以使所研究的物质损失达到最小。③组织皱缩:四氧化锇和福尔马林固定的组织均不同程度的皱缩。单用戊二醛也会引起组织皱缩。

**(二)细胞内物质成分与固定剂和固定方法的选择**

1.细胞内物质成分与固定剂的关系

组成细胞的主要成分为蛋白质、脂类和糖类。根据研究目的不同分别选用不同的固定剂和固定方法(后详述,见各种固定液)。如进行 Masson 染色,最好用甲醛升汞、Zenker 液或 Bouin 液固定;检查嗜铬细胞宜用含铬的固定液(如 Zenker 液等);要保存细胞内糖原则用 Camoy 液固定。用于免疫组化染色时,应根据不同的抗原特性选择不同的固定液。如 T 淋巴细胞表面抗原为不稳定抗原,极易被固定液破坏,因此常用冰冻切片进行染色;而 HBsAg、CEA、S-100 等抗原一般很稳定,其抗原性几乎不受固定液类型的影响。

2.固定时注意事项

(1)固定液的量:固定组织时,固定液要足量,一般应为组织块总体积的 4～5 倍,也可达15～20倍。而且应在组织取下后立即或尽快放入适当固定液中。对于有特殊要求组织(如神经染色及酶组织化学染色等)的固定,应特别注意。组织块的大小、固定时间、固定温度都应考虑。酶组织化学染色组织的固定应置于冰箱低温固定。配制混合固定液时,一般要求氧化剂不要与还原剂混合,以免引起化学反应,使其失去固定作用。但 Helly 混合固定液,虽然含有氧化剂和还原剂,可在临用时配制,有良好的固定效果,久置后则失效。

(2)固定液的穿透性:一般固定液在 24 小时内不能穿透厚度大于 2～3 mm 的实体组织或0.5 cm的多孔疏松组织。

（3）组织块的大小厚度：可根据组织类型而不同，但组织要得到良好的固定。原则上不应超过4 mm，3 mm更为合适。

（4）固定时间：大多数组织应固定24小时，然后保存于70％乙醇中。当然固定的时间不能一概而论，也不是固定不变的。固定的时间与使用固定液的种类、组织块大小、温度等有关，不同的固定液有不同的固定时间。一般固定时间为3～24小时。

（5）固定温度：大多数可在室温（25 ℃）固定，在低温（如4 ℃）固定时，固定时间应相应延长。

（6）加热：加热可使蛋白质凝固，但一般不要求加热，因为加热可加速组织的自溶。

（7）特殊固定：用于确诊病变，保证在诊断时特殊结构得以保存。如尿酸盐结晶则需要特殊固定。

3.固定的容器

固定的容器宜相对大些，防止组织与容器粘连产生固定不良。瓶底常垫以棉花，使固定剂能均匀渗入组织块。并在固定期间轻轻搅动或摇动容器，有利于固定液的渗入，用自动石蜡脱水包埋机有同样效果。

4.常用的固定方法

（1）蒸汽固定法：要固定组织中的可溶性物质，一般选用蒸汽固定法；较小而薄的标本，也可用锇酸或甲醛蒸汽固定。主要用于某些薄膜组织以及血液或细胞涂片的固定。冷冻干燥组织，一般用三聚甲醛加热产生的蒸汽固定。

（2）注射、灌注固定法：某些组织块体积过大或固定剂难以进入内部，或需要对整个脏器或动物进行固定。如肺切除标本，可经气管或支气管注入固定液，使肺各部分均得到良好固定，有利取材。肝肾可从相应动脉注入固定液。动物实验时，可通过左心进行灌注固定，使全身各组织脏器都能得到良好的固定。小动物（如大鼠和小鼠等）进行全身灌注固定时，可在容器中（最好是透明的，便于观察麻醉情况）放入含乙醚的棉花等，然后将动物放入容器中。当动物完全麻醉后，固定于木板上，剪开胸腔，暴露心脏。用抽取固定液的30～50 mL注射器配以适当针头，从左心室向主动脉方向刺入，注意不要移动。必要时可用线在动脉弓下打结固定针头。一边缓慢注射固定液，一边在右心房剪口放血。可先用生理盐水冲洗至无血液流出时，再注射固定液，直至固定液分布到全身。也可直接用固定液注射到不见血液流出。

（3）细胞涂片的固定方法：可采用浸入法和滴加法。用浸入法时，可将新鲜而湿润的涂片直接浸入固定液内，如可能，应每个病例单独固定，以免交叉污染。涂片较多而同时固定时，应注意玻片的放置，防止互相摩擦而脱落。还应注意编号防止混淆。用滴加法时，将固定液滴在平放的玻片上，待自然挥发干燥后即可染色。一般用浸入法固定效果较好，但应注意每次用后，都应过滤，防止脱落于固定液的细胞黏附到其他涂片上。

（4）微波固定法：微波固定的组织具有核膜清晰、染色质均匀、组织结构收缩小的优点，目前已用于病理诊断。但应用时应严格控制温度，否则会影响组织固定的质量。由于各器官的组织结构差别很大，因此固定的时间和温度也各不相同。对于尸检组织和活检组织等也有一定差别，应在实践中进一步摸索。

**（三）固定液**

用于固定组织的化学物质称为固定液或固定剂，一般由单一化学物质组成者称为固定剂或单纯固定液。由多种化学物质混合组成者称为混合固定液或复合固定液。常用的单纯固定液和混合固定液介绍如下。

1.单纯固定液

(1)甲醛：是一种约有 40％重量溶于水的气体，易挥发。市售的为 40％的甲醛水溶液,也称为福尔马林。此液久存自行分解,形成白色沉淀为副醛(三聚甲醛或多聚甲醛),可过滤后使用滤液。这种溶液中有甲酸产生,使溶液呈酸性,影响细胞核的染色,因此储存时间长的甲醛应放入少量碳酸镁或碳酸钠,或用大理石中和。在 40％甲醛中加入甲醇可阻止聚合作用。一般作为固定剂使用的 10％的甲醛,是用水和 40％甲醛(9∶1)混合而成,实际上是 4％甲醛。40％的甲醛主要由甲醛的聚合形式构成,10％的甲醛主要由单体形式构成。聚合形式严重影响固定效果,因此不应使用新鲜非缓冲福尔马林作为固定剂。用作固定剂之前,应先用 pH 7.2 的磷酸盐缓冲液配制,或在溶液中加入醋酸钙,使溶液呈中性或弱碱性。可显著增加对铁离子的检出速度并且可完全避免福尔马林色素的形成。不能保存组织内的尿酸盐类结晶,对铁质和其他色素不利。

甲醛水溶液渗透能力强,固定均匀,组织收缩小,但经乙醇脱水后收缩较大。甲醛为非沉淀性固定剂,不能使清蛋白和核蛋白沉淀。甲醛通过使蛋白质分子发生交联血产生固定作用。甲醛能与蛋白质中许多氨基酸反应,如赖氨酸、精氨酸、组氨酸、半胱氨酸、色氨酸等。并能保存脂类和类脂体,但必须用冰冻切片法。也可固定高尔基体、线粒体,是糖的保护剂。其价格较低,可用于固定和保存大标本。

根据组织块大小掌握固定时间,一般小块组织仅需数小时。温度高时(如夏季),固定时间可适当缩短。对于细胞涂片的固定,固定时间一般 15 分钟即可。胸腔积液、腹水和尿液涂片不含黏液,固定时间可短些。含黏液较多的标本(如食管、胃、痰液和阴道涂片等),固定时间可适当延长。长时间固定的标本,甲醛氧化产生的蚁酸在组织中与血红蛋白结合形成棕色的福尔马林色素。在制片前应注意充分流水冲洗,否则可能影响染色效果。组织中的福尔马林色素,可用以下方法去除：①Schridde 法,用 75％乙醇 200 mL,加浓氨水 1 mL。石蜡切片脱蜡后在该溶液处理30 分钟,用流水冲洗后染色。若色素仍存在,延长处理时间即可解决。该法对组织无损害。②Verocay法,用 80％乙醇 100 mL 和 1％氢氧化钾 1 mL 配成溶液,切片脱蜡后在其中处理10 分钟,再用流水冲洗两次,每次 5 分钟。而后用 80％乙醇浸洗后,即可染色。

(2)重铬酸钾：为橘红色结晶,具有毒性,常用其 1％～3％水溶液作为固定剂。未酸化的重铬酸钾不能使蛋白质沉淀,但可以使蛋白质变为不溶性,保持其生活时的状态,此时染色体可被保存,但线粒体破坏。因此,应根据研究目的选择酸化或未酸化的重铬酸钾。重铬酸钾的穿透速度快,用重铬酸钾固定的组织几乎完全不收缩,但经乙醇脱水后明显收缩。经重铬酸钾固定的组织,酸性染料着色良好,但碱性染料的着色较差。而且,不能与还原剂如乙醇等混合,与甲醛混合时也不能长久稳定。固定的组织需经流水冲洗 12 小时左右,可根据情况适当延长。组织经重铬酸钾固定后用流水冲洗12～24 小时,或用亚硫酸盐进行洗涤。

重铬酸钾常用予混合固定液。如 ZenkerUL8LMaximov 液和 Regaud 液等。

(3)苦味酸：为黄色结晶体,是一种强酸,易燃易爆。一般应配成饱和溶液储藏。常用其饱和溶液作为固定剂。苦味酸能沉淀一切蛋白质,穿透慢,组织收缩明显,但组织无明显硬化。对脂肪和类脂无固定作用,用乙醇溶解可固定糖类。固定后的组织经乙醇脱水即可,也可用 50％或70％的乙醇浸洗。苦味酸可软化火棉胶,因此用苦味酸或其混合固定液固定的组织不宜用火棉胶包埋。苦味酸可使皮肤软化,因此皮肤组织用苦味酸或其混合固定液固定时,易制作完整的切片。

用含苦味酸固定液固定组织时,时间不宜超过 24 小时,固定后的组织应尽快放入 70％乙醇,并在乙醇中滴加少量饱和碳酸锂水溶液或浓氨水,有助于除去苦味酸固定产生的黄色。

(4)升汞纯晶:为针状结晶。一般用其5%～7%饱和水溶液作为固定剂。单独应用组织收缩显著;因此常与醋酸和铬盐配成混合固定液使用。升汞的穿透能力低,只宜固定薄片组织。对蛋白质有沉淀作用,可固定蛋白质,但对类脂和糖类无固定作用。用升汞的饱和水溶液固定时,应在临用时加5%冰醋酸。固定2～3 mm的组织需6～18小时,流水冲洗24小时后,保存于80%乙醇。

用含升汞的固定液固定的组织易产生汞盐沉淀,在切片脱蜡后,应浸入0.5%碘酒(用70%乙醇配制)脱汞,而后用0.5%硫代硫酸钠水溶液脱碘,流水彻底冲洗,再用蒸馏水洗后,进行染色。

(5)醋酸:纯醋酸为带有刺激性气味的无色液体,低于15℃时为冰醋酸。醋酸可以各种比例与水或乙醇混合。常用其0.3%～5%溶液作为固定液,醋酸不能沉淀清蛋白、球蛋白,但能沉淀核蛋白。5%的醋酸 pH 为2～8,可抑制细菌和酶的活性,可防止合溶;醋酸的穿透力强;不能保存糖,也不能固定脂肪和类脂,固定线粒体和高尔基复合体时不要用高浓度的醋酸。醋酸可较好地保存染色体的结构,因此固定染色体的固定液多含有醋酸。可把未分裂细胞核的染色质沉淀为块状体,清楚地显示细胞核。缺点是组织膨胀较明显,尤其对于胶原纤维和纤维蛋白。一般很少单独使用。

(6)铬酸:为三氧化铬的水溶液。用于固定的浓度为0.5%～1%。铬酸为强氧化剂,不能与乙醇甲醛等混合,否则会还原为氧化铬失去固定作用。铬酸能沉淀蛋白质,核蛋白固定良好。对脂肪无固定作用,但对线粒体和高尔基复合体有固定作用。对组织的穿透能力弱,一般组织需固定12～24小时。固定的组织有收缩作用。而且,铬酸固定的组织宜避光保存,以防蛋白质溶解。铬酸的沉淀作用强,一般常与混合固定液应用。经铬酸固定的组织必须彻底流水冲洗(≥24小时),否则影响染色效果。

(7)锇酸:可获得更佳效果。特别适用于线粒体和内质网的固定。有时经锇酸固定的标本需进行脱色处理:切片经脱蜡入水后,先用新鲜配制的0.25%的高锰酸钾水溶液浸泡5分钟,此时切片呈深褐色,经自来水洗后立即浸入草酸-亚硫酸钾水溶液(1%草酸和1%亚硫酸钾水溶液分别存放,用时等量混合)5分钟,流水冲洗20分钟。也可再用2%过氧化氢处理30分钟,流水冲洗后染色效果更好。电镜标本常用1%高锰酸钾脱碘,锇酸固定的组织对碱性染料的亲和力强,细胞核的染色效果好,但减弱细胞质的染色效果,因此常配成混合固定液应用。用锇酸固定或用含锇酸的混合固定液固定的组织,固定后应用流水冲洗12～24小时,否则会影响染色效果。

(8)丙酮:为易挥发易燃的五色液体。可与水、醇、氯仿和醚等混合。可使蛋白质沉淀,渗透力强,对核的固定差。广泛用于酶组织化学方法中各种酶的固定(如磷酸酶、脂酶和氧化酶等)。作用基本与乙醇相同,但对糖原无固定作用。

(9)三氯醋酸:为无色易潮解的结晶体,水溶液为强酸性,易溶于醇和醚。应密封于冷处保存。作用与醋酸相似,常在混合固定液应用,可使蛋白质沉淀。是 Susa 液的主要成分。同时它也是一种良好的脱钙剂。

(10)乙醇:为无色液体,可与水无限相溶。有固定兼脱水作用,固定速度较慢,易使组织变脆。乙醇是一种还原剂,易氧化为乙醛和醋酸,不能与强氧化剂如铬酸、重铬酸钾和锇酸等混合。用于固定的浓度为80%～95%。用于糖原的固定,如肝组织、阿米巴原虫和尤文瘤的糖原染色。对纤维蛋白和弹性纤维等固定效果好,其渗透力弱,能沉淀清蛋白、球蛋白和核蛋白。但核蛋白经沉淀后,能溶于水,不利于染色体的固定。用无水乙醇固定时,其穿透速度快,可固定糖原,但取材宜薄。但渗透能力差,使组织收缩,易挥发和吸收空气中的水分,在使用时应盖好容器。可加入一些无水硫酸铜粉末吸去其中水分。高浓度乙醇固定的组织硬化显著,时间过长组织变脆,收缩明显。用70%乙醇可较长时间保存组织。50%以上乙醇可溶解脂肪和类脂体,并可溶解血红蛋白,对其他色素也有破坏,因此有上述物质需要固定时,不能用乙醇固定。乙醇一般不作常规固定剂,用乙醇固定时,常先用30%乙醇固定数小时,再换95%乙醇继续固定。

2.混合固定

(1)B-5固定液:即醋酸钠-升汞-甲醛固定液。多用于固定淋巴组织。用该液固定的组织,在染色前应进行脱汞处理。固定液配方:无水醋酸钠1.25 g,升汞6 g,甲醛10 mL(用时加入),蒸馏水90 mL。如不用甲醛,则称为B-4固定液。

(2)Bouin液:是一种常规用于外科活检标本固定的良好固定液。用于固定大多数器官和组织,适用于结缔组织染色,尤其是三色染色时更为理想。固定效果好,组织细胞结构完整。细胞核着色鲜明,但细胞质着色较差。对脂肪的固定效果好,尤其适用于含脂肪的淋巴结,乳腺组织和脂肪瘤标本的固定。固定液偏酸,pH为3~3.5,对抗原有一定损害,使组织收缩,不适宜于标本的长期保存。有一定毒性,应避免吸入或与皮肤接触。固定时间12~24小时。固定后组织被染成黄色,需用70%~80%乙醇洗涤。在乙醇中加入饱和碳酸锂水溶液有助于清除组织块的黄色。固定液配方:饱和苦味酸水溶液:甲醛水溶液:冰醋酸为15:5:1。也可用乙醇混合配制。配方为80%乙醇150 mL、甲醛水溶液60 mL、冰醋酸15 mL、结晶苦味酸1 g。此液用前配制,比经典Bouin液渗透力强,固定时间约24小时,固定后可直接转入95%乙醇。

(3)Carnoy液:固定胞质和细胞核,对于染色体固定佳,显示DNA和RNA效果好。也常用于糖原和尼氏体的固定。糖原储积病的标本可用此固定位固定。但不能保存脂类,不适用于脂肪染色。该液有防止乙醇的硬化和收缩作用,增加渗透力,外膜致密不易渗透的组织可用其固定。该液固定速度快,3 mm厚的组织块1小时内即可固定,大块材料最好不超过4小时。固定液配方:冰醋酸10 mL,氯仿30 mL,无水乙醇60 mL。

(4)Mtlller液:此液作用缓慢,固定均匀,组织收缩小,多用于媒染和硬化神经组织,固定时间可很长(数天到数周)。固定过程中,需常更换新鲜液体。固定后流水冲洗,乙醇脱水。固定液配方:重铬酸钾2~2.5 g,硫酸钠1.0 g,蒸馏水100 mL。

(5)Orth液:为常用的常规固定液,对胚胎组织、神经组织和脂肪组织固定均可。该液渗透力强,组织收缩小。但固定液应在临用时配制,在暗处固定,固定24小时左右。固定液变为黑色时即不能再用。固定后流水冲洗12~24小时,可存于70%乙醇中。固定液配方:重铬酸钾2.5 g,硫酸钠1.0 g,蒸馏水100 mL,37%~40%甲醛10 mL(用时加入)。

(6)PFG液:适用于多种肽类抗原的固定,多用于免疫电镜研究。对细胞抗原性和结构的保存较好。固定液配方为对苯鲲20 g、多聚甲醛15 g、25%戊二醛40 mL、0.1 mol/L二甲胂酸钠缓冲液1 000 mL。配制方法:用适量二甲胂酸钠缓冲液溶解对苯醌和多聚甲醛,然后加入戊二醛,最后用二甲胂酸钠缓冲液补足1 000 mL。

(7)PLP液和PLPD液:PLP液即过碘酸盐-赖氨酸-多聚甲醛固定液。适用于富含糖类组织的固定。对细胞结构和抗原性保存好。固定液中的过碘酸可氧化糖类形成醛基,而后与赖氨酸的二价氨基结合形成交联,从而使糖类固定。因为抗原多为糖蛋白,固定了糖类,也使抗原得以原位固定。固定时间6~18小时。固定液配方:①储存液A-pH7.4的0.1 mol/L赖氨酸-0.5 mol/LNa$_2$HPO$_4$ 液。赖氨酸盐酸盐(DL-IysinehydroeMoride,相对分子质量 182.24 道尔顿)1.827 g,溶于 50 mL 蒸馏水中,即为 0.2 mol/L 的赖氨酸盐酸盐溶液;而后加入 Na$_2$HPO$_4$ 至0.1 mol/L,将 pH 调至 7.4,用 0.1 mol/L 的 PB 补足 100 mL,使赖氨酸浓度也为 0.1 mol/L,4 ℃ 冰箱保存。②储存液 B-8% 多聚甲醛液。多聚甲醛 8 g,蒸馏水 100 mL。过滤后 4 ℃ 冰箱保存。临用时,取 3 份 A 液和 1 份 B 液混合后,加入结晶过碘酸钠,使过碘酸钠终浓度为 2%,此时 pH 为6.2。据认为较好的配比为 0.01 mol/L 的过碘酸盐、0.075 mol/L 的赖氨酸、2% 的多聚甲醛和0.037 mol/L 的磷酸缓冲液。PLPD 液的配方:pTp 液 25 mL,2.5% 的重铬酸钾 25 mL。4 ℃ 冰箱固定 36~54 小时。

(8)Rossman 液:对糖原固定好。固定 12~24 小时,用 95% 乙醇洗。固定液配方:无水乙醇苦味酸饱和液 90 mL、甲醛 10 mL。

(9)Zenker 液:为形态学研究常用的固定液。可用于固定多种组织,使细胞核和细胞质染色较清晰,常用于三色染色。对免疫球蛋白染色最好。用于一些肿瘤标本(如横纹肌肉瘤和恶性畸胎瘤)的固定效果好。对于病毒包涵体(如 Negri 小体)的固定效果也较好。但对于含血量较多的标本,如充血的脾和肺梗死等标本则不合适。固定时间 12~36 小时,加热可加快固定作用。固定后流水冲洗 12 小时,在 70% 乙醇脱水时加入碘(配成 0.5% 碘酒)脱汞。固定液配方:储存液由重铬酸钾 2.5 g,升汞 5 g,蒸馏水 100 mL 组成,用时加入冰醋酸 5 mL。配制该液体时,可将重铬酸钾和升汞一起加入蒸馏水中,加温 40~50 ℃ 溶解,冷却过滤后存于棕色瓶内。用时取此液 95 mL,加入冰醋酸 5 mL 即可。此液在醋酸加入后可与重铬酸钾作用产生铬酸。铬酸、醋酸和升汞均为染色质的沉淀剂,且铬酸可防止升汞对组织的过度硬化,醋酸可减少铬酸对组织的收缩作用,并可增加固定液的穿透速度。此固定液不能用金属容器盛放,组织固定后,也不要用金属镊夹取。进行磷钨酸-苏木精染色的组织应用该固定液固定。此液中的冰醋酸用甲醛代替即为 Helly 液。在 Zenker 储存液中加入 10 mL 甲醛水溶液。即变成 Maximow 液。

(10)4% 多聚甲醛-0.1 mol/L 磷酸缓冲液(pH 7.3):该固定液适用于光镜免疫组织化学方法。动物先用此液进行灌注固定,取材后,再用该液浸泡固定 2~24 小时。该液也可用于组织标本的较长时间的保存。固定液配方:40 g 多聚甲醛,溶于 1 000 mL 0.1 mol/L 的 PB 液,加热60 ℃,边搅拌、边加温至透明即可(一般滴加少量 1 mol/L 的 NaOH)。

(11)4% 多聚甲醛-磷酸二钠/氢氧化钠液:该固定液适用于光镜和电镜免疫组织化学方法。用于免疫电镜标本时,应加入新鲜配制的戊二醛,使其终浓度为 0.5%~1%。此固定液性质温和,可长期保存组织。固定液配方:甲液——多聚甲醛 4.0 g,蒸馏水 400 mL;乙液——NaH$_2$PO$_4$·2H$_2$O 16.88 g,蒸馏水 300 mL;丙液——NaOH 3.86 g,蒸馏水 200 mL。先将甲液中多聚甲醛完全溶解,乙液倒入丙液混合后倒入甲液,用 1 mol/L NaOH 或 1 mol/L HCl 将 pH 调至7.2~7.4。补充蒸馏水至 1 000 mL,充分混合后,4 ℃ 保存。

(12)甲醛-钙液:特别适用于固定脂肪组织和组织化学染色。固定液配方:甲醛 10 mL,无水氯化钙 1 g,蒸馏水 90 mL。

(13)乙醇-甲醛液:此液有脱水作用,固定后可直接入 95% 乙醇脱水。对皮肤组织中肥大细胞的固定好。配方:95% 乙醇或无水乙醇 90 mL,40% 甲醛 10 mL。

(14)乙醚-乙醇液:固定液渗透性强,固定效果好,用于细胞涂片等固定。固定液配方:95% 乙醇 49.5 mL,乙醚 49.5 mL,冰醋酸 1 mL。

(15)中性缓冲甲醛液:为免疫组织化学最常用的固定液,对组织穿透性好,组织收缩小。对大多数抗原物质保存较好,对细胞膜的通透性有影响,可能使某些大分子抗原失去活性。固定时间以24小时以内为宜。固定液配方:40%甲醛10 mL,0.01 mol/L pH7.4的PBS 90 mL。

(16)中性甲醛液:是最常用的固定液之一,固定效果好。固定液配方:40%甲醛120 mL,蒸馏水880 mL,磷酸二氢钠(NaH$_2$PO$_4$·H$_2$O)4 g,磷酸氢二钠(Na$_2$HPO$_4$)13 g,pH7.0。10%的甲醛中含饱和碳酸钙也称中性甲醛。

### (四)组织固定后的洗涤

1.用水配制的固定液固定的组织洗涤法

常用的固定液为10%的甲醛水溶液,可用流水冲洗。冲洗的时间与标本的种类,组织块大小和固定时间长短有关。尸检组织和犬动物组织,一般冲洗24小时,小动物组织冲洗2~10小时。新鲜标本固定时间短,冲洗时间也相应缩短;反之,固定时间长的标本,冲洗时间也应延长。冲洗时,组织放在广口瓶中,瓶口用纱布罩好并扎紧,防止组织块漏出。用一根适当的管子,一端接自来水龙头,一端插入瓶底,开启水龙头,使水缓缓流出即可。对于过小的组织、穿刺组织和小动物组织,多次换水浸泡即可,可不用流水冲洗。

2.用含乙醇固定液固定的组织洗涤法

用乙醇或含乙醇的固定液固定的组织一般不可冲洗。如冲洗,要用乙醇冲洗,乙醇浓度与固定液中乙醇浓度近似。

3.特殊固定液固定的组织洗涤法

(1)重铬酸钾:流水冲洗12~24小时,或用亚硫酸钠溶液冲洗,也可用1%的氨水溶液洗涤。

(2)铬酸固定液:用流水冲洗12~24小时,应注意洗涤干净,否则影响染色。

(3)苦味酸:用50%或70%的乙醇浸洗。可脱去苦味酸的黄色。洗涤时,乙醇中可加入少量饱和碳酸锂水溶液,直至乙醇不变色即可。

(4)氯化汞:含氯化汞固定液固定的组织,常形成一种菱形结晶(氯化亚汞)或不规则的物质(金属汞),使组织变脆或造成染色不良。组织经流水冲洗,而后用70%或80%的乙醇洗涤,再加入少许70%乙醇配制的0.5%的碘酒溶液,待棕色消失后继续冲洗,直至脱汞乙醇无色。最后用5%的硫代硫酸钠溶液除去碘。切片经脱蜡至70%的乙醇时,入70%乙醇配制的1%的碘酒10分钟,而后用5%硫代硫酸钠水溶液去碘即可。

(史永灿)

# 第二节  组织切片技术

不同的切片制备方法,其切片方法也有较大差别,组织切片法包括石蜡切片法、冰冻切片法、火棉胶切片法、石蜡包埋半薄切片法、树脂包埋薄切片法和大组织石蜡切片法等。常用的切片工具包括组织切片机、切片刀和自动磨刀仪器等。以下分别加以叙述。

## 一、石蜡切片法

组织经石蜡包埋后制成的蜡块,用切片机制成切片的过程称为石蜡切片法。为现在病理诊断常用的制作切片方法。在切片前应先切去标本周围过多的石蜡(此过程称为"修块"),但也不能留得太少,否则易造成组织破坏,连续切片时分片困难。一般切 4~6 $\mu$m 的切片,特殊情况可切 1~2 $\mu$m。要观察病变的连续性可制作连续切片。除此之外,石蜡包埋的组织块便于长期保存,因此石蜡切片仍是目前各种切片制作方法中最常用、最普遍的一种方法。

**(一)切片前的准备**

(1)固定后的标本经脱水、透明、浸蜡和包埋后,制成蜡块。高质量的蜡块和锋利的切片刀是保证切片质量的关键环节。检查切片刀是否锋利,简便的方法是用头发在刀锋上碰一下。如一碰即断。说明刀锋锋利。用显微镜观察可确定刃口是否平整。有无缺口。

(2)准备充足的经过处理的清洁载玻片和恒温烤片装置,用大中号优质狼毫毛笔和铅笔(用于在载玻片的粗糙端写号)书写,如用普通载玻片,可用碳素墨水和蛋白甘油按 3:1 体积混合后书写。

**(二)切片制作过程**

(1)预先修好的组织块先在冰箱中冷却,而后装在切片机固定装置上。将切片刀装在刀架上,刀刃与蜡块表面呈 5°夹角。将蜡块固定,调整蜡块与刀至合适位置,并移动刀架或蜡块固定装置,使蜡块与刀刃接触。

(2)切片多使用轮转式切片机,使用时左手执毛笔,右手旋转切片机转轮。先修出标本,直到组织全部暴露于切面为止,但小标本注意不要修得太多,以免无法切出满意的用于诊断的切片,大标本应注意切全。切出蜡片后,用毛笔轻轻托起,而后用齿科镊夹起,正面向上放入展片箱(展片温度根据使用的石蜡熔点进行调整,一般低于蜡熔点,10~12 ℃),待切片展平后,即可进行分片和捞片。切片经 30% 的乙醇初展后,再用载玻片捞起放入展片箱展片更易展平。为减少切片刀与组织块在切片过程中产生的热量,使石蜡保持合适的硬度,切片时可经常用冰块冷却切片刀和组织块,尤其在夏季高温季节更为必要。

(3)轮转式切片机切取组织,是由下向上切,为得到完整的切片,防止组织出现刀纹裂缝,应将组织硬脆难切的部分放在上端(如皮肤组织,应将表皮部分向上。而胃肠等组织,应将浆膜面朝上)。

(4)捞片时注意位置,要留出贴标签的空间,并注意整齐美观。捞起切片后,立即写上编号。

(5)切片捞起后,在空气中略微干燥后即可烤片。一般在 60 ℃左右烤箱内烤 30 分钟即可,也可用烤片器烤片。血凝块和皮肤组织应及时烤片。但对脑组织(人体较大组织)待完全晾干后,才能进行烤片。否则,可能产生气泡影响染色。

**(三)切片的注意事项**

1.组织的取材和固定

取材时,组织块的大小厚薄应适当,过大、过厚的组织,固定液不易渗透,易引起固定不良。过小、过薄的组织,在固定和脱水的过程中易变硬或产生弯曲扭转,同样影响切片质量。陈旧、腐败和干枯的组织不宜制作切片。用陈腐组织制成的切片往往核浆共染,染色模糊,组织结构不清,无法进行观察。固定不及时和固定不当的组织,染色时常出现核质着色较浅,轮廓不清,出现不同程度的片状发白区。组织固定时,固定液的量应充足,至少要在 4 倍以上,同时注意组织块不要与容器贴壁。至于组织固定的时间,根据具体情况加以掌握。

2.组织脱水、透明和浸蜡

组织脱水用的各级乙醇,应保证相应浓度,以便组织脱水彻底。但无水乙醇中,组织块放置时间不宜过长,否则组织过硬,切片困难。遇到此情况,可将组织浸在香柏油中软化,用二甲苯洗去香柏油后,再重新浸蜡和包埋。脱水乙醇,尤其是无水乙醇中混有水分,则组织脱水不干净。经二甲苯时,组织也无法透明,呈现浑浊。此时,应将组织在新的乙醇中重新脱水。二甲苯透明也应充分,否则不利于石蜡的浸透。但组织在三甲苯内的时间应严格掌握,时间过长组织易碎,也无法切出好的切片。时间不足,则石蜡不易浸透。浸蜡的温度也不宜过高,时间长短也应加以控制。总之,组织脱水、透明和浸蜡对于切片质量都有一定影响,组织脱水、透明和浸蜡过度,组织块变硬变脆,因此对于小块组织或小动物标本应注意时间。但若时间不够,组织块硬化不够,也不利于切片和染色,对诊断带来困难。因此应注意各具体环节的操作,并注意保证各种试剂的质量。

3.切片

组织块固定不牢时,切片上常形成横皱纹。切片刀要求锋利且无缺口,切片自行卷起多由切片刀不锋利所致,切片刀有缺口时,易造成切片断裂破碎和不完整。骨组织切片时,用重型较好。全钢刀或单面钨刀也适合石蜡或火棉胶包埋的骨组织。

4.切片刀和切片机

切片刀放置的倾角以 20°～30°为好。倾角过大切片上卷,不能连在一起。过小则切片皱起。应注意维护切片机,防止因螺丝松动产生震动,切片时会造成切片厚薄不均。遇硬化过度的肝、脑、脾等组织时,应轻轻切削,防止组织由于震动产生空洞现象。

5.特殊要求切片的制作

石蜡切片虽然有很多优点,但制片过程中要经过乙醇和二甲苯等有机溶剂处理,因此很易造成组织内抗原性的丧失,在用于免疫组化染色时影响结果的准确性。因而,有人采用冷冻干燥包埋法,即将新鲜组织低温速冻,利用冷冻干燥机在真空和低温条件下除去组织内的水分,然后用甲醛蒸汽固定干燥后的组织,而后在进行浸蜡、包埋和切片。此法可保存组织内的可溶性物质,防止蛋白质变性和酶的失活,减少抗原的丢失。用于免疫荧光标记、免疫酶标记和放射自显影。

## 二、冰冻切片法

冰冻切片在组织学技术中应用广泛,对临床手术患者的术中快速病理诊断尤其具有重要意义。另外,因冰冻切片制作时不经各级乙醇的脱水及二甲苯的透明等过程,因此对脂肪和类脂的保存较好,在进行脂肪染色和神经组织髓鞘的染色常用。

### (一)直接冰冻切片法

冰冻切片多用于新鲜组织和用甲醛固定的组织和低温冰箱冷藏的组织块等。组织块不经任何包埋剂而直接放在制冷台上冷却后进行切片。

1.恒冷箱切片

将组织块在恒冷箱的切片机上切片。恒冷箱切片机的种类较多,可根据实际情况加以选用。一般调节温度为－25 ℃左右。箱内温度下降后,打开观察窗,将组织固着器放置到速冻台上,先放少量 OCT 或羧甲基纤维素,待冻结后将组织块放上,并在其周围加适量包埋剂,将组织块包埋。组织冻结后将组织固着器装到切片机上,调整组织的切面与刀刃平行并贴近刀刃,将厚度调至适当位置后,关闭观察窗。初步修出组织切面后放下防卷板,开始切片。切出切片用载玻片贴附后,进行吹干或固定。这种切片用于科研和教学的连续切片,效果较好。在切片前,应预先启动进行预冷,同时准备多个冷却头,用于多块组织切片。

2.半导体制冷冰冻切片法

组织块放置在半导体制冷台上,加少许蒸馏水,调好切片的厚度。接通循环流水后,再接通电源,而且在使用的全过程中流水不能中断,关闭电路后才能停水。还应注意电源正负极不能接反,用整流电源控制温度。冰冻组织周围的水不宜过多,用手检查组织块的硬度,当可切成厚薄一致的切片时,即可切片。切片用毛笔展平后,立即用载玻片贴附,待切片刚要融化时,即刻入固定液内固定1分钟。已固定的组织切片,收集于清水中。根据目的进行染色。暂时不染色的切片,用载玻片敷贴。

3.甲醇制冷器制冷箱

甲醇制冷器制冷箱为附有带导管的制冷台和制冷刀的甲醇循环装置。其冷却速度较快,属开放式,做一般常规冰冻切片用。

4.二氧化碳冰冻法

将组织块放在冰冻切片机的冷冻台上,加 OCT 少许。打开冷冻台的二氧化碳开关,二氧化碳气体喷出,待组织出现冷霜时,关闭二氧化碳,即可切片。组织冷冻过硬易碎,若冷冻不够,组织块硬度不足,切片呈粥糜状,无法成片,应用间歇冷却法继续冷却。硬度一般在刚开始解冻时最适合,应迅速切片。

### (二)冰冻切片粘片法

1.蛋白甘油粘片法

冰冻切片粘片法基本按石蜡切片的粘片处理,但烤片温度不宜超过 40 ℃。烤干后立即取出,温度过高,时间过长,则切片易碎。烤干后用 70% 乙醇和自来水略洗后即可染色。

2.Lillie 明胶粘片法

切片放入 1% 明胶水溶液数分钟,捞到载玻片上,倾去多余液体。用 5% 甲醛水溶液固定5 分钟,水洗 10 分钟,即可染色。

3.乙醇明胶粘片法

切片浸于 0.1% 或 0.75% 明胶溶液(用 40% 乙醇配制)数分钟,用载玻片捞起后,室温干燥,入氯仿1 分钟,经 95% 和 75% 乙醇洗去氯仿,再经蒸馏水洗后即可染色。

## 三、火棉胶切片法

### (一)切片方法

火棉胶切片使用滑动式切片机。切片前应检查切片机情况,保证刀片锋利,无缺口,胶块硬度也应合适。切片刀与滑行轨道的角度以 20°~40° 为好,组织较硬者,角度要小。清除角(刀刃与胶块平面的夹角)为 4°~6°,切片时,用右手推刀,左手用毛笔蘸 70% 或 80% 乙醇,随时湿润胶块和切片刀。切片时,右手来回推拉切片机的滑动部分(有刀架滑动和标本台滑动两种)进行切片,用力尽量均匀,不要中途停顿,速度过慢可能造成锯齿不平,过猛易引起切片碎裂。当修块到组织块切面全部露出时,即可正式切片。一般切片厚度 10 μm。切连续切片时,切好的胶片应先放在 70% 或 80% 的乙醇中,而不立即贴在载玻片上。同时做好号码标记(书写液配方:丙酮∶乙醚∶浓墨汁=5∶5∶3)。余下的胶块也应保存在 80% 乙醇中。

### (二)切片的注意事项

火棉胶切片是采用湿切的方法,与石蜡切片法不同。用火棉胶包埋的组织块,在切片前后均应保存在 70% 乙醇中,防止火棉胶继续挥发,影响硬度。切片时也应随时用 70% 或 80% 乙醇涂在火棉胶组织块和切片刀上,保持一定的湿度和硬度。在支持器上固定火棉胶组织块的方法是用乙醚先溶解组织块的底部,而后用8%的液体火棉胶粘贴组织块。

### (三)火棉胶切片粘片法

**1.蛋白甘油粘片法**

切片放在涂有薄层蛋白甘油的载玻片上,用滤纸吸干,加几滴丁香油,放置数分钟,用滤纸沾去丁香油,经95%乙醇和蒸馏水冲洗,即可染色。

**2.明胶粘片法**

明胶4 g,溶于20 mL冰醋酸,在65~70 ℃水浴内加温溶化。加70%乙醇70 mL和5%铬矾水溶液1~2 mL。将以上混合液滴在载玻片上,干燥后即形成一层明胶膜,遇水后明胶膜溶化产生一定黏性,将切片贴附。

**3.火棉胶粘片法**

将切片从70%乙醇移到载玻片,展平后,滤纸吸干,在切片上薄涂一层0.5%火棉胶溶液,蒸馏水洗后染色。

## 四、大组织石蜡切片法

制备大组织块可观察完整的组织病变情况,以及保持结构上的连续性。有时在病理诊断上有重要的意义。因为有些病变在肉眼无法分辨正常组织和病变组织的界限,尤其像甲状腺组织肿瘤,观察有无包膜浸润或包膜是否完整,如不用大组织块,则必须将一完整肿瘤的断面分成若干小组织块,如果包埋不当或切面不正,则无法全面观察病变组织的分布情况而影响诊断。因此,制备大石蜡组织切片很有必要。制备方法简介如下。

### (一)取材

组织取材厚度为0.3~0.5 cm,也可厚0.5~0.8 cm。

### (二)冲洗

对陈旧性标本应用自来水冲洗24~48小时,而后用蒸馏水充分洗涤,再用乙醇氨水溶液浸泡组织10小时。

### (三)脱水、透明和浸蜡

不同厚度的组织块。相应的时间不同。

### (四)包埋

用52~54 ℃石蜡包埋,包埋时注意放平整,否则切片不易切完整。

### (五)切片

为减少大块组织块切片困难,可考虑采用以下方法:①用较软的蜡包埋,适当减小蜡块硬度。②切片前不用冰箱预冷。③切片刀尽量锋利,蜡块略倾斜。

### (六)展片和烤片

切片切出后,用毛笔轻轻移到纸上,放入冷蒸馏水中,等片刻后用大载玻片捞到20 ℃温水中,而后再入40~50 ℃温水。完全展平后,捞片,晾干后烤片5分钟。

### (七)染色

HE染色时,切片脱蜡后,为防脱片,可用5%火棉胶薄层覆盖,用85%乙醇和水洗硬化。Harris苏木精液染3~5分钟,盐酸乙醇适度分化,胞质用伊红乙醇饱和溶液。用中性树胶封片。根据需要,也可做特殊染色和免疫组化染色。

## 五、石蜡包埋半薄切片法

切片与常规方法相同,但切片刀要锋利,最好用一次性切片刀。气温高时,可将蜡块和切片刀冷却后切片。

## 六、树脂包埋半薄切片法

切片时用钢锉修整聚合块,露出组织。在普通切片机用硬质钨钢刀,切 $1\sim2~\mu m$ 的切片。在常温水展平后,贴附于载玻片,充分烤干后即可按需要染色。

## 七、振动切片

用振动切4片机,把新鲜组织(不固定,不冰冻)切成厚 $20\sim100~\mu m$ 的切片。可用漂染法在反应板进行免疫组化染色,而后在立体显微镜下检出免疫反应阳性部位。经修整组织,进行后固定,再按电镜样本制备、脱水、包埋、超薄切片和染色观察。可较好地保存组织内脂溶性物质和细胞膜抗原,用于显示神经系统抗原分布。这种切片法尤其适用于免疫电镜观察。

## 八、塑料切片

塑料包埋组织的切片方法与常规切片方法相同。可同时进行光镜和电镜检测,定位准确。塑料包埋切片厚度可达 $0.5\sim2~\mu m$(半薄切片)。塑料切片主要用于免疫电镜的超薄切片前定位。包埋前染色的标本,切半薄切片后不需染色,直接在相差显微镜下观察。免疫反应部位成黑点状,定位后进一步做超薄切片,这样可明显提高免疫电镜阳性检出率。

## 九、碳蜡切片

按石蜡切片法切片,但操作时注意碳蜡块尽量不要接触水和冰块,储存应密封干燥冷藏。该方法的缺点是夏季室温高时,切片困难,连续切片不如石蜡切片容易。但碳蜡吸水性较强,也不易长期保存。

## 十、超薄切片

用于电镜标本的制备。

(史永灿)

# 第三节　组织的常规染色

苏木精和伊红染色方法简称 HE 染色方法,是生物学和医学的细胞与组织学最广泛应用的染色方法。病理细胞和组织学的诊断,教学和研究都是用 HE 染色方法观察正常和病变组织的形态结构。

## 一、HE 染色的基本原理

### (一)细胞核染色的原理

细胞核内的染色主要是去氧核糖核酸(DNA),DNA 的双螺旋结构中,两条链上的磷酸基向外,带负电荷,呈酸性,很容易与带正电荷的苏木精碱性染料以离子键或氢键结合而被染色。苏木精在碱性溶液中呈蓝色,所以细胞核被染成蓝色。

**(二)细胞质染色的原理**

细胞质内主要成分是蛋白质,为两性化合物,细胞质的染色与 pH 有密切关系,当 pH 调到蛋白质等电点 4.5～5.0 时,胞质对外不显电性,此时酸或碱性染料不易染色。当 pH 调至6.7～6.8时,大于蛋白质的等电点的 pH,表现酸性电离,而带负电荷的阴离子,可被带正电荷的染料染色,同时胞核也被染色,核和胞质难以区分。因此必须把 pH,调至胞质等电点以下,在染液中加入醋酸使胞质带正电荷(阳离子),就可被带负电荷(阴离子)的染料染色。伊红 Y 是一种化学合成的酸性染料,在水中离解成带负电荷的阴离子,与蛋白质的氨基正电荷(阳离子)结合而使细胞质染色,细胞质、红细胞、肌肉、结缔组织、嗜伊红颗粒等被染成不同程度的红色或粉红色,与蓝色的细胞核形成鲜明对比。伊红是细胞质的良好染料。

**(三)HE 染色中二甲苯、乙醇和水洗作用**

**1.二甲苯的作用**

石蜡切片的常规染色必须先用二甲苯脱去切片中的石蜡,其作用是二甲苯可以溶解切片中的石蜡,以使染料易于进入细胞和组织,因为石蜡的存在妨碍水和染料进入细胞。染色后二甲苯起透明切片的作用,以利于光线的透过。

**2.乙醇的作用**

乙醇用于苏木素染色前由高浓度向低浓度逐渐下降处理切片,是为了洗脱用于脱蜡的二甲苯,使水能进入细胞和组织中,因为纯乙醇可以和二甲苯互溶,二甲苯经过二次纯乙醇的洗涤完全被除去,再经过乙醇使水分逐渐进入切片,以免引起细胞形态结构的人工改变。

伊红染色以后的乙醇由低浓度 80%、90%、95%乙醇向 100%乙醇逐渐过渡是为了逐渐脱去组织中的水分,为二甲苯进入细胞创造条件,这时必须彻底脱水,否则二甲苯不能进入细胞,组织切片透明度达不到光学显微镜观察时透光度的要求,在显微镜下不能显示清晰的细胞和组织结构。

**3.水洗的作用**

在脱蜡经乙醇处理之后,用水洗切片,使切片进入水,才能使苏木精染液进入细胞核中,使细胞核染色。染色之后的水洗作用是为洗去与切片未结合的染液。分化以后的水洗则是为了除去分化液和脱下的染料,终止分化作用。在伊红染色之后也可以用水洗去未结合的染液,以防止大量伊红染液进入脱水的乙醇中。

**(四)分化和蓝化作用**

**1.分化作用**

苏木精染色之后,用水洗去未结合在切片中的染液,但是在细胞核中结合过多的染料和细胞质中吸附的染料必须用分化液 1%盐酸乙醇脱去,才能保证细胞核和细胞质染色的分明,把这个过程称为染色的分化作用。因酸能破坏苏木精的醌型结构,使色素与组织接合,分化不可过度。

**2.蓝化作用**

分化之后苏木精在酸性条件下处于红色离子状态,在碱性条件下则处于蓝色离子状态,而呈蓝色。所以分化之后用水洗除去酸而终止分化,再用弱碱性水使苏木精染上的细胞核便呈蓝色,称蓝化作用,一般用自来水冲洗即可变蓝,也可用稀氨水或温水变蓝。

## 二、染色中注意事项

### (一)脱蜡

石蜡切片必须经过脱蜡后才能染色,脱蜡切片要经过烘烤,这样使组织与玻璃片粘贴牢固。组织切片脱蜡应彻底,脱蜡好坏主要取决于二甲苯的温度和时间,所有的时间都是指新的二甲苯在室温 25 ℃以下时,如果二甲苯使用过一段时间,切片又比较厚,室温低应增加脱蜡时间,脱蜡不尽是影响染色不良的重要原因之一。

### (二)染色

石蜡切片经水洗后放入苏木精染色,一般情况下在新配的苏木精溶液中只需要染 10 分钟左右,应根据染片的多少,逐步把染色时间延长。苏木精染色后,不宜在水中和盐酸乙醇中停留过长,切片分化程度应在镜下观察,分化过度,应水洗后重新在苏木精中染色,在水洗分化和使切片在自来水或稀氨水中充分变蓝。

新配的伊红染色快,切片染色不宜过长,应根据染切片的多少逐步延长时间,切片经伊红染后,水洗时间要短。

### (三)脱水

切片经过染色后,通过各级乙醇脱水,首先从低浓度到高浓度,低浓度乙醇对伊红有分化作用,切片经过低浓度时间要短,向高浓度时逐步延长脱水时间,脱水不彻底,使切片发雾,在显微镜下组织结构模糊不清。

### (四)透明与封片

石蜡组织切片染色经过脱水后必须经二甲苯处理,使切片透明,才能用树胶封片。在封片时,树胶不能太稀或太稠,不能滴加得太多或太少,太稀或太少切片容易出现空泡,树胶也不可太多,否则会溢出玻片四周。标签要敷贴牢固,封片中不能对着切片呼气。

### (五)常规石蜡切片和 HE 染色标本的质量标准(全国统一评定标准)

(1)切片完整,厚度 4~6 $\mu$m,厚薄均匀,无褶无刀痕。

(2)染色核浆分明,红蓝适度,透明洁净,封裱美观。

(史永灿)

# 第四节 病理标本的特殊染色

现代病理诊断中免疫组织化学、电子显微镜以及其他细胞和分子生物学技术的应用日益广泛,但简便的特殊染色在病理诊断中仍然有重要的应用价值。特殊染色技术常常用以帮助判断肿瘤的组织来源、分化程度和良恶性等。判断肿瘤的组织来源通常是根据肿瘤细胞质的特种成分和特殊的胞质产物以及特殊的酶。判断肿瘤组织的分化程度一般根据细胞核染色质核酸的含量,而胞质所含某些特有的酶或其他成分的出现和变化,对肿瘤细胞分化程度的判断也有一定参考价值。近年来用细胞核核酸含量判断肿瘤的良恶性的各种技术日益增多,但将其应用于日常病理诊断工作尚需进一步探索。常用的特殊染色方法如下。

### 一、PAS 染色（过碘酸雪夫反应）

用以显示糖原、一些中性黏多糖、富于涎酸的酸性黏多糖以及一些黏蛋白。糖原呈 PAS 阳性（淀粉酶消化后阴性）。富含糖原的肿瘤，如卵巢透明细胞癌、肝细胞癌等。富含中性黏多糖的肿瘤如结肠腺癌 PAS 多为阳性。富含涎酸黏液的肿瘤如涎腺多形性腺瘤。含黏蛋白的肿瘤如垂体嗜碱性腺瘤。此外，一些真菌荚膜、肾小球基膜也呈 PAS 阳性。PAS 染色阳性结果为红色或紫红色。

### 二、亲银染色

肠嗜铬细胞及其他胺类激素（5-羟色胺）细胞用亲银染色显示棕色胞质颗粒，亲银染色阳性细胞称为亲银细胞，亲银细胞形成的肿瘤称为亲银细胞瘤，属于 APUD 瘤或神经内分泌瘤。亲银染色是银染法中的一种，通常用 Masson-Fontana 银染法。

嗜银染色：胺类激素和肽类激素细胞可用嗜银染色显示（黑色颗粒）。阳性细胞也称嗜银细胞。通常用 Bodian 银染法或 Grimelius 银染法。大部分神经内分泌肿瘤都呈嗜银染色阳性。

神经内分泌肿瘤或 APUD 瘤可用亲银染色和嗜银染色结合进行评价。一般以含胺类激素（或神经递质）为主的神经内分泌肿瘤细胞多为亲银染色阳性，以含肽类激素为主者多为嗜银染色阳性。相当一部分神经内分泌肿瘤细胞亲银和嗜银染色双阳性。肠道类癌呈亲银和/或嗜银染色阳性。支气管类癌多为嗜银染色阳性。

### 三、Van Gieson 染色

Van Gieson 染色用于鉴别纤维组织和肌组织。纤维组织（胶原纤维）呈粉红色，肌组织呈黄色。常用于鉴别纤维肉瘤和平滑肌肉瘤。

#### （一）Masson 三色染色

Masson 三色染色可用于鉴别梭形细胞肿瘤，通常用于鉴别纤维组织肿瘤和肌组织肿瘤。纤维组织肿瘤或各种肿瘤中的胶原纤维呈绿色，肌组织呈红色。

#### （二）PTAH 染色

PTAH 染色通常用于寻找骨骼肌中的横纹以确定横纹肌肉瘤的诊断。在 PTAH 染色中，肌纤维（平滑肌和骨骼肌）和神经胶质纤维都呈深蓝色。

#### （三）网状纤维染色

网状纤维纤细，HE 染色中很难辨认，通常多用镀银法显示（黑色），例如 Foot 或 Gomer 氨银染色法。

#### （四）弹力纤维染色

弹力纤维在身体中广泛存在，如皮肤、动脉壁都有丰富的弹力纤维，通常用 Verhoeff 或 Weigert 弹力纤维染色，呈黑色或蓝黑色。

#### （五）类淀粉染色

类淀粉或称淀粉样物，是由轻链多肽组成的蛋白。许多肿瘤的间质有类淀粉样物质沉着，如甲状腺髓样癌、胃肠道类癌和胰岛细胞瘤等。在肿瘤组织中显示类淀粉样物质常用刚果红和甲紫染色，有时加用 Van Gieson 染色。刚果红呈橘红色，甲紫呈紫红色，Van Gieson 呈橘红色。

结缔组织包括纤维组织、骨组织和平滑肌组织、脂肪组织、血管组织以及软骨、骨组织等。这些组织来源于间叶组织,它们形成的高分化肿瘤均可用特殊染色鉴别(表3-1)。

表 3-1　结缔组织染色反应

| 结缔组织 | Van Gieson | Masson | PTAH | 镀银染色 |
|---|---|---|---|---|
| 胶原 | 红 | 绿/蓝 | 蓝 | 灰 |
| 肌组织 | 黄 | 红 | 深蓝 | 黑 |
| 网状纤维 | (—) | 绿/蓝 | 棕红 | 黑 |
| 软骨 | (—)/粉红 | (—) | 棕红 | (—) |
| 骨样组织 | 红 | (—) | 棕红 | (—) |

## 四、铵银染色

通常用 Masson-Fontana 染色,用于显示肿瘤组织中的黑色素(呈棕黑色颗粒),对诊断恶性黑色素瘤很有帮助。

### (一)普鲁士蓝反应

利用含铁血黄素中的三价铁置换亚铁氰化钾中的二价铁,转变为高铁氰化钾,在含铁血黄素存在的部位显示蓝色颗粒。

### (二)Van Gieson 染色

Van Gieson 染色可用于显示肝外组织及肿瘤组织中的胆红素(呈绿色颗粒或结晶状)。

## 五、酪氨酸酶染色(DOPA 反应)

DOPA(3,4-二羟苯丙氨酸)是酪氨酸酶的底物。酪氨酸存在于黑色素细胞中,利用 DOPA 反应可证明黑色素细胞中酪氨酸酶的存在,特别有助于在 HE 染色中观察不到黑色素的无色素性黑色素瘤。

## 六、其他染色

### (一)革兰染色

革兰阴性菌呈红色,革兰阳性菌呈蓝色。

### (二)抗酸染色

抗酸杆菌 Ziehl-Neelsen 法呈红色,如结核病及麻风的诊断中,找到抗酸染色阳性的杆菌就能准确诊断。

### (三)Grocott 氯铵银真菌染色

真菌呈黑色,菌丝体呈灰红色。

### (四)Feulgen 染色

近年来多用核酸染色判断肿瘤的增殖活性和恶性度,胞核主要成分为 DNA,核仁为 RNA。DNA 经盐酸水解后释放出醛基,再与 Schiff 试剂作用而呈紫红色,着色程度可大致反映 DNA 含量的多少。

(史永灿)

# 第五节　免疫组织化学技术

在生物学、组织学、胚胎学和病理学曾广泛使用组织化学技术,该技术是通过分解置换、氧化和还原等化学变化,经呈色反应显示组织细胞内化学成分。1941 年 Coons 首创荧光标记抗体,开创了免疫组织化学的新技术。它是利用免疫学中的抗原抗体反应,借助可见的标记物,对相应抗原或抗体进行定位、定性和定量检测的一种免疫检测方法。

常用的免疫组织化学方法有荧光免疫和酶免疫组化技术、金标免疫组织化学技术和免疫电镜。在免疫组织化学检查中,现在仍以免疫荧光标记法和免疫酶标记法的应用最为广泛。

## 一、酶免疫组织化学技术

酶免疫组织化学技术(enzyme immunohistochemistry technique,EIHCT)是利用酶标记已知抗体(或抗原),然后与组织标本中相应抗原(或抗体)在一定条件下相互结合形成带酶分子的复合物,酶遇到底物时,能催化底物水解,或氧化或还原,产生有色的不溶性产物,出现显色反应,在显微镜下进行细胞与组织表面或内部某种抗原成分的定位观察分析。

### (一)组织切片的处理

待检组织要尽可能新鲜,经速冻储存于 $-70\ ℃$ 冰箱内,绝大多数待检物的抗原性可保持数年不变。检查时取组织用恒温冷冻切片机切成 $4\ \mu m$ 厚的薄片,用铝箔包裹切片放 $-20\ ℃$ 冰箱可保存约 1 个月。

酶免疫染色的标本必须固定,其目的是防止切片上的细胞脱落,去除干扰抗原抗体结合的类脂。另外,标本一经固定,可保证在染色和反复清洗切片过程中抗原不致释放,从而可获得良好的染色,固定的标本又便于保存。

### (二)直接法(一步法)

1.原理

在处理过的组织切片上,直接加酶标记抗体,再用底物二氨基苯胺(diamirlobenzidine,DAB)和 $H_2O_2$ 进行显色,置普通光学显微镜下观察。

本法简便、快速、特异性强,非特异性背景反应低,结果可靠,可精确定位抗原,切片可较长期保存。

2.操作

(1)冷冻切片贴附后,吹干固定。冷丙酮固定 5 分钟,95％乙醇固定 10 分钟,PBS 洗涤 3 次后,用二甲苯脱 2 次蜡,用无水乙醇洗涤 2 次。

(2)用新配制的 3％$H_2O_2$ 处理切片 10 分钟,以封闭内源性过氧化酶。再经无水乙醇处理。

(3)用 0.1 mol/L PBS 充分洗涤 2 次,每次 20 分钟。

(4)滴加最适浓度的 HRP 标记抗体,室温下湿盒内反应 60 分钟。

(5)用 PBS 洗涤 3 次,边洗边振荡,每次 5 分钟。

(6)用 0.05 mol/L Tris-HCl 缓冲液(pH 7.6)洗涤 5 分钟。

(7)用新配制的 DAB 反应液(3,3-二氨基联苯胺,内含 0.005％$H_2O_2$)于室温下,与组织切片反应5～30分钟。显微镜下观察染色情况。

(8)先用 Tris-HCl 缓冲液,后用自来水冲洗。

(9)必要时可用 Mayer 苏木精复染细胞核。

(10)脱水、透明和封固,抗原阳性部位有棕黑色沉淀。

**(三)间接法(二步法)**

1.原理

在直接法的基础上,为了增加敏感性和实用性而在酶标抗体与组织内抗原之间增加抗体反应层次。即先用未标记的特异性抗体与标本中相应抗原反应,再用酶标记的抗特异性抗体与之反应,形成抗原-抗体-酶标抗抗体复合物,加底物显色。该方法的敏感性比直接法高。

2.操作

切片及其处理同直接法的操作(1)～(3)步。

(1)滴加 1:10(3%)的产生Ⅱ抗的正常动物血清,置温湿盒中反应 10 分钟,然后倾去多余血清。此步为减少非特异性背景。

(2)滴加特异性Ⅰ抗,室温下于湿盒内反应 30～60 分钟或 4 ℃过夜。

(3)用 PBS 充分冲洗 3 次。

(4)滴加 HRP 标记的Ⅱ抗,温湿盒内反应 30～60 分钟。

(5)先用 PBS,再用 Tris-HCl 缓冲液各冲洗 10 分钟。

(6)用新配制的 DAB 染色 5～30 分钟。

(7)用 Tris-HCl 缓冲液,自来水冲洗。

(8)用苏木精或甲基绿复染。

(9)脱水,透明,封固和镜检。

**(四)过氧化物酶-抗过氧化物酶法**

过氧化物酶-抗过氧化物酶(peroxidase anti-peroxidase,PAP)法是 1970 年 Sternherger 首先报道,其基本原理是先用足量的过氧化物酶与抗过氧化物酶结合,制成由 3 个酶分子和两个抗酶抗体分子组成的环形复合物,即 PAP,其相对分子质量为 432 000,直径 20.5 $\mu m$,结构非常稳定,在染色冲洗过程中酶分子不会脱落。PAP 中不存在游离的免疫球蛋白,不易产生非特异性染色,因而特异性、敏感性和重复性良好,可用于抗原损失较多的石蜡包埋组织的免疫组织化学检测。

**(五)ABC 法**

1.原理

亲和素-生物素-酶复合物法(ABC 法)的基本原理是,特异性的Ⅰ抗体与细胞或组织抗原结合后,再通过生物素标记的桥抗体,即第Ⅱ抗体与Ⅰ抗体结合将生物素带到抗原部位,生物素与 HRP 标记的亲和素可自行结合,于是形成酶-生物素-亲和素复合物,通过酶反应显示抗原。此法不仅非特异性着色少,背景清晰,对比效果佳,而且是目前最敏感的免疫组化方法,有广阔的应用前景。

2.操作

大体步骤如下。

(1)切片及其处理同免疫酶染色法。如系石蜡切片应当用胰蛋白酶消化,消除甲醛固定所致的掩盖作用,减少背景反应,通常用 0.134%$CaCl_2$,(pH7.8)配制的 0.1%酶液,于 37%处理切片

15～60 分钟。

(2)用 PBS 洗 3 次,每次 5 分钟。

(3)滴加 1∶10 正常羊血清,温湿盒内放置 10 分钟,倾去多余血清液。

(4)滴加适当稀释的Ⅰ抗,温湿盒内反应 1 小时或 4 ℃过夜。

(5)用 PBS 洗 3 次。

(6)滴加生物素标记的Ⅱ抗(如羊抗兔 Ig 抗体),于湿盒内 37 ℃下保温 30 分钟。

(7)用 PBS 洗 3 次,每次 5 分钟。

(8)滴加亲和素-过氧化物酶复合物,湿盒内 37 ℃下保温 1 小时。

(9)依次用 PBS 和 0.05 mol/L Tris-HCl 缓冲液(pH 7.6)洗 10 分钟。

(10)用含 0.03%～0.05%$H_2O_2$ 的 DAB 液显色,室温下 5～10 分钟。光镜监测显色。

(11)依次用 Tris-HCl 缓冲液和水冲洗。

(12)用 2%甲基绿或苏木精复染。

(13)脱水、透明、封片和观察。

## 二、荧光免疫组织化学技术

### (一)原理

荧光免疫组织化学技术是采用荧光素标记已知抗体(或抗原)作为探针,检测组织与细胞标本中的靶抗原(或抗体)。在此法中,以荧光素为标记物,当标记抗体与其相应抗原反应时,就将荧光带到抗原的部位。在荧光显微镜下观察荧光斑点。

常用的标记用荧光素有异硫氰酸(FITC)和罗丹明 B200(RB200)。前者的最大激发光 λ＝495 nm,最大发射荧光 λ＝525(490～619)nm;黄绿色,RB200 的最大激发光 λ＝560 nm,最大发射荧光 λ＝595(540～660)nm,橙红色。FITC 和 RB200 常用以标记 Ig。

### (二)分类

荧光免疫组织化学技术也分直接法和间接法。

#### 1.直接法

将荧光素(或其他标记物)标在第 1 抗体(Ⅰ抗)上,然后用标记的Ⅰ抗直接显示相应的抗原,其优点是特异性高、快速和简便,缺点是灵敏性差、费抗体和需标记每一种抗体。

#### 2.间接法

用荧光素(或其他标记物)标记第 2 抗体(Ⅱ抗),Ⅰ抗与抗原相结合后,借此于Ⅱ抗与Ⅰ抗结合,显示抗原。直接法多用以检测 IgG、IgA、IgM 和补体 $C_3$ 和 $C_4$;间接法灵敏度高,省抗体,一种标记抗体可显示多种抗原,但非特异性高。多用于检测自身抗体,检测某些细菌与寄生虫抗体。

### (三)操作

#### 1.荧光素标记抗体直接显示 B 细胞表面 Ig(SIg)

(1)取静脉抗凝血经 Ficoll 液离心分离。

(2)淋巴细胞洗净悬浮于含 5%小牛血清的 PBS 或 Hanks 液中,浓度(2～3)×$10^6$/mL。

(3)FITC-抗人 Ig 抗体(若测鼠 SIg 时用 FITC-抗鼠 Ig 抗体),3 000 转/分,离心 30 分钟,除去聚合的 Ig。

(4)取 0.1 mL 细胞悬液,加稀释适度的 0.1 mL FITC-抗人 Ig 抗体,37 ℃下湿盒中静置

30 分钟。

(5)用预温为 37 ℃的含 5％血清的 0.01 mol/L PBS(pH 7.4)洗 2 次,洗去游离的荧光素标记抗体。

(6)荧光显微镜观察。将细胞悬液滴于载片上盖片,用蓝紫激发滤片(或紫外滤片),510 nm 隔阻滤片,SIg 阳性细胞发黄绿荧光。荧光定位于 B 细胞表面,呈环状、斑块或帽状分布。

(7)计数时先计视野中带荧光的 B 细胞,再在普通光源下计淋巴细胞总数,求 200～500 个淋巴细胞中 B 细胞数。正常人外周血中 SIg 阳性细胞占 12％～30％。

2.免疫荧光间接法染组织特异抗原

(1)组织经冷冻切片 2～4 μm,并黏附于载玻片上。

(2)将标本干燥,丙酮固定 5～10 分钟,95％乙醇固定 10～30 分钟,勿用戊二醛固定,因其有自发荧光。

(3)用 0.01 mol/L PBS 洗 3 次,每次 5 分钟。

(4)滴加Ⅰ抗,置湿盒中 37 ℃下保温 30 分钟或 4 ℃下过夜。

(5)用 0.01 mol/L PBS 洗 3 次,每次 5 分钟,边洗边振荡。

(6)滴加荧光标记的Ⅱ抗,置湿盒中 37 ℃下保温 30 分钟。

(7)洗净,封片待检。

(8)荧光显微镜下观察。

若标本切片上不加Ⅰ抗或加同种动物的正常血清,滴加荧光标记的Ⅱ抗,则荧光观察为阴性。

## 三、免疫金(银)组织化学技术

1971 年,Faulk 和 Taylor 最先将胶体金技术应用于免疫组化研究,1974 年 Romano 等用胶体金标记第 2 抗体,建立了间接免疫胶体金染色法,1981 年 Dascller 建立了用银显影液增强光学显微镜下金颗粒可见性的方法,以后亲和素金银染色法及固相金银染色法也相继建立。

免疫胶体金制备简便,能与多种蛋白稳定结合,即可用于光学显微镜,又可用于电子显微镜。在用于前者时,染色操作简单,显色底物没有致癌性,染色结果可长期保存,是迄今最灵敏的免疫组化方法;用于电子显微镜时,由于金颗粒的电子密度高,使电镜的分辨率提高,有益于超微结构的观察。另外,免疫胶体金技术,还可通过用不同粒径的胶体金颗粒进行双重和多重标记。这种技术适用于各种生物分子在细胞表面和细胞内的定位分布,也适于检测体液中的抗原或抗体。而且,这种技术不需要复杂仪器设备,试剂已国产化,便于推广应用。

### (一)原理

以不同的方法和实验条件,将氯金酸($HAuCl_4$)制成粒径不同的胶体金,再与抗原或抗体结合。这种结合可能是因为金颗粒表面带负电荷,蛋白质分子表面带正电荷,由静电吸引造成的。胶体金标记的抗原或抗体,可用于免疫组化检测与之相应的抗体或抗原,也可以在金标记抗体染色后,进一步用银显影液处理,金粒子还原银粒子生成银颗粒,在光学显微镜检查时,阳性部位呈现金属银的黑褐色,在电镜检查时,标记抗体的金颗粒沉着于相应抗原处。免疫胶体金还可用于免疫凝集试验,当胶体金标记的抗体与相应抗原相遇发生凝集时,胶体金颗粒越聚越大,引起散射光变化,产生肉眼可见的颜色变化,用分光光度计可进行定量测定。

**(二)操作**

**1.胶体金制备**

(1)维生素C还原法:将20 mL三蒸水、1 mL 0.1 mol/L $K_2CO_3$和1 mL 1%氯金酸水溶液,在冰水浴上混合,并立即加入1 mL 7.0 g/L的维生素C,充分摇动至呈紫红色,再加三蒸水至100 mL,煮沸至显红色即可。此法制得的胶体金粒径为10~15 nm。

(2)枸橼酸三钠还原法:将125 mL三蒸水煮沸,加7.5 mL 1%的枸橼酸三钠后再煮5分钟,立即加入1.25 mL 1%的氯金酸,在100 ℃水浴上反应15分钟,放冷备用。此法可制备8~10 nm的胶体金。

(3)枸橼酸钠-鞣酸还原法:往100 mL三蒸水中加入1 mL 1%的氯金酸,煮沸,加入1.25 mL枸橼酸钠-鞣酸液(2 mL 1%枸橼酸钠+0.45 mL 1%的鞣酸),继续煮沸15分钟即可。所得胶体金粒5~6 nm。

(4)枸橼酸三钠法:100 mL 0.01%氯金酸煮沸,边搅拌边加入0.7 mL 1%的枸橼酸三钠溶液,在2分钟内金黄色的氯金酸变为紫红色,接着再煮15分钟,冷却后用蒸馏水恢复到原体积。此法由于反应条件不同,虽与枸橼酸三钠还原法均为枸橼酸三钠还原,但所得胶粒直径为60~70 nm。在可见光区的最高吸收峰在535 nm,A 1 cm 535=1.12。胶体金的粒径随加入的枸橼酸三钠的量而变化,加入量越大粒径越小。

为了获得大小均匀的胶体金颗粒,在按上述方法制备之后,可用蔗糖密度梯度离心法再分级。在制备胶体金过程中,应注意所用容器的清洁、水的纯度、pH和温度。

一般而言,5~15 nm粒径的胶体金可用于免疫组化实验,20 mm以上者适用于免疫凝集试验。

**2.免疫胶体金制备**

(1)抗体蛋白的预处理:用超速离心的方法除去低温贮存过程中可能形成的聚合物,并对0.05 mol/L NaCl液(pH7.0)透析,去除磷酸根或硼酸根。

(2)胶体金的预处理:根据标记蛋白的不同,调制胶体金的pH,使之接近或略高于欲标记蛋白质的等电点。抗血清IgG标记pH为9.0,单抗IgG的pH为8.2,亲和层析纯的抗体结合时pH 7.6,而SPA纯化抗体的pH为5.9~6.2。

(3)确定胶体金与蛋白的合适比例:可将欲标记蛋白质配成一系列不同的浓度,各取0.1 mL加到1 mL胶体中,对照管只有胶体金不含蛋白。5分钟后,向各管各加0.1 mL 10%NaCl溶液,混匀后室温静置2小时,不稳定的胶体金将发生聚沉。加入0.1 mL 1%的PEG(相对分子质量20 000)终止凝聚。此时溶液由红变蓝色或无色。以保持红色不变的最低的蛋白量的110%~120%,为稳定1 mL胶体金的实际蛋白用量。

(4)胶体金与蛋白质的结合:在搅拌条件下,往处理过的胶体金溶液中,加入预处理过的蛋白质,足量后再搅拌5~10分钟。加入50 g/L的BSA使其终浓度达到10 g/L。亦可用终浓度为0.5 g/L的PEG代替BSA。

(5)纯化:可用超速离心或凝胶过滤法纯化。离心速度一般在10 000~100 000 g下离心30~60分钟,沉淀悬浮于含0.2~0.5 mg/mL PEG的缓冲液中,洗涤,最终将浓度调整为A 1 cm 540=1.5左右,加0.5 mg/mL NaN₃防腐,4 ℃保存。

(6)凝胶过滤:可用丙烯葡聚糖S-400柱,用含0.1%BAS的0.02 mol/L Tris缓冲液(pH 8.2)洗脱。

（7）保存：保存缓冲液的离子浓度不能过高，加 BAS 或 PEG 有利于胶体金的稳定，低浓度下保存更稳定。4 ℃下加 $NaN_3$ 防腐可贮存数月，若加少量甘油－70 ℃下储存时间更长。

（史永灿）

# 第六节　免疫电子显微镜技术

免疫电镜技术是将免疫化学技术与电镜技术相结合，在超微结构水平研究和观察抗原、抗体结合定位的一种方法学。它主要分为两大类：一类是免疫凝集电镜技术，即采用抗原抗体凝集反应后，再经负染色直接在电镜下观察；另一类则是免疫电镜定位技术。该项技术是利用带有特殊标记的抗体与相应抗原相结合，在电子显微镜下观察，由于标记物形成一定的电子密度而指示出相应抗原所在的部位。免疫电镜的应用使得抗原和抗体定位的研究进入到亚细胞的水平。

用于电镜观察的标记物有 3 类：一类是电子密度致密的标记物，如铁蛋白、辣根过氧化物酶（HRP）等。另一类则是放射性同位素，如 $^{125}I$、$^{35}S$、$^{32}P$、$^{14}C$、$^{3}H$ 等。第 3 类则是有独特形状的标记物，如血蓝蛋白、噬菌体等。要求标记物具有特定的形状、不影响抗原抗体复合物的特性与形状。目前用于免疫电镜的标记物主要是铁蛋白和 HRP。两者各有其优点，铁蛋白电子密度致密。观察时反差大，优于酶标记，但铁蛋白相对分子质量大（460 000），穿透能力差，所以适于细胞表面抗原的定位，另外铁蛋白的标记过程比较复杂。HRP 相对分子质量小（40 000），穿透力强，有利于标记抗体进入细胞内，适于细胞内的抗原定位。

## 一、影响免疫电镜效果的因素

### （一）固定

固定是免疫电镜较关键的一步，免疫电镜中的固定与一般超薄切片中的固定的不同之处在于既要保存细胞的超微结构，又要考虑到抗原的失活性问题。

1.固定剂的要求

不损害细胞内抗原的活性；固定速度快、效果好；相对分子质量小，易于渗透；固定后，不引起交联，造成空间的阻碍，影响标记抗体进入抗原位。

常用的固定液有：4％聚甲醛；1.5％～2％戊二醛；1％多聚甲醛＋1％戊二醛；4％多聚甲醛＋0.5％苦味酸＋0.25％戊二醛；96％乙醇＋1％醋酸。不论采用哪种固定液，使用前必须用已知效价的抗原做一系列预实验。如固定剂的种类、浓度、温度、pH 及固定时间等。然后做出预处理的效价，作为失活参考以再选择最适条件。

2.影响固定的因素

固定剂的种类；固定剂的浓度，浓度过大，对抗原的活性有影响，浓度过小，固定效果差；固定剂的 pH；固定剂的温度，一般采用 2～4 ℃冷固定，这样能降低细胞的自溶作用和水分的抽提；固定时间与温度有关，温度高，固定快；也与缓冲系的离子强度有关，离子强度大，渗透压大，穿透力强，固定也快。不同的固定剂，或同一固定剂的不同浓度所需的固定时间也不一致；也与被固定的细胞类型有关。

### (二)非特异性吸附

非特异性吸附与酶标抗体、抗血清的稀释度、染色时间、温度及介质等有关,其中最主要的是抗血清及标记抗体的稀释。一般认为高效价抗血清或标记抗体稀释到低蛋白浓度,用于标记染色可获得最理想的结果。因为低蛋白浓度有利于降低非特异性吸附。实际应用的蛋白浓度大致在0.50～2 mg/mL。工作效价一般在1∶20～1∶400,在实际工作中,将标记抗体或抗血清稀释到1∶100以上则可获得理想的阳性结果,而非特异性吸附必然降得很低。

工作浓度的选择是将标记抗体或抗血清作1∶2,1∶4,1∶8,…,1∶256的稀释,观察已知阳性标本的标记染色,取其阳性沉积物明显,而非特异性吸附最低的稀释度作为工作浓度。

### (三)标记染色法

标记染色法分为直接染色法与间接染色法两种。前者的特点是特异性较高,敏感性低,标记抗体只能用于检测一种抗原。后者敏感性较强,一种标记抗体可用于多种抗原的检测。缺点是特异性较差。

## 二、免疫染色

免疫染色的方法有包埋前染色、包埋后染色和超薄切片染色。

### (一)包埋前染色

可先用振动切片机切得厚切片,进行免疫染色,在解剖镜下将免疫反应阳性部位检出,再按常规电镜方法处理,进行锇酸后固定、脱水、包埋、制片。包埋前染色的组织,以中层较为理想。表层结构往往不完整,深层因抗体不能透入,免疫反应较弱或无反应。应先制作半薄切片,以帮助定位阳性部位。PAP染色的材料,可在相差显微镜下对半薄切片进行不染色观察,免疫反应部位呈黑点状。经HE或甲苯胺蓝染色后,阳性部位呈棕黄色。

该法的优点是切片染色前不经过锇酸后固定、脱水、树脂包埋等,抗原保存好,免疫反应效果好。另外,可以在反应阳性部位定位超薄切片,提高了电镜的检出率。特别适合于含抗原量较少的组织。但经过一系列的免疫染色步骤,常造成一定的超微结构损伤。

### (二)包埋后染色

组织标本经过固定、脱水、树脂包埋、切片后,再进行免疫组化染色。由于是用贴在载网上的超薄切片进行免疫染色,又称为载网染色。载网应该选用镍网或金网代替铜网,以避免其与化学物质起反应,在免疫组化染色的过程中,应保持网面湿润,避免因干燥影响抗原活性。但是否应用锇酸还存在争议。

该法的优点是超微结构保存较好,阳性结果有高度的可重复性,可以在同一张切片上进行多重免疫染色。但抗原活性在电镜制样过程中可能减弱或丧失;环氧树脂中的环氧基,在聚合过程中可能与组织成分发生反应而改变抗原性质;包埋在环氧树脂中的组织不易进行免疫反应等。现普遍使用在进行免疫染色前,用$H_2O_2$液蚀刻数分钟,去除锇酸和增强树脂的穿透性。但$H_2O_2$对细微结构有损伤,能使反应部位产生空洞。

### (三)超薄切片染色

据Tokuyasu建立的方法,将组织放入2.3 mol/L蔗糖中,用液氮速冻,在冷冻超薄切片机上切片,切片厚度可略厚于常规树脂切片。该种切片不经过固定、脱水、包埋等程序,直接进行免疫染色,抗原性保存较好,兼有前两种方法的优点。

### 三、常用免疫电镜技术

#### (一)酶免疫电镜技术

**1.原理**

免疫酶细胞化学技术是以酶作为抗原抗体反应的标记物,在不改变抗原抗体的免疫反应及不影响酶活性的条件下,与相应的酶底物作用,形成不溶性的反应产物。光镜下观察,要求反应的终末产物是不溶性的有色物质,电镜观察则要求终末产物有较高的电子密度。辣根过氧化物酶(HRP)具有稳定性强和反应特异性高等优点,是目前应用最多的酶标记物。包括酶标记抗体法、非标记抗体酶法和非标记的过氧化物酶-抗过氧化物酶技术。酶免疫电镜技术是利用酶的高效率的催化作用对其底物的反应形成不同的电子密度,借助于电子显微镜观察,证明酶的存在,从而对抗原进行定位。

**2.材料与试剂**

(1)PBS液。NaCl 8.5 g,$Na_2HPO_4$ 0.85 g,$KH_2PO_4$ 0.54 g,加水至 1 000 mL。

(2)DAB溶液。取 5 mg DAB(3,3 二氨基联苯胺)加入 10 mL Tris-HCl 缓冲液(0.05 mmol/L,pH 为 7.6),加 1%$H_2O_2$ 0.5~1 mL。配制时,避光进行,现用现配。在显色完成冲洗过程中,要保持流水冲洗,防止非特异性物质积于标本上。

(3)戊二醛固定液。

**3.操作方法**

(1)制备酶标抗体。

(2)取材:将培养细胞或悬浮细胞用 0.1 mol/L PBS 液冲洗,离心沉淀后,立即转入固定液(2%甲醛液或 2%戊二醛液均可)pH 为 7.2,4 ℃固定 5~30 分钟(依抗原性质所定)。如病料为组织块,则取适当大小,先固定 1 小时,然后取出,以锋利的双面刀片切成 50~100 $\mu$m 的薄组织再固定 1~2 小时。

(3)漂洗:以 PBS 液漂洗过夜,换液 3~4 次。

(4)血清孵育:25 ℃,1 小时或 4 ℃过夜,孵育的标本放置于加盖的瓷盘内,底层垫数层纱布。防止抗血清干燥凝固,不易洗脱,造成非特异性吸附。

(5)PBS 冲洗 3~4 次,每次 10 分钟。

(6)2.5%戊二醛再固定 15~30 分钟。

(7)PBS 液冲洗 3~4 次,每次 10 分钟。

(8)酶标记抗体孵育。用适当稀释的酶标抗体(211 作浓度)于 25 ℃湿盒内孵育 1 小时或 4 ℃过夜。

(9)PBS 液冲洗 3~4 次,每次 10 分钟或 4 ℃漂洗过夜。

(10)酶显色处理。将漂洗后的标本浸入 DAB-$H_2O_2$ 底物溶液中,20 ℃,10~30 分钟。显色强弱与戊二醛的固定有关。若显色弱则可减少甚至取消戊二醛的固定时间。

(11)常规包埋、切片、电镜观察。在经过脱水包埋确定抗原性不致引起失活的前提下可在包埋切片后做标记染色,切片厚一般在 2~4 $\mu$m,切片后染色不存在通透困难的问题。无论在标记染色后切片还是在切片后标记染色,最好在光镜下定位选择后,再做电镜定位包埋,这样目的性强,可减少工作量。

**4.结果判定**

在已知阳性、阴性样品成立的前提下,凡出现棕色颗粒,即指示抗原抗体的存在,同时可观察到病毒颗粒的存在,判为阳性(+),否则判为阴性(-)。

### (二)铁蛋白免疫电镜技术

**1.原理**

铁蛋白是一种含铁(约 23%)的蛋白质,相对分子质量 $460 \times 10^3$,直径 $10 \sim 12\ \mu m$。免疫铁蛋白技术是以铁蛋白标记抗体形成一种双分子复合物,其既保留抗体的免疫活性,又具有很高的电子密度,便于电镜观察。用铁蛋白抗体与待检抗原作用,通过电镜检查,观察到铁蛋白抗体所在的位置,即抗原所在。铁蛋白来自很多动物,以肝、脾含量较高,其中马脾含量最高。

**2.操作方法**

(1)铁蛋白的纯化:①配制 2% 硫酸铵液,并以 1 mol/L 的 NaOH 或 HCl 调 pH 为 5.85,取 1 g 铁蛋白溶于 100 mL 的 2% 硫酸铵液中。②加入 20% 硫酸镉,使最终浓度为 5%,混匀,4 ℃ 过夜。③1 500 g 离心(4 ℃)2 小时,去上清。仍加 2% 硫酸铵至 100 mL,混匀,离心,去除不纯沉渣。④于上清液中重新加入 20% 硫酸镉,重复步骤②,离心,去上清。⑤检查沉渣,置显微镜下检查,应具有典型的黄褐色结晶,结晶为六角形,如结晶不典型,应继续重复以上步骤。⑥以少量的蒸馏水溶解,再加 50% 饱和硫酸铵溶液,使之沉淀,离心,去上清。⑦重复步骤⑥一次。⑧以少量蒸馏水溶解,常规透析 24 小时后,以 0.05 mol/L pH 为 7.5 的 PBS 透析 24 小时。⑨100 000 r/min 离心 2 小时,去除无色上清液(约 3/4 总量),置冰箱内 4 ℃ 过夜。⑩用微孔滤膜(孔径 0.45 $\mu m$)过滤,使铁蛋白含量为 $65 \sim 75$ mg/mL,分装,冰箱内 4 ℃ 保存,不要冻干保存,以免铁蛋白结构遭破坏。

(2)铁蛋白-抗体交联法:一般用低相对分子质量的双功能试剂把两者连接起来,常用的双功能试剂有双异氰酸镉二甲苯(Metaxylene dlisocyante,XC);甲苯 2,4-二异氰酸盐(TC);邻茴香胺(BDD);戊二醛等。一般认为戊二醛作为连接剂效果较好,对抗体活性影响小,标记抗体产量高。

**3.铁蛋白-抗体结合物处理标本**

(1)将标本以 5% 甲醛 pH 为 7.2(4 ℃)的 PBS 液固定 40~60 分钟。

(2)用冷的 PBS 液洗涤,离心。

(3)如是组织块,则在立体显微镜下切成较小块,放入试管中,加入铁蛋白-抗体结合物置室温 20 分钟,不时振荡。

(4)以冷 PBS 液洗涤 3 次,离心。

(5)沉淀以 2.5% 戊二醛固定 20 分钟,以 PBS 洗涤。

(6)再以锇酸固定,脱水包埋。也可以先超薄切片,再进行铁蛋白-抗体结合物染色。操作如下:①将培养细胞以 1% 福尔马林 PBS 液固定(4 ℃)。②PBS 液洗涤离心。③以 0.5 mL,30% 牛血清蛋白 PBS 液悬浮置入胶透析膜袋中,再将袋置于吸水剂粉末上,待牛血清蛋白成胶状物时,将透析袋移至 2% 戊二醛 PBS 液(pH 为 7.5)中固定 3 小时。④取出,切成小块,以 PBS 液洗涤。⑤置干燥器中以硅胶干燥。⑥包埋、切片,在水上收集切片置于经 4% 牛血清蛋白 PBS 液处理的被有胶膜的载网上。牛血清蛋白的处理在于减少铁蛋白结合物非特异性吸附于载网上。⑦滴 1 滴铁蛋白-抗体结合物于载网上。⑧5 分钟后,浮网于 PBS 液面,标本面向下,以除去多余的结合物。⑨晾干后,滴 1 滴醋酸双氧铀或氢氧化铅以复染。⑩水洗、晾干、电镜观察。

4.结果判定

在已知对照样品成立的前提下,凡是出现黑色的铁分子颗粒即表示抗原的存在,判定阳性(＋),否则判为阴性(－)。

### (三)免疫电镜胶体金标记法

金标法是 Faulk 和 Taylor(1971)提出的,并首先用于免疫电镜。它是利用胶体金在碱性环境中带有负电的性质,使其与抗体相吸附,从而将抗体标记。免疫电镜胶体金标记法已被应用于生物学的各个方面,20 世纪 80 年代以来有取代免疫电镜 PAP 技术的趋势。胶体金标记抗体技术在电镜水平应用有许多优点:手续不如 PAP 法繁琐,不需用 $H_2O_2$ 等损伤微细结构的处理步骤,对微细结构的影响较少。金颗粒具有很高的电子密度,在电镜下金颗粒清晰可辨,易于与其他免疫产物相区别。金标法还可以和 PAP 法相结合进行双重或多重染色的定位。利用不同直径的金颗粒标记不同的抗体,是研究突触小泡内神经递质共存的有力工具。抗原抗体反应部位结合金颗粒数量的多少可进行粗略的免疫细胞化学定量研究。金标抗体还可加入培养液中,对培养细胞内抗原进行标记定位。由于金具有强烈的激发电子的能力,可以用于透射电镜的超薄切片观察及扫描电镜对细胞表面的抗原、受体的标记定位观察。金标液无毒性,对人体无损伤。

1.电镜水平的免疫金染色法

应用于电镜水平的免疫法,可分为包埋前染色和包埋后染色,由于包埋前染色对细胞膜的穿透性差,一般只用于细胞表面的抗原标记,如需穿透细胞膜,则需辅以冻融法或加入 Triton X-100、皂素等活性剂,但会破坏细胞超微结构,现较普遍采用包埋后染色。

(1)包埋后染色。①超薄切片厚 50～70 nm,载于 200～300 目的镍网上。②置 1％ $H_2O_2$ 内 10 分钟～1 小时(据树脂的硬度和切片的厚度而定),除去锇酸和增进树脂穿透性。如切片很薄或于低温包埋时,此步可省略。操作时,滴入 1％ $H_2O_2$ 液 1 滴于蜡板上,将载网有切片面浮于液滴上。对中枢神经系统切片,有主张以 1％过碘酸钾($KIO_4$)代替 $H_2O_2$ 的。③双蒸馏水洗 3 次,每次 10 分钟,第 1,2 次浮于液滴上冲洗,第 3 次以盛双蒸馏水的注射器沿镍网面冲洗,水流应有适当压力,但不宜过强,用滤纸在镍网边缘将水吸干。④浮于正常羊血清(1∶50～1∶100)滴上,室温 30～60 分钟,以饱和固定剂中的游离醛基占据非特异性结合部位。PBS 漂洗 3 分钟。⑤滤纸吸干,滴上第一抗体血清,先室温预孵 1 小时,再于 4 ℃ 孵育24～36 小时。PBS 漂洗 3 次,每次 3 分钟。⑥pH 为 8.2 的 PBS(内含 1％的牛血清蛋白)中,5 分钟。⑦胶体金标记抗体液(1∶30～1∶100),淡红色为适宜稀释液,室温孵育 10 分钟～1 小时。双蒸馏水洗 3 次,每次 3 分钟。如做双重染色,则应将镍网翻过来,用另一类抗体血清,重复上述步骤②～⑦。⑧5％醋酸铀(双蒸馏水配制)染 5 分钟,双蒸馏水冲洗。⑨枸橼酸铀(或醋酸铅)染色 5 分钟,双蒸馏水冲洗。⑩电镜观察。

(2)包埋前染色。①组织经过适当固定,为增强细胞穿透性,可在固定液中加入皂角素(Saponin),使其浓度为 0.01％,经含皂角素的固定剂处理 5～8 分钟后,应用 0.01 mol/L PBS(pH 为 7.4)冲洗 12 小时左右,中间换洗 3～4 次。②切片贴于涂有明胶的载玻片上,细胞可制成混悬液,用离心法操作或制成涂片。0.05 mol/L PBS(pH 为 7.4)洗 3 分钟。③室温下,以 1∶5正常羊血清处理切片 30 分钟,以阻断非特异性吸附。④4 ℃下,第一抗体孵育 20 小时,后室温 2 小时或过夜。0.05 mol/L TBS(pH 为 7.4)洗 3 次,每次3 分钟。⑤0.02 mol/L TBS(pH 为 8.2)洗 3 次,每次 3 分钟,为与胶体金结合做准备。⑥再次阻断非特异性吸附。⑦以金标记的第二抗体(工作浓度1∶40左右)在室温下孵育 1 小时。0.05 mol/L TBS pH 为 8.2 洗3 次。然后再用0.05 mol/L pH 为 7.4 的 TBS 洗 3 次,每次 3 分钟。⑧1%锇酸(0.1 mol/L PBS 溶液)
1 小时。双蒸馏水洗 15 分钟。⑨系列乙醇或丙酮脱水,包埋,超薄切片。⑩枸橼酸铅对照染色。

理想的免疫金染色切片,背景应清洁,无残留的金或其他无机盐颗粒,金粒集中在抗原、抗体
反应部位。要获得理想的免疫金染色切片,需注意的因素很多,其中主要的如:抗体血清的高度
特异性和亲和力;被检组织应有较高浓度的抗原;冲洗液的清洁度,冲洗的彻底程度以及整个过
程中应用的各种器皿的清洁度等;所有溶液最好用微孔过滤器过滤,滤膜孔径 0.2~0.45 μm,所
有器皿应清洁和专用。整个操作过程应在湿盒内进行,以使载网保持湿润。

2.胶体金标记蛋白 A 技术(Protein A-gold technique,PAg 法)

该法具有灵敏度高、方法简便和背景染色淡等优点。PAg 复合物制备方法简便,作为第二
抗体,无种属特异性,可以避免不同种属动物要制备不同的特异性免疫球蛋白。PAg 复合物与
包埋剂和细胞成分都极少发生非特异性的交互作用,蛋白 A 和金粒间非共价的结合特性既不影
响蛋白 A 的活性,又能保持高度的稳定性,PAg 复合物分子小,易于穿透组织。

(1)蛋白 A-金(PAg)复合物的制备:①制备胶体金液。②准备待标记蛋白质和金溶液。注
意用0.2 mol/L $K_2CO_3$ 将金溶液调 pH 至 5.9~6.2。③确定胶体金与蛋白 A 的结合用量比例。
取一系列盛有 0.1 mL 胶体金液的小玻璃管,分别加入不同量的蛋白 A,5 分钟后,再各加
0.25 mL 10%的 NaCl。如加入的蛋白 A 浓度不够,不能稳住金粒,在电解质 NaCl 的影响下,金
粒聚合沉淀,溶液由红变蓝。选择能防止溶液由红变蓝的最低浓度的蛋白 A 的量作为两者的结
合比例。以枸橼酸钠法制成的胶体金每毫升约需要 5 μg 蛋白 A 来结合,方能保证其稳定性。
④胶体金与蛋白 A 的结合和纯化。依上法测得所需的比例超过 10%,即每 30 mL 胶体金中加
入 2 mg 蛋白 A,5 分钟后,加入 0.3 mL 聚乙二醇(PEG)作为稳定剂,以 15 000 r/min 离心
45 分钟(不同方法制备的金离心速度不同),略带红色的松散的复合物沉淀即为 PAg 复合物。
小心弃去上清液,加入 PBS 冲洗,松散的 PAg 复合物置于 PBS 溶液中,按 0.2 mg/mL 的比例加
入 PEG 作为稳定剂,保存于硅化的玻璃器皿中备用。PAg 复合物的原液在 4 ℃可保存达一年
之久。

(2)电镜水平的 PAg 染色法:PAg 法在电镜技术的应用原则是二步标记法,可用于包埋前和
包埋后染色。

其与一般胶体金免疫染色的主要区别在于:用 1%卵清蛋白-PBS(pH 为 7.4)或 1%卵清蛋
白-0.05 mol/L Tris 缓冲液(pH 为 7.4)来封闭非特异性的结合部位,而不是采用羊或其他动物
的正常抗血清,因为 PAg 复合物能够与正常血清组中的 Ig 结合,从而给出假阳性结果;在应用
第一抗血清孵育和 PBS 冲洗后作第二抗血清即 PAg 复合物孵育前的准备时,应用的 PBS 或
TBS 的 pH 应变更为 7.4。

可采用下列步骤进行包埋后染色:①载有超薄切片的镍网或金网浮于 1%卵清蛋白-PBS 液
滴上,室温约 5 分钟。②载网不冲洗,直接移至第一抗血清液滴上,在室温孵育 2 小时或 4 ℃
18~24 小时。③PBS 冲洗 2 次,每次 3 分钟。④将 PAg 原液稀释 10~20 倍,载网浮于该液滴
上,室温孵育 1 小时。⑤PBS 冲洗 2 次,每次 5 分钟。⑥5%醋酸铀水溶液染色,水洗。⑦枸橼酸
铅染色。⑧电镜观察。

3.免疫电镜金-银法染色技术

免疫金银细胞化学技术应用于电镜水平,一般用于包埋前染色。其主要操作步骤如下:①组
织固定,振动切片机切片 10~30 μm。②入 3%正常羊血清,含 0.1%Triton X-100 的 PBS 孵育

30分钟,以封闭非特异性结合部位。③1%硼氢化钠的PBS孵育30分钟。④一抗37℃,2小时。PBS含0.1%BSA(pH为7.4)冲洗3次,每次3分钟。再用PBS含0.1%BSA(pH为8.2)冲洗3次,每次3分钟。⑤入10～15 nm金标羊抗兔抗血清,工作浓度约1:10,37℃孵育45分钟。⑥硝酸银液物理显影。⑦在解剖镜下取免疫反应阳性部位,入1%锇酸后固定20分钟,常规脱水,树脂包埋。⑧超薄切片机切0.1 μm左右半薄切片,定位阳性反应部位,然后制作超薄切片。如用暗视野显微镜观察,金银粒呈金黄色闪光颗粒,即使微量金银也可定位。⑨铀-铅电镜染色,电镜观察。

免疫金银法敏感度高,金银颗粒电子密度高,反差强;应用包埋前染色可先定位阳性反应部位再作电镜超薄切片,获得阳性反应概率高,特别适用于含微量抗原的部位,如突触等。其不足是需经暗室显影,手续较繁杂,包埋前免疫染色易增加非特异性染色。另外,由于单个金粒周围结合的银粒不是固定的,受多种因素影响。因此,电镜免疫金粒染色法的金粒银粒计算不适于做半定量观察,误差较大。

**(四)扫描免疫电镜技术**

扫描免疫电镜技术可为研究细胞或组织表面的三维结构与抗原组成的关系提供可能性。

应用于扫描电镜的标记物应在扫描电镜可分辨的范围内,并能对细胞或组织抗原有较好的定位能力。在选择标记物时应根据研究目的而定,如标记细胞体积较大,可用体积大的标记物,如鉴别阳性(标记细胞)与阴性(未标记细胞),而要定位受体等则需选用较小的,易于辨认的标记物。

常用的标记物为颗粒性标记物。依其特性可分为:蛋白类(如血蓝蛋白、铁蛋白等);病原体类(如烟草花叶病毒、南方菜豆花叶病毒、噬菌体$T_4$、大肠杆菌$f_2$、噬菌体等);金属颗粒胶体金;免疫金银标记技术和同位素放射性自显影的银颗粒等。

其中,以金属类颗粒标记物应用最为广泛。最常用的是胶体金,胶体金商品的直径在3～150 nm,扫描免疫电镜常用的金颗粒直径在30～60 nm为宜。由于金本身系重金属,有较强的发射二次电子的作用,故不需喷镀金属膜,这是胶体金应用于免疫扫描电镜的标记优于其他标记物之处。免疫金银染色能加强细胞或组织表面金属颗粒聚集的密度。金、银粒在电镜显示为电子密度高,外形清晰的颗粒,易于识别和定位。病原体标记物主要利用其特殊的外形和结构以达到标记定位的目的,如噬菌体$T_4$形似星形的球拍,头部直径大约100 nm,呈六角形星状,尾长约100 nm,由颈部与头部相接;烟草花叶病毒为15 nm×30 nm的杆状病毒,而南方菜豆花叶病毒是直径25 nm的圆形颗粒,这些病原体的典型外形很易于辨认。铁蛋白由于含有致密的铁离子核心具有较高的电子密度,从而达到标记定位的目的。血蓝蛋白是从海螺类软体动物中提取的多分子聚合物,其外形为35 nm×50 nm的柱状体,多应用于病毒研究,但也有利用血蓝蛋白与过氧化物等的糖蛋白部分可与凝集素相结合的特性,进行细胞膜受体的定位。

扫描免疫电镜的具体操作步骤如下。

**1.标本处理**

(1)细胞悬液:用10 mL PBS内含1 mg/mL牛血清蛋白(PBS-BSA)悬浮细胞,离心250 g,2次,每次5分钟。加入PBS-BSA至$10^5$～$10^6$细胞/mL,振摇成单细胞悬液。BSA能减低生物标本的非特异性吸附,但注意浓度应适宜,过高会减弱特异性反应。

(2)细胞附着于固体支持物:由于固定与免疫标记的孵育过程会引起细胞凝集,妨碍细胞表面的暴露,而且反复的离心与悬浮会导致细胞表面形态的改变。因此,通常将悬液中的细胞黏附于过滤膜或涂有带正电荷聚合物的盖玻片上,在黏附之前可依(1)法清洗标本,以除去细胞表面的附着物。固体支持物可用涂有多聚-L-赖氨酸薄膜的载玻片或直径 13 nm,孔径 0.22 $\mu$m 或 0.45 $\mu$m 的过滤膜。将细胞悬液(如细胞数少可事先离心,取沉淀细胞)滴于滤膜或载玻片上,由于多聚赖氨酸的黏附性,在固定及免疫标记过程中细胞不至于脱落。但注意勿使细胞干燥。

(3)组织切片与固体组织:组织切片如为石蜡包埋应预先脱蜡,由二甲苯经梯度乙醇至水。组织切片与固体组织(勿过大)均应以 PBS-BSA 冲洗,并保持湿润避免干燥。

2.固定

(1)固定前用 PBS-BSA 冲洗 3 次,每次 5 分钟。

(2)选择加入适合的固定剂:可为 4%多聚甲醛加 0.1%~0.5%戊二醛(pH 为 7.4 的磷酸盐缓冲液配制)。室温固定 10~60 分钟,或 4 ℃下 30~120 分钟。

(3)PBS-BSA 冲洗 3 次,每次 5 分钟。

(4)除去残留的自由醛基,选以下任一方法:0.5 mg 硼氢化钠/1 mL PBS 10 分钟(新鲜配制);或者 0.05~0.2 mol/L 甘氨酸或赖氨酸-HCl/PBS 30~60 分钟;或者 0.1~0.5 mol/L 氯化钠/PBS 30~60 分钟;或者 PBS-BSA 冲洗 3 次,每次 5 分钟。

### (五)冷冻蚀刻免疫电镜技术

从 20 世纪 70 年代初期开始,冷冻蚀刻免疫电镜技术已开始在应用,但由于免疫标记必须在冷冻蚀刻步骤以前进行,所以仅能标记细胞外表面。20 世纪 80 年代开始建立了断裂-标记细胞化学方法,将细胞膜劈开后,中央的两侧断面以及各种细胞器的膜的各个表面及细胞质与核质都能被标记,为此技术的广泛应用创造了条件。应用此法还可对抗原与受体分子进行定量统计。

1.冷冻蚀刻表面标记免疫电镜技术

(1)新鲜或固定的细胞进行直接法或间接法免疫标记。

(2)PBS(pH 为 7.5)冲洗 2 次,每次 3 分钟,加入 1 mmol/L MgCl$_2$ 蒸馏水洗 3 次,每次 3 分钟,离心沉积细胞。

(3)将细胞团置于小纸板上,入液氮冷却的氟利昂中,取出入冷冻蚀刻仪中进行断裂操作,再于-100 ℃蚀刻 1 分钟。

(4)制作断裂面复型。

(5)再次氯酸钠清洗复型,蒸馏水洗后进行观察。

本法的标记物只出现在细胞外表面上。

2.断裂-标记免疫电镜技术

先进行冷冻断裂,再做免疫标记,从而可以对断裂开的各种膜结构及细胞质断面进行标记。

(1)临界点干燥法:①固定,1.0%~2.5%戊二醛 PBS 液 1~2 小时(4 ℃),PBS 冲洗 3 次,每次 3 分钟。如为细胞悬液,可加入 30%BSA 后加入 1%戊二醛,使 BSA 凝胶化,将凝胶切成 2 mm 左右的小块,用 30%的甘油-PBS 浸透后置于用液氮冷却的氟利昂中冷却。②冷冻断裂,将冰冻的凝胶小块放在盛有液氮的培养皿中,培养皿放置于二氧化碳-液氮槽中,用预冷的解剖刀切割凝胶小块进行冷冻断裂。③解冻,置碎块于 30%甘油-1%戊二醛磷酸缓冲液中解冻。④置换甘油,放入 1 mmol/L 氨基乙酰甘氨酸磷酸液去甘油,PBS 冲洗 2 次,每次 3 分钟。⑤免疫标记。⑥1%锇酸,室温固定30分钟。⑦系列梯度乙醇脱水,临界点干燥,喷镀铂-碳膜,次氯酸钠清洗复型,蒸馏水洗,捞于有Formvar膜铜网上透射电镜观察。

(2)超薄切片法。步骤:①~⑤同临界点干燥法。⑥1%锇酸,室温固定 2 小时,系列乙醇或丙酮脱水,常规电镜包埋。⑦半薄切片,光镜定位合适的断裂部位,再切超薄切片,铅-铀染色,透射电镜观察。断裂标记法目前应用较多的是植物凝集素-胶体金免疫标记技术,常用的如刀豆球蛋白(ConA)-胶体金免疫标记技术,ConA 能与细胞膜中的甘露糖结合,有助于糖蛋白在超微结构水平的定位。为保证实验结果的准确性,每组实验在免疫标记阶段应设立对照组。

**(史永灿)**

# 第七节　原位杂交技术

## 一、基本原理

原位杂交技术(in situ hybridization,ISH)是将核酸分子杂交技术与组织化学技术相结合来检测和定位核酸的一项新技术。它的基本原理是根据核酸碱基互补的原则,利用已知碱基序列并带有标记物的核酸(如 DNA、RNA 或寡聚核苷酸)作为探针,在一定条件下在组织细胞原位与待测核酸序列如 RNA 和 DNA 特异性结合而形成杂交体,然后通过与标记物相应的检测系统即应用组织化学或免疫组织化学的方法去检测带有标记物的核酸探针与待测核酸杂交体,从而达到在原位对组织细胞中的待测核酸序列进行定性、定位和相对性定量的目的。其生物化学基础是 DNA 变性、复性和碱基互补配对结合。

## 二、类型

根据所用探针和靶核酸的不同,原位杂交可分为 DNA-DNA 杂交,DNA-RNA 杂交和RNA-RNA 杂交三大类。根据探针的标记物是否能直接被检测,原位杂交又可分为直接法和间接法两类。所谓直接法,探针用放射性核素、荧光素或一些酶标记,探针与组织细胞内靶核酸所形成的杂交体可分别通过放射自显影、荧光显微镜术或呈色的酶促反应直接显示;而间接法一般都用半抗原来标记探针,最后通过用免疫组织化学对半抗原的定位,间接地显示探针与组织细胞内靶核酸所形成的杂交体。

## 三、优点

与其他形态学技术相比,原位杂交技术具有下列优点。

(1)既具有分子杂交技术特异性强、灵敏度高的特点,又具有组织细胞化学染色的可见性。

(2)既可用新鲜组织做,又可用石蜡包埋组织做回顾性研究。

(3)所需标本量少,可用活检穿刺和细胞涂片标本。

(4)探针易于制备、特异性强、敏感性高。

(5)应用范围广泛,既可对组织细胞内特定基因和 mRNA 的表达进行定位、定性和定量检测,又可对病毒核酸进行组织分布、细胞及亚细胞定位研究。

## 四、操作流程

原位杂交技术的操作流程:①杂交前准备,包括固定、取材、玻片和组织的处理,如何增强核酸探针的穿透性、减低背景染色等;②杂交;③杂交后处理;④显示:包括放射自显影和非放射性标记的组织化学或免疫组织化学显色。

**(一)固定**

进行原位杂交,组织常需要用化学固定剂固定,目的是为了保持组织细胞形态结构,最大限度地保存细胞内的 DNA 或 RNA 的水平以及增加组织的通透性。化学固定剂有沉淀固定剂和交联固定剂两类。常用的沉淀固定剂有乙醇、甲醇和丙酮等,交联固定剂有多聚甲醛、甲醛和戊二醛等。经过沉淀固定剂固定的组织通透性较好,利于探针穿入组织。但是,沉淀固定剂可能引起 RNA 的丧失,而且组织的形态结构保存也不十分理想。醛类交联固定剂可较好地保存组织中的 RNA,对组织形态结构的保存也优于沉淀固定剂,但是,组织经戊二醛这样的强交联剂固定后,通透性很低,致使探针进入组织较为困难。在大多数情况下,一般首选 4%多聚甲醛溶液作为固定剂,可获得较好的原位杂交效果,也可将交联固定剂和沉淀固定剂联合应用。采用 4%多聚甲醛溶液固定 1 分钟并将载玻片放在 70%乙醇溶液中的方法,可获得最好的交联度和 RNA序列的有效检测。固定方法可采用灌注法或浸渍法,适宜的固定时间取决于固定剂的种类以及组织对固定剂的可透性,一般为室温 1 小时。也可将新鲜组织先制备成冷冻切片,然后再固定,这种处理方法的杂交结果一般较好。

尽可能使用新鲜组织,由于多数 mRNA 降解速度很快,所以一般尽可能在离体或停止血液供应 30 分钟内将需要的组织块固定。如是动物实验最好进行灌流固定后取材,这样可使材料保持最新鲜。如是手术材料应在术后立即取材 10%甲醛浸泡固定,组织块最好在 $0.5\sim1$ cm$^3$,过大将影响组织块中央部分的固定效果。如手术后不可能立即固定可将材料保存在低温环境下,尽量减少由于组织自溶导致的mRNA降解。

**(二)取材**

组织应尽可能新鲜。固定应尽早进行,要求组织离体断血至进入固定液的间隔时间越短越好,一般新鲜组织和培养细胞应在 30 分钟内固定。如用手术切除标本或临床活检,应立即取材,标本运输时应把组织置于一个密闭的容器内,再放在冰上,然后可置液氮内速冻保存或固定处理。

**(三)玻片和组织切片的处理**

1.玻片的处理

用于原位杂交分析的玻片应予彻底清洁,去除灰尘及油脂,因为原位杂交过程步骤繁杂,处理条件苛刻,所以样品有可能会从载玻片上脱落下来,特别是采用甲醛固定、石蜡包埋的组织时更有可能发生。玻片包括盖玻片和载玻片应用热肥皂水刷洗,自来水清洗干净后,置于清洁液中浸泡 24 小时,清水洗净烘干,95%乙醇溶液中浸泡 24 小时后蒸馏水冲洗、烘干,烘箱温度最好在150 ℃或以上过夜,以去除 RNA 酶。盖玻片在有条件时最好用硅化处理,锡箔纸包裹无尘存放。

要应用黏附剂预先涂抹在玻片上,干燥后待切片时应用,以保证在整个实验过程中切片不致脱落。常用的黏附剂有铬矾明胶液,其优点是价廉易得,但黏附效果较差。多聚赖氨酸液具有较好的黏附效果,但价格昂贵。一种新的黏附剂 APES 黏附效果好,价格较多聚赖氨酸便宜,制片后可长期保存应用。

2.增强组织的通透性和核酸探针的穿透性

增强组织通透性常用的方法如应用稀释的酸洗涤、去垢剂或称清洗剂 Triton ×100、乙醇或某些消化酶如蛋白酶 K、胃蛋白酶、胰蛋白酶、胶原酶和淀粉酶等。不经蛋白酶消化一般不会得到杂交信号。蛋白酶消化能使固定后被遮蔽的靶核酸暴露,以增加靶核酸的探针可及性。这种广泛的去蛋白作用无疑可增强组织的通透性和核酸探针的穿透性,提高杂交信号,但同时也会减低 RNA 的保存量和影响组织结构的形态,因此,在用量及孵育时间上应慎为掌握。蛋白酶 K 的消化作用的浓度及孵育时间视组织种类、应用固定剂种类、切片的厚薄而定。一般应用蛋白酶 K 1 $\mu$g/mL(于 0.1 mol/L Tris/50 mmol/L EDTA,pH 为 8.0 的缓冲液中),37 ℃孵育 15～20 分钟,以达到充分的蛋白消化作用而不致影响组织的形态为目的。蛋白酶 K 还具有消化包围着靶 DNA 的蛋白质的作用,从而提高杂交信号。甘氨酸是蛋白酶 K 的抑制剂,常用 0.1 mol/L 的甘氨酸溶液(在 PBS 中)清洗以终止蛋白酶 K 的消化作用。为保持组织结构,通常用 4% 多聚甲醛溶液再固定。蛋白酶消化的程度要根据不同的实验条件经试验后确定,过度的蛋白酶消化会引起细胞形态结构的破坏及靶核酸的减少,也会导致标本从载片上脱落。

3.减低背景染色

背景染色的形成是诸多因素构成的。杂交后的酶处理和杂交后的洗涤均有助于减低背景染色。在多聚甲醛固定后,浸入乙酸酐和三乙醇胺中以减低静电效应,减少探针对组织的非特异性背景染色。预杂交是减低背景染色的一种有效手段。预杂交液和杂交液的区别在于前者不含探针和硫酸葡聚糖。将组织切片浸入预杂交液中可达到封闭非特异性杂交点的目的,从而减低背景染色。在杂交后洗涤中采用低浓度的 RNA 酶溶液(20 $\mu$g/mL)洗涤一次,以减低残留的内源性的 RNA 酶,减低背景染色。

4.防止 RNA 酶的污染

在标本处理过程中对内源性核酸酶的灭活和原位杂交全过程中避免外源性核酸酶的污染十分重要。特别是 RNase 普遍存在和十分耐热,由于在手指皮肤及实验用玻璃器皿上均可能有 RNA 酶,为防止其污染影响实验结果,在整个杂交前处理过程都需戴消毒手套。所有实验用玻璃器皿及镊子都应于实验前一天置高温(240 ℃)烘烤以达到消除 RNA 酶的目的。要破坏 RNA 酶,其最低温度必须在 150 ℃左右。

**(四)杂交**

杂交是将杂交液滴于切片组织上,加盖硅化的盖玻片,或采用无菌的蜡膜代替硅化的盖玻片,加盖片防止孵育过程中杂交液的蒸发。在盖玻片周围加液状石蜡封固或加橡皮泥封固。硅化的盖玻片的优点是清洁无杂质,光滑不会产生气泡和影响组织切片与杂交液的接触,盖玻片自身有一定重量能使有限的杂交液均匀覆盖。可将复有硅化盖玻片进行杂交的载玻片放在盛有少量 5×SSC 或2×SSC溶液的湿盒中进行孵育。

**(五)杂交后处理**

杂交后处理的目的是除去未参与杂交体形成的过剩探针,消除与组织或细胞非特异结合的探针,减低背景,增加信/噪比。杂交后处理包括系列不同浓度、不同温度的盐溶液的漂洗。特别因为大多数的原位杂交实验是在低严格度条件下进行的,非特异性的探针片段黏附在组织切片上,从而增强了背景染色。RNA 探针杂交时产生的背景染色特别高,但能通过杂交后的洗涤有效地减低背景染色,获得较好的反差效果。在杂交后漂洗中的 RNA 酶液洗涤能将组织切片中非碱基配对 RNA 除去。一般遵循的共同原则是盐溶液浓度由高到低而温度由低到高。必须注意的是,漂洗过程中切切勿使切片干燥,干燥的切片即使大量的溶液漂洗也很难减少非特异性结合,从而增强了背景染色。

**(六)显示**

探针与靶核苷酸结合形成杂交体,对其检测的方法因探针的标记物不同而异,根据核酸探针标记物的种类分别进行放射自显影或利用酶检测系统进行不同显色处理。当带有酶的抗半抗原抗体(或者抗生物素蛋白)通过搭桥(或直接)与探针连接后,酶催化底物混合液中的底物发生反应,使其产生有色沉淀物即为阳性反应。目前大多数学者都采用碱性磷酸酶和辣根过氧化物酶与抗半抗原抗体(或抗生物素蛋白)连接进行检测。

细胞或组织的原位杂交切片在显示后均可进行半定量的测定,如放射自显影可利用人工或计算机辅助的图像分析检测仪检测银粒的数量和分布的差异。非放射性核酸探针杂交的细胞或组织可利用酶检测系统显色,然后利用显微分光光度计或图像分析仪对不同类型数量的核酸显色强度进行检测。但做半定量测定必须注意严格控制实验的同一条件,切片的厚度和核酸的保存量如取材至固定的间隔时间等。如为放射自显影,核乳胶膜的厚度与稀释度等必须保持一致。

### (七)对照实验和结果的判断

与免疫组织化学一样,为了确保原位杂交实验操作和结果的准确性、特异性、敏感性和重复性,需要设置一系列阳性对照和阴性对照。

1.组织对照

(1)阳性对照:用已知含靶核酸序列的组织做对照。

(2)阴性对照:用已知不含待测靶核酸序列的组织做对照。

(3)组织结构对照:用复染和基因产物的抗体作免疫组织化学检测的方法确定杂交信号的分布情况。

2.探针对照

(1)从被检测组织中提取总 RNA 或 DNA,然后分别用 Northern 或 Southern 印迹法分析。

(2)应用标记的和不标记的探针混合试剂与组织切片杂交,进行竞争性对照分析。

3.杂交对照

(1)省去标记探针。

(2)杂交前用核酸酶处理切片。这两种情况均应为阴性。

4.非放射性检测系统对照

类似免疫组织化学检测的一系列阳性对照和阴性对照。如省去检测反应中的一个步骤或多个步骤等,应当获得阴性结果。

## 五、原位杂交技术的应用

由于原位杂交技术既可从分子水平去研究 DNA 或 RNA 的性质及其病理变化,又能在细胞水平进行形态学观察,不仅可利用新鲜组织标本、培养细胞,而且可用于石蜡包埋切片进行回顾性研究。因此,随着该技术的发展和方法的不断改进与完善,在医学生物学的各个领域得到广泛的应用。

### (一)病毒性疾病研究中的应用

病毒感染的诊断,最可靠的证据是在组织、细胞中直接证明病毒的存在。与病毒分离培养、形态学观察和血清学检查相比,原位杂交技术显得更加快速、敏感和有效,它既能在受感染的组织、细胞内显示特定病毒的 DNA 或 RNA 序列,确定感染病毒的类型,又可同时观察到组织病理变化,确定受感染细胞的类型,这有助于了解病毒性疾病的发病机制和病理过程。

1.乙型肝炎病毒

目前,应用原位杂交技术检测 HBV,是诊断乙型肝炎的最佳方法。乙型肝炎病毒(hepatitis

B virus,HBV)DNA 主要存在于肝细胞的胞质中,也可存在于肝脏非实质性细胞内,最近有人在肝外组织、细胞中也找到 HBV DNA,说明 HBV 不仅仅是嗜肝组织病毒。引起广泛关注的是,肝癌细胞内发现有整合型 HBV DNA 及游离的 HBV DNA,在原发性肝癌中其整合率达 90%,在癌旁组织中也发现有 HBV DNA 存在,这些结果对进一步阐明 HBV 与原发性肝癌的关系有重要意义。

2.EB 病毒

EB 病毒(Epstein-Barr virus,EBV)是一种亲人 B 淋巴细胞性疱疹病毒。经原位杂交技术证实,EBV 还可在口咽上皮细胞、宫颈上皮细胞内复制;EBV 能引起传染性单核细胞增多症,并与 Burkitt 淋巴瘤和免疫功能受损者淋巴瘤的发病有关,约 50%AIDS-相关淋巴瘤与 EBV 有关。在鼻咽癌的研究中,已发现 EBV 与未分化型和非角化型鼻咽癌的发生密切有关。关于 EBV 与其他类型上皮肿瘤的关系,如唾液腺癌、乳腺髓样癌、胸腺瘤、胃癌、肺癌等有一些研究报道,尚有待于深入探讨。

3.巨细胞病毒

巨细胞病毒(cytomegalo virus,CMV)是一种人类疱疹病毒,在免疫功能受损患者,它是引发多种疾病的一个主要致病因子。对于 AIDS 病、恶性肿瘤及器官移植患者,常常可发生 CMV 感染。用其他方法对 CMV 的检测阳性率和敏感性均较低,其中细胞培养的时间较长。如应用原位杂交技术可很方便地在活检组织的石蜡切片上检出 CMV,与组织培养相比,敏感性为 94%,特异性为 100%。

4.人乳头瘤病毒

人乳头瘤病毒(human papilloma virus,HPV)与多种良、恶性上皮肿瘤相关。目前发现的 HPV 亚型有 100 多种,主要分为皮肤型和生殖道黏膜型,可以感染多种组织和器官。新近的研究证明,HPV 参与一些肿瘤的发病,特别是宫颈上皮肿瘤。使用各种亚型 HPV-DNA 探针检测子宫颈涂片,发现 HPV-DNA 阳性率高达 66%。鉴定病变组织中 HPV 的类型非常重要,因为,HPV 中有些型与良性肿瘤有关,而有些型则与癌或癌前病变有关。例如 16 型和 18 型 HPV 与宫颈癌以及宫颈上皮内肿瘤有关。发现有 HPV 存在的肿瘤还有肺癌、消化系统肿瘤和泌尿系统肿瘤等。

**(二)肿瘤研究中的应用**

肿瘤的发生与控制细胞正常生长和分化的基因受到损伤而变异有关,这种损伤的累积导致了原癌基因的激活和抑癌基因的缺失或失活。原位杂交技术已用于肿瘤的病理诊断,探求恶性细胞的来源;研究基因表达、突变、丢失、插入对癌细胞分化、分裂、受体特性的影响以及和恶性变及转移机制的关系。

应用原位杂交技术结合染色体显带技术可进行正常细胞基因和癌基因的染色体定位。用上述方法检出的癌基因有近 30 种,其中大部分已定位于人类染色体的特定区域。用原位杂交技术检测肿瘤细胞内癌基因 mRNA,可检出激活的癌基因,用不同种类的癌基因探针检测同一种癌组织内癌基因 mRNA,可以明确肿瘤内有哪些癌基因被激活;同样,用癌基因特异的 DNA 探针可检测癌组织中癌基因的扩增情况。已有报道发现胃癌、肺癌细胞内 H-ras 和 c-myc 癌基因被激活;肝癌、大肠癌、淋巴瘤中 c-myc 扩增;乳腺癌和肺癌中 c-erbB-2 扩增。应用基因探针检测肿瘤细胞,不仅有助于探讨肿瘤的发生机制,而且有利于病理诊断、临床分期以及指导治疗、估计预后。例如,神经母细胞瘤患者早期没有癌基因扩增,晚期有 N-myc 基因扩增;小细胞肺癌如果

c-myc 基因扩增,c-myc mRNA 表达提高,就完全不同于典型的小细胞肺癌,而以低分化、高恶性度为其临床特征。

运用双重原位杂交技术,还可以探讨癌基因和病毒感染在肿瘤的发生过程中是否具有协同作用。例如,在皮肤、黏膜良性病变和恶性肿瘤中 HPV 感染情况与 c-myc 和 H-ras 癌基因活性的对比研究中发现:癌基因 myc 和 ras 与 HPV 感染在皮肤致癌方面可能有协同作用。另外,原位杂交检测肿瘤标志物 mRNA,对肿瘤的早期诊断及治疗均有重要意义。例如,人们在肝癌细胞和癌旁细胞中均发现了 AFP mRNA,但癌组织中 AFP mRNA 阳性细胞较均匀,而癌旁肝组织中 AFP mRNA 阳性细胞呈散在分布。

### (三)细胞生物合成及遗传疾病研究中的应用

原位杂交检测组织细胞内 mRNA,不仅可以测定细胞质中 mRNA 和核中 mRNA 的含量,还可以反映细胞合成某种蛋白质或多肽的能力;其敏感性要比直接测定蛋白质高 1 000 倍左右。以 cDNA 作为探针的原位杂交技术结合免疫组织化学技术,可以了解单个细胞内 mRNA 的翻译水平,即蛋白质的合成能力,从而了解组织器官的代谢和功能状态,以及器官组织内不同细胞群的功能差异,并能同时进行形态学观察。这些应用的内容在研究正常细胞向癌细胞演进过程中的生物学特征方面有着十分重要的价值。核酸分子杂交技术结合其他 DNA 重组技术可准确地确定基因的核苷酸序列和基因突变的位置,直接分析遗传缺陷,如可应用 DNA 探针进行产前诊断,对提高人类的优生率具有深远意义。

总之,原位杂交是生物学和病理学研究的新手段,其技术日趋成熟。尤其是非放射性标记探针的广泛应用以及与其他分子生物学和免疫组织化学技术相结合,在基础研究方面起着重要作用并具有很好的临床应用价值。

（史永灿）

# 第四章 病理诊断

## 第一节 原发性垂体肿瘤

### 一、原发性腺垂体肿瘤

原发性腺垂体肿瘤包括腺瘤、不典型腺瘤和癌,其中腺瘤占绝大部分。

#### (一)腺瘤

腺垂体腺瘤分类应根据组织学、免疫组化、超微结构、临床内分泌功能、影像学和手术所见综合考虑。腺瘤大小为 0.1～10 cm。≤1 cm 者称为微小腺瘤或小腺瘤,>1 cm 为中等大腺瘤,≥10 cm 为大腺瘤。腺瘤可位于鞍内或扩张至鞍外(如鞍上、蝶窦、鼻咽、海绵窦)等。一般为膨胀性生长,亦可侵袭性生长,侵犯硬脑膜、骨、神经及脑组织等(侵袭性腺瘤)。手术时所见腺瘤常为紫红色,质软。大腺瘤可有出血、坏死及囊性变。PRL 腺瘤可见砂粒体样小钙化灶。

所有腺瘤形态一致。瘤细胞似正常前叶细胞或稍大,瘤细胞弥漫成片或排成索、巢、假腺或乳头状结构,间质为血管丰富的纤细间质,瘤细胞可有一定的异型性但核分裂罕见。单凭 HE 形态不能鉴别上述分类中各种类别的腺瘤,只有用免疫组织化学结合临床内分泌功能才能进行正确分类。

##### 1.生长激素细胞瘤

占垂体腺瘤的 10%～15%,占手术切除垂体腺瘤的 25%～30%。临床表现为肢端巨大症或巨人症。血清 GH 和胰岛素样生长因子-1 增高。有些患者血内 PRL 也可增高。

大体上这些肿瘤一般界限清楚,位于腺垂体的侧翼。根据电镜下瘤细胞内分泌颗粒的多少,分为多颗粒型和少颗粒型。多颗粒型主要由嗜酸性粒细胞构成,免疫组化可见胞质 GH 强阳性(图 4-1)。核 Pit-1 强阳性,核周低分子量 CK 中度阳性,胞质可不同程度表达 α-亚单位。分泌颗粒圆形,150～600 nm。少颗粒型由排列成实性片块嫌色细胞构成,核异型性和核仁明显。核旁有中丝构成的球形纤维小体,此小体低分子量 CK 强阳性。GH 灶性弱阳性,核 Pit-1 阳性,分泌颗粒直径 100～250 nm。

##### 2.催乳素细胞腺瘤

催乳素细胞腺瘤是垂体腺瘤中最常见的一种,但半数是尸检时偶然发现,手术切除者并不多,占手术切除垂体腺瘤的 11%～26%。可能是这种肿瘤常常由内科治疗的缘故。年轻妇女多见,男性患者年龄相对较大,女性患者临床表现为泌乳和卵巢功能不正常如无月经和不育等。男性主要表现为性功能低下,偶尔可有泌乳。血清 PRL 升高(>250 ng/mL)。影像学显示女性患者常为小腺瘤而男性多数为大腺瘤并向鞍上伸展。

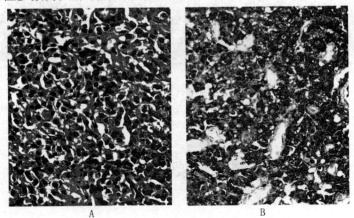

图 4-1　生长激素细胞腺瘤

A.HE 染色:瘤细胞多角形,胞质丰富,强嗜酸性;B.免疫组化 GH 强阳性

　　小腺瘤最常见于前叶的后侧部分,大腺瘤可侵入硬脑膜、鼻窦和骨。肿瘤软、红或灰色,质实,如有砂粒体则可显沙砾感。

　　少颗粒 PRL 腺瘤是最常见的一种亚型。嫌色细胞排列成乳头、小梁或实性片块,也可围绕血管形成假菊形团,可有钙化和砂粒体形成。免疫组化:PRL 强阳性呈核旁(相当于 Golgi 区)PRL 阳性小球,核 Pit-1 常阳性,ER 亦可阳性。分泌颗粒球形,少,大小 150～300 nm,分泌颗粒的异位胞吐是 PRL 瘤的电镜诊断标志。多颗粒型 PRL 腺瘤较少颗粒少见。由嗜酸性粒细胞构成,胞质弥漫性 PRL 阳性。分泌颗粒大者可达 700 nm,异位胞吐也为诊断指标。

　　3.腺瘤

　　具有生长激素和催乳素细胞分化的功能。

　　(1)混合型 GH-PRL 细胞腺瘤:这种腺瘤具有少颗粒型 PRL 和多颗粒型 GH 腺瘤的临床表现和病理形态。

　　(2)生长催乳素细胞腺瘤:最常见于巨人症和年轻的肢端巨大患者。①病理:肿瘤主要由嗜酸性粒细胞构成,排列成弥漫或实性片块,其中可见散在嫌色细胞。②免疫组化:同一细胞可显 GH 和 PRL 阳性,α-亚单位可不同程度阳性,低分子量 CK 染色显核周阳性,像多颗粒 GH 瘤,核 Pit-1 强阳性,偶尔 ER 阳性。分泌颗粒核心色泽均匀,颗粒异型性明显,大者可达到 1 000 nm。可见异位胞吐。

　　(3)嗜酸性干细胞腺瘤:临床上有轻度高 PRL 血症,有或无肢端巨大,通常血清 GH 不高。此瘤多见于女性,生长快,呈浸润性生长。病理:由略嗜酸的大细胞形成实性片块,胞质空泡状(相当于巨大线粒体),PRL 强阳性,GH 散在阳性,有些肿瘤甚至检测不出 GH,电镜下胞质内充满大线粒体和巨型线粒体,可见散在含纤维小体或核旁成束 CK(+)中丝的细胞。分泌颗粒少,150～200 nm,可找到异位胞吐。

　　4.促肾上腺皮质激素细胞腺瘤

　　占垂体腺瘤的 10%～15%。临床表现为 Cushing 综合征(垂体依赖性高皮质醇血症)。血浆 ACTH 升高较异位分泌 ACTH 患者的血浆 ACTH 低。病理：引起 Cushing 综合征最常见的为垂体嗜碱细胞小腺瘤(由促皮质激素细胞构成，常位前叶的中心部位)；而引起 Nelson 综合征者常为大腺瘤而主要是嫌色细胞或少颗粒细胞腺瘤。

(1)多颗粒 ACTH 腺瘤是最常见的 ACTH 瘤亚型，由嗜碱细胞排列呈血窦样结构，免疫组化显示 ACTH、β-内啡肽和其他 POMC 来源的肽阳性。引起 Cushing 综合征的腺瘤可见低分子量 CK(+)，而 Nelson 综合征时肿瘤细胞不含角蛋白微丝，分泌颗粒大小形态和核心致密度不等，105～450 nm。

(2)少颗粒 ACTH 腺瘤：较多颗粒型少见，光镜下肿瘤由嫌色细胞构成。CK 强阳性而 ACTH 和其他由 POMC 衍生肽弱阳性。电镜下细胞器发育不好，少量分泌颗粒，颗粒的大小、形态和密度变异大。

(3)Nelson 瘤(双侧肾上腺切除后垂体长出的肿瘤)无 CK 阳性微丝。

(4)Crooke 细胞腺瘤：在高皮质醇血症反馈作用下正常垂体 ACTH 细胞可出现核周玻璃样物沉着，称 Crooke 变性。由 Crooke 变性细胞构成的腺瘤罕见，形态像多颗粒 ACTH 腺瘤。电镜下核周有成环状中丝(角蛋白)聚集，分泌颗粒被推致细胞边缘和包裹在高尔基区内，核异型性明显。

5.促甲状腺激素细胞腺瘤

罕见，仅占垂体腺瘤的 1%左右。临床可表现为甲亢、甲低或甲状腺功能正常。由于大多数 TSH 腺瘤为浸润性大腺瘤，可影响视野。

(1)病理：大体常为侵袭性和纤维化大腺瘤。光镜下瘤细胞为嫌色细胞，细胞界限不清，核不同程度异型性，间质纤维化较常见，偶尔可见砂粒体(图 4-2)。

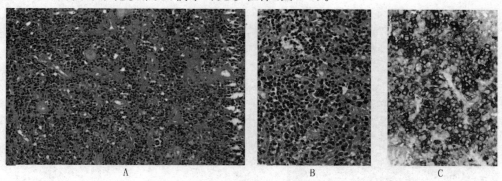

**图 4-2　促甲状腺激素细胞腺瘤**

A.光镜下为嫌色细胞；B.砂粒体；C.免疫组化 TSH 强阳性

(2)免疫组化：TSH 阳性，分泌颗粒球形，大小 150～250 nm，沿胞膜排列。有些颗粒多的细胞，偶尔可见 350 nm 的大颗粒。

6.促性腺激素细胞腺瘤

虽然临床上可有性功能失常的表现，但主要临床症状为由于肿瘤造成的头痛，视野影响和脑神经损伤。中年男性多见。发生在绝经前年轻妇女可出现原发性卵巢功能衰退的症状。诊断此瘤必须有血清 FSH 或 LH 或二者均升高。一般是 FSH 升高或 FSH 和 LH 均高，单独 LH 升高者罕见。

病理：分男性型和女性型 2 种，均为嫌色细胞，排列成索、乳头或实性，可有假菊形团形成，灶性细胞嗜酸性变常见。

FSH/LH 男性型电镜下像无功能腺瘤，细胞器很少。FSH/LH 女性型瘤细胞内有丰富的轻度扩张的粗面内质网，高尔基体呈蜂窝状。二型分泌颗粒均很少，<200 nm，位于胞膜附近，免疫组化：α-亚单位、β-FSH 和 β-LH 不同程度阳性。

7.多激素垂体腺瘤

这种腺瘤可分泌多种激素，最常见为 GH＋PRL 或 GH、PRL 和 TSH 等。虽然分泌多种激素，但临床上常常仅表现一种激素的功能。

病理：形态和免疫组化可显示单一种细胞分泌多种激素或多种细胞分泌多种激素，即单一形态多激素腺瘤和多形态多激素腺瘤。

8.无功能细胞腺瘤

约占垂体腺瘤的 1/3。无激素亢进症状，主要症状为头痛、视野受损、脑神经损伤，偶尔有海绵窦症状。如瘤细胞广泛坏死出血则可导致垂体功能低下症状或垂体卒中。

病理：诊断无功能垂体腺瘤主要靠形态。无功能促生长激素细胞腺瘤像少颗粒 GH 腺瘤。无功能催乳素细胞腺瘤和无功能促甲状腺激素细胞腺瘤形态与其相应的功能性腺瘤相似。无功能促皮质激素细胞腺瘤常伴有催乳素血症。此瘤的 I 型像功能性多颗粒 ACTH 瘤，II 型则像少颗粒 ACTH 瘤，无功能促性腺细胞腺瘤形态与其功能性腺瘤同，代表无功能腺瘤的最大一组。嗜酸性粒细胞瘤代表无功能促性腺细胞腺瘤伴广泛嗜酸性变。细胞排列成片或巢，含丰富的嗜酸性颗粒状胞质。

**(二)不典型腺瘤**

不典型腺瘤的形态特点是核分裂指数升高，一般良性腺瘤很难找到核分裂，而不典型腺瘤可以找到或＞2/10 HPF（图 4-3），Ki-67 指数＞3%。

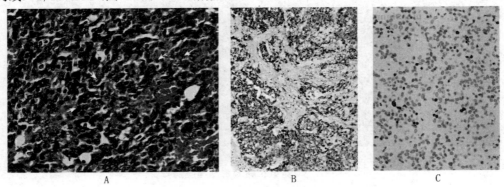

图 4-3　不典型腺瘤

A.瘤细胞核分裂明显增多；B.本例为 PRL 细胞腺瘤，PRL 阳性；C.Ki-67 指数高

示这种腺瘤可能具侵袭性或潜在的复发性。15% 不典型腺瘤表达 *P53*。良性腺瘤亦可侵犯垂体实质、腺周硬脑膜或邻近的骨和软组织，所以不典型腺瘤不是基于肿瘤的侵袭性而是根据核分裂，Ki-67 指数和 *P53* 表达。

**(三)垂体癌**

当垂体腺瘤侵犯破坏周围硬脑膜及骨组织时称为侵袭性腺瘤。诊断癌的指标是出现转移。垂体癌一般起始为垂体腺瘤，可引起种种激素异常，或临床上无功能。只有以后出现转移或侵犯脑组织才能确诊为癌。浸润转移部位有蛛网膜下腔、脑实质、颈淋巴结、骨、肝和肺等。

**1.病理**

形态上无特殊的改变,可出现细胞密集、坏死、出血、核分裂增多、核异型性明显。Ki-67指数高,可高达12%,而腺瘤仅1%,侵袭性腺瘤4.5%;但亦有的垂体癌Ki-67指数在腺瘤范畴内。

**2.免疫组化**

除NSE、Syn、CgA阳性外各种垂体激素亦可阳性。

**3.遗传学**

各种垂体腺瘤和垂体癌均有不同程度的染色体不平衡,如GH腺瘤、PRL腺瘤和ACTH腺瘤的染色体不平衡为48%~80%,GH腺瘤中最常见,为9、17增多,18、1、2、11丢失。PRL腺瘤中常见的为4q、5q增多,1、2、11和13丢失。ACTH腺瘤中5、8和11丢失常见,促性腺激素细胞腺瘤中13q丢失常见。一般来说染色体不平衡在侵袭/复发腺瘤较腺瘤多见,癌又较侵袭/复发腺瘤多见,Nam等研究结果认为11q13和13q的LOH对预测垂体腺瘤的侵袭性有意义。Rickert等分析4例垂体癌转移,染色体不平衡平均为8.3(增多7,丢失1.3),最常见的增多为5、7p和14q,他们认为14q丢失可能与垂体癌的恶性进展和转移有关。

## 二、神经垂体和下丘脑原发性肿瘤

### (一)节细胞瘤

节细胞瘤亦称神经节瘤,由成熟的神经元细胞构成,瘤细胞很可能来自下丘脑的神经节细胞。临床症状主要由肿块引起的症状如下丘脑调节异常,垂体功能低下和高催乳素血症。由于这些肿瘤能合成下丘脑肽类激素,所以有时可伴有其他激素症状,包括肢端巨大症、性早熟或Cushing综合征。

**1.大体**

肿瘤大小不一。

**2.光镜**

由成熟的神经节细胞构成,双核或多核细胞多见。瘤细胞分布于不等量的神经胶质-纤维组织构成的间质内,小血管增生。

**3.免疫组化**

Syn和NF(+)。

**4.电镜**

瘤细胞有丰富的内质网、线粒体和神经微丝。分泌颗粒集中于细胞胞突中。肢端巨大症的患者肿瘤常为组合性即节细胞瘤+少颗粒促生长激素细胞腺瘤。

### (二)胶质瘤

胶质瘤包括星形细胞瘤、少突胶质细胞瘤和室管膜瘤,毛细胞星形细胞瘤是最常见的一种,多见于年轻人,发生在儿童的低恶性度的胶质瘤预后好。放射后的胶质瘤和累及视神经的胶质瘤侵袭性强和很快致死。

### (三)脑膜瘤

鞍区脑膜瘤女性多见,占脑膜瘤总数的20%,完全限于鞍内的脑膜瘤罕见。

### (四)颗粒细胞瘤

颗粒细胞瘤见于神经垂体和垂体柄,大多数肿瘤体积小,为尸检偶然发现。手术切除肿瘤都因肿瘤大而引起临床症状。形态与身体其他部位的颗粒细胞瘤相同,肿瘤无包膜但界限清楚,

GFAP 和 S-100 常常阴性。

### (五)脊索瘤

发生在蝶鞍的脊索瘤患者年龄＞30 岁,生长缓慢,但局部侵袭性。形态与其他部位脊索瘤同。免疫组化示低分子量 CK、EMA 和 S-100 阳性,有时 CEA 亦显阳性。

### (六)神经鞘瘤

鞍内神经鞘瘤罕见,形态及免疫组化与其他部位神经鞘瘤同。

## 三、鞍区其他肿瘤和转移性肿瘤

### (一)颅咽管瘤

颅咽管瘤由颅颊囊残留物发生,占颅内肿瘤的 2%～4%。是儿童最常见的蝶鞍肿瘤,约占儿童中枢神经肿瘤的 10%。颅咽管瘤任何年龄都能发生,高峰为 5～20 岁,第 2 个高峰为 50～60 岁。3/4 有肿块效应(头痛和视野缺损)。大多数患者有垂体功能低下,＜50% 患者有高催乳素血症,约 25% 患者有尿崩症。儿童可呈侏儒。

影像学多数为囊性病变,仅 10% 为实性。50% 显蝶鞍增大和被腐蚀,＞50% 鞍区钙化。肿瘤可浸润下丘脑,甚至第三脑室,由于此瘤的高浸润性,所以手术常切不净,以致术后复发率高,特别是年轻患者,可高达 10%～62%。术后放疗可降低复发率。颅咽管瘤为良性但局部浸润性,仅有个别恶变的报道。

病理:85% 完全在鞍上,仅 15% 有鞍内成分。大多数肿瘤诊断时＜1 cm,界限清楚但不一定有包膜。切面囊性多见,内含黏稠油样液(像黑泥)及胆固醇和钙化,光镜下在疏松的纤维间质中有上皮细胞岛和囊,胆固醇结晶,角化碎屑(成为钙化核心)。组织学类型可分为造釉细胞瘤型和乳头型。乳头型多见于成人,特点是假乳头状鳞状上皮;呈实性或囊状。一般没有纤维化和胆固醇,此型似较造釉细胞瘤型预后好。免疫组化:CK(+),电镜可见张力纤维和细胞间连接,无分泌颗粒。

### (二)生殖细胞肿瘤

生殖细胞肿瘤包括生殖细胞癌、胚胎性癌、畸胎瘤、内胚窦瘤和绒癌,约占成人颅内肿瘤的＜1%,占儿童颅内肿瘤的 6.5%,最常见的部位为松果体,其次为鞍上。鞍区纯的生殖细胞瘤和纯的畸胎瘤最多见,也有混合性生殖细胞肿瘤。所有生殖细胞肿瘤形态与其他部位同。

### (三)Langerhans 细胞组织细胞增生症

Langerhans 细胞组织细胞增生症(Langerhans cell histi-ocytosis,LCH)包括嗜酸性肉芽肿、HSC 症、L-S 病,可累及神经垂体和下丘脑,导致尿崩症,垂体功能低下和高催乳素血症。LCH很少累及前叶,形态与其他部位同,免疫组化 CD-1a(+),S-100(+)。电镜下可找到 Birbeck 颗粒。

### (四)间充质肿瘤

文献报道的有血管瘤、血管球瘤、血管母细胞瘤、脂肪瘤、软骨瘤、软骨肉瘤、软骨黏液样纤维瘤、骨巨细胞瘤、软组织腺泡状肉瘤、骨肉瘤及纤维肉瘤等。形态与其他部位软组织肿瘤同。

### (五)转移性肿瘤

由于垂体血运丰富,所以许多恶性肿瘤如肺、乳腺和胃肠道癌经血行转移到垂体并不少见,有的报道可高达 26.7%。累及神经垂体较腺垂体多见。

（张永欢）

# 第二节 甲状腺肿瘤

## 一、甲状腺腺瘤

甲状腺腺瘤(thyroid adenoma,TA)是由单一前体细胞发生基因突变或异常引起局灶性甲状腺滤泡细胞增生、增殖的结果,是最常见的甲状腺良性肿瘤,占所有甲状腺疾病的16%～25%。TA可以发生在各个年龄段,以15～40岁中青年妇女多见,呈散发性。肿瘤多为单发,表现为甲状腺实质内单个边界清楚的肿物,有完整的包膜,大小从直径数毫米到3～5 cm不等,个别患者甚至可达10 cm以上。肿瘤内部有时可见囊性变、纤维化或钙化。临床病理分为滤泡性腺瘤和乳头状腺瘤两种,前者多见。

### (一)临床表现

TA多数无自觉症状,常在无意中偶然发现颈前区肿块;多数为单发,圆形或卵圆形,表面光滑,边界清楚,质地韧实,与周围组织无粘连,无压痛,可随吞咽上下移动。肿瘤直径一般在数厘米至十余厘米不等,生长速度较缓,病程可长达数十年,此类患者常可出现瘤体钙化而使瘤体触质坚硬。但如果一旦发生瘤体内出血,体积可迅速增大,且伴有疼痛和周围器官压迫症状,如呼吸困难和吞咽不适。部分肿块出血吸收后(一般是2～3个月)会缩小,部分瘤体生长速度过快,实质部分因血供不足而发生坏死、液化发生囊性变。少数增大的肿瘤逐渐压迫周围组织,引起气管受压、移位,患者会感到呼吸不畅或呼吸困难,特别是平卧时为重。胸骨后的TA压迫气管和大血管后可能引起呼吸困难和上腔静脉压迫症。多数典型的TA不影响甲状腺功能。需注意的是,中老年女性的TA常为滤泡性腺瘤,生长迅速,血运丰富,常伴有压迫症状,部分往胸骨后生长,术中肿瘤质脆而容易破裂,出血多而导致解剖不清,手术难度较大,容易引起喉返神经损伤致术后声音嘶哑。少数TA可发展为功能自主性腺瘤(20%)而引起甲状腺功能亢进,出现心慌、手抖、多汗、消瘦和易饥等症状。

### (二)病理特征

临床上TA一般生长缓慢,体检时随吞咽而上下移动。肉眼:多为单发,圆或类圆形,切面多为实性,色暗红或棕黄,可并发出血、囊性变、钙化和纤维化。

其共同的组织学特点或病理诊断要点:①有完整纤维包膜的单个结节;②肿瘤的组织结构与周围甲状腺组织不同;③瘤体内部结构具有相对一致性(变性所致改变除外);④对周围组织有挤压现象。根据肿瘤细胞形态学特点,一般将TA分为以下几种病理类型。

#### 1.滤泡性腺瘤

滤泡性腺瘤是最常见的病理类型,占所有良性甲状腺肿瘤的85%,根据滤泡分化程度,又可分为以下几种亚型。

(1)胚胎型腺瘤:又称梁状和实性腺瘤,瘤细胞小,大小较一致,分化好,呈条索状、小梁状或网片状排列,有少量不完整的滤泡状腔散在,无胶质,水肿的疏松纤维间质类似胚胎期甲状腺。

(2)胎儿型腺瘤:又称小滤泡型腺瘤,主要由小而一致、仅含少量胶质或没有胶质的小滤泡构成,上皮细胞为立方形,与胎儿期甲状腺组织相似。

(3)单纯型腺瘤:又称正常大小滤泡型腺瘤,肿瘤包膜完整,肿瘤组织由大小较一致、排列拥挤、内含胶质的滤泡组成,与成年人正常甲状腺相似的滤泡构成。

(4)胶样型腺瘤:又称巨滤泡型腺瘤,肿瘤组织由大滤泡或大小不一的滤泡组成,滤泡内充满胶质,并可互相融合成囊,肿瘤间质少。

2.乳头状腺瘤

滤泡上皮细胞排列成单层,呈乳头状向腺腔内突出,滤泡常形成大囊腔,故亦称囊性乳头状瘤。间质少,肿瘤常并发出血、坏死及纤维化。具有乳头状结构者有较大的恶性倾向,故良性乳头状腺瘤少见。

3.变异类型

(1)嗜酸性粒细胞型腺瘤:又称 Hürthle(许特莱)细胞腺瘤,较少见。瘤细胞大而多角形,核小,胞质丰富嗜酸性,内含嗜酸性颗粒。电镜下见嗜酸性粒细胞内有丰富的线粒体,即 Hürthle 细胞。瘤细胞排列成索网状或巢状,很少形成滤泡。

(2)不典型腺瘤:少见,瘤体包膜完整,质地坚实。其瘤细胞丰富,生长较活跃,有轻度不典型增生,可见核分裂象。瘤细胞排列成索或巢片状,很少形成完整滤泡,间质少,但无包膜和血管侵犯。此类型肿瘤术后应追踪观察,可做降钙素、上皮膜抗原(epithelial membrane antigen,EMA)和角蛋白等免疫组织化学检查,从而与甲状腺髓样癌和转移癌相鉴别。

(3)透明细胞腺瘤:发生于甲状腺的透明细胞型滤泡型腺瘤罕见,应与原发甲状腺透明细胞癌、异位的甲状旁腺腺瘤或转移性肾透明细胞癌鉴别。大体观瘤体包膜完整,切面淡红色,质软及韧。镜下见细胞体积较大呈多边形或圆形,胞质透明或细颗粒状,核异型不明显,包膜完整未见肿瘤细胞浸润。由于本病非常罕见,故容易误诊。因此当甲状腺肿瘤细胞胞质透明或嗜酸性时,应当充分取材、询问病史、行免疫组织化学检测及特殊染色以明确组织来源而排除转移性肾透明细胞癌、甲状旁腺腺瘤及甲状腺透明细胞癌,以免误诊而影响治疗。

(4)功能自主性腺瘤(autonomously functioning adenoma,AFA):又称毒性甲状腺腺瘤或高功能腺瘤,由于该腺瘤发生功能增强,产生大量甲状腺激素,外周血 $T_3$、$T_4$ 水平增高,以 $T_3$ 增高较为明显,从而引起甲亢的表现。查体时往往可以发现甲状腺有结节,SPECT 扫描多为热结节,而周围甲状腺组织的放射性核素分布往往缺乏或减低。

## 二、分化型甲状腺癌

甲状腺癌是起源于甲状腺滤泡细胞和滤泡旁细胞的恶性肿瘤,其发病率近年来呈上升趋势,发病人数也迅速增加。根据 WHO 病理分型主要包括以下四类:甲状腺乳头状癌;甲状腺滤泡癌;甲状腺髓样癌和甲状腺未分化癌。依据组织学分化程度的不同又可将甲状腺癌分为分化型和未分化型。其中 PTC 和 FTC 属于分化型甲状腺癌(differentiated thyroid carcinoma,DTC),DTC 占所有甲状腺癌的 90% 以上,文献资料显示此类患者 30 年生存率亦超过 90%,预后佳。

### (一)甲状腺乳头状癌

甲状腺乳头状癌(papillary thyroid carcinoma,PTC)是甲状腺癌中最多见的一型,既往流行病学资料显示 PTC 占甲状腺癌的 60%～90%,近年来全世界范围内其发病率呈明显上升趋势,天津医科大学肿瘤医院 2011 年的一项调查结果显示,该院 PTC 患者比重已经占全部甲状腺癌的 96.0% 左右,权重明显升高。其组织学亚型较多,临床特性呈多样化。

甲状腺乳头状癌的发病率因地区、营养状况及医疗水平而异。由于 PTC 远处转移率及病死率均较低,因此 PTC 属低度恶性肿瘤;但在某些特定人群中,如老年人及有射线接触史者,PTC

亦具有较强的侵袭性,并可侵犯喉返神经、气管、食管等。

**1.临床表现**

PTC患者初期多无自觉不适,甲状腺肿物为最常见表现。除微小癌外,甲状腺触诊可及单发或多发肿物,质硬,吞咽时肿块移动度减低。随病情进展,晚期可出现声音嘶哑、呼吸困难、吞咽困难等表现。若肿瘤压迫颈交感神经节,可产生Horner综合征。颈丛浅支受侵犯时,患者可有耳、枕部、肩等处疼痛。此外,有些患者就诊时可出现颈淋巴结转移及远处脏器转移。需注意的是,目前有相当比例PTC患者为微小癌,其临床表现隐匿。这类患者多在常规体检时行颈部超声检查发现甲状腺肿物,或以颈部淋巴结转移为首要症状就诊。颈淋巴结转移是PTC较常见的临床表现,可高达50%以上。转移淋巴结部位以同侧Ⅵ区最为常见。Ⅱ、Ⅲ、Ⅳ区也可见转移。Ⅰ、Ⅴ区偶见。血型转移较少,多见于肺,亦可出现肝、脑、骨转移。

**2.病理特征**

(1)大体形态:肿瘤直径为数毫米至数厘米不等,可单发亦可多发,多为硬而坚实,亦可硬韧或呈囊实性。微小者多为实性,最小可为数毫米,倘不注意,易被忽略;癌灶多无包膜,常浸润正常甲状腺组织而无清楚分界,呈星芒状,有的似瘢痕组织结节。肿物较大者一般切面呈苍白色,胶样物甚少,常有钙化,切割时可闻磨砂音。可有包膜或不完整,有时可为囊性伴部分实性成分,有时可见乳头状突起,也有的肿物边界极不清楚,无明显肿物轮廓,切面呈散沙状。

(2)镜检:在镜下,典型的PTC乳头状结构表现为由中央为纤维血管轴心、表面衬覆一层肿瘤性上皮所构成。典型的乳头较长,有复杂的分支。衬覆在乳头表面和肿瘤性滤泡的上皮细胞核具有特征性改变。细胞核大、互相重叠在一起。核圆形或卵圆形,核边缘欠规则,呈锯齿状或有皱褶,可出现与核长轴平行的核沟。核染色质常平行排列,聚于核内膜下,致使核膜增厚,核空淡,呈毛玻璃样。核仁小,不明显。核分裂现象罕见或无。在乳头纤维血管轴心中、淋巴管内、实性上皮成分之间和肿瘤性滤泡之间的间质中常存在同心圆层状结构的砂粒体。

(3)分型:近年来,国内外认为PTC组织学上的多样性可能与其临床表现上的差异具有密切的联系。WHO已于肿瘤国际组织学分类标准中对PTC的组织学分型进行了重新分类,其中主要包括:滤泡型、嗜酸性粒细胞型、弥漫硬化型、高细胞型、柱状细胞型等十余种。近年来也有研究将一类有纤维囊包裹的"滤泡亚型甲状腺乳头状癌"(EFVPTC)进行重新命名,现在它的名字则是"带有乳头状细胞核特征的非浸润性滤泡型甲状腺肿瘤"(NIFTP),此类型为极低度恶性潜能肿瘤,绝大部分肿瘤完整切除后已经可以治愈,不需要追加RAI治疗。

下面将对乳头状癌各分型的临床病理特征进行分述。

1)弥漫硬化亚型:该型常累及儿童和年轻成人,表现为双侧或单侧弥漫性甲状腺肿胀。大多数研究表明此型生物学上较经典型乳头状癌更具侵袭性,表现为更高的淋巴结转移率(几乎100%)和较高的远处转移概率。经过充分的治疗,病死率与经典型相似,大概与患者发病时年轻有关。甲状腺实质被白色较硬的组织弥漫替代,切面有砂粒感。典型的组织学特征包括:①弥漫累及单侧腺叶或双侧腺叶;②重度淋巴浆细胞浸润伴生发中心形成;③丰富散在的砂粒体;④多灶而分散的位于淋巴管内的乳头状癌小岛,伴明显的鳞状上皮化生集(图4-4);⑤在鳞状分化区域乳头状癌核特征缺失。

2)实性亚型:指具有50%以上实性生长方式的乳头状癌。由纤细的纤维血管分隔肿瘤细胞岛,肿瘤细胞圆形或不规则形,具有乳头状癌核的特征(图4-5,图4-6)。不出现肿瘤坏死。与普通的乳头状癌相比,其远处转移的频率稍高,预后稍差。此亚型在术中冷冻切片诊断时具有一定难度,因其往往没有明显纤维化,核特征没有常规切片中明显,部分病例浸润性生长亦不明显,但仔细观察在肿瘤边缘多有异型的肿瘤性小结节形成。主要的鉴别诊断是低分化癌(核较深染,核分裂象常见,可见灶性坏死,Ki67 增殖指数较高,多高于 10%)和髓样癌(点彩状染色质,淀粉样物,间质富于血管,降钙素阳性)。

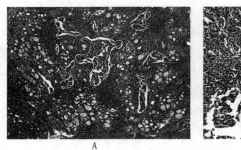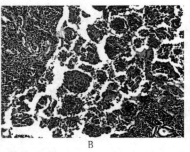

**图 4-4  弥漫硬化型乳头状癌**

A.桥本甲状腺炎的背景,多灶淋巴管内见乳头状癌巢(HE×50);B.较多砂粒体形成伴鳞状细胞化生巢(HE×200)

**图 4-5  实性亚型乳头状癌**

癌巢被纤细的纤维血管分隔(HE×200)

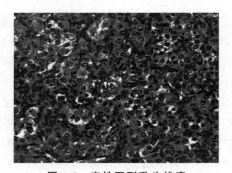

**图 4-6  实性亚型乳头状癌**

高倍显示可见肿瘤细胞核具有乳头状癌的核特征(HE×400)

3)高细胞亚型:肿瘤细胞的高度至少是宽度的三倍,呈典型乳头状癌特征的核大多位于基底。胞质丰富,因线粒体堆积而呈嗜酸性,有时胞质局灶透明(图 4-7)。常富于乳头及高度浸润性。肿瘤体积往往较大。更容易向甲状腺外扩展(2%~82%)。更具侵袭性(复发率 18%~58%,病死率 9%~25%)。

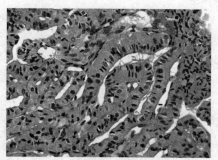

**图 4-7 高细胞亚型乳头状癌**

肿瘤细胞的高度是宽度的 3 倍以上,胞质嗜酸(HE×400)

4)柱状细胞亚型:有包膜的肿瘤可有包膜浸润,有时有血管浸润。浸润性肿瘤常表现为甲状腺外扩散。以混合性乳头、复杂腺体、筛状和实性结构为特征。乳头和腺体被覆高柱状细胞,核呈假复层排列、深染、卵圆形或梭形(类似于结直肠癌或子宫内膜样腺癌)。可出现核下空泡及透明胞质(图 4-8)不同于高细胞亚型,柱状细胞更高,核深染,呈明显假复层排列,胞质缺乏嗜酸性改变,高细胞亚型更像典型的乳头状癌。

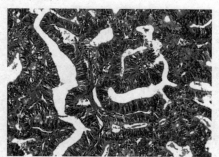

**图 4-8 柱状细胞亚型乳头状癌**

肿瘤细胞核拉长,类似结肠腺瘤或子宫内膜癌样(HE×200)

5)包膜内亚型:指完全由包膜包裹的乳头状癌。纤维性包膜可能显示或不显示肿瘤浸润,但淋巴结转移可能发生在无包膜或血管浸润的情况下。包膜内的乳头状癌形态多样,以乳头状和滤泡结构为最多见(图 4-9)。完全由滤泡组成的病例需仔细辨认核特征进行准确的评估。与经典型乳头状癌相比,患者较年轻,较少出现压迫症状,淋巴结转移率低,预后极好。

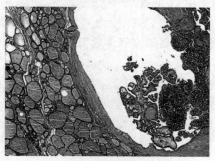

**图 4-9 包膜内亚型乳头状癌**

有完整包膜包裹,以乳头状为主(HE×50)

6)滤泡亚型:指全部或几乎完全由滤泡组成的乳头状癌。多数呈浸润性生长,无明显包膜,为滤泡浸润型;有完整包膜者,依据有无包膜浸润,又分为包膜完整亚型和包膜浸润亚型(图4-10)。滤泡大小、形状不一,滤泡常常拉长,形状不规则,类胶质常常深染,边缘呈锯齿状。可出现砂粒体和间质硬化。诊断主要依靠乳头状癌典型的核特征,临床行为与经典的乳头状癌无明显差别。

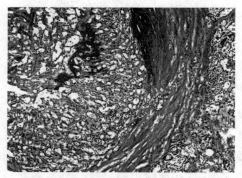

图 4-10 呈包膜浸润的滤泡亚型乳头状癌(HE×100)

7)Warthin 瘤样亚型:部分乳头状癌类似于唾液腺的 Warthin 瘤,呈乳头状生长,乳头轴心伴有大量淋巴浆细胞浸润(图 4-11)。乳头被覆细胞常常呈嗜酸性,可为立方或柱状细胞。该亚型往往伴有淋巴细胞性甲状腺炎或桥本甲状腺炎背景。

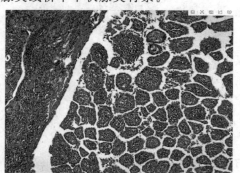

图 4-11 Warthin 瘤样亚型乳头状癌

乳头状结构,表面被覆嗜酸性肿瘤细胞,间质为淋巴组织(HE×100)

8)嗜酸性粒细胞亚型:主要由含丰富嗜酸性胞质的细胞组成,胞质可部分或全部透明(图 4-12)。具有典型的乳头状癌细胞核,核仁较明显。生物学行为及分子特征与经典型乳头状癌无差别。与嗜酸性粒细胞滤泡性肿瘤的鉴别非常重要,主要在于核特征及有无包膜和/或血管侵犯。

9)透明细胞亚型:经典型乳头状癌和滤泡亚型可以主要由透明细胞构成,常常是乳头状结构占优势,有些可见到滤泡生长方式。肿瘤细胞显示广泛的透明胞质,一部分肿瘤可见到嗜酸性粒细胞和透明细胞相混合(图 4-13)。细胞核的特征与经典型乳头状癌一致。

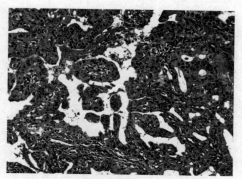

**图 4-12 嗜酸性粒细胞亚型乳头状癌**

肿瘤细胞胞质嗜酸,核具有异型性(HE×200)

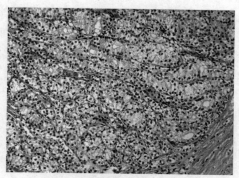

**图 4-13 透明细胞亚型乳头状癌**

瘤细胞胞质透明,细胞核具有乳头状癌的核特征(HE×200)

10)巨滤泡亚型:50%以上的区域由大滤泡组成。因为大多数这个亚型的肿瘤有包膜,容易与增生性结节或大滤泡腺瘤相混淆。巨滤泡的被覆细胞变扁,可能不显示乳头状癌的特征性核。然而,部分滤泡细胞含有大而亮的核和乳头状癌所特有的核沟和核内假包涵体用以明确诊断。这一亚型是以很少见到淋巴结转移为特点,当发生转移时,仍然保持原发肿瘤的大滤泡形态。

11)筛状-桑葚样亚型:罕见类型,以明显的筛状结构为特征,腔内缺乏类胶质;散在鳞状分化(桑葚样)岛(图 4-14)。其细胞核内常有轻度嗜酸性、均质、含生物素的包涵体。紧密排列的滤泡、乳头和小梁结构常混合存在。肿瘤细胞柱状、立方状或扁平。核染色质丰富,但局灶总可见典型的乳头状癌的核特征。肿瘤常界清,甚至有包膜,伴或不伴有包膜及血管浸润。易被误诊为高细胞/柱状细胞乳头状癌、玻璃样变梁状腺瘤、甲状腺低分化癌或腺癌。此亚型可发生于家族性腺瘤性息肉病(FAP,常为多中心)或为散发(常为孤立性)。发生于 FAP 患者的多数甲状腺癌属于这一亚型。女性明显多见(男女比例为 1∶17),确诊时的平均年龄为 27.7 岁,有时先于 FAP 的诊断。此亚型确诊的意义在于提示临床医师警惕与 FAP 的相关性。β-catenin 免疫组织化学染色核阳性是该亚型独特而普遍的表型。

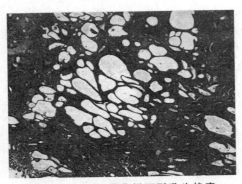

**图 4-14 筛状-桑葚样亚型乳头状癌**

典型的混合性结构特征,可见筛状、实性及乳头状结构(HE×50)

12)伴丰富结节性筋膜炎样间质的亚型:为少见亚型,乳头状癌伴有丰富的结节性筋膜炎或纤维瘤病样反应性间质(图 4-15)。主体肿瘤由于很分散而不明显可能被掩盖,需仔细寻找,必要时需免疫组织化学染色辅助确诊。间质由梭形肌纤维母细胞组成,位于有外渗红细胞的含血管的纤维黏液基质中。间质与肿瘤的相互作用可能导致特殊的组织学结构,类似乳腺的腺纤维瘤、叶状肿瘤或纤维囊肿病。这些变化没有特殊不好的预后意义。

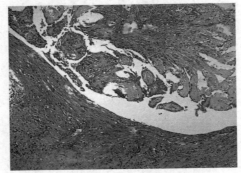

**图 4-15 伴结节性筋膜炎样间质的乳头状癌**(HE×100)

13)小梁亚型:超过 50% 的肿瘤呈梁状生长。肿瘤细胞呈立方或柱状,在长直的小梁内垂直排列(图 4-16)。肿瘤往往较大,具有侵袭性。预后较差,可能是乳头状癌的一种低分化亚型。

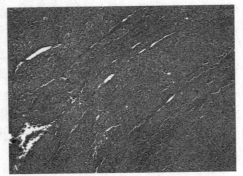

**图 4-16 小梁亚型乳头状癌**

肿瘤细胞呈小梁状生长方式(HE×100)

14)乳头状癌伴鳞状细胞癌或黏液表皮样癌:原发甲状腺鳞状细胞癌十分罕见。偶见乳头状癌与鳞状细胞癌混合存在(图 4-17)。这种混合性癌不应与乳头状癌伴鳞状上皮化生相混淆,前者呈侵袭性临床过程,而后者临床行为与通常乳头状癌相同。乳头状癌也可与黏液表皮样癌相混合,通常不伴有嗜酸性变或桥本甲状腺炎。

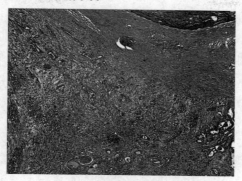

**图 4-17　乳头状癌伴鳞状细胞癌**

右下为乳头状癌成分,左侧为鳞状细胞癌成分,右上为钙化成分(脱钙处理后切片)(HE×50)

15)去分化乳头状癌:指乳头状癌与未分化或低分化甲状腺癌并存的状态(图 4-18)。未分化或低分化成分可出现于乳头状癌发生或复发时。这种转化可发生于原发灶或转移灶。由于高级别成分的存在,预后差,除非未分化或低分化成分仅占整体肿瘤的一小部分。

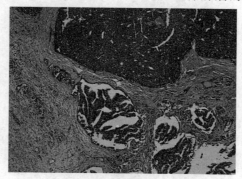

**图 4-18　去分化乳头状癌**

下方为乳头状癌成分,上方为低分化癌成分(HE×50)

16)乳头状癌伴梭形细胞化生:少数乳头状癌中会出现梭形肿瘤细胞,所占比例多少不等。形态温和的梭形细胞形成短束状,与乳头状癌成分融合。

17)乳头状癌伴脂肪瘤样间质:有少数病例,脂肪细胞散在分布于乳头状癌内。

**(二)甲状腺滤泡癌**

甲状腺滤泡癌(follicular thyroid cancer,FTC)是一种显示滤泡细胞分化,但缺乏乳头状癌特征的甲状腺恶性上皮来源肿瘤,与甲状腺乳头状癌同属于分化型甲状腺癌(DTC),是甲状腺癌第二种常见的组织学类型。目前全球 FTC 患者比重占所有甲状腺癌的 9%~40%,其结果差异取决于人种、摄碘情况以及甲状腺乳头状癌滤泡亚型作为子诊断的应用等因素,例如文献报道低碘地区甲状腺滤泡癌相对偏多。美国 SEER 数据库统计 1992—2012 年间的甲状腺癌患者,发现 75 992 名患者中 25.7% 为甲状腺滤泡癌,而我国的 FTC 占比以往为 10%~15%,但近年来有逐渐下降趋势。

1.临床表现

大部分患者的首发表现为甲状腺肿物,肿物生长缓慢,质地中等,边界不清,表面不光滑。早期随甲状腺的活动度较好,当肿瘤侵犯甲状腺邻近的组织后则固定,可出现不同程度的压迫症状,表现为声音嘶哑,发声困难,吞咽困难和呼吸困难等。与 PTC 相比,FTC 发生颈部和纵隔区域淋巴结转移较少,为 8%～13%,远处转移则较多,可高达 20% 以上,以肺部和骨转移为常见,其他脏器如脑、肝、膀胱和皮肤等也可累及。骨转移灶多为溶骨性改变,较少出现成骨性改变,少部分患者则以转移症状,如股骨、脊柱的病理性骨折为首发表现。

2.病理特征

(1)大体表现:大多数甲状腺滤泡癌呈实性,瘤体存在包膜,剖面呈黄褐色或浅棕色。可发生继发性改变,如出血、囊性变。根据包膜是否完整,甲状腺滤泡癌可分两型:①有包膜,但有显微镜下血管和/或包膜浸润,此型称为包裹性血管浸润型(图 4-19)。②包膜不完整并明显浸润周围甲状腺膜组织,此型称为浸润型(图 4-20)。包裹性血管浸润型滤泡癌肉眼观察像甲状腺滤泡性腺瘤。浸润型滤泡癌切面灰白色,可侵占大部分甲状腺组织并侵出甲状腺包膜外,与周围组织粘连或侵入周围组织如气管、肌肉、皮肤和颈部大血管并常累及喉返神经。

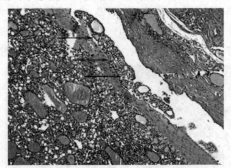

**图 4-19　微浸润性滤泡癌(包裹性血管浸润型)**
肿瘤栓子位于包膜血管内(箭头所示),表面被覆血管内皮细胞(HE×100)

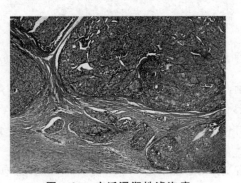

**图 4-20　广泛浸润性滤泡癌**
肿瘤广泛浸润邻近组织和多个血管(HE×50)

(2)组织学表现:甲状腺滤泡癌以滤泡状结构为主要组织学特征,无乳头状形成,淀粉样物少见。癌细胞一般分化良好,常似正常甲状腺组织,且滤泡中含胶体,有些似甲状腺肿结构,癌细胞可见轻度或中度间变,常见包膜、血管、淋巴管侵犯,癌组织在包膜外浸润性生长。根据滤泡大小,可将甲状腺滤泡癌分为大滤泡型、正常滤泡型以及小滤泡型。呈小梁状或实性排列的肿瘤可称为梁状或胚胎型。

除典型的滤泡癌外,许特莱细胞癌和透明细胞癌为甲状腺滤泡癌的两个特殊亚型。①许特莱细胞癌:形态与许特莱细胞腺瘤相似,具有丰富的嗜酸性胞质,因线粒体积聚而呈颗粒状,有包膜、血管和/或邻近甲状腺实质浸润或有卫星结节形成。过去研究认为该种亚型预后较差,5 年生存率 20%～40%;而新近研究表明组织学特征能准确地预测许特莱细胞的行为,无浸润的肿瘤可行腺叶切除治疗。②透明细胞癌:罕见,肿瘤由具有透明胞质的癌细胞构成。癌细胞界限清楚,胞质内富含糖原。诊断甲状腺透明细胞癌必须先除外转移性肾透明细胞癌和甲状旁腺癌。

## 三、甲状腺髓样癌

目前占所有甲状腺癌的 1%～2%,较以往报道的比例有所下降。年龄高峰为 40～60 岁,亦可见于青少年和儿童。性别差别不大。髓样癌来自甲状腺的 C 细胞,能分泌降钙素。80%～90%的髓样癌为散发性,10%～20%为家族性。家族性髓样癌为常染色体显性遗传,常合并其他内分泌腺异常如嗜铬细胞瘤、甲状旁腺增生或腺瘤、黏膜神经瘤等,组成多发性内分泌腺肿瘤 2 型(2A 型和 2B 型)。肿瘤由于分泌过多的降钙素而造成患者严重腹泻。此外,肿瘤还能分泌异位激素如 ACTH、5-羟色胺、P 物质和前列腺素等,因此部分患者可合并 Cushing 综合征或类癌综合征。

### (一)大体

包膜可有可无,直径 1～11 cm,界限清楚。切面灰白色,质实。散发性髓样癌多为单个结节,体积较大。家族性髓样癌常伴 C 细胞增生,为多结节性。分布在甲状腺两侧叶的中上部。

### (二)光镜

癌细胞呈圆形、多角形或梭形。核圆形或卵圆形,核仁不显,核分裂罕见。肿瘤可呈典型的内分泌肿瘤样结构,或形成实性片块、细胞巢、乳头或滤泡样结构。如滤泡样结构中充有嗜酸性物质则与滤泡癌所含的胶质很难鉴别。梭形细胞常呈旋涡状排列或呈肉瘤样。髓样癌的另一个特点是间质有淀粉样物质沉着。淀粉样物质的形成据认为是与降钙素的分泌有关。现在越来越多的材料指出髓样癌的形态可像滤泡癌或乳头状癌而且没有间质淀粉样物质。这种肿瘤应做免疫组化及电镜观察,髓样癌为降钙素 calcitonin 阳性(图 4-21)。

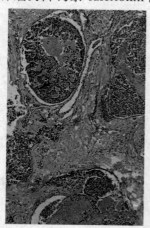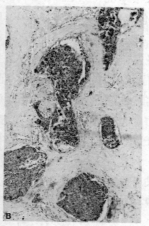

**图 4-21　甲状腺髓样癌**

A.癌细胞由小的圆形和卵圆形细胞构成,瘤细胞形成巢,有不等量的纤维组织分隔,细胞之间和间质内有淀粉样物沉着;B.降钙素染色强阳性

### (三)电镜

有直径 100～300 nm 的神经分泌颗粒。颗粒大小较一致,核心电子密度较高。分子生物学技术检查显示有 calcitonin mRNA 和 CGRP mRNA。

### (四)遗传学

散发性髓样癌常有 1p,3p,3q,11p,13q,17p 和 22q 的杂合子丢失(LOH)以及 RET 基因突变。

约 2/3 病例手术时已有颈淋巴结转移。其他转移部位有上纵隔、肺、肝、肾上腺和骨等。手术时无淋巴结转移者预后好,10 年存活率可达 60%～70%;有淋巴结转移者 10 年存活率为 40%左右。癌组织中有坏死、核分裂多和以梭形细胞为主者预后差。

近来发现越来越多的滤泡上皮和 C 细胞混合型癌,称为髓样-滤泡混合型癌或髓样-乳头混合型癌。光镜下癌细胞排列成小梁或滤泡样或乳头状结构。临床表现恶性度较高。

鉴别诊断:髓样癌为 calcitonin 阳性、thyroglobulin 阴性。滤泡癌、乳头状癌和未分化癌均为 thyroglobulin 阳性、calcitonin 阴性。髓样-滤泡混合型癌和髓样-乳头混合型癌则 thyroglobulin 和 calcitonin 均为阳性。

## 四、甲状腺未分化癌

甲状腺未分化癌(anaplastic thyroid carcinoma,ATC)又称为间变癌,而梭形细胞癌、巨细胞癌、多形性癌、肉瘤样癌、化生性癌或癌肉瘤也常隶属此类,这些名称都是以组织学形态特点或生物学行为来命名的。它是恶性程度最高的甲状腺肿瘤,也是所有甲状腺恶性肿瘤中预后最差的一种。

甲状腺未分化癌病因不明,其发生受遗传、环境和激素等因素的影响。病因学上一般认为,大多数患者是在原有乳头状癌、滤泡癌或低分化癌的基础上发生间变所致,部分患者有放射线接触史。甲状腺癌恶性程度进展被认为是一个多步骤的肿瘤演进过程,甲状腺滤泡细胞早期可发生 BRAF、RAS 基因突变,导致分化型甲状腺癌的发生,而 P53 基因突变导致了上述细胞进一步失分化成甲状腺低分化癌(poorly differentiated thyroid carcinoma,PDTC)和 ATC。而与 ATC 发生密切相关的基因组改变主要包括 RAS/RAF/MAPK/ERK 信号通路、PI3K/Akt/mTOR 信号通路等。

### (一)临床表现

甲状腺未分化癌好发于 60 岁以上老年人。该病临床表现复杂多变,常具有以下特点。①症状多样性:一般为几种症状同时或相互交错出现,或以消化、呼吸系统的某一症状为突出表现,如常伴有吞咽困难、声音嘶哑、呼吸不畅和颈区疼痛等症状;②颈前常可触及板样硬肿物且发展迅速,边界不清,触诊活动度差或相对固定,这是肿瘤广泛侵犯周围组织且与转移淋巴结相融合所致;③早期即可发生淋巴道和血道的转移,转移常可见于肺、肝、肾及上纵隔等部位。

### (二)病理

组织学上甲状腺未分化癌全部或部分由未分化细胞组成,可直接发生于甲状腺滤泡细胞,亦可由分化较好的甲状腺癌细胞转化而来,此类细胞仅能通过免疫表型或超微结构辨认其上皮源性。由于在形态学上 ATC 表现形式多样,与其他甲状腺原发肿瘤可有部分形态重叠,甚至免疫与遗传学特点亦有重叠,因此其鉴别诊断比较困难。

甲状腺未分化癌往往体积大,质地硬,无包膜,可呈多结节状,切面呈灰白或棕褐色,常伴有坏死、出血,甚至囊性变。细胞学检查可见少量淋巴及单核细胞背景,肿瘤细胞单个或成簇分布,细胞呈鳞状、巨细胞样或梭形(图 4-22)。细胞质丰富,无明确边界,嗜酸性。细胞核明显异形或怪异,染色质粗块状,有单个或多个明显核仁,核分裂象多见,包括病理性核分裂象。

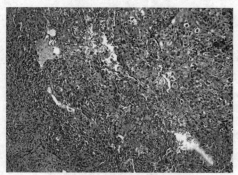

**图 4-22 甲状腺未分化癌**
可见上皮样及梭形肿瘤细胞弥漫分布,细胞异形性大并可见坏死(HE×100)

ATC 无统一的组织学形态,肿瘤之间差异较大,其组织学特点取决于梭形细胞、鳞状或上皮样细胞、巨细胞三种主要细胞成分的构成,表现为以梭形和巨细胞为主的肉瘤样形态,以上皮样细胞为主的癌样形态,或两者混合。

免疫组织化学方面与甲状腺乳头状癌和滤泡癌不同,ATC 的组织学形态更类似于软组织肉瘤,因此在病理诊断过程中常需要免疫组织化学的帮助。低分子量和高分子量角蛋白混合标记物 AE1/AE3 可出现在约 80% 的甲状腺未分化癌中,EMA 在 40% 左右的未分化癌患者中表达,CEA 表达一般不常见,TTF-1 表达呈弱阳性,以上标记物一般为局灶性表达,很少出现大面积的阳性区域。组织学上若未见明显的甲状腺滤泡上皮,则 Tg 不表达;若存在甲状腺球蛋白渗透,则可见 Tg 表达阳性。CD68 常在肿瘤组织中的破骨细胞样巨细胞中表达。此外,未分化癌一般很少出现如 Desmin、S100、Myoglobin 等的阳性表达,除非含有横纹肌、软骨及平滑肌肉瘤成分,但常可见 SMA 或 Actin 的灶性阳性表达。

**(三)鉴别诊断**

**1.软组织肉瘤**

若肿瘤组织中未见明确的乳头状癌、滤泡癌或低分化癌成分,在组织学形态上很难与恶性纤维组织细胞瘤、纤维肉瘤等软组织肉瘤相区别,但患者常有甲状腺结节病史或甲状腺癌手术史,短期内颈部肿块可迅速增大,病情凶险,提示甲状腺未分化癌可能性大。必要时行连续切片,在肿瘤与正常甲状腺组织交界部位,常能发现原发病变。此外,免疫组织化学能帮助识别肉瘤样组织中残留的上皮性癌成分。

**2.髓样癌**

部分髓样癌完全由梭形细胞组成,在组织学形态上易与未分化癌相混淆,但髓样癌的梭形细胞形态较温和,异型性小,核分裂象也比未分化癌的少,且常有较多小血管分布,间质中可见淀粉样物质沉着。髓样癌免疫组织化学 Ct、CgA、Syn 常呈强阳性。

**3.伴胸腺样分化的梭形细胞肿瘤(SETTLE)**

大部分的 SETTLE 肿瘤呈双向分化,既有上皮样成分又有梭形细胞成分。但 SETTLE 常发生于儿童及青少年时期,而 ATC 则常见于老年人。相较于 ATC,SETTLE 细胞异型性不大、核分裂象也不常见,上皮样成分尽管可见腺管或乳头状结构,但细胞呈柱状,有时还能见到纤毛,腺腔内无胶质,这些特点可与甲状腺滤泡相区别。此外,免疫组织化学能帮助确认该上皮细胞是否为真正的滤泡上皮细胞。

## 五、特殊类型甲状腺癌

### (一)原发性甲状腺恶性淋巴瘤

原发性甲状腺恶性淋巴瘤(primary thyroid malignant lymphoma,PTML)是指原发于甲状腺内淋巴组织的恶性肿瘤,亦称为甲状腺淋巴瘤,临床上较为少见。

1.临床表现

PTML 好发于 50～80 岁的女性,高峰年龄在 60～70 岁。男女发病率比为(3～4)∶1。PTML典型的临床表现为短期内迅速增大的甲状腺肿块,多为分叶,质韧包块,可伴有声音嘶哑和呼吸困难,吞咽困难较为少见。多数患者甲状腺功能正常,约有 10% 的患者有甲状腺功能减低。少数患者可有恶性淋巴瘤的 B 症状(发热、盗汗和体重减轻等)。约 50% 的 PTML 患者有桥本甲状腺炎(HT)病史,而通过病理及免疫组织化学检测可发现更多的 PTML 同时伴有 HT。流行病学显示 HT 患者发生 PTML 的危险度为正常人群的 70～80 倍,每 200 例 HT 患者中将有 1 例发展为 PTML,HT 为 PTML 独立的危险因素。

2.临床病理特征

大体观:肿块大小不等、质地硬实、边界不清晰,无包膜包裹,切面颜色灰白,质地细腻,呈鱼肉状,少数标本伴有出血及坏死。

经染色镜检原发性甲状腺淋巴瘤,可发现该类肿瘤细胞比正常淋巴细胞要大,其细胞核容易被深染,染色质同样比正常细胞粗,且表现为颗粒状,部分呈现出无规则性核沟,其细胞质染色后颜色较浅。在镜检中可以清楚发现肿瘤细胞浸润或者已经对甲状腺滤泡结构造成破坏,部分滤泡已被完全填充,少数可见残余滤泡结构。同时 CD20、CD79a、LCA 均为阳性。PTML 约为全身性恶性淋巴瘤 2.5%,大多数 PTML 是非霍奇金淋巴瘤。其中 50%～80% 的 PTML 是弥漫大B 细胞淋巴瘤(DLBCL),20%～30% 是黏膜相关淋巴组织(MALT)淋巴瘤。大多数结外边缘型,其他罕见亚型包括滤泡淋巴瘤(12%),霍奇金淋巴瘤(7%),小淋巴细胞淋巴瘤(4%)和Burkitt 淋巴瘤(4%);同时也有 T 细胞为主 PTML 的个案报道。

3.病理诊断

PTML 是非甲状腺来源的恶性肿瘤,早期诊治可以获得很好的疗效,诊断的方法有多种,病理是诊断 PTML 的金标准。细针穿刺细胞学(FNAC)是初诊时首选的主要方法,但因 FNAC 所取的组织范围较小,很难在细胞学上将甲状腺淋巴瘤从未分化甲状腺癌、甲状腺炎中鉴别出来,尤其是像 MALT 这一类低度恶性的淋巴瘤,同时该项技术存在一定的技术安全性、患者耐受性、标本满意度和诊断准确性问题,限制了其在 PTML 的初始诊断地位。但随着流式细胞技术、免疫组织化学技术、PCR、Southern 印记法等对相关基因重排分析的发展,FNAC 对 PTML 的诊断能力也得到了提高,对诊断仍不明确的病例可在超声引导下行 FNAC,亦可用于不能手术或不宜手术但需组织学检查结果的患者,但假阴性率偏高。

与 FNAC 相比,切开活检或者切除活检能够获得组织学切片,组织切片比细针穿刺涂片能够更全面地反映组织病变的范围、细胞类型,是作为 FNAC 筛选后进一步确诊所必要的。而切开活检在组织病理学上比切除活检有优势,尤其是肿瘤增大并扩散到甲状腺外的组织,因为它没有明显的手术并发症,又可以获得足够的组织行相关的检查,常作为最终的诊断手段。

（二）甲状腺转移癌

由于甲状腺转移癌临床发病率极低，其鉴别诊断也较困难，常被误诊为原发甲状腺癌。本病诊断主要依靠病史、体检及必要的辅助检查，有恶性肿瘤既往史的患者发现甲状腺肿物，特别是对于具有高转移倾向的食管癌、肾癌、肺癌、乳腺癌等，应警惕甲状腺转移癌的可能性。也有患者以甲状腺转移癌为首发症状而没有恶性肿瘤既往史，此时应作详细的全身检查寻找原发灶。甲状腺转移癌男性多发，且转移灶多为单发。

细针穿刺细胞学检查简便、易行、创伤小，能对多数临床可触及的甲状腺肿物作出定性诊断。近年来开展的超声引导下针吸活检技术使穿刺部位更准确，尤其适用于手术困难、危险性大的病例。病理学检查和免疫组织化学在甲状腺转移瘤的诊断和鉴别诊断中有着重要作用，甲状腺转移癌免疫组织化学甲状腺蛋白染色为阴性，而甲状腺原发肿瘤 Tg 染色一般为阳性。

（三）儿童及青少年甲状腺癌

发生于儿童及青少年的甲状腺癌，无论病理、临床表现，还是长期预后，均与成人患者有所不同。有关儿童及青少年甲状腺癌的年龄范围尚不统一，文献对儿童及青少年甲状腺癌年龄段的划分没有一个明确的界定，不同文献报道包括 14 岁、15 岁、18 岁或 20 岁以前定义为儿童及青少年甲状腺癌。在 2015 年由 ATA 颁布的儿童及青少年甲状腺结节与分化型甲状腺癌诊治指南中，将儿童及青少年患者定义为年龄≤18 岁。

1.临床表现

儿童及青少年甲状腺癌以分化型甲状腺癌多见，但特点不同于成人，临床缺乏典型的症状和体征。大部分的分化型甲状腺癌表现为可触及的甲状腺结节，但是也有一部分甲状腺癌表现为颈部淋巴结肿大而不伴有被触及的甲状腺结节，而肿大的淋巴结容易被误诊为慢性淋巴结炎或淋巴结结核。因此，当发现儿童及青少年颈部淋巴结肿大时，应仔细检查双侧甲状腺。还有少数儿童及青少年甲状腺癌是在检查身体其他疾病时由影像学检查偶然发现，甚至有些甲状腺癌在发生远处转移后才被发现。有研究显示，与成人甲状腺癌相比较，儿童及青少年的单发结节癌比例甚高，为 38.6%～44.0%。儿童及青少年甲状腺癌与成年人甲状腺癌比较，局部侵袭性及转移能力较强，颈淋巴结及肺转移率高。文献报道儿童及青少年甲状腺癌颈淋巴结转移率一般为40%，最高可达 90%。而 2017 年天津医科大学肿瘤医院统计的一份包括 61 例 14 岁以下的甲状腺乳头状癌患者的病例中，56 例患者合并中央区淋巴结转移（91.8%），47 例患者合并侧颈淋巴结转移（82.5%），表明儿童及青少年分化型甲状腺癌较成人患者具有更强的侵袭转移能力。

2.病理类型

儿童及青少年甲状腺癌绝大多数为分化型甲状腺癌。Winship 报道，在 606 张儿童及青少年甲状腺癌病理切片中，434（71.6%）为乳头状癌，家族性髓样癌占 2.6%。天津医科大学肿瘤医院统计的1970－1987 年间的 59 例儿童及青少年甲状腺癌中，乳头状癌44 例（74.5%），滤泡癌9 例（15.3%），髓样癌 4 例（6.8%），未分化癌 2 例（3.4%）。而在近年来的报道中，儿童及青少年甲状腺癌中乳头状癌所占比例高达 90%甚至更多，滤泡癌不常见，而髓样癌及未分化癌则更为罕见。这和目前流行病学研究中发现的甲状腺癌病理类型变化趋势即乳头状癌增多而滤泡癌患者减少是相符合的。在儿童及青少年甲状腺乳头状癌的病理学亚型中，高细胞亚型和弥漫硬化型等高侵袭亚型比例相对偏高（图 4-23）。另外，儿童及青少年甲状腺癌尤其是 10 岁以下儿童的甲状腺乳头状癌，与成人相比可能不具备典型的乳头状结构，而且肿瘤可以不被包裹而表现为广泛侵犯腺体。

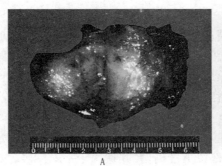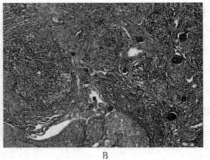

|A|B|
|---|---|

**图 4-23　8 岁 PTC 患者肿瘤切除标本,病理亚型为弥漫硬化型甲状腺乳头状癌**

A.大体标本;B.HE 染色

（张永欢）

# 第三节　肺　癌

## 一、早期肺癌

在临床上,诊断早期肺癌较困难。影像学上常无肿块形成,一般不易发现。大多是在查体进行痰细胞学检查时,或经纤维支气管镜活检发现,经手术切除、全面病理检查确诊的。故早期肺癌较为少见。

根据癌发生的部位,早期肺癌分为中央型和外周型,大多为鳞状细胞癌。

### (一)中央型

中央型早期肺癌是指发生在次段支气管以上大支气管的癌。其诊断标准,一是癌组织局限在支气管壁内生长,甚至侵至支气管外膜,但不侵及邻近的肺实质,二是无局部淋巴结转移。因此,不能仅根据活检材料来确定是否为早期肺癌,即使活检组织呈原位癌的表现。根据癌组织的生长特点,早期肺癌可分为三种类型。

(1)原位癌(图 4-24):原位癌是根据活检诊断确定癌及其部位后,在行肺叶切除的标本上经全面仔细检查而最后定性的。仅小块支气管黏膜活检组织,不能确诊。

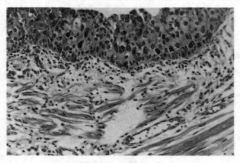

**图 4-24　原位癌**

气管支表面鳞状上皮全层不典型增生,核浆比例增大,极向紊乱

大体：支气管黏膜常无明显异常，有时仅见黏膜失去光泽，不甚光滑，或略显粗糙，有的呈细颗粒状。故取材时要根据活检部位对相应的支气管做连续横切数块，分别连续编号，全部包埋制片、观察，以免漏诊。

光镜：癌组织局限在支气管黏膜上皮内，达黏膜上皮的全层，表现为复层鳞状上皮细胞层次增多，排列紊乱，极向消失，细胞间桥常不明显。癌细胞大小不等，核圆形，可见角化不良细胞及核分裂象。支气管原位癌和其他部位如宫颈原位癌一样，也可累及腺体，或局部突破基底膜向下生长，即伴有早期浸润现象（图 4-25）。

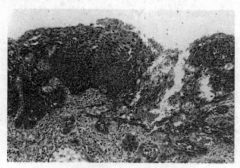

**图 4-25　原位癌伴早期浸润**

支气管表面原位癌组织突破基底膜，向下浸润生长

（2）腔内乳头状型（图 4-26）：支气管黏膜上皮癌变后，在原位癌的基础上进一步发展，鳞状细胞癌组织及其间质成分，主要向支气管腔内生长而成，可将其管腔部分或完全堵塞。

大体：在较大的支气管腔内，见癌组织呈灰白色、大小不等的乳头状结构或呈菜花状，充满管腔。

光镜：在支气管黏膜表面尚可见部分原位癌或早期浸润，但主要的癌组织从黏膜表面向支气管腔内突入，形成大小、形状不一的乳头状结构，其轴心为含血管的纤维组织。乳头表面的癌细胞异型明显，与原位癌相似，无坏死。腔内乳头状型癌组织亦可在局部向支气管壁内浸润生长，但不侵及肺实质。如果进一步发展，癌组织穿过支气管外膜，侵至周围肺实质，但仍以支气管腔内的癌组织占优势，则不能诊断为早期肺鳞癌——腔内乳头状型，可诊断为乳头状鳞癌。

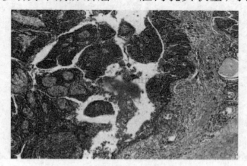

**图 4-26　早期肺鳞癌，腔内乳头状型**

鳞癌组织在支气管腔内呈乳头状生长

（3）管壁浸润型（图 4-27）：伴有累及腺体或早期浸润的原位癌，可继续向支气管壁的深层浸润生长，亦可穿过支气管软骨环，直至外膜，但不侵至肺实质。同时亦向长轴方向浸润生长，甚至可达 2～3 cm。

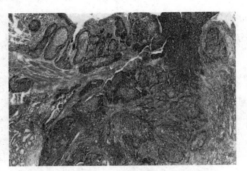

**图 4-27　早期肺鳞癌，管壁浸润型**
鳞癌组织在支气管壁内呈局部性浸润

　　**大体：**突出的特点是受累支气管管壁明显增厚，管腔变狭窄。其周围肺组织无肿块形成。

　　**光镜：**鳞癌组织呈大小、形状不一的团块、小巢或条索，在支气管壁内浸润生长，其中尚可见残留的黏膜平滑肌及支气管壁腺体。有的癌组织可穿过支气管软骨环，向其外膜浸润生长，但不侵及肺实质。

　　**（二）外周型**

　　外周型早期肺癌，以鳞癌为多。大多由小支气管上皮癌变而来，远较中央型少见。其诊断标准是：癌结节的直径不超过 2 cm，局部淋巴结无转移。细支气管肺泡癌一般位于胸膜下，有些病例如无间质浸润，也可依此标准诊断为早期 BAC。

　　**大体：**在肺外周部实质内，呈结节状，境界尚清楚，无包膜，边缘可稍不整齐。其大小直径为1～2 cm，切面呈灰白色，稍粗糙，无明显坏死。

　　**光镜：**见鳞癌组织呈实性巢或不规则片块，在肺实质内浸润生长，间质为少量纤维组织，癌结节周围无包膜，但与肺组织分界清楚。癌细胞多呈中等分化，角化现象少见。在外周型癌结节旁，有时可见从小支气管上皮发生癌变的现象。如术前行放疗，则癌组织可出现退变、坏死及异物巨细胞反应（图 4-28）。

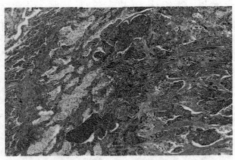

**图 4-28　早期肺鳞癌，外周型**
鳞癌组织呈巢，在肺实质内浸润生长，与肺组织分界清楚

## 二、中、晚期肺癌

　　根据 TNM 分类，除原位癌及其他类型早期肺癌外，Ⅰ期和Ⅱ期肺癌均可手术治疗，属中期肺癌；Ⅲ期及Ⅳ期肺癌，因癌组织直接蔓延至邻近组织，或发生纵隔淋巴结等转移，或经血路有远距离转移不能手术治疗，则属晚期肺癌。

TNM 分期:临床上,根据 TNM 分类的不同情况,中、晚期肺癌可分为 4 期,具体如下。

0 期:$T_{is}$(原位癌)。

Ⅰ期:包括Ⅰ$_A$ 期($T_1N_0M_0$)、Ⅰ$_B$ 期($T_2N_0M_0$)。

Ⅱ期:包括Ⅱ$_A$ 期($T_1N_1M_0$)、Ⅱ$_B$ 期($T_2N_1M_0$、$T_3N_0M_0$)。

Ⅲ期:包括Ⅲ$_A$ 期($T_1,T_2N_2M_0$、$T_3N_1,N_2M_0$)、Ⅲ$_B$ 期(任何 $TN_3M_0$、$T_4$任何 $NM_0$)。

Ⅳ期:任何 T 任何 $NM_1$。

中、晚期肺癌无论大体形态还是组织学类型,基本上是相同的。

肺癌的大体类型如下。

按肿瘤发生的部位,肺癌可分为中央型和外周型两型。①中央型:主要是鳞癌、小细胞癌、大细胞癌和类癌;少部分腺癌也可是中央型。②外周型:主要是细支气管肺泡癌、腺癌,也有少部分鳞癌、小细胞癌、大细胞癌和类癌为外周型。大多表现为孤立的瘤结节,大小不等,也有多结节者。

按肿瘤的大体形态,可把肺癌分为 4 型。①支气管内息肉样型:少见,主要是鳞癌及涎腺型癌,癌组织在支气管腔内呈息肉状生长,致支气管腔扩大,将其堵塞,而支气管外的扩散较轻微。中央型类癌也可向支气管腔内突出,呈息肉状生长。腺癌及肺母细胞瘤在支气管内生长呈息肉状者较少见。②结节型:多为外周型肺癌,一般呈球形,直径小于 5 cm,与周围肺组织分界清楚。有时亦可为多结节型,可见于腺癌、细支气管肺泡癌和周围型类癌。③巨块型:较多见,且多为中央型。癌块较大,直径超过 5 cm,以鳞癌为多,常伴有明显坏死,有的可形成空洞;小细胞癌亦常围绕大支气管形成巨块。④弥漫型:癌组织在肺实质内弥漫性生长,可累及一叶的大部或两叶,使组织发生实变。在影像学上,犹如大叶性肺炎,与周围肺组织之间无明显分界。此型一般为细支气管肺泡癌。

肺癌的组织学类型:一般情况下,根据光镜观察所见,即可确定肺癌的组织学类型,并不困难。但当癌组织分化特征不明显,光镜观察难以准确判断其组织学类型时,常需借助于免疫组化及电镜观察,明确诊断。肺癌的组织学类型按其分化表型特征,可分为以下五大类。

**(一)来自支气管表面上皮的癌——具有腺、鳞分化的癌**

此种癌具有腺、鳞分化特征,包括鳞癌、腺癌、腺鳞癌及其他呈腺、鳞分化表型的癌。

**1.鳞状细胞癌**

鳞状细胞癌是具有鳞状上皮分化特征的一种癌。它是肺癌中最多见的一种,约占肺癌的40%,98%患者与吸烟有密切关系,且 80%为男性。在 18%的鳞癌组织发现有 HPV。鳞癌多为中央型,外周型远较中央型者少见。

(1)中央型鳞癌:发生在段支气管及次段大支气管,因其常累及大呼吸道,故脱落的癌细胞从痰液中较其他癌易于发现。肿瘤常较大,在 X 线胸片或 CT 图像上,多为肺门或其周围的肿块。

大体:从支气管内息肉样包块到肺实质巨大包块,大小、形态各异。肿块常呈灰白色或浅黄色,角化明显者则较干燥而呈片屑状,坏死、出血常见。1/3 病例见有空洞,并可发生继发性感染,或有脓肿形成。如间质有明显的纤维组织增生则质较硬。

光镜:诊断鳞癌的依据是癌组织有角化现象及细胞间桥存在。角化可为癌巢内形成角化珠,或为单个细胞的角化,即胞浆内有角蛋白形成,呈强嗜酸性。这两种表现是鳞癌的分化特征,也是判定鳞癌分化程度的依据。

如癌组织有较广泛的分化特征,即角化明显,有癌珠形成,细胞间桥甚显著,则为分化好的(图 4-29);如癌组织中很少角化细胞,或仅见灶性不甚明显的细胞间桥,则为分化差的;居二者之间者为中分化鳞癌(图 4-30、图 4-31)。

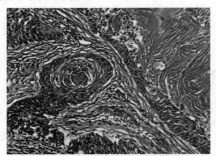

**图 4-29　高分化鳞状细胞癌**
癌细胞巢内角化显著

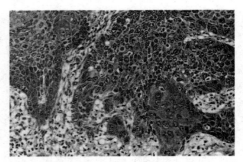

**图 4-30　中分化鳞状细胞癌**
癌细胞巢内见有局灶性角化癌细胞,胞浆红染

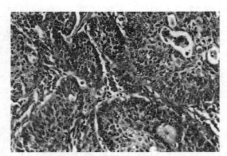

**图 4-31　分化差的鳞状细胞癌**
癌细胞巢内细胞角化不明显,仅见个别角化癌细胞

鳞状细胞癌常呈大小不等的癌细胞巢浸润生长,其周围间质可纤维组织增生,伴有急性或慢性炎细胞浸润。典型的癌巢愈往中心细胞胞浆亦愈丰富,角化及细胞间桥愈明显,而外周细胞较小。其胞核多呈圆形、卵圆形,可深染,有时核仁明显,核膜染色质浓集。角化细胞的核形奇异、浓染而失去其结构。在角化碎片间常见急性炎症及异物巨细胞反应。在癌细胞巢中心常见有空腔。有些鳞癌细胞可呈嗜酸性粒细胞样,是与其在超微结构上有丰富的线粒体有关。有些分化差的鳞癌,癌细胞可显示明显的黏着不良,可伴有多量炎细胞浸润。有的癌组织即使呈鳞状细胞样,但如缺乏上述分化特征,则不能诊断为鳞癌。如癌细胞较大,可诊断为大细胞癌。在典型鳞癌中,有时见有稀少的黏液空泡,不能将其视为腺癌的成分。如要诊断为腺鳞癌,腺体成分应超过 10% 以上。

免疫组化:诊断鳞癌一般不需要进行免疫组织化学,如果需要,鳞癌细胞对高分子量角蛋白 CK5/6、34βE12、EMA 及包壳素呈阳性反应。

电镜:癌细胞间有桥粒连接,并可见张力微丝附着,有的癌细胞间可见丝状伪足;胞质内有张力微丝存在。癌细胞分化愈好,桥粒与张力微丝数量愈多,发育愈好,反之,则数量少,且发育不充分。据学者电镜观察,鳞癌中有约 49% 伴有神经内分泌分化,即在鳞癌组织中见有少数含神经分泌颗粒的瘤细胞,与鳞癌细胞有桥粒相连接,或在同一个癌细胞内同时见有张力微丝束及神经分泌颗粒存在。这种鳞癌可称为鳞癌伴神经内分泌分化。

(2)外周型鳞癌:发生自肺外周部的小支气管,甚至位于胸膜下。癌组织在肺实质内呈结节状。其组织形态特征不同于中央型鳞癌。

光镜：癌组在肺实质内浸润生长，而不损害气道，故在癌细胞巢中或其间常见残存的肺泡，肺泡上皮呈立方状，呈腺泡样结构（注意不要把此种现象误为腺鳞癌）（图4-32），有的癌组织也可从间质侵入肺泡腔内生长，可见鳞癌细胞巢几乎被肺泡上皮完全包绕的现象（图4-33），十分少见。

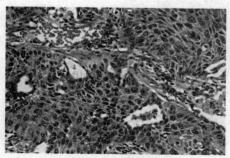

图 4-32　外周型鳞癌(1)
癌巢内可见残留的肺泡上皮

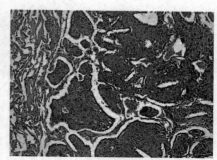

图 4-33　外周型鳞癌(2)
鳞癌组织肺泡腔内生长，增生的肺泡上皮将其包绕

鳞癌的变异型如下。

梭形细胞鳞癌（图4-34）：鳞癌组织有时可见梭形癌细胞，但完全由梭形鳞状细胞构成的癌较少见。此癌为鳞癌的一种特殊类型。

光镜：癌组织完全由梭形鳞状细胞构成，或由介于鳞状细胞和梭形细胞之间的过渡形细胞构成，或无明确的鳞癌分化特征，或可见不明显的角化细胞及细胞间桥，但癌组织与间质分界尚清楚。本质上它是一种分化差的鳞癌，电镜下梭形癌细胞具有鳞癌的分化特征。

免疫组化：梭形细胞 CK、EMA（＋），vimentin、actin、desmin、CEA（－）。

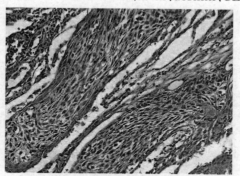

图 4-34　梭形细胞鳞癌
癌细胞呈梭形，可见细胞间桥及角化

透明细胞鳞癌（图4-35）：在鳞癌组织中，透明细胞灶并不少见。有很小比例的鳞癌，癌组织主要或全部由透明细胞构成，但也具有呈鳞癌分化特征的少量癌组织，可见二者相互移行形成癌细胞巢。

鉴别诊断：此癌应注意与肺的透明细胞癌相鉴别，后者呈实性团块，分化差，透明细胞癌核的异型性较著，且无鳞癌分化的特征。

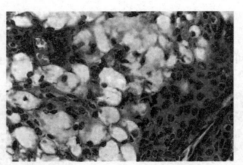

**图 4-35　透明细胞鳞癌**

癌组织由透明细胞和鳞状细胞共同构成

小细胞鳞癌：这是一种分化差的鳞癌，癌细胞较小，核浆比例增大，胞浆较少，但仍保持非小细胞癌的形态特征，核染色质呈粗颗粒状或泡状，有的癌细胞可见明显核仁。与小细胞癌的不同点是，癌细胞巢与其周围发育成熟的纤维性间质分界清楚，癌巢中心可见鳞状细胞分化灶，坏死不常见。

鉴别诊断：在诊断为小细胞鳞癌之前，应排除复合性小细胞癌/鳞癌的可能，这是鳞癌与真正的小细胞癌的混合。小细胞鳞癌缺乏小细胞癌核的特征性，具有粗颗粒状或泡状染色质及较明显的核仁，细胞境界较清楚，并可见角化。免疫组化及电镜观察有助于把二者区分开来。复合性小细胞癌神经内分泌标记呈阳性，而小细胞鳞癌阴性；在超微结构上，复合性小细胞癌既可见神经分泌颗粒，又可见含有张力微丝束的鳞癌细胞。而小细胞鳞癌的超微结构与一般鳞癌者类似，细胞内仅见张力微丝，而无神经内分泌颗粒。

基底样鳞癌（图 4-36）：此型鳞癌的特点是癌组织具有基底样癌的特征，即癌细胞巢周边的细胞呈明显的栅栏状排列，胞质较少，核深染，而位于癌巢中心的细胞则具有较丰富的胞质，并有明显的角化现象。

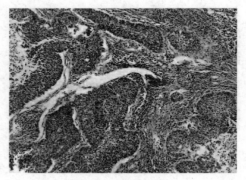

**图 4-36　基底样鳞癌**

大小不等的癌巢由中心部鳞状细胞及周边基底样细胞构成

**2.基底细胞癌**

此癌亦名基底样癌，较少见，多为中央型。

（1）中央型（图 4-37）：发生在大支气管，在支气管腔内呈外生性生长，堵塞管腔，并向管壁外浸润生长。

光镜：癌细胞较小，呈立方状或梭形，呈实性分叶状或相互吻合的小梁状；核染色质中等，核仁不明显,核分裂象多见;癌巢中心可见凝固性坏死,其周边部癌细胞呈栅状排列,十分明显。

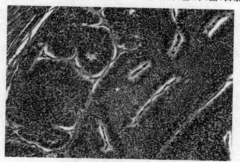

**图 4-37 中央型基底细胞癌**
癌细胞呈基底细胞样,癌巢周边部细胞呈栅栏状

免疫组化:AE1/AE3、CK%/CK6 大多数阳性,CEA、CK7、TTF1 亦有少数阳性表达者。

(2)外周型(图 4-38A、B):更为罕见,文献中尚未见报道。有学者遇到一例从小支气管发生的外周型基底细胞癌,癌组织在肺实质内浸润性生长,呈结节状,分界清楚。

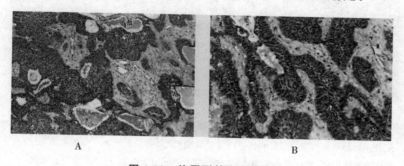

**图 4-38 外周型基底细胞癌**
A.癌细胞呈基底细胞样,癌组织在肺泡周间质中浸润生长,残留肺
泡清楚可见;B.癌组织呈窄带状浸润生长,其中尚见残存的肺泡

光镜:清楚地看到小支气管上皮下基底细胞增生、癌变现象。癌组织形态除具有基底细胞癌的特征呈相互吻合的不规则片块、小梁状外,癌巢周边部细胞亦呈栅栏状排列。此外,尚见与外周型鳞癌的相似之处,即在基底细胞癌巢内,亦见有许多残存的肺泡,肺泡上皮呈立方状或扁平,清楚可见,有的腔内尚可见尘埃细胞。

免疫组化:癌细胞的免疫表型与支气管上皮的基底细胞类似,对低分子量角蛋白大多呈阳性表达,而对高分子量角蛋白亦可呈阳性反应。

电镜:癌细胞间有小桥粒连接,并附有短的张力微丝,胞质内张力微丝不常见。

3.腺癌

腺癌约占肺癌的 20%,在女性较男性多见。它的发生与吸烟亦有关,但较其他类型的肺癌为少。大多发生在肺外周部,它是外周型肺癌中最多见的类型,约占外周型癌的 60%。大多数腺癌在手术切除时已累及脏层胸膜。有时小的隐匿性腺癌可伴有广泛转移,或累及胸膜形成巨块。腺癌亦可为中央型,或甚至位于支气管内。

大体:腺癌常位于胸膜下,为境界清楚的包块,其上的胸膜常纤维化增厚或呈皱纹状。腺癌的大小悬殊,可从小至 1 cm 到大至占据一整叶。切面呈灰白色,有时呈分叶状,中央常有瘢痕形成,并有炭末沉着,可称之为"瘢痕癌"。坏死、出血常见。如癌组织有大量黏液分泌,则质软呈黏液样。如间质纤维组织增生明显则质较硬。肺腺癌如邻近胸膜,可侵及胸膜并可广泛种植,致胸膜明显增厚,而类似恶性间皮瘤,可称为假间皮瘤性癌。

光镜:诊断腺癌的依据是癌组织有腺样分化的特征,表现为癌细胞形成分化成熟的管状、腺泡状,或有柱状细胞内衬的乳头状结构,或有黏液分泌。腺癌分化好者,上述分化特征明显。分化差者,上述分化特征不明显,多出现实性区,可见细胞内黏液,或仅见小灶性腺样结构,腺癌的间质常有明显的促纤维形成反应,成纤维细胞增生显著。瘢痕癌时,间质纤维化更为明显,有大片瘢痕形成。有的腺癌间质中可有大量淋巴细胞浸润。

根据腺癌的细胞、组织结构特征,可分为以下 6 种亚型。

(1)腺泡性腺癌(图 4-39A、B):在腺癌中最常见,占 40%。共同的特点是癌组织呈腺泡状或小管状。根据癌组织的分化程度,可分为 3 级,与其预后相关。

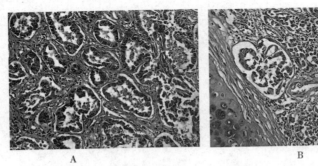

**图 4-39 腺泡性腺癌**

A.分化好的腺泡性腺癌:大小不一的腺管状癌组织,由立方状上皮细胞构成;B.分化
差的腺泡性腺癌:癌组织由立方状上皮构成,大部分为实性巢,仅见少数呈腺管状

光镜:癌组织分化好者由大小不等的腺泡状或小管状结构构成,其上皮细胞常为立方状或柱状细胞,有的可产生黏液,胞核圆形或卵圆形,大小较一致,可见小核仁及分裂象,胞浆中等。腺管腔内有的可见蛋白性分泌物。腺管之间有多少不等的纤维性间质,其中有少量淋巴细胞浸润。

中分化者部分呈腺管状,核呈中度异型性,排列不整齐,多有明显核仁。有的腺管上皮细胞增多呈复层,或有的几乎呈实性巢,仅见一个或多个小腔,间质纤细,富于血管。有的间质中可见大量淋巴细胞和浆细胞浸润。

分化差者主要由实性巢构成,其中可伴有含黏液的癌细胞,并可见少数或偶见腺泡状结构的癌组织。

(2)乳头状腺癌及伴微乳头结构的肺腺癌(pulmonary adenocarcinomawith amicropap-illary pattern,MPPAC)。

乳头状腺癌:真正的乳头状腺癌少见,男性较女性多,平均年龄 64.5 岁,多为孤立结节,平均直径4.1 cm,亦可多发。诊断时 45% 病例已有淋巴结转移。

光镜:癌组织主要由高柱状或立方状上皮细胞形成较大的乳头状腺管构成(图 4-40A),大小、形状极不等,可有或无黏液产生。突出的组织形态特征是含有纤维血管轴心的乳头,亦可再分支,乳头表面被覆的癌细胞异型性显著,胞核较大呈泡状,含有明显核仁。此癌的纤维性间质一般较少,其间常有淋巴细胞浸润,有的可见砂粒体。

伴微乳头结构的肺腺癌(pulmonary adenocarcinoma with amicropapillary pattern,MPPAC):其组织学表现为无纤维血管轴心的微乳头簇漂浮在肺泡腔或密集的纤维间隙中,常见淋巴结转移,是一种独特类型的肺腺癌,且预后较差。

光镜:组织形态学上表现为无纤维血管轴心的微乳头簇[微乳头(micropapillary pattern,MPP)],漂浮在肺泡腔(图 4-40B)或小乳头密集在纤细的纤维间隙中(图 4-40C);另外一个变异型表现为无血管轴心小乳头漂浮在衬覆肿瘤细胞的腔内(图 4-40D)。单纯的浸润性微乳头癌很少见,常见与其他组织学类型的腺癌混合存在,可出现在几乎所有亚型的肺腺癌中。MPP 在肿瘤中所占比例从 1%～90%不等,有研究按微乳头所占比例进行分组:无 MPP,局灶 MPP,中等量 MPP 以及广泛 MPP,各学者划分的比例不一致。

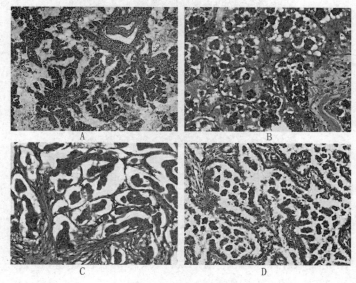

**图 4-40　乳头状腺癌**

A.癌组织由较大的腺管构成,有明显的乳头形成;B.微乳头型腺癌:无血管轴心的微乳头,漂浮在肺泡腔中(HE×20);C.微乳头型腺癌:无血管轴心的微乳头密集,周围有组织收缩的纤维间隙(HE×20);D.微乳头型腺癌:无血管轴心微乳头,漂浮在衬覆肿瘤细胞的腺腔内(HE×20)

(3)黏液性(胶样)腺癌(图 4-41A、B)。

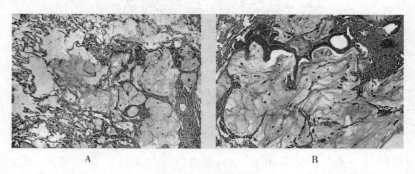

**图 4-41　黏液性腺癌**

A.癌组织由充满黏液的黏液湖及分化好的柱状上皮构成;B.同上放大,柱状黏液上皮核位于基底部

大体：肿瘤可见于胸膜下，呈分叶状结节，切面呈胶样，黄白色。

光镜：癌组织由极度扩大的肺泡腔隙构成，腔内充满大量黏液，形成黏液湖。分化好的柱状黏液性上皮衬附在增厚的纤维性肺泡壁上。黏液细胞也可形成大小、形状不等的腺样结构，腺管上皮细胞呈柱状，胞浆较透亮，核位于基底部，有的含有黏液。有的见分化良好的癌细胞漂浮在黏液池中。

免疫组化：除一般腺癌标记外，癌组织对 CDX-2 及 MUC2 呈阳性表达。

（4）印戒细胞腺癌（图 4-42）：此癌多发生在大支气管，诊断时首先要排除转移性，特别是来自胃肠道的转移性印戒细胞腺癌。

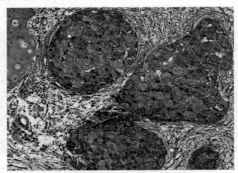

图 4-42　印戒细胞腺癌

支气管软骨旁的癌组织由富含黏液的印戒细胞形成实性团

光镜：癌组织呈实性团块状，由分化好、胞浆充满黏液的印戒细胞构成，常在支气管软骨附近的间质浸润。根据免疫表型，此癌可分为肠型及肺型印戒细胞腺癌 2 类，需借助免疫组化来区分，肠型印戒细胞腺癌较常见，而肺型较少见。

免疫组化：肠型印戒细胞腺癌，CK20、CDX-2、MUC2 呈阳性表达，预后好；而肺型上述 3 种抗体均为（－），则表达 TTF-1 及 CK7，预后差。

（5）实性黏液细胞腺癌（图 4-43）。

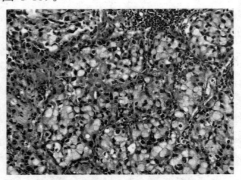

图 4-43　实性黏液细胞腺癌

癌组织由不同分化程度的黏液细胞形成大的实性团，间质较少

光镜：癌组织由分化不等的黏液细胞构成，形成较大的实性团块或癌巢，很少或几乎不形成腺管，间质为中等量纤维组织，将其分隔，与肺组织分界清楚。癌细胞分化好者呈印戒状，核较小偏位，胞浆内充满黏液，呈半透明状，PAS 染色呈强阳性；分化较差者，细胞较小，核居中央，胞浆内含有黏液不明显；分化中等者，细胞中等大小，核居中或稍偏位。这些癌细胞相互过渡，无明显

分界。核分裂象不多见。

电镜:癌细胞胞核奇形,呈蟹足状,胞质内细胞器少,含有大量不同发育阶段的黏液颗粒。成熟的黏液颗粒,大小不等,中等电子密度,可有或无膜包绕。小颗粒可融合为大颗粒。有时可见黏液颗粒从胞质内穿过细胞膜向细胞外排出的现象。

(6)透明细胞腺癌(图 4-44A、B):肺的透明细胞腺癌极罕见,在日常病理工作中很难见到。近期遇到一例,诊断时须除外转移性肾透明细胞癌的可能。

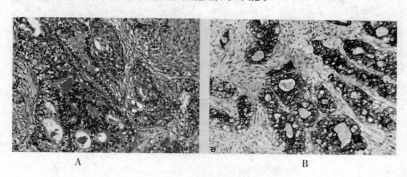

图 4-44 透明细胞腺癌

A.癌组织由低柱状透明细胞形成的腺管状结构组成,腔内充有红染的分泌物;B.癌组织 CK18(＋)

光镜:癌组织位于肺实质,几乎全由立方状、低柱状透明细胞构成,有明确的腺管形成,腔内充满红染的分泌物;癌细胞核圆形,大小一致,位于基底部,胞浆透明,可见核分裂象。间质较少。

免疫组化:癌组织 CK18(＋)、CK7 部分(＋)、CK5(－)、NSE(－)。

(7)分泌性腺癌(图 4-45A、B):分泌性腺癌较少见,WHO肺癌分类中尚无此型腺癌。近些年来,有学者遇到多例,癌组织的主要成分与分泌性乳腺癌相似。

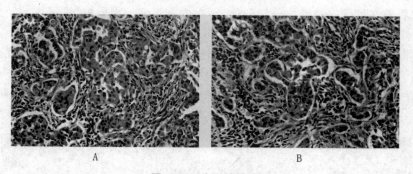

图 4-45 分泌性腺癌

A.癌组织呈腺管结构,在许多癌细胞内见呈嗜酸性的分泌小球;B.PAS 染色,分泌小球呈强(＋)

光镜:在呈腺样结构或实性巢的癌组织中,许多癌细胞的胞浆内见有大小不等呈嗜酸性的分泌小球,呈圆形均质状,亦可位于细胞外。PAS 染色,分泌小球呈强阳性。

免疫组化:瘤细胞 CEA 呈阳性,而分泌小球呈阴性。

电镜:癌细胞内的分泌小球位于细胞间或细胞内微腔内,呈均质状。微腔表面见有微绒毛。

(8)混合性腺癌:在常规工作中,除可见单纯的上述各种类型的腺癌外,由上述各型腺癌中的任何两种或两种以上的成分构成者亦较为常见,按单一的组织形态类型诊断较困难。如腺癌以某一种组织结构为主,占其肿瘤组织成分的 70％～80％以上时,则以占主要成分的癌组织来命名；如果几种结构的癌组织之间难以区分主次，即可诊断为混合性腺癌，并按所占比例依次注明包括的各种腺癌成分。如混合性腺癌，包括乳头状腺癌及印戒细胞腺癌（图 4-46A、B）。

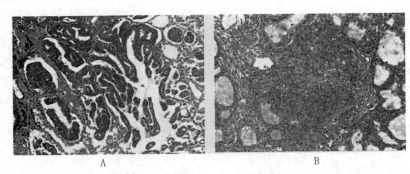

**图 4-46　混合性腺癌**
A.乳头状腺癌成分；B.同上例，印戒细胞腺癌成分

免疫组化：对腺癌的诊断，一般无须进行免疫组化染色，因在光镜下基本上都能作出明确诊断。除非在某些情况下，如鉴别原发性和转移性腺癌，原发性肺腺癌和恶性间皮瘤。肺腺癌对CK7、AE1/AE3、EMA、35βH11、HMFG-2、CEA、Leu-M1 及分泌成分呈阳性反应；甲状腺转录因子 TTF-1（thyroid transcription factor-1）、E-cadherin 亦可阳性，有的可共同表达角蛋白及波形蛋白，对鉴别诊断有一定价值。

电镜：观察腺癌的主要特征是，癌细胞间及细胞内有微腔形成，其表面有微绒毛；癌细胞胞质内见黏液颗粒，为低电子密度、不透明或呈絮状的黏液物质，被一层清楚的膜包绕；不少腺癌具有Clara 细胞的分化特征，即在癌细胞胞质内含有嗜锇性致密颗粒。腺癌细胞间可见连接复合体，也可有桥粒连接，但较鳞癌少。分化差的腺癌，要识别上述各种特征较困难，应注意识别其中间型细胞。少数腺癌亦可伴有神经内分泌分化，即在少数癌细胞胞质内，尚可见神经分泌颗粒。

4.腺鳞癌（图 4-47A、B）

腺鳞癌是指在同一个肿瘤内有明确的腺癌和鳞癌两种成分并存，其中的一种成分最少要占整个肿瘤的 10%。故腺鳞癌的诊断应建立在对手术切除标本进行全面检查的基础上。如果在鳞癌组织中偶见含有产生黏液的细胞巢，或在腺癌组织中含有小的鳞状分化灶，均不能诊断为腺鳞癌，则应按其主要成分来命名。光镜下诊断的腺鳞癌并不多见，约占肺癌的 2%，大多数患者有吸烟史。

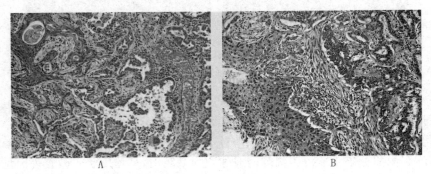

**图 4-47　腺鳞癌**
A.癌组织包含腺癌及鳞癌两种成分，左上为鳞癌，右为腺癌；B.癌组织包含两种成分，左为鳞癌，右为腺癌

大体:腺鳞癌大多位于外周部,且常伴有瘢痕形成。

光镜:腺鳞癌含有明确的腺癌及鳞癌两种成分,二者的比例各异,或一种占优势,或二者比例相等。其组织形态特征如在鳞癌及腺癌中所述,二者均可表现为分化好的、中分化的和分化差的,但两种成分的分化程度并非一致,而是相互组合。两种成分可相互分开而无联系,或相互混杂在一起。此外,有的尚可见大细胞癌的成分,间质如同鳞癌或腺癌,可有炎细胞浸润。有学者报道,腺鳞癌的间质中可见细胞外嗜酸性物质沉着,类似淀粉样物质。电镜观察显示,此物质不是淀粉样物质,而具有基底膜样物质及胶原的特征。

电镜:观察发现,肺的腺鳞癌特别是在分化差的癌中远比光镜诊断者为多,可达近20%。电镜下,发现癌细胞具有分别向腺癌或鳞癌分化的超微结构特征,也可在同一个癌细胞内见有两种分化特征。

免疫组化:与鳞癌和腺癌两种成分表达者相同。

鉴别诊断:包括鳞癌、腺癌伴有上皮鳞化及高度恶性分化差的黏液表皮样癌。主要是后者与具有分化差成分的腺鳞癌的鉴别。黏液表皮样癌发生在近侧大支气管内,呈外生性,突入腔内,由表皮样细胞及黏液细胞杂乱混合构成,呈不规则片块,或有腔隙形成,杯状细胞通常散布在细胞巢内,而不形成腺管,亦无单个细胞的角化及鳞状细胞珠形成。而腺鳞癌多位于外周部,可见角化或细胞间桥。

5.大细胞癌(图 4-48A、B)

大细胞癌亦可称为大细胞未分化癌,它是一种由具有大核、核仁明显、胞浆丰富、境界清楚的大细胞构成的癌。它不具有鳞癌、腺癌或小细胞癌的任何形态学特征,即光镜下癌细胞大,未见有任何特异性分化特征时,始可诊断为大细胞癌。

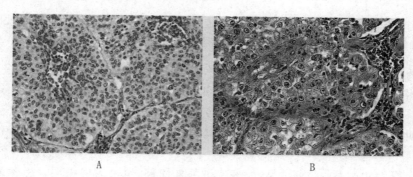

图 4-48 大细胞癌

A.癌组织呈大小不一的实性巢,间质稀少;B.癌组织呈实性巢,癌细胞大,核仁显著

临床表现:占肺癌的10%~20%,大约50%发生在大支气管。几乎所有患者均为吸烟者,平均年龄近60岁。影像学上大细胞癌可为中央型或外周型。

大体:肿瘤通常较大,直径一般大于3 cm,坏死广泛且常见。可侵及胸膜及其邻近的组织。

光镜:癌组织常呈紧密分布的实性团或片块,或弥漫分布呈大片,无腺、鳞分化特征。癌细胞较大,胞浆中等或丰富、淡染,或呈颗粒状,或略透亮;核呈圆形、卵圆形或不规则形,有的呈多形性,染色质呈泡状或细颗粒状,核分裂象易见。有的可出现局灶性巨细胞,其胞核可比静止期淋巴细胞大3~4倍。大细胞癌组织坏死常见,且较广泛,而间质较少。有的大细胞癌可能见少数黏液阳性的细胞。如经黏液染色并淀粉酶消化后,见有丰富的产生黏液的细胞,则应诊断为实性腺癌伴黏液形成。

免疫组化：AE1/AE3 几乎全部阳性，EMA70％阳性，35βH11 近 70％阳性。部分病例亦可表达 EMA、CEA、CK7 及 vimentin。

免疫组化及电镜观察：大细胞癌的分化表型并无特征性，大多表现为腺分化，也可为鳞分化。有少数大细胞癌具有腺、鳞、神经内分泌三相分化表型。如有的表现为神经内分泌分化占优势，可称为大细胞神经内分泌癌，将其归入神经内分泌癌。故从分化表型上看，大细胞癌在一定意义上是一种混杂类型；在另一种意义上，它是一种暂时的类型。

大细胞癌的变异型如下。

透明细胞癌（图 4-49A、B）：肺原发性透明细胞癌极罕见，故在诊断此癌时，应先排除来自肾、甲状腺及涎腺等的转移性透明细胞癌。另外，因在肺鳞癌、腺癌中有的可出现局灶性透明细胞变，不能诊断为透明细胞癌，只有当透明细胞占癌组织的 50％以上，又无腺、鳞分化特征时，始可诊断为透明细胞癌。

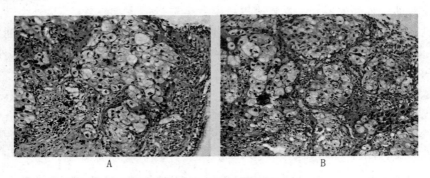

**图 4-49　透明细胞癌**

A.肺穿组织见癌组织由透明细胞构成，呈实性集，间质较少；B.癌组织由透明细胞构成，呈实性集，间质较少

光镜：由透明细胞构成的癌组织占优势成分，常呈实性片块，癌细胞较大，呈多角形，境界清楚，胞浆呈透明状，或呈泡沫状，核较大，异型性明显，形状不规则，核仁显著，可见分裂象。组织化学染色证实，癌细胞内常含糖原，也可不含糖原，无黏液。

电镜：透明细胞癌无特征性超微结构，大多具有腺癌或鳞癌的分化表型特征，有的为未分化性大细胞癌。

巨细胞癌（图 4-50A、B）：此癌罕见，大多位于肺外周部，也可为中央型。患者为吸烟者。当确诊时，多形成巨块，大者可达 15 cm，并广泛侵袭和转移。此癌具有向胃肠道转移的倾向。

光镜：癌细胞巨大，多形性明显，除单核、双核及多核奇异形瘤巨细胞外，大多呈多角形，或相互结合成小巢，或结合不良，松散分布，犹如肉瘤。无论单核还是多核癌细胞均含有一个或多个核仁，偶见核内包涵体。癌细胞之间，常见有大量炎细胞浸润，除淋巴细胞外，尤以中性粒细胞为著。有的癌细胞胞浆内充满中性粒细胞，称之为中性粒细胞侵入癌细胞。有些病例，可见有腺样分化灶或类似绒癌的结构。在30％～40％的病例，可伴有梭形细胞癌成分。

免疫组化：与大细胞癌类似，癌细胞通常显示 AE1/AE3、CAM5.2 阳性，有的波形蛋白亦阳性，EMA 偶尔阳性。

电镜：巨细胞癌特征性的超微结构是癌细胞有丰富的线粒体，涡旋状张力微丝样纤维及多对中心粒。有些病例与大细胞癌一样，亦可显示腺分化或鳞分化特征，以腺样分化者为多。

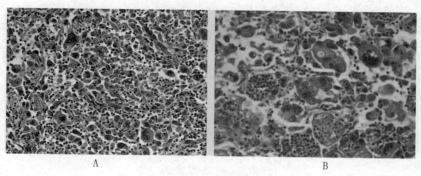

图 4-50 巨细胞癌

A.癌细胞巨大,形状不一,有双核、多核奇异形瘤巨细胞;B.癌
细胞巨大,其间有多量中性粒细胞浸润,并侵入癌细胞内

有学者发现数例巨细胞癌无论在免疫组化还是超微结构上,均显示神经内分泌分化特征,可称之为巨细胞神经内分泌癌,将其从巨细胞癌中分出,归为神经内分泌癌的第 5 型(详见本节神经内分泌癌)。

梭形细胞癌(图 4-51):单纯的梭形细胞癌非常少见,但它常见于构成多形性癌的成分之一。它和多形性癌具有相同的侵袭行为。

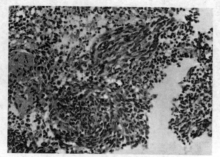

图 4-51 梭形细胞癌

癌细胞梭形,呈巢状,主间质尚可区分

光镜:癌组织主要为梭形细胞成分,具有肉瘤样生长方式,主间质分界不清,常与非肿瘤性结缔组织成分混合。癌细胞常具有明显的多形性,可见异常分裂象。如肿瘤组织中尚含有鳞癌、腺癌、巨细胞癌或大细胞癌成分,则应诊断为多形性癌。

免疫组化:梭形细胞成分 CK 呈阳性表达,如角蛋白呈阴性,则难以与肉瘤区分,应做其他免疫组化,进一步明确诊断。

多形性癌(图 4-52A、B):此癌是一种分化差的癌,癌组织可由多种类型的癌混合构成,其中常见的是梭形细胞癌和/或巨细胞癌成分,至少占癌组织的 10% 以上;而大细胞癌灶亦较常见,亦常伴有鳞癌或腺癌成分。

免疫组化:梭形细胞成分如显示上皮性标记 kera-tin、EMA 阳性,可证实为癌分化,如为阴性,则需与癌肉瘤鉴别。

鉴别诊断:免疫组化及电镜观察,有助于把多形性癌和癌肉瘤区别开来。癌肉瘤的上皮成分无论是鳞癌、腺癌还是大细胞癌,上皮性标记呈阳性表达,而梭形细胞成分上皮性标记阴性,vimentin呈阳性。如含有其他异质性恶性成分如骨、软骨、横纹肌等,诊断为癌肉瘤更无问题。

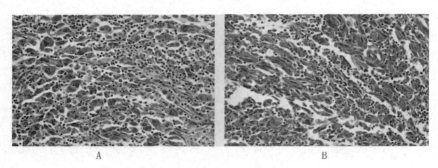

图 4-52　多形性癌

A.巨细胞癌部分；B.梭形细胞癌部分

6.淋巴上皮瘤样癌（图 4-53A、B）

此癌在多方面与发生在鼻咽部的淋巴上皮癌相同，在肺较罕见，但有报道，在远东地区较多见。肿瘤多位于肺实质内。有人在癌组织的石蜡切片上，用原位杂交技术检测 EBER，癌细胞显示强的核信号，提示 EBV 在此型肺癌的发病中可能起作用。

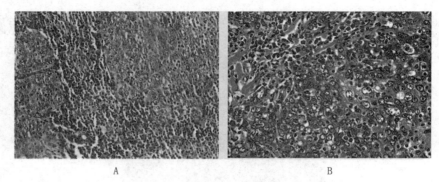

图 4-53　淋巴上皮瘤样癌

A.癌巢内及间质中有多量淋巴细胞浸润；B.癌细胞核呈泡状，核仁明显

光镜：癌的组织形态与鼻咽部淋巴上皮癌完全相同。癌细胞大，胞浆中等量，核呈泡状，核仁十分明显，形成大小不等的片块或呈巢。这些未分化的癌细胞巢无腺、鳞分化特征，被有多量淋巴细胞、浆细胞浸润的纤维性间质包绕，癌巢内亦有淋巴细胞浸润。

免疫组化：AE1/AE3、高分子量角蛋白大部阳性表达，低分子量角蛋白、CK7、EMA、vimentin 少部分阳性，NSE、CgA、Syn 少数细胞呈阳性表达。

（二）来自细支气管肺泡上皮的癌——细支气管肺泡癌

在我国，细支气管肺泡癌（bronchioloalveolar carcinoma，BAC）占肺癌的比例较国外为高，约占肺癌的 20％。男性为多，发病高峰年龄在 40～60 岁。现已确定，BAC 是一种异源性肿瘤，它可发生自细支气管的 Clara 细胞、Ⅱ型肺泡上皮细胞及化生的黏液细胞。在临床、病理表现上，它具有与一般腺癌不同的特征，故把它从一般腺癌中分出来，成为肺癌中能独立存在的一大类型。50％以上的患者为无症状的外周部孤立结节，常因其他原因进行胸部影像检查时偶然发现。有些孤立结节型 BAC 生长缓慢，经数年而无播散；但也有最初为孤立结节，可迅速发展出现卫星转移灶，进而播散至双侧肺者。少数病例在影像学上呈大叶性实变。弥漫型 BAC 是唯一可引起患者进行性呼吸困难的肺癌。

1.BAC 的大体形态

(1)孤立结节型:均在肺的外周部,位于肺膜下,为直径 0.7～4.5 cm 的孤立结节,呈圆形或略分叶状,呈灰白色,一般无出血、坏死;有的肿瘤中央可发生纤维化,形成瘢痕,并有炭末沉着,可致肺膜表面呈肚脐样凹陷。

(2)多发结节型:瘤组织形成多数大小不等的结节,散布于肺的一叶或多叶,甚至双侧肺。

(3)弥漫型:瘤组织常累及整叶或多叶肺脏,使肺实质实变,犹如大叶性肺炎。黏液细胞性 BAC 的切面呈胶样半透明状,有黏液样物质产生,且瘤体较非黏液细胞性 BAC 大且更多灶,也是导致弥漫型 BAC 的常见原因。

2.BAC 的基本组织形态

它们常具有以下共同组织形态特征。

(1)肿瘤细胞大多在原有的肺泡壁上生长,故瘤组织基本保持原有肺泡结构,可称为肺泡型;少数呈乳头状结构,突入肺泡腔内,可称为乳头状型。

(2)瘤细胞大多分化好,呈单层立方状或柱状,大小、形状一致,如钉突状或灯泡样挂在肺泡表面;分化差者少见,瘤细胞可呈复层,或具有多形性,大小、形状不等,排列较零乱,核分裂象可见。

(3)肿瘤性肺泡的间质通常无促纤维形成反应,故肺泡壁一般不增厚,或仅有轻微增厚,常伴有淋巴细胞浸润,这与一般的腺癌完全不同。

(4)常见细支气管上皮部分正常、部分癌变或被癌细胞代替现象(图 4-54)。

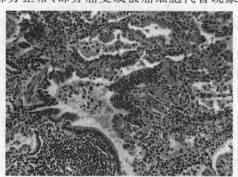

**图 4-54 细支气管肺泡癌(1)**
癌组织中的细支气管部分上皮正常,部分上皮癌变

(5)在邻近癌组织旁的肺实质内,可见卫星癌结节。在 BAC 组织中可见单个瘤细胞、呈腺泡状或乳头状的瘤细胞游离存在,这可能与肿瘤沿气道播散有关。

(6)有的癌细胞可见核内包涵体,为均质红染的圆形小体。PAS 染色包涵体呈阳性,Machiavellos 染色呈鲜红色。

(7)在非黏液性 BAC 中,有时在肺泡腔内可见砂粒体、多核巨细胞或瘤巨细胞。

(8)瘤组织易侵及胸膜(图 4-55)。

3.BAC 的组织学类型

根据光镜、免疫组化及电镜观察,BAC 依细胞分化特征,可分为 4 种亚型。

(1)Clara 细胞型(图 4-56A～C):此型是最常见的 BAC,约占非黏液细胞型的 90%。

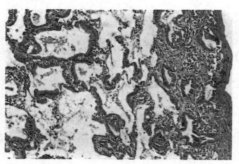

图 4-55　细支气管肺泡癌(2)

癌组织侵及胸膜呈腺样结构

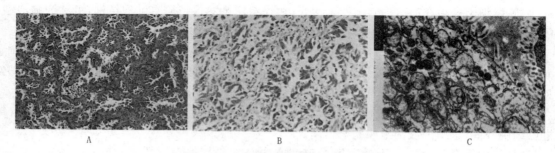

A　　　　　　　　　　　B　　　　　　　　　　　C

图 4-56　细支气管肺泡癌,Clara 细胞型

A.癌组织呈肺泡型,癌细胞呈柱状或钉突状;B.同上病例,免疫组化染色:癌细胞 α1-AT 阳性;

C.Clara 细胞型的超微结构 癌细胞表面有少量微绒毛,顶端胞质内含致密颗粒

光镜:在光镜下要准确识别 Clara 细胞或 Ⅱ 型肺泡细胞是困难的。Clara 细胞分化好者,瘤组织大多呈肺泡结构,少数可呈乳头状,并有二级或三级分支。瘤细胞衬覆于肺泡或乳头表面,呈柱状或钉突状,其顶端突出,胞浆多呈嗜酸性,核位于细胞基底部或顶端,呈圆形或卵圆形,大小一致,排列较整齐。有的病例瘤细胞可出现不同程度的异型性,核及核仁增大,排列不整,可见核分裂象。PAS 染色,在细胞质顶端及胞浆内可见阳性颗粒。

免疫组化:诊断 BAC 一般不需要做免疫组化,Clara 细胞分化者,可染 Clara 细胞抗原。另外,α1-AT 及 CEA 染色,癌细胞胞浆均呈阳性反应。

电镜:瘤细胞表面有少量微绒毛,胞浆顶端突入肺泡腔,其中有单位膜包绕的致密颗粒散在,直径600～1 500 nm,其中央为一均质的电子致密核心。

(2)Ⅱ型肺泡细胞型(图 4-57A、B):此型 BAC 较少,不及非黏液细胞型的 10%。

光镜:瘤组织结构与 Clara 细胞型基本相同,瘤细胞呈立方状或圆顶形,胞浆呈细小空泡状或明显的泡沫状,胞核多位于细胞顶端,核内包涵体较常见。PAS 染色瘤细胞胞浆内见有 PAS 阳性颗粒。

免疫组化:瘤细胞对表面活性物质阿浦蛋白(SAP)SSIgG、SPA/B 及 Ⅱ 型肺泡细胞抗体呈阳性反应。KP16D 蛋白呈阳性反应。

电镜:瘤细胞表面有发达而整齐的微绒毛,胞浆内见有较多的不同发育阶段的板层小体,可见分泌颗粒、多泡小体及发育成熟的嗜锇性呈分层状的板层小体。核内包涵体由直径为 40 nm 的分支状微管构成,具有特征性。

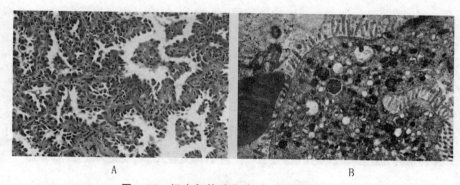

**图 4-57　细支气管肺泡癌，Ⅱ型肺泡细胞型**
A.癌组织呈肺泡型，癌细胞呈圆顶状，核位于细胞顶端；B.Ⅱ型肺泡细胞型的超
微结构 癌细胞表面有少量微绒毛，胞质内见多数发育不同阶段的板层小体

（3）黏液细胞型（图 4-58）。

光镜：瘤组织基本上保持肺泡结构，瘤细胞衬覆于肺泡表面生长，毫不破坏肺泡间隔。一般为分化好的高柱状黏液细胞或杯状细胞，胞浆内充有多少不等的黏液，呈透明或泡沫状；胞核大小、形状一致，可见核沟，位于基底部，分裂象罕见。也可有瘤细胞核具有较大程度异型性的黏液细胞型 BAC。有时在正常肺泡内仅见少数几个黏液细胞，成排或如出芽状衬于肺泡表面。癌细胞不侵及间质。肺泡腔内常充满大量黏液，甚至在离癌细胞巢有相当距离的肺泡内亦有丰富黏液，其中常见有吞噬黏液的巨噬细胞及少数中性粒细胞。

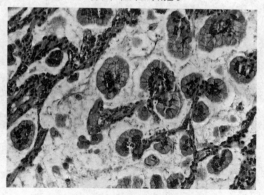

**图 4-58　细支气管肺泡癌，黏液细胞型**
分化好的黏液性癌细胞，似出芽状衬覆在肺泡表面，肺泡腔内充满黏液

PAS 及 Alcian 蓝染色，瘤细胞均呈强阳性。在经皮肺穿的小活检组织中，如黏液性瘤细胞沿肺泡间隔生长，与肺泡上皮突然分界，即使细胞分化很好，未见细胞学的异型性及核分裂象，也有助于作出黏液细胞型 BAC 的诊断。

电镜：瘤细胞胞浆顶端可见多量大小不一的圆形、卵圆形黏液颗粒，直径 200～1 200 nm，为低电子密度的凝絮状物质。

（4）混合细胞型（图 4-59A、B）：此型 BAC 非常少见。瘤组织沿肺泡壁生长，瘤细胞含有上述 3 型中的任何两种细胞成分（即非黏液细胞及黏液细胞），即为混合型。

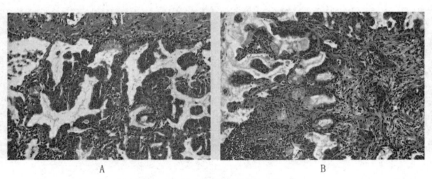

图 4-59　细支气管肺泡癌，混合细胞型

A.胸膜下癌组织由非黏液细胞及黏液细胞混合构成；B.癌组织由非黏液细胞及黏液细胞混合构成，局部间质浸润

4.BAC 的变异型

近些年来，有学者遇到一些 BAC 病例，不同于常见 BAC 的组织形态，其组织形态特殊，前所未见，经查文献亦未见有报道。这些病例均经多项免疫组化（CK7、TTF-1、SPA/B、CEA 等）及特殊染色证实，癌细胞均在肺泡腔内生长，主要为Ⅱ型肺泡细胞，表明为Ⅱ型细胞型 BAC 的变异类型。

（1）透明细胞型 BAC（图 4-60A、B）：癌组织保持肺泡结构，除见少量非黏液性 BAC 的组织结构外，主要是附在肺泡壁的癌细胞胞浆透明为其特点，免疫组化癌组织 SPB 呈阳性，TTF-1（＋）。

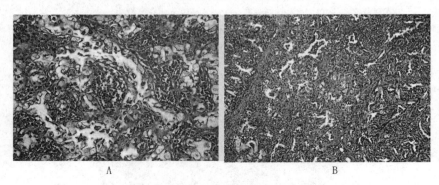

图 4-60　细支气管肺泡癌，透明细胞型

A.BAC 癌细胞的胞浆呈透明状；B.癌组织 SPB 呈阳性

（2）实性型 BAC（图 4-61A～C）：少部分癌组织保持肺泡结构，呈典型的 BAC，并见细支气管部分上皮癌变现象；绝大部分癌组织在肺泡内呈实性结构，并向周围肺组织扩展。免疫组化 CD34 及 SMA 清楚显示肺泡结构，肺泡内实性癌组织 TTF-1 呈阳性、SPB 呈阳性，证实为Ⅱ型肺泡细胞，可认为是一种罕见的实性型 BAC。

（3）脱屑型 BAC（图 4-62A～E）：癌组织亦保持肺泡结构，但由Ⅱ型肺泡上皮构成的癌细胞，大都从肺泡壁脱落至肺泡腔内，充满肺泡，犹如脱屑性肺炎；癌细胞有一定异型性，胞核圆形，核浆比例增大，其间见散在的巨噬细胞。

免疫组化：SMA 显示正常的肺泡轮廓，肺泡腔内的瘤细胞 CK（＋）、TTF-1（＋）、SPB（＋）、CD68（－）、巨噬细胞 CD68（＋）。

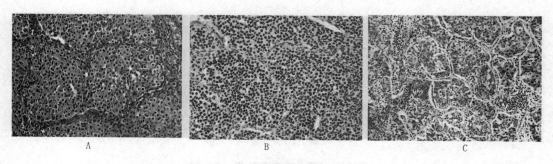

**图 4-61　细支气管肺泡癌,实性型**
A.癌组织在肺泡腔内呈实性结构;B.免疫组化 TTF-1 阳性;C.实性癌组织 SPB 呈阳性

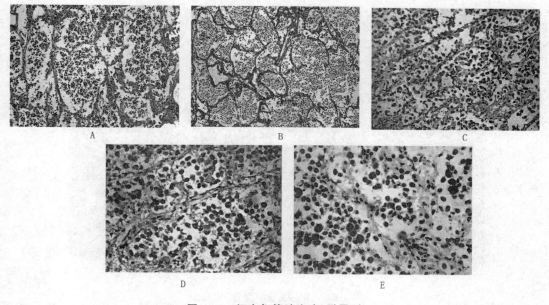

**图 4-62　细支气管肺泡癌,脱屑型**
A.在肺泡腔内充满剥脱的癌细胞,犹如脱屑性肺炎;B.免疫组化 SMA 阳性,显示完好的肺泡结构,腔内充满癌细胞;C.肺泡腔内癌细胞 TTF-1 呈阳性表达;D.肺泡腔内癌细胞 SPB 呈阳性表达;E.肺泡腔内巨噬细胞 CD68(+),癌细胞(-)

(4)腺泡型 BAC(图 4-63A~C):腺泡型 BAC 十分罕见,有学者曾先后遇到 3 例,均为年轻人,2 男、1 女,分别为 38 岁、24 岁及 37 岁,3 例肿瘤均靠近胸膜,分别位于左肺下叶、左肺上叶及左肺上叶,其大小分别为 3.5 cm×3.5 cm×2.0 cm、3.0 cm×3.0 cm×2.0 cm 及 6.0 cm×6.0 cm×5.0 cm,切面实性呈黏液感。

光镜:3 例癌组织形态基本相同,均保持正常肺泡结构,肺泡腔内充满黏液;主要由黏液细胞和非黏液细胞混合构成大小稍不等的腺泡状癌组织,游离在肺泡腔内,癌细胞分化好,核分裂象罕见,亦见细支气管部分上皮正常,部分被腺泡状癌组织取代;PAS 染色黏液性癌细胞及肺泡腔内黏液均呈强阳性。第 2 例及第 3 例局部肺泡腔内癌组织略呈实性,且有间质浸润,第 2 例支气管旁淋巴结转移。

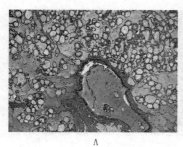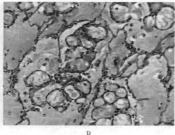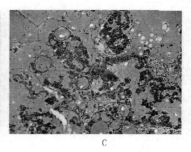

图 4-63　细支气管肺泡癌,腺泡型

A.在小支气管周围充满黏液的肺泡腔内,见呈游离状态的腺泡状癌组织;B.腺泡
状癌组织由黏液细胞及非黏液细胞混合构成;C.腺泡状癌组织 SPB 呈阳性表达

免疫组化:肺泡腔内的腺泡状癌组织 CK7 呈(+)、TTF-1(+)、SPB(+)。3 例癌细胞 Ki-67 阳性率均甚低<5%。

(5)硬化型 BAC(图 4-64A、B):有极少数 BAC 病例,间质纤维组织显著增生,淋巴细胞胞浸润,致肺泡壁明显增厚,或伴有透明变性,甚至形成瘢痕组织,可称为硬化型 BAC。

免疫组化:BAC 上皮细胞 TTF-1(+)。

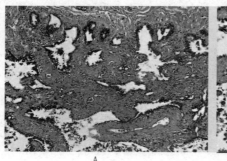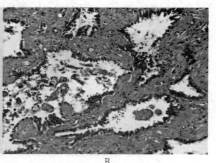

图 4-64　细支气管肺泡癌,硬化型

A.胸膜下 BAC,其间质普遍纤维组织显著增生,肺泡壁明
显增厚;B.BAC 间质纤维组织显著增生,肺泡壁明显增厚

5.关于 BAC 的中国共识

2006 年 3 月在第 3 届中国肺癌高峰共识会上,全国 40 多位临床、放射、病理专家,讨论了 BAC 的诊断和治疗,形成对 BAC 的以下共识。

根据临床工作的需要,病理组织学上,将 BAC 分为:①单纯的 BAC(无间质、血管及胸膜侵犯);②BAC 伴局部间质浸润;③具有 BAC 特征的腺癌(侵犯间质、血管、胸膜的 BAC)(图 4-65A~E)。

这一共识,解决了长期以来 WHO 将只要有浸润的 BAC 即诊断为腺癌的问题。如非黏液细胞型孤立结节 BAC,直径小于 2 cm,又无间质浸润,可视为早期 BAC,即原位 BAC(图 4-66A、B)。

鉴别诊断:在病理诊断上,需要与 BAC 进行鉴别诊断的疾病,主要有两方面的问题。

(1)与良性病变的鉴别:有肺泡上皮不典型增生、肺泡上皮乳头状腺瘤、硬化性血管瘤等。

(2)与其他癌的鉴别:乳头状腺癌、黏液性腺癌及来自乳腺、胃肠道、胰腺、前列腺、子宫内膜等的转移性腺癌。

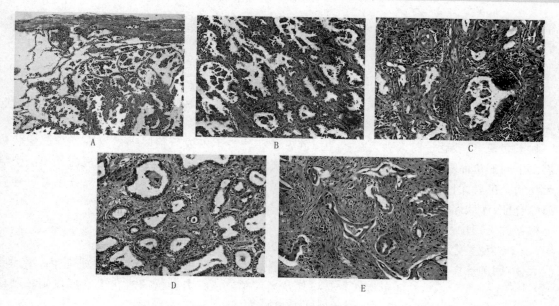

**图 4-65  具有 BAC 特征的腺癌**

A.位于胸膜下的 BAC,部分呈小乳头状;B.同上例,癌组织保持肺泡结构,癌细胞衬覆
于肺泡表面;C.同上例,细支气管部分上皮正常,部分癌变;D.同上例,癌组织广泛侵
至间质,呈腺癌样;E.同上例,浸润至肺间质的腺癌样组织,纤维组织显著增生

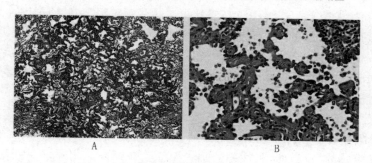

**图 4-66  早期 BAC**

A.位于肺实质的微小 BAC,直径小于 1.0 cm,间质淋巴细胞
浸润;B.同上放大,癌组织肺泡壁增厚,间质淋巴细胞浸润

## (三)来自神经内分泌细胞的癌——神经内分泌癌

由神经内分泌细胞发生的恶性肿瘤,统称为神经内分泌癌(neuroendocrine carcinomas,NEC)。
关于神经内分泌癌的类型,有了很大的发展。1991 年 Travis 等提出了大细胞神经内分泌癌的诊断
标准。1993 年有学者报道了巨细胞神经内分泌癌。至此,根据瘤细胞分化程度及细胞形态,现已确
定神经内分泌癌至少有 5 种类型。其共同的特征是:①瘤组织无论分化程度如何,均有相对特征性
的组织结构。分化好和中分化的瘤组织,常呈器官样结构,可见菊形团或菊形团样结构。②瘤细胞
对神经内分泌标记 NSE、CgA、Syn、CD56、S-100、Leu-7 等及多种激素可呈阳性表达。③电镜下,瘤
细胞内可见多少不等的神经分泌颗粒(neurosecretory granules,NSG)。

在 10%～20% 的非小细胞肺癌(NSCLC)中,虽然在光镜下形态学上不显示神经内分泌分化
特征,但经免疫组化及电镜观察证实,部分瘤细胞具有神经内分泌分化特征。这可称为非小细

癌伴神经内分泌分化(NSCC-NE),不能归入神经内分泌癌。已如前述鳞癌伴神经内分泌分化。非小细胞肺癌伴神经内分泌标记的表达,可能提示是一种不利于预后的因素。

现将 5 种神经内分泌癌的组织形态特征简述如下。

1.类癌

类癌亦称典型类癌(typical carci-noid,TC),来源于支气管黏膜上皮及黏膜下腺体中的神经内分泌细胞。占原发肺肿瘤的 1%～2%。此癌可看作分化好的、低度恶性神经内分泌癌。

临床表现:患者就诊时大多无症状,9% 的患者在外科手术或尸检时偶然发现。肺部症状依肿瘤发生的部位而异,中央型类癌可致阻塞性肺炎、咯血,在 X 线胸片上偶然发现的外周型类癌可无症状。患者无性别差别,平均年龄 55 岁,也是儿童及青春期常见的肿瘤。部分患者可伴有类癌综合征、库欣综合征等。

根据肿瘤部位及镜下形态特点,可分为 3 型。

(1)中央型类癌(图 4-67A～C):最常见,占 60%～80%,多见于成人。

大体:因肿瘤多在支气管内生长,多呈光滑、圆凸的息肉状肿块,突入大支气管腔内,平均直径 3.1 cm(0.5～10 cm);有的可侵至软骨板外及周围肺实质。若肿瘤内有化生骨形成则较硬或有沙砾感。肿瘤远侧的肺实质可见阻塞性肺炎的改变。

光镜:典型类癌的诊断并无困难,癌细胞中等大小,大小与形状十分一致,并呈器官样结构为其显著特征。胞核圆形或卵圆形,位于中央,染色质细而分布均匀,核仁不明显,分裂象罕见或无;胞浆量中等,呈透明或微嗜酸细颗粒状。癌细胞通常排列成实性片块、条索、小梁状、带状、栅栏状,亦可见小的腺样或菊形团样结构及真假乳头。这些组织形态常为局灶性,大多数肿瘤具有一种以上的组织形态,常混合存在。间质富于毛细血管,可见明显透明变性,偶见钙化、骨化及淀粉样物质沉着。一般无坏死。有时可见血管侵袭现象,但并非转移的可靠指标。有人报道瘤组织可呈弥漫性浸润形态,应除外甲状腺髓样癌转移的可能,因其在形态上类似多灶性类癌。肿瘤细胞黏液染色通常呈阳性(腺腔可呈灶状阳性)。

免疫组化:类癌对 CK、5-HT、NSE、CgA、Leu7、Syn 及 NF 等具有不恒定的反应性,其中NSE、CgA、Syn 阳性有助于与其他类型肺癌鉴别。新近报道,有一种新的标记物 MAP-2 对肺的类癌及小细胞癌是敏感的、特异的,阳性率分别为 100% 和 98%。此外,一些肽类激素如生长抑素、铃蟾肽、GRP、胃泌素、P 物质、胰多肽、VIP、ACTH 及降钙素等可在有些类癌中表达。如果类癌 CEA 表达阳性,提示其具有较强的侵袭性,易发生淋巴结转移。中央型类癌 TTF-1(－)。

电镜:类癌细胞的细胞器发达,内含较多神经内分泌颗粒,其直径为 50～500 nm 不等,并可见微丝、微管,偶见纤维性包涵体。细胞基底部可见完整的基膜,有的细胞表面可见微绒毛。印戒细胞类癌电镜下可见数量不等的黏液颗粒及神经内分泌颗粒(图 4-67D)。

类癌的特殊类型。①嗜酸性粒细胞类癌(图 4-68):癌细胞较大,大小一致,胞浆丰富,呈嗜酸性颗粒状,胞核呈圆形,位于细胞中央。具有与典型类癌相同的组织结构。电镜下,胞质内除含有神经分泌颗粒外,尚有大量线粒体存在。②梭形细胞类癌(图 4-69):大多为外周型类癌,瘤细胞以梭形细胞为主,大小一致。须与纤维性间皮瘤及平滑肌瘤鉴别。平滑肌瘤排列成束,纵横交织,而类癌排列无规律,且细胞有一定程度多形性,主间质分界清楚。当瘤内出现淀粉样物质及黑色素时,则需要与转移性黑色素瘤鉴别。免疫组化有助于把它们鉴别开来。③透明细胞类癌(图 4-70A～C):肿瘤的组织结构及细胞形态与典型类癌相同,可在肺实质内形成细胞巢,瘤细胞大小、形态均一,其特征是胞浆透亮,核圆形、规则,居中央。此型类癌须与肺的透明细胞瘤及原发性和转移性透明细胞癌鉴别。免疫组化有助于鉴别诊断，透明细胞类癌同样神经内分泌标记如 Syn、CgA、NSE 等可呈阳性表达，而透明细胞瘤及透明细胞癌则否。④印戒细胞类癌：癌组织具有类癌特征，多呈实性巢或片块，癌细胞大小规律，核偏位，胞浆淡染，呈印戒状，PAS 染色呈阳性。免疫组化神经内分泌标记阳性有助于明确诊断。要与实性黏液细胞癌相鉴别。后者 PAS 亦呈阳性，但神经内分泌标记呈阴性。⑤乳头状类癌（图 4-71）：癌组织除具典型类癌的某些结构外，乳头状结构较突出，瘤细胞立方状或低柱状，衬覆于乳头表面，有的乳头可见纤维血管轴心。要确定诊断必须借助于免疫组化，NSE、CgA、Syn 等可呈阳性。此型类癌需与有乳头状结构的其他良、恶性肿瘤相鉴别，如来自肺泡Ⅱ型细胞的肺乳头状瘤、乳头状细支气管肺泡癌、乳头状腺癌等；也需与有乳头状结构的转移癌（甲状腺、卵巢、结肠）鉴别。免疫组化及电镜观察有助于与上述其他肿瘤的鉴别。

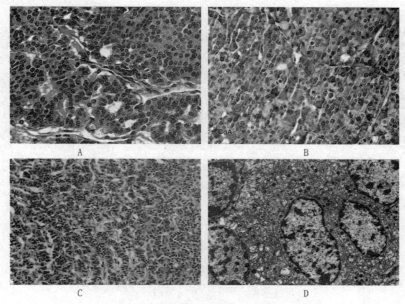

图 4-67　中央型类癌

A.癌组织弥漫成片，瘤细胞大小、形态一致；B.同上例，免疫组化染色，癌组织 CgA 呈阳性；C.癌组织呈小梁状结构；D.类癌的超微结构，癌细胞的细胞器丰富，胞质内含大小一致的神经分泌颗粒×5 000

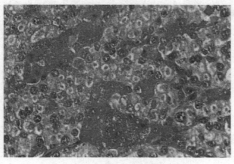

图 4-68　嗜酸性粒细胞类癌

癌细胞胞浆丰富，呈嗜酸性

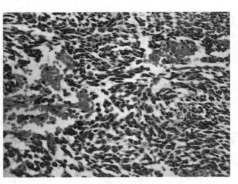

**图 4-69　梭形细胞类癌**

癌细胞呈短梭形，无定向排列，主间质清楚，见肥大细胞

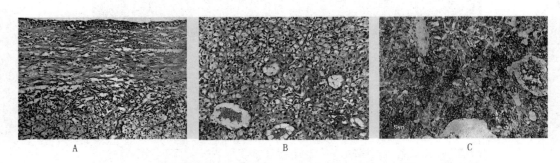

A　　　　　　　　　　　B　　　　　　　　　　　C

**图 4-70　透明细胞类癌**

A.支气管黏膜上皮下成巢的癌组织，由透明细胞构成；B.成巢
的癌组织，癌细胞形态一致，浆透明；C.癌组织 Syn（＋）

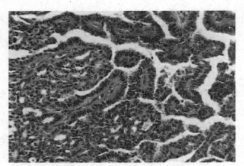

**图 4-71　乳头状类癌**

癌组织呈乳头状及实性腺样结构

（2）外周型类癌（图 4-72A、B）：发生自细支气管上皮内的神经内分泌细胞，故多位于肺外周胸膜下肺实质内，呈多个结节，平均直径 2.4 cm（0.5～6 cm），约 1/3 病例可在肺内呈弥漫性浸润而呈多灶性小结节。

大体：肿瘤结节无包膜，质地均一，呈灰白色至黄褐色，平均直径 2.4 cm（0.5～6 cm），有些病例可见出血灶。

光镜：癌细胞呈梭形或卵圆形，排列无规律，纵横交织，且细胞有一定程度的多形性，可见核分裂象。肿瘤的主间质分界清楚，有时见淀粉样物质沉着及黑色素，不要误为转移性黑色素瘤。

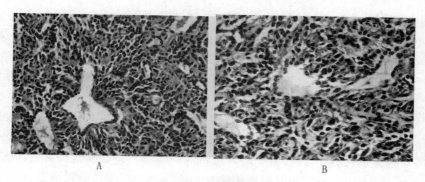

**图 4-72 外周型类癌**

A.在肺泡间见癌组织排列无序,癌细胞呈卵圆形及梭形,环绕小血管分布;B.癌组织 Syn 呈阳性表达

鉴别诊断:免疫组化及电镜观察可将其与转移性黑色素瘤鉴别开来。外周型类癌除一般神经内分泌标记 Syn、CgA、CD56 等可阳性外,亦可显示 TTF-1(＋),降钙素(＋),而黑色素瘤 S-100蛋白(＋),降钙素(－)。

(3)微瘤型类癌(图 4-73A、B):亦称为微瘤,是由小细支气管的神经内分泌细胞局灶性增生所致,极少见。其发生常与慢性肺病,特别是支气管扩张或间质纤维化有关。临床上常无症状而是在外科或尸检标本上偶然发现。多见于中老年女性,儿童少见。在影像学上偶尔表现为钱币样病变。

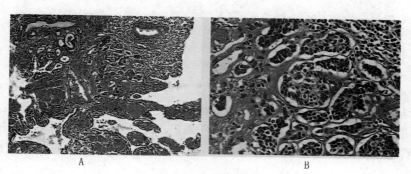

**图 4-73 微瘤型类癌**

A.肺间质纤维化组织中,见分隔成小巢的瘤组织;B.肿瘤组织被纤维组织分隔成巢并侵入周围肺泡腔内

大体:常在肺外周、胸膜下或靠近细支气管处见有灰褐色小结节,一般不超过 4 mm,如直径大于0.5 cm可认为是类癌。约 1/3 的病例伴有纤维化肺疾病或炎性病变,故在大体标本上难以察见,需仔细检查大体标本始能发现。

光镜:特征性的结构是,在相对正常或间质性纤维化的肺实质内,形成被纤维组织包绕的小巢,边界不清,或突入肺泡腔内,呈浸润性表现;少数可在细支气管腔内生长呈息肉样,或在肺实质内呈多灶性者。瘤细胞形态均一,呈圆或卵圆形,亦可呈梭形,胞浆中等、嗜酸性,偶尔透亮,核染色质呈细颗粒状。有的核深染,类似小细胞癌,但无坏死及核分裂象,也无核的多形性或不规则性。

鉴别诊断:包括细支气管上皮内的神经内分泌细胞增生、典型类癌、淋巴管内癌栓、小细胞癌等。与典型类癌的鉴别较困难,主要是微瘤的直径不超过 4 mm。

2.不典型类癌(atypical carcinoid,AC)(图 4-74A、B)

此瘤可视为中分化神经内分泌癌,如不熟悉其形态特点,易误诊为低分化其他类型肺癌。其恶性度介于类癌与小细胞癌之间,可发生转移,有转移至眼球内的个例报道。

大体:肿瘤多位于肺实质靠近较大支气管,但与其无明确关系;肿瘤较典型类癌大,平均直径3.6 cm,色泽不一,坏死及出血具有特征性。

光镜:此瘤的特征是癌细胞较小,但比小细胞癌的细胞稍大,常排列呈巢,或呈条索状、小梁状,具有器官样结构,常见菊形团。有的癌巢周围细胞呈栅栏状,癌巢中央常有灶状坏死,大片坏死不常见。癌细胞核浆比例异常,核具有多形性,形状不规则,梭形细胞较常见。核较深染,核分裂象多见(5~10/10HPF)。有时可见瘤巨细胞。间质中可有淀粉样物质沉着。

免疫组化:神经内分泌标记有助于与其他类型的低分化肺癌相鉴别。不典型类癌 NSE、CgA、Syn 均呈阳性反应,而低分化鳞癌和腺癌则为阴性。

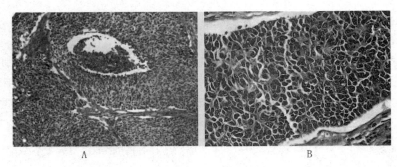

图 4-74　不典型类癌

A.癌组织被纤维组织分隔成巢,呈器官样结构,其中心有灶性
坏死;B.癌组织呈器官样结构(菊形团样),核分裂象易见

电镜:可见癌细胞含有神经内分泌颗粒,但数量较类癌少,且分布不均,一般在细胞突起内呈局灶性分布,有的可见多形性神经分泌颗粒,呈卵圆形、棒状,且大小不等,其他细胞器中等量。

鉴别诊断:主要是与分化差的鳞癌和腺癌的鉴别,借助免疫组化和电镜观察可将其区分开来。

3.小细胞癌(small cell carcinoma,SCC)(图 4-75A~D)

小细胞癌即小细胞神经内分泌癌,占肺癌的 10%～20%,患者多为中老年,80%以上为男性,85%以上的患者为吸烟者。因肿瘤生长迅速,并早期转移,以及异位激素的产生,胸膜、纵隔受累常见且较广泛,常导致上腔静脉综合征。故初期症状可能是由远处器官转移所致,或有异位激素产生的 Cushing 综合征。平均生存期在有、无广泛转移者分别为少于 1 年和 18 个月,极少数患者存活可达 3 年或更长。

大体:大多数小细胞癌的大体标本见于尸检而非外科标本,因患者多采用化疗而非手术治疗。肿瘤常发生在段以上的大支气管,瘤组织在支气管壁内浸润生长,支气管腔可因压迫而阻塞,可侵及邻近肺实质,并常伴有广泛的淋巴结转移,在肺门周围形成巨大肿块。常见广泛坏死和出血。位于支气管腔内的肿瘤少见,但有报道。约 5%的小细胞癌见于肺外周部,呈钱币样病变,可手术切除。

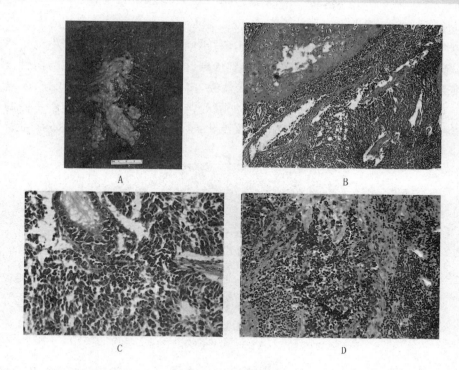

**图 4-75 小细胞癌**

A.小细胞癌大体观:癌组织沿支气管生长并扩展;B.癌组织在支气管壁弥漫浸
润,癌细胞小,呈圆形、卵圆形及雀麦形;C.癌细胞小,多呈小圆形、雀麦形,癌细
胞侵至腺上皮;D.淋巴结转移性小细胞癌:小细胞癌组织旁见残留的淋巴组织

光镜:小细胞癌的肿瘤细胞的形态一般较均一,其特征是癌细胞较小,约为淋巴细胞的 2 倍,多呈淋巴细胞样或燕麦细胞形,核位于中央。高倍镜下,核常带棱角,染色质细而弥散呈粉尘状,核仁不清,核分裂象多见,有时每高倍视野可超过 10 个,如切片染色过深则不易识别;其胞浆稀少呈嗜碱性,或呈裸核状。癌细胞常弥漫分布,或呈实性片块,也可如水流似绶带,呈条索状或小梁状。坏死常见且较广泛。有的癌细胞呈梭形,细胞较大,胞核清晰,可与人为挤压造成的癌细胞变长相区别。在肿瘤退变坏死区,常见具有特征性的核内染色质物质(DNA)沉积在血管壁内。在活检组织中,癌组织人为挤压现象极常见,以致癌细胞核拉长变形,并伴随染色质的弥散,则造成诊断上的困难,但仔细观察,仍可见小细胞癌诊断依据的特征。小细胞癌可与非小细胞癌复合发生,如复合性小细胞癌与细支气管肺泡癌,或复合性小细胞癌与鳞癌均有个例报道。

免疫组化:小细胞癌 TTF-1 强阳性,神经内分泌标记如 NF、NSE、CgA、CD56、Leu-7 等可呈弱阳性反应,对角蛋白也可呈阳性表达。MAP-2 被认为是肺类癌及小细胞癌的特异性标记。

电镜:大多数病例至少在有些癌细胞内见有少数神经内分泌颗粒,而且颗粒较小,直径 $50\sim$240 nm。胞质内其他细胞器也稀少,游离核糖体较多;偶见小桥粒连接,无基膜。

最新研究发现,小细胞癌的癌细胞中染色体 3 丢失。小细胞癌能检测出 *C-myc*、*N-myc*、*L-myc*、*L-myb*、*K-ras* 和 *C-erb* 等癌基因。有人用原位杂交技术研究小细胞癌的 *myc* 相关基因表达时,显示了癌基因表达的异质性,即每例标本中不同癌细胞表达是不同的。上述癌基因中,*myc* 原癌基因在肺癌组织中常有扩增,位于癌细胞核内;*ras* 基因位于癌细胞细胞器膜上,可能与点突变有关。初步研究表明,*myc* 癌基因的改变可能与小细胞癌的快速生长和浸润能力有关。

鉴别诊断。①小细胞鳞状细胞癌：癌细胞小，与小细胞癌难以区别，但其中可见明确的鳞癌灶，有角化现象。同时，免疫组化染色有助于鉴别诊断，此癌神经内分泌标记为阴性。②促纤维增生性小细胞肿瘤（图4-76）：此瘤常见于腹腔、盆腔，多见于青少年。发生在肺、纵隔及胸膜者亦有报道。其特点是肿瘤细胞小，呈大小不一的巢状，与小细胞癌难以区别，所不同的是肿瘤间质常呈明显的纤维组织增生，可发生硬化。免疫组化染色显示，神经内分泌标记及肌标记可呈阳性反应。

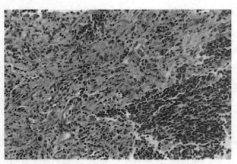

**图 4-76　促纤维增生性小细胞肿瘤**

癌细胞小圆形，弥漫分布，间质中纤维组织增生显著

4.大细胞神经内分泌癌（large cell neuroendocrine car-cinoma，LCNEC）（图 4-77A、B）

此癌是大细胞癌的一种，但在光镜下具有一定形态学特点，经电镜及免疫组化观察证实具有神经内分泌分化特征，命名为大细胞神经内分泌癌。患者平均年龄 64 岁（35～75 岁），大多数有吸烟史。

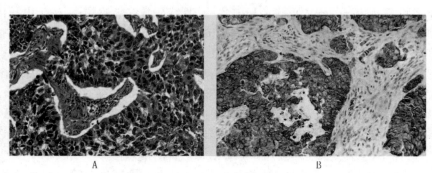

**图 4-77　大细胞癌神经内分泌癌**

A.癌细胞大，呈实性片块，其周边部细胞呈栅栏状；B.免疫组化染色，癌细胞 Syn 呈阳性表达

大体：此癌可发生在中央或外周，肿瘤平均大小为 3 cm（1.3～10 cm），通常为境界清楚的结节状肿块，偶见呈多结节者。其切面呈黄白色或褐色，常有广泛坏死及出血。淋巴结转移常见。

光镜：大细胞神经内分泌癌的特点如下。①癌细胞较大呈多角形，多大于 3 个静止期淋巴细胞，核浆比例降低，胞浆呈嗜酸性颗粒状；核多具多形性，染色质细或呈泡状，核仁常见；②癌细胞呈实性巢、小梁状、片块状、栅栏状排列，并显示器官样或菊形团样结构；③癌细胞核分裂象多见，多者超过 11/10HPF；④常伴广泛坏死。

免疫组化：认为 CgA、Syn、CD56、Leu-7 更特异，CgA 的表达与肿瘤分化程度呈正相关，而

Syn 的表达率高于 CgA 的表达率,且表达阳性范围也较 CgA 广,故认为 Syn 对判断大细胞癌的神经内分泌分化表型更有价值。此外,有的亦可表达某些激素,如 ACTH、HCG 等。

学者在对大细胞神经内分泌癌的研究中,发现有的可伴有腺分化,PAS 染色可阳性,免疫组化染色分泌成分(se-cretory component,SC)可呈阳性表达。

电镜:癌细胞中细胞器的数量中等,与不典型类癌相似,神经内分泌颗粒较少,直径为 100～270 nm,多呈局灶性分布。

鉴别诊断:主要是与分化差的鳞癌及一般的大细胞癌相鉴别,免疫组化及电镜观察有助于鉴别。

5.巨细胞神经内分泌癌(giant cell neuroendocrine car-cinoma,GCNEC)(图 4-78A、B)

在外文文献中,至今尚未见有巨细胞神经内分泌癌的报道。有学者在 30 例肺神经内分泌癌研究中,发现巨细胞神经内分泌癌 2 例,在肺大细胞癌的研究中又发现 2 例,近年会诊又遇到多例,认为可将其看作肺神经内分泌癌的第 5 类。

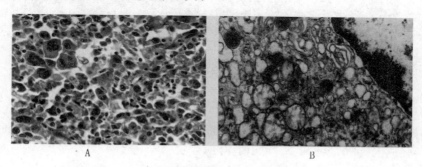

**图 4-78　巨细胞神经内分泌癌**

A.癌细胞大,呈多形性,弥漫分布,可见单核、双核、多核瘤巨细胞;B.巨细胞神经内分泌癌超微结构癌细胞胞质内见神经分泌颗粒×20 000

大体:此癌多形成巨块,大者直径可达 16 cm,常广泛坏死。局部淋巴结的转移为 100%,有些病例具有往胃肠道及骨转移的倾向,预后不良。

光镜:此癌的特征是癌细胞较大,大小、形状不等,可见单核、双核和多核瘤巨细胞。癌细胞常弥漫分布,主间质分不清,犹如肉瘤。核分裂象多见(平均 7 个/10HF),癌组织均有广泛坏死。此癌必须借助免疫组化或电镜观察始可确诊,否则,光镜下与向其他分化表型的巨细胞癌不能区分。

近几年来,有学者在会诊工作中遇到多例转移性巨细胞神经内分泌癌,见于胃、小肠、皮肤及骨等。简介一例(女,47 岁,骶骨病变)如图 4-79A～D 所示。

免疫组化:癌细胞可显示 NSE、CgA、Syn 阳性,但常程度较弱;有的某些激素如 ACTH、HCG 等亦可呈阳性。

电镜:癌细胞内细胞器中等量,神经分泌颗粒较少,多呈局灶性分布,有的见多形性神经分泌颗粒,即神经分泌颗粒大小、形状不等,可呈圆形、卵圆形、棒状、哑铃状等,偶见张力微丝束。

6.不常见的神经内分泌肿瘤

在组织形态上,这些肿瘤与上述各种神经内分泌癌不同,但在免疫组化及超微结构上具有某些相同的特征。近年来文献报道的有以下几种。

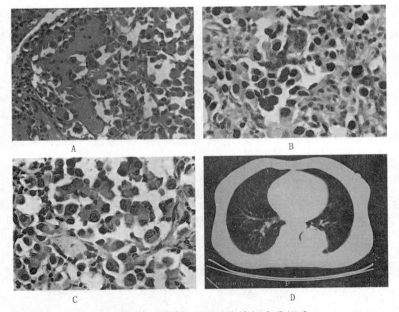

**图 4-79    骶骨转移性巨细胞神经内分泌癌**

A.巨大癌细胞间,见残留的骨小梁及破骨细胞;B.癌组织 TTF-1(+);

C.癌组织 Syn(+);D.患者诊断明确后行 CT 检查,发现左肺巨大肿块

(1)原始神经外胚瘤(图 4-80A、B):与胸肺部恶性小圆形细胞肿瘤密切相关,偶尔原发于肺。通常发生在年轻成人,肿瘤生长迅速,可引起肺部症状。

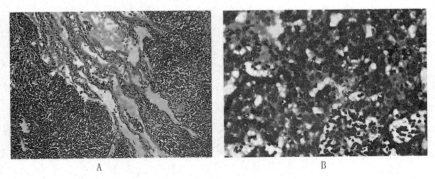

**图 4-80    原始神经外胚瘤**

A.在肺实质内弥漫成片的瘤组织,由小圆形细胞构成;B.同上放大,有假菊形团样结构

大体:肿瘤位于中央部,较大,质软呈鱼肉状外观,常伴有出血、坏死。

光镜:肿瘤由小圆形、卵圆形细胞构成,呈弥漫性片块或小叶状,被纤维性间质分隔,细胞之间黏着不良。在分化较好的肿瘤,可见假菊形团或真菊形团(其中心有小腔)。瘤细胞核深染,大多无明显核仁,胞浆不清楚。

免疫组化:NSE 及 CD99 常呈阳性,但可与肺的其他神经内分泌癌相区别,因它通常对 CgA、Syn、Leu-7、S-100 蛋白及 CK 为阴性,偶尔可见 CK 阳性瘤细胞。LCA 阴性亦可与淋巴瘤鉴别。

(2)具有横纹肌样表型的神经内分泌癌:极罕见,仅见有一例报道。患者为一 24 岁女性,右肺上叶有一弥漫浸润的肿块。

光镜:肿瘤由弥漫性片块或细胞巢构成,伴有局灶性器官样结构,许多细胞在胞浆内有一圆形至卵圆形嗜酸性包涵物,与其他部位横纹肌样瘤中所见者相似。

免疫组化:瘤细胞对 CK、vimentin、desmin、actin 及 NSE、CgA 呈阳性反应。

电镜:瘤细胞内可见由无数中间丝形成的涡旋状结构,它是横纹肌样瘤的特征。此外,尚可见局灶性神经分泌颗粒及桥粒。

### (四)来自支气管腺体的癌——唾液腺型癌

1.腺样囊性癌(图 4-81A、B)

此癌是发生在下呼吸道最常见的唾液腺型肿瘤之一,但少于全部肺肿瘤的 0.2%,仅发生在气管及大支气管,尤以气管为多。在 X 线胸片上因其位于支气管内且在中央不易定位,而纤维支气管镜活检易获阳性结果。临床上,男、女发病率相同,中年人多发,平均年龄 45 岁。

大体:肿瘤常突入支气管腔内呈息肉状生长,最大直径可达数厘米,或呈环形弥漫浸润性结节,直径0.9~4.0 cm,质软,呈灰白色、粉红色或浅褐色,癌组织也可穿过软骨壁扩展至周围肺实质。少数可侵至胸膜或纵隔,形成巨块。

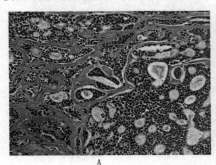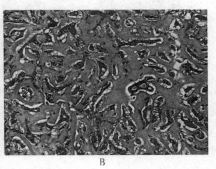

图 4-81　腺样囊性癌

A.癌组织呈明显筛状结构;B.同上例,癌组织呈小梁状,间质透明变性显著

光镜:癌组织在支气管壁内呈浸润性生长,表面的支气管上皮可发生溃疡或鳞化,其组织形态与唾液腺者完全相同。癌细胞较小,核深染,排列呈圆柱状、小梁状、实性条索、由导管上皮及肌上皮双层细胞构成的腺体或小管,以及常见具有特征性的大小不等的筛状结构片块,其中可见扩张的假囊肿,囊内含有黏液或嗜酸性基底膜样物质。肿瘤间质可有黏液样变性,有时透明变性显著,则压迫上皮性条索呈窄带状。实性巢外周细胞偶呈栅栏状,如基底样构型。瘤组织坏死及核分裂象不常见,可侵及周围肺实质及局部淋巴结,38%的病例见有侵袭神经周围现象。

免疫组化:瘤组织对低分子量角蛋白、波形蛋白、肌动蛋白呈强阳性反应,S-100 蛋白呈局灶性阳性。

电镜:瘤细胞有两种类型,一种是真正的腺体,上皮有微绒毛、连接复合体及桥粒,另一种是肌上皮细胞,胞浆内有由 6 nm 微丝构成的肌微丝。假囊腔由浸润的瘤细胞包围陷入的板层状基膜构成,有时瘤细胞被以高度复制的基膜。

此癌转移至局部淋巴结及肺实质者常见,如不做肺切除,对放疗亦有明显效果,但不能治愈。一般发展较缓慢,病程较长,其最终预后不佳。

2.黏液表皮样癌

此癌罕见,占肺癌的 0.1%～0.2%,患者年龄 4～78 岁,近半数发生在 30 岁以下。肿瘤多发生在大支气管内,呈息肉状突入腔内,可致支气管刺激及阻塞症状,有些无症状。此癌亦为侵袭性生长,但大多数生长缓慢,病程较长,转移罕见。

构成此癌的特征性成分是黏液细胞、表皮样细胞及中间型细胞,按其比例的不同和异型性的差别,此癌可分为两型。

(1)低度恶性型(图 4-82A、B):占黏液表皮样癌的 75%～80%,患者男女比例相等,年龄 20～60 岁(平均 40 岁),可有支气管刺激或阻塞症状,病程可长达数年。

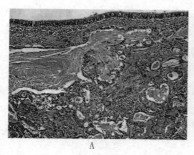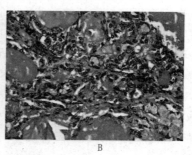

图 4-82　黏液表皮样癌,低度恶性

A.癌组织由腺体、小管、囊肿及实性区相互混合构成;B.癌组织腺管成分为主,被以立方状及黏液细胞

大体:肿瘤常位于主支气管及叶支气管内,偶见于段支气管,呈息肉状包块,直径从数毫米到 6 cm,质较硬,呈灰白色。切面呈黏液样,有时可见小囊腔。肿瘤偶见于肺外周,较大肿瘤亦可沿支气管树的管腔延伸而累及数个段支气管。肺组织可出现肺不张或阻塞性肺炎。

光镜:此癌由腺体、小管、囊肿及实性区相互混合构成,在 60% 的病例,以腺管成分占优势,由柱状黏液细胞、杯状细胞或立方状透明细胞衬覆,偶见嗜酸性粒细胞;呈实性巢或片块的瘤组织由基底样、中间型细胞及较少见的鳞状细胞组成。中间型细胞呈多角形,胞浆双染性或微嗜酸性,核圆形、居中。鳞状细胞有细胞间桥,无角化现象。有些由上述细胞构成的不规则囊腔内,可见有灶性黏液细胞聚集,或囊腔内衬黏液细胞。上述各种细胞分化好,无或罕见核分裂象及坏死。间质透明变性明显,也可见钙化、骨化灶。癌组织局限在支气管壁内浸润生长,不侵及邻近肺组织。

此癌局部侵袭及转移罕见,手术彻底切除,预后良好,几乎所有的儿童及年轻成人的黏液表皮样癌都是低度恶性的。

(2)高度恶性型(图 4-83A、B):此型罕见。癌组织在大支气管壁内侵袭性生长,不呈息肉状,可侵及邻近肺组织,质地较硬,呈灰白色。

大体:与低度恶性型基本相同,但癌组织可穿过支气管壁侵至周围肺实质。

光镜:癌组织主要是中间型细胞及表皮样细胞,而黏液细胞较少。有的可见充满黏液的囊腔,或有单个黏液细胞散在。两种细胞的异型性明显,核分裂象及坏死灶易见。有的病例亦可见分化好的低度恶性肿瘤区。

超微结构:此癌的超微结构与发生在唾液腺者完全相同,有未分化细胞、腺细胞及有显著桥粒和浆内张力微丝的鳞状细胞,中间型细胞仅有散在的桥粒,胞质内偶见小的张力微丝束。

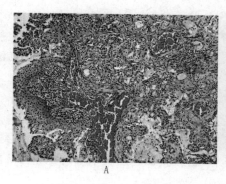 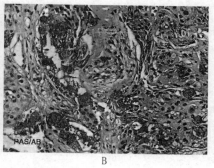

**图 4-83　黏液表皮样癌,高度恶性**

A.支气管上皮鳞化,癌组织以实性中间型细胞为主,有少数由黏液细胞形
成的腺管;B.以实性中间型细胞为主,少数黏液细胞 PAS/AB(+)

鉴别诊断:低度恶性黏液表皮样癌因其含有明确的表皮样成分及黏液细胞,不易与其他癌相
混淆,而分化差的高度恶性黏液表皮样癌,则需与腺鳞癌相鉴别。前者通常位于大支气管内呈息
肉样,表皮样成分无角化现象,而后者多位于肺外周部,镜下鳞癌成分常显示角化现象。

3.上皮-肌上皮癌(图 4-84A、B)

此癌罕见,患者年龄 33～71 岁,无性别差异。几乎均位于大支气管内,故有气道阻塞症状。

大体:肿瘤位于支气管腔内,也可侵至周围肺实质,切面呈实性灰白色,有的呈胶冻状。

光镜:癌组织由两种成分构成,一是肌上皮细胞,呈梭形或圆形,其胞浆呈嗜酸性或透明,形
成实性片块,间或有浆样肌上皮细胞;二是不同比例的腺管状上皮细胞。核分裂象少见,间质可
透明变性。

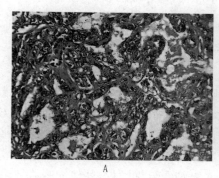 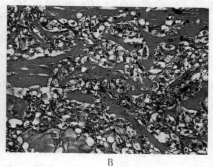

**图 4-84　上皮-肌上皮癌**

A.上皮性癌细胞形成腺管状,在支气管壁内浸润生长,其间见少量胞浆透明
的肌上皮细胞;B.同上例,肌上皮细胞胞浆透明,呈实性片块,间质透明变性

此癌手术切除通常可治愈,但有的也可复发或转移。

免疫组化:上皮成分 MNF116 及 EMA 呈阳性表达,肌上皮成分 SMA 及 S-100 呈阳性。

4.腺泡细胞癌

此癌罕见,大多为成人(12～75 岁),可发生在大支气管内引起支气管刺激或阻塞症状,或位
于肺实质而无症状。

大体:位于支气管内者呈息肉状,在肺实质内者境界清楚,无包膜,呈橘黄色。

光镜:瘤细胞大小、形状均一,呈圆形、多角形,胞浆丰富呈嗜酸性或嗜碱性颗粒状,核居中,通常为小圆形或卵圆形,有时可见泡状核,含有明显核仁。瘤细胞可排列成片块、巢、腺泡、小腺体或管状乳头状,被厚薄不等的纤维组织分隔,有时有丰富的淋巴细胞或淋巴、浆细胞浸润。PAS 染色癌细胞可含抗淀粉酶的阳性颗粒。

电镜:癌细胞含有特征性的酶原型颗粒,有界膜,直径 600~800 nm。

鉴别诊断:首先要除外转移性唾液腺腺泡细胞癌,如肿瘤为邻近支气管的孤立结节,考虑为原发的。此外,要与嗜酸性粒细胞类癌、支气管颗粒细胞瘤相鉴别。免疫组化可把类癌区别开来,电镜观察亦有助于鉴别诊断,类癌见神经分泌颗粒,颗粒细胞瘤有丰富的自噬性溶酶体,而腺泡细胞癌无。

5.嗜酸性粒细胞腺癌(图 4-85A、B)

肺的嗜酸性粒细胞腺癌极罕见,国外文献仅有 8 例报道,2006 年,国内吴继华等报道 1 例。患者男性,70 岁。肿瘤位于左肺上叶外周部,大小为 5 cm×5 cm×4 cm,手术切除左肺上叶。

大体:左肺上叶支气管腔内有一肿物,大小为 5.8 cm×4.6 cm×1.8 cm,完全堵塞管腔,呈灰白色,向周围肺组织生长,境界不清。

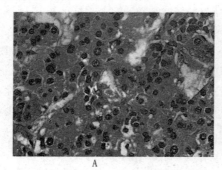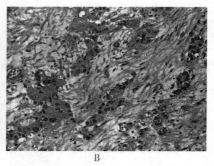

图 4-85　嗜酸性粒细胞腺癌

A.癌组织呈实性片块,癌细胞较大,呈嗜酸性颗粒状;B.癌组织在支气管壁内浸润生长,间质反应明显

光镜:瘤组织呈梁索状、腺样或实性片块,间质稀少;瘤细胞较大,境界清楚,呈圆形或多边形,胞质丰富,呈嗜酸性颗粒状,并见散在的巨核及多核巨细胞,核染色质细颗粒状,核分裂象多见。瘤组织侵犯支气管软骨、黏液腺及血管,并在肺实质呈浸润性生长,伴大片状坏死。

免疫组化:瘤组织 CK(+),EMA、CgA、Syn、S-100 均(-)。

电镜:癌细胞胞质内充满增生肥大的线粒体,未见神经分泌颗粒,其他细胞器贫乏。

**(五)其他肿瘤——具有两种以上不同组织形态的肿瘤**

主要有癌肉瘤、肺母细胞瘤及复合性癌等。

1.癌肉瘤

此瘤是由恶性的上皮成分和恶性间叶成分共同组成的恶性肿瘤,很少见,国内有少数成组病例分析外,多为单个病例报道。通常见于成人,50%以上的患者年龄为 50~80 岁,男性为女性的两倍,且与吸烟密切相关。X 线胸片上为境界清楚的分叶状包块,70%~80%发生在上叶。可广泛累及胸膜。

大体:根据肿瘤发生的部位,癌肉瘤可分为两型。①中央型:约占 1/3,肿瘤常在大支气管腔内生长,呈息肉状巨块,质硬呈灰白色或灰红色,血管丰富;②外周型:约占 2/3,肿瘤位于肺实质内,形成巨块,平均直径 5 cm,易侵及纵隔、胸膜及胸壁。

光镜:瘤组织具有双相性,由癌及肉瘤性成分共同组成,两种成分之间可分界清楚,或局灶性境界不清。最常见的癌组织为鳞癌,也可为腺癌或大细胞癌;肉瘤样成分通常为梭形细胞,类似纤维肉瘤或恶性纤维组织细胞瘤(注:WHO 肺癌新分类把这种无异质性恶性成分的癌肉瘤归类为多形性癌),有的见异质性恶性成分,如软骨肉瘤、骨肉瘤或横纹肌肉瘤等,为真正的癌肉瘤。有的恶性间质成分构成肿瘤的主体,仅见小灶性上皮性癌组织(图 4-86A、B,图 4-87A、B)。

免疫组化:对识别异源性间质成分十分有用,故在确定癌肉瘤的诊断上具有重要作用,首要的是对梭形细胞成分要明确是上皮性的还是间叶性的。要证实上皮性成分可用不同分子量的CK(AE1、AE3)、EMA 及 CEA,要证实间叶性成分可用 S-100 蛋白、desmin、vimentin 等。但也要知道,有些癌的梭形细胞可不表达 CK,而癌肉瘤的梭形细胞成分可局灶性表达 CK。

鉴别诊断:主要是和梭形细胞癌、多形性癌及双相性肺母细胞瘤的鉴别。

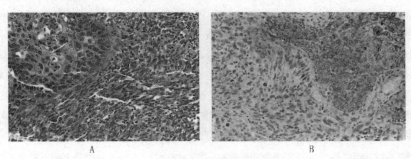

**图 4-86　癌肉瘤(1)**
A.瘤组织含有鳞状细胞癌及梭形细胞肉瘤两种成分;B.同上例,
免疫组化染色癌组织 AE1/AE3 呈阳性反应,肉瘤成分阴性

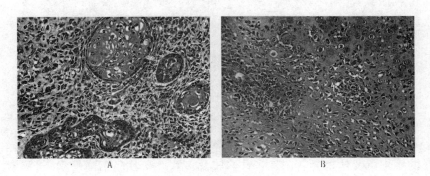

**图 4-87　癌肉瘤(2)**
A.瘤组织由癌组织及未分化间叶组织两种成分构成;B.同上例,瘤组织的梭形细胞和软骨肉瘤成分

(1)梭形细胞癌:癌组织主要为梭形细胞成分,而无明确的非小细胞癌成分。免疫组化角蛋白在上皮成分为(+),间质为(-)到(+),异源性成分标记如平滑肌、软骨、横纹肌、脂肪等免疫组化均为阴性。而癌肉瘤角蛋白的表达与梭形细胞癌相同,但异源性成分则为阳性。

(2)多形性癌:癌组织具有多形性成分,最常见的成分是梭形细胞癌、巨细胞癌,也可有鳞癌、腺癌或大细胞癌灶。免疫组化 CK 呈阳性。

(3)双相性肺母细胞瘤:虽然亦由上皮及间叶成分组成,但见有胚胎性或胎儿表现的间质和腺管,并常见神经内分泌分化,是容易区别的。

2.肺母细胞瘤

肺母细胞瘤是一类罕见的肺恶性肿瘤,主要由幼稚的始基组织、梭形细胞及上皮成分构成。因其形态类似于2～3个月胚胎的肺组织,曾命名为肺胚瘤,故亦名胚胎性癌肉瘤。此瘤成人、儿童均可发生,男性为多。多位于肺外周部,形成巨块,亦可位于大支气管腔内。

据文献报道,肺母细胞瘤可分为成人型和儿童型。成人型又可分为上皮性及双向性两类,儿童型者称为胸膜肺母细胞瘤。

(1)上皮性肺母细胞瘤:WHO肺癌新分类中,将其命名为"分化好的胎儿型腺癌",归为腺癌的一种类型。Koss在肺母细胞瘤的报道中,称此瘤为上皮性肺母细胞瘤,因其上皮成分与肺母细胞瘤相似。此瘤罕见,男女发病相等,虽然具有胚胎性组织学表现,但10岁以下儿童报道也不多。好发年龄为41～50岁,80%患者为吸烟者。多见于肺外周部和中部,上叶为多。

大体:肿瘤为单个境界清楚、无包膜的肿块,大多位于胸膜下,大小为1～10 cm,平均4.5 cm。切面灰褐色,有破溃的囊腔及出血。有些病例为中央型,肿瘤在支气管腔内呈息肉状生长,同时可侵犯邻近的肺实质,在肺实质内形成结节,与周围肺组织分界清楚。

光镜:瘤组织的特征是只有恶性上皮成分,而缺乏肉瘤成分。上皮成分主要表现为密集的分支状腺管结构,腺上皮为假复层柱状上皮,部分胞浆透亮,可见核分裂象,核浆比例略增加,形态类似子宫内膜样腺体。PAS染色阳性,示含丰富的糖原。绝大多数病例,在腺体基底部或腔面可见由鳞状细胞样细胞形成的实性细胞球,称为桑葚体,具有特征性。有的尚可见菊形团样小腺管。肿瘤的间质稀少,为成熟的良性肌纤维母细胞(图4-88A、B)。

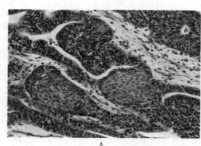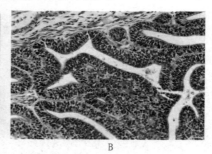

**图4-88　上皮性肺母细胞瘤**

A.在分支状腺管基底部见有特征性的桑葚体,由鳞状样细胞构成;B.瘤组织中见有菊形团样结构

免疫组化:瘤组织常显示神经内分泌分化,特别是CgA及NSE在一些腺上皮呈阳性反应,在64%～72%的病例桑葚体呈显著阳性。许多胺及多肽类激素包括降钙素、胃泌素、铃蟾肽、突触素、生长抑素等亦可呈阳性表达。恶性胚胎性上皮也可表达CK、CEA及EMA,偶尔AFP也可阳性。上皮细胞特别是桑葚体还可表达Clara细胞抗原及表面活性物蛋白(SP)。这些所见与在发育中的胎儿肺小管相似,在妊娠13周时开始向Clara细胞分化,22周时向Ⅱ型肺泡细胞分化。肿瘤间质细胞显示波形蛋白及MSA阳性。

电镜:腺体有清楚的基膜,细胞顶端见连接复合体及细胞间桥粒连接,表面有微绒毛,胞浆内有游离的糖原。尚可见向肺泡细胞分化的细胞,含有板层小体,考虑是Ⅱ型肺泡细胞。在腺体及桑葚体中的神经内分泌细胞含有典型的神经分泌颗粒。间质梭形细胞具有典型的肌纤维母细胞特征,包括发育好的粗面内质网、胞浆外周部微丝及致密小体、吞饮小泡等。

鉴别诊断:主要是和其他型的肺母细胞瘤鉴别。双相型肺母细胞瘤具有上皮及间质成分均为恶性的特点,不难区别。而胸膜肺母细胞瘤大多见于 10 岁以下儿童,肿瘤常累及胸膜、纵隔,镜下上皮成分为良性,间质为恶性,无桑葚体,CgA 等为阴性。

(2)双相性肺母细胞瘤:罕见,占全部原发性肺恶性肿瘤的 0.25%～0.5%。

临床表现:患者男性为多,年龄为 35～78 岁,平均 52 岁,多有吸烟史,胸痛、咯血为主要症状。

大体:大多为周围型,上叶多见,均为单个结节或包块,直径 2～27 cm,平均 10 cm,位于肺周边靠近胸膜,与支气管无密切关系。切面呈灰白色,鱼肉状,常有灶性出血及坏死。亦可在支气管发生,突入腔内。

光镜:由恶性上皮性及间叶性两种成分构成,但与前述癌肉瘤不同的是,瘤组织具有胚胎性的特征,即在富于细胞的原始间叶组织的背景上,有分化好的恶性上皮细胞构成的腺体存在。大多形成大小不等的子宫内膜样腺体,并可见上皮性实性条索、小巢或带状结构,有的呈基底细胞样或微小菊形团样腺体,或未分化的透明细胞腺体或巢,有的可见鳞状上皮细胞巢,桑葚体结构少见。大多数间叶成分为原始胚胎性小卵圆形或梭形细胞,核大深染,胞浆稀少,无分化特征,偶呈多形性,位于黏液样基质中,在肿瘤性腺体周围更为密集。在大多数病例,可见局灶性成束的或车辐状结构的成人型梭形细胞肉瘤,可为不成熟的横纹肌、软骨、骨及平滑肌。有人报道肺母细胞瘤可伴有横纹肌肉瘤分化,偶见分化差的神经内分泌细胞及卵黄囊瘤的成分。坏死及分裂象较上皮型为多(图 4-89A～C)。

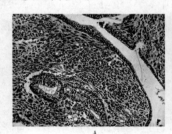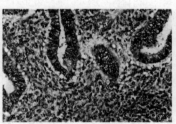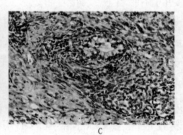

图 4-89　双相性肺母细胞瘤

A.突入支气管腔内的肺母细胞瘤;B.瘤组织中的子宫内膜样腺体及幼稚
的间叶组织;C.同上例,瘤组织中见有不成熟的间叶组织及透明细胞巢

免疫组化:具有与上皮型肺母细胞瘤基本相同的免疫组化反应,恶性上皮成分 CK、CEA、乳脂球蛋白呈阳性表达,有的亦表达 CgA、NSE、HCG;所不同者,恶性间叶成分除 vimentin、actin 呈阳性表达外,有的亦表达 desmin、myoglobin 及 S-100 蛋白。

鉴别诊断:主要是和癌肉瘤的鉴别,它由肉瘤和成人型癌混合组成,无双相性肺母细胞瘤具有的胎儿性子宫内膜样腺体或胚胎性间质成分,免疫组化亦不显示神经内分泌标记。

(3)胸膜肺母细胞瘤(图 4-90A、B)此瘤是一种好发于小儿的恶性肿瘤,故亦称儿童型肺母细胞瘤,甚罕见。亦有发生在成人的个例报道。

临床表现:肿瘤的发生多与胸膜有关,常累及胸膜和肺,以右侧肺叶受累为多,也可为肺外胸腔内肿瘤。部分病例有在胸内发生类似肿瘤及其他畸形的家族史。此瘤与成人的肺母细胞瘤不同,它是由恶性胚胎性间充质构成,或伴有可能是陷入的非肿瘤性上皮。因此,此瘤本质上是一种胚胎性肉瘤而非双相性肿瘤。把它放在肺母细胞瘤内,目的是为了与其他肺母细胞瘤比较。

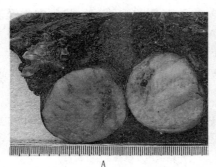 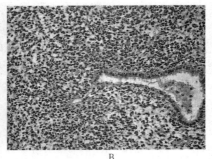

A B

图 4-90　胸膜肺母细胞瘤

A.肿瘤位于胸膜下,呈圆结节状,直径约 3.0 cm,境界清楚;B.瘤组织由纤毛柱状上皮腺管及恶性间叶成分构成

**大体:**此瘤从肉眼及镜下看,为一连续的谱系,一端为薄壁肺内囊肿,上皮下为胚胎性间充质,另一端为胚胎性恶性间充质形成的实性包块,可累及胸膜、纵隔及肺。肿瘤可分为 3 型,即多囊性、多囊伴实性结节型及实体型。囊性者与肺的良性囊肿性疾病或错构瘤性病变类似。

**光镜:**囊性肿瘤由一个或多个囊腔构成,被以良性肺泡上皮,或成熟的呼吸道纤毛柱状上皮;而恶性成分位于上皮下,为原始间叶性小细胞,如同葡萄簇肉瘤的形成层样细胞,其中可见局灶性横纹肌母细胞。结节状实性区为未分化的卵圆形及星芒状细胞成分,或为分化性肉瘤成分,包括常见的胚胎性横纹肌肉瘤以及纤维肉瘤、软骨肉瘤和未分化性肉瘤等,核分裂象常见。恶性脂肪成分罕见。胸膜肺母细胞瘤内可见囊肿及小腺腔,如同囊性肿瘤,通常衬以良性上皮,可能为内陷的细支气管、肺泡上皮,或是间皮细胞。

**免疫组化:**良性上皮成分 CK、EMA 可阳性,恶性间叶成分可分别显示波形蛋白、结蛋白、肌球蛋白(横纹肌)及 S-100 蛋白(软骨)阳性。

**3.复合性癌**

复合性癌在文献中报道尚不多见,但在实际工作中并不少见,且近些年来有所增多。有学者提出,由前述两种或两种以上不同类型的癌组织成分混合构成的癌,可统称为复合性癌。这类癌中,将以传统命名的腺鳞癌除外,但在本质上它也是一种由鳞癌及腺癌两种成分构成的复合性癌。在病理诊断时,这类癌因含有多种不同类型的癌组织,往往难以命名,可统一诊断为复合性癌。但还需注明此癌包括的不同类型癌的成分,可按其所占成分的主次,依次排列。例如,右肺上叶复合性癌,同源性(包括乳头状腺癌、中分化鳞癌及透明细胞癌)。按 WHO 新分类中的多形性癌,其实也是复合性癌,只是突出了巨细胞癌或梭形细胞癌为其必有成分。

根据复合性癌中各种癌的组织起源及分化表型的不同,复合性癌可分为以下两种。

(1)同源性复合性癌(图 4-91A～C):此癌是指两种以上的癌组织均具有相同的细胞起源,即完全相同的分化表型。如在一个癌块内,含有均来自支气管表面上皮并具有腺、鳞分化表型的腺癌、鳞癌及透明细胞癌;再如由乳头状腺癌、实性黏液细胞和巨细胞癌共同构成的复合性癌。

(2)异源性复合性癌(图 4-92A～E):此癌是指由不同细胞起源的多种癌成分共同构成的一种癌,即各种癌组织具有不同起源的分化表型。如含有来自支气管上皮的腺癌、大细胞癌,来自神经内分泌细胞的大细胞神经内分泌癌,以及来自肺泡上皮的细支气管肺泡癌 4 种癌组织构成的复合性癌;再如在一个癌块内既有分化好的鳞成分,又有神经内分泌癌(小细胞癌),此种癌在 WHO 肺癌新分类中作为小细胞癌的一个亚型,称之为复合性小细胞癌,除小细胞癌为主要成分外,可伴有鳞癌或腺癌成分,文献中亦仅有个例报道。

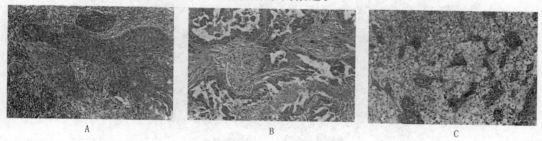

**图 4-91 同源性复合性癌**

A.复合性癌中的鳞癌;B.同上例,复合性癌中的乳头状腺癌;C.同上例,复合性癌中的透明细胞癌

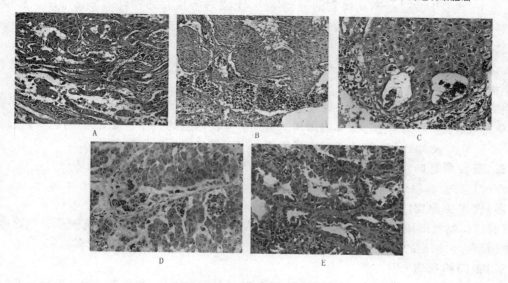

**图 4-92 异源性复合性癌**

A.复合性癌中的腺癌;B.同上例,复合性癌中的大细胞癌;C.同上例,复合性癌中的大细胞神经内分泌癌;D.同上例,大细胞神经内分泌癌 CgA(+);E.同上例,复合性癌中的细支气管肺泡癌

(张永欢)

# 第四节　胃部肿瘤

## 一、胃腺瘤和息肉

### (一)胃腺瘤(肿瘤性息肉)

多数位于胃窦,体积较大,单个,广基或有蒂(图 4-93),来自肠上皮化生的腺上皮。外形像结肠的腺管状腺瘤、绒毛状腺瘤或绒毛腺管状腺瘤。

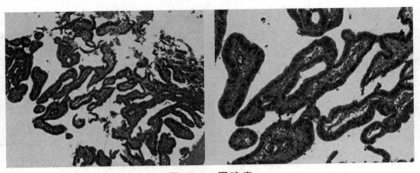

图 4-93　胃腺瘤

光镜下：腺瘤上皮显示不同级别的异型增生，上皮内有散在的神经内分泌细胞。腺瘤可癌变，特别是高级别异型增生和直径＞2 cm 者易发生癌变，但癌变率较低，仅 3.4%。

**(二)增生性(再生性)息肉**

来自增生的腺窝上皮。体积一般较小，直径 1 cm 左右，常为多发，有蒂或广基，表面光滑，略呈分叶状。多发的增生性息肉常集中于胃体胃窦交界处。

光镜下：息肉表面为增生肥大的腺窝上皮构成的大型腺管，中心部为增生的幽门腺或胃体腺，夹杂血管纤维平滑肌组织，深部腺体常呈囊性扩张。增生的腺体上皮无异型性。有些增生性息肉中心可见由表面上皮内褶成洋葱皮样结构。增生性息肉无癌变倾向。

**(三)混合型息肉**

混合型息肉，即腺瘤和增生性息肉的混合型。

**(四)胃底腺息肉**

胃底胃体黏膜形成多发性广基息肉状隆起，直径一般＜5 mm。息肉内有被覆胃底腺上皮即含有壁细胞和主细胞的囊肿，表面腺窝短或缺如。这种息肉表面被覆单层腺窝上皮。

**(五)幽门腺息肉**

幽门腺息肉由紧密排列的幽门腺构成，腺上皮立方或短柱状，表达幽门腺黏液(MUC6)。

**(六)炎性纤维样息肉**

炎性纤维样息肉又名嗜酸细胞肉芽肿性息肉。这种息肉少见，好发于胃窦部，直径很少超过 2 cm，常呈广基的息肉样肿物突入胃腔，表面被覆胃黏膜并可有溃疡形成。

光镜下：息肉由许多小血管和成纤维细胞呈旋涡状生长。这种细胞具有肌纤维母细胞的性质。息肉内有大量嗜酸性粒细胞和淋巴细胞质细胞浸润，炎性纤维样息肉的性质尚有争论，有学者认为是神经源性，但多数认为是炎症性质。

**(七)其他类型息肉和息肉病**

有幼年型息肉，黑斑息肉综合征的息肉和息肉病等。

## 二、胃癌

胃癌是常见的恶性肿瘤之一，在消化道癌中占第一位。主要分布在亚洲、拉丁美洲和中欧，世界范围的高发国有日本、中国、新加坡、智利、哥斯达黎加、委内瑞拉、匈牙利、波兰、德国、冰岛、保加利亚、罗马尼亚和马耳他等。我国胃癌发病率很高，主要高发区在西北、东南沿海各省以及东北和西南局部地区。我国胃癌的发病从沿海向内地方向、从东到西和从北到南有逐渐降低的趋势。

胃癌的病因因素已知的有饮食因素、地理条件、种族因素、遗传因素、血型、真菌毒素和化学物质如亚硝胺等。其中饮食因素(如高盐饮食、油煎、熏制和粗糙食物等)、真菌毒素和亚硝胺吸引了大量研究人员的注意力。

### (一)癌前状态和癌前病变

癌前状态是指某种临床状态伴有很高的发生癌的危险性如恶性贫血、残胃和 Menetrier 病。癌前病变是指一些很易发生癌的组织病理学异常如萎缩性胃炎伴肠化、胃黏膜上皮异型增生、胃溃疡和胃腺瘤。

#### 1.残胃

因良性病变做胃部分切除后 5 年以上的患者发生残胃癌的危险性要比一般人群高 2~6 倍,手术后到发生癌的间隔 20~30 年。大多数癌发生在吻合口附近,亦可发生在残胃的其他部分。残胃癌的发生与手术前胃内病变性质、手术方式等均无关。手术后切口附近的黏膜可发生炎症、萎缩性胃炎、腺体囊性扩张、炎性息肉或增生性息肉。7%~21%伴不同程度的异型增生。

#### 2.Menetrier 病和恶性贫血

这两种在我国均很少。国外报道二者均可合并胃癌。

#### 3.慢性胃溃疡(慢性消化性溃疡)

近年来应用影像学技术和纤维内镜动态地观察胃内病变已证实有溃疡病史者合并癌可从溃疡以外的黏膜发生而不一定来自溃疡本身。癌溃疡和良性溃疡一样可以愈合、瘢痕化和再反复发作,此外,癌组织较正常黏膜容易发生糜烂和溃疡,早期胃癌又可较长时期存在而不进展等事实都说明胃溃疡在胃癌的组织发生中不是很重要的病变。目前一致认为胃溃疡可以癌变,但癌变率较低,不超过 5%。

#### 4.*H.pylori* 感染

*H.pylori* 感染与胃癌的发生有一定的关系。

#### 5.胃腺瘤

少数直径>2 cm 的广基腺瘤特别是伴高级别异型增生者可癌变,但腺瘤的癌变率很低,加之胃腺瘤少见而胃癌很常见,二者发生率的差别也说明腺瘤并不是真正的胃癌癌前病变。

#### 6.萎缩性胃炎

作为癌前病变的依据主要是流行病学显示萎缩性胃炎与胃癌关系密切。国内外流行病学资料均表明胃癌高发区萎缩性胃炎的发病率也高,胃癌低发区萎缩性胃炎的发病率也低。临床随诊萎缩性胃炎 10~20 年后约 8%病例有胃癌,但还没有动态地观察到从萎缩性胃炎发展成癌的资料。

长期被认为是癌前病变的肠上皮化生实质上是一种半生理现象,因为胃黏膜肠化随年龄增长而增多,目前认为含硫酸黏液的肠化即Ⅱb 型肠化与胃癌的关系密切,不过到底是这型肠化发展成癌呢,还是在癌形成过程中发生肠化还有待进一步证实。

#### 7.异型增生和上皮内肿瘤

以往对胃黏膜上皮的不典型增生在 2010 年版 WHO 消化系统肿瘤分类中,已改用异型增生或上皮内肿瘤,而不典型增生只是指那些炎症修复或再生上皮的细胞异型改变。异型增生可分低级别和高级别 2 类(图 4-94、图 4-95)。国内外资料均表明胃癌形成的潜力与细胞的异型增生的严重程度成正比。低级别异型增生黏膜腺体结构轻度异常,细胞轻至中度不典型性,核长形,位于基底部,核分裂轻中等量。高级别异型增生,核呈立方形,核浆比例失常,细胞和腺体结构明显异常,核分裂多见。黏膜内癌是指异型增生腺体或细胞侵入固有膜,浸润癌是指异型增生腺体或细胞已侵至固有膜外。

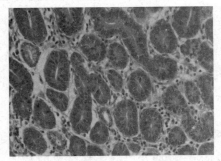

图 4-94　胃低级别异型增生/上皮内肿瘤

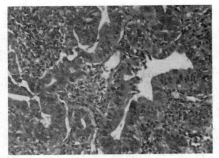

图 4-95　胃高级别异型增生/上皮内肿瘤

胃癌男性多见,胃的任何部位都能发生,好发部位依次为胃窦(包括幽门前区)、小弯、贲门、胃底和胃体。

Borrmann(1926 年)将胃癌大体分成Ⅰ～Ⅳ型:①Ⅰ型,肿瘤主要向腔内突起形成巨块、息肉或结节,表面可有糜烂,癌呈膨胀性生长,切面与周围胃壁界限清楚。②Ⅱ型,肿瘤向胃壁内生长,中心形成大溃疡,溃疡边缘隆起呈火山口状,呈膨胀性生长,切面与周围胃壁界限清楚。③Ⅲ型,形态与Ⅱ型相似但癌的底盘较溃疡大,呈浸润性生长,切面与周围胃壁界限不清。④Ⅳ型,肿瘤在胃壁内弥漫浸润性生长,切面与周围胃壁界限不清,表面可有糜烂或浅溃疡。此型如累及胃的大部或全部者即为皮革胃。

1942 年 Stout 又描述了一型胃癌称为浅表扩散型胃癌。此型癌的特点是癌组织主要沿黏膜扩散,不形成突向腔内或侵入胃壁的瘤块,癌的面积明显大于浸润深度。大部分癌组织限于黏膜和黏膜下层,灶性地区亦可深入肌层甚至浆膜或浆膜外。

目前国内采用的大体分型不外乎上述五种基本型的改良,如分为巨块型(包括息肉状、结节状、蕈伞状和盘状巨块)、溃疡型、溃疡浸润型、浸润型(根据浸润范围又分成弥漫浸润型和局部浸润型两型)、浅表扩散型、混合型和溃疡-癌。溃疡-癌是指在已存在的慢性胃溃疡基础上发生癌。诊断条件:①慢性胃溃疡即 U1-4,溃疡底部肌层完全破坏被瘢痕组织代替,溃疡边缘的黏膜肌层与肌层融合。②溃疡边缘的再生黏膜中(最好是仅在一侧黏膜内)有小的癌灶,溃疡底部绝对不应有癌。这种癌只有在它的早期才能诊断,到晚期时已与一般胃癌不能鉴别。

胃癌绝大部分为腺癌。胃癌的组织学分类种类繁多,主要根据腺体分化程度、间质的量和性质以及分泌黏液的量将胃腺癌分成许多种类型。国内常用的组织学分类:乳头状腺癌、腺癌或称管状腺癌(高分化、中分化、低分化)、黏液腺癌、印戒细胞癌、硬癌(间质有多量纤维组织)和未分化癌。

1965 年 Lauren 根据 1 344 例手术切除胃癌的组织结构、黏液分泌和生长方式将胃癌分成肠型胃癌和胃型(弥漫型)胃癌两类:肠型胃癌来自肠化的上皮,癌细胞形成腺管或腺样结构,黏液分泌主要在腺腔内或细胞外。大体上 60% 为巨块型,25% 为溃疡型,15% 为弥漫型。胃型胃癌来自胃上皮,为黏附力差的小圆形细胞,单个分散在胃壁中,大多数细胞分泌黏液而且黏液在胞质内均匀分布,少量在细胞外。大体上 31% 为巨块型,26% 为溃疡型,43% 为浸润型。肠型和胃型胃癌不仅在形态上有区别,在患者年龄、性别和流行病学等方面都有明显的不同。肠型胃癌多见于老年人,男性多见。胃癌高发区多见。癌周胃黏膜常伴广泛的萎缩性胃炎,预后较好。胃型胃癌多见于青壮年,女性多见,胃癌低发区多见,癌周胃黏膜无或仅有小片萎缩性胃炎,预后差。

### (二)早期胃癌

早期胃癌是指位于黏膜下层以上的癌。不管其面积多大和有无淋巴结转移。诊断早期胃癌的关键是必须把病变部和其他周围的胃壁,甚至是全部胃标本作连续切块检查以保证所有的病型均在黏膜下层以上。早期胃癌的大体分型都按照日本内镜学会的分型。各型的混合称为复合型如表面凹陷型的中心有溃疡就形成Ⅱc+Ⅲ型。或表面凹陷型边缘又有表面隆起则成Ⅱc+Ⅱa型(图4-96)。复合型的命名是把优势的病变写在前面,中间用加号连接。国内外资料都表明早期胃癌以Ⅱc型最多见,其次为Ⅱc+Ⅲ、Ⅲ+Ⅱc型、Ⅱa型和其他复合型,Ⅱb型最少见。

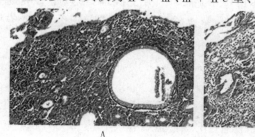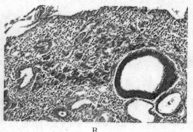

图 4-96　早期胃癌的低倍镜下形态
A.HE;B.粘卡染色

早期胃癌的组织学类型与一般胃癌同。限于黏膜内的癌称黏膜内癌,浸润黏膜下层者称黏膜下层癌。最大径<0.5 cm 的癌称微小癌。

### (三)少见的胃癌

#### 1.鳞癌和腺鳞癌

纯鳞癌极罕见。腺鳞癌含不同比例的腺癌和鳞癌成分。电镜下可见到一种既含黏液又含张力纤维的中间型细胞。

#### 2.腺癌伴神经内分泌细胞分化

由于免疫组织化学技术的广泛应用,已发现越来越多的胃腺癌中含有多少不等的神经内分泌细胞。

#### 3.肝样腺癌

这种癌含腺癌和肝细胞样分化的癌细胞,a-FP 阳性。常长成结节或巨块状。有广泛的静脉瘤栓(图4-97)。预后差。

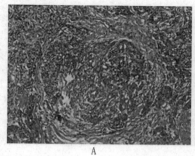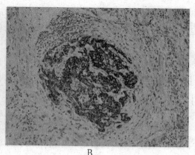

图 4-97　胃的肝样腺癌
A.HE;B.AFP

**4.壁细胞癌**

癌细胞有丰富的嗜酸性颗粒状胞质。电镜下：癌细胞质内有大量线粒体、管泡、细胞内小管和细胞内腔。

**5.胃绒癌**

胃原发性绒癌多见于老年男性，文献报道的胃绒癌中半数为纯绒癌，形态与子宫绒癌同，半数为合并腺癌的混合型。免疫组化：显示 HCG 阳性。

**6.其他**

还有癌肉瘤、黏液表皮样癌、恶性 Rhabdoid 瘤等。分子病理：特点是影响癌基因、抑癌基因和 DNA 错配修复的遗传和表遗传改变，最终导致细胞增殖、黏附、分化、信号传导、端粒酶活性和 DNA 修复失调。

**（四）胃癌的扩散**

**1.局部蔓延种植**

胃癌侵至浆膜外后可沿腹膜种植，在浆膜下淋巴管内播散，使淋巴管形成白色条纹称为癌性淋巴管炎。癌细胞蔓延侵袭邻近脏器如食管、肝、胰、胆总管、横膈、脾、十二指肠和横结肠，癌细胞可经腹腔或腹膜淋巴管转移至双侧卵巢，称为 Krukenberg 瘤。

**2.淋巴管转移**

胃癌转移至胃周和远处淋巴结的顺序：①贲门、小弯、大弯、幽门上下和胃左动脉旁；②肝动脉旁、腹腔动脉旁和脾动脉旁；③肝十二指肠韧带内淋巴结；④胰十二指肠后；⑤肠系膜根部；⑥结肠中动脉旁；⑦腹主动脉旁；⑧胸腔和胸导管周围淋巴结；⑨左锁骨上（Vir-chow 淋巴结）。

**3.血行转移**

晚期胃癌可经血行转移至全身，常见部位为肝、肺、骨、肾上腺、肾、脑和皮肤等处。

**（五）预后**

早期胃癌预后好，黏膜内癌的 5 年存活率 91％～100％，黏膜下癌 5 年存活率 80％～90％。侵及肌层的中期胃癌预后较侵至浆膜或浆膜外的晚期胃癌好，中期胃癌 5 年存活率 29％～88％，平均 70％。晚期胃癌 5 年存活率仅为 20％～30％。影响预后的因素有浸润深度、淋巴结转移、癌间质反应（间质中有大量淋巴细胞、浆细胞或嗜酸性粒细胞者预后较好）、癌组织中 Langerhans 细胞量（有多量 Langerhans 细胞者预后较好）、组织学类型（肠型胃癌预后好）、大体类型（呈膨胀性生长的 Borrmann Ⅰ 和 Ⅱ 型预后好）和肿瘤大小。

## 三、遗传性弥漫性胃癌

遗传性弥漫性胃癌（hereditary diffuse gastric cancer，HDGC）是一种常染色体显性癌-易感综合征，特点是患者患有弥漫性印戒细胞胃癌和乳腺小叶癌。1998 年 Guilford 等首次发现患者有 E-cadherin（CDH1）基因种系突变。1999 年国际胃癌联合会（International Gastric Cancer Linkage Consortion，IGCLC）提出诊断 HDGC 的标准如下：①在第一代和第二代亲属中有 2 个或 2 个以上诊断为 HDGC 患者，至少有 1 人是在 50 岁以前确诊。②第一代和第二代亲属中有 3 个以上证实为 HDGC 患者，不管诊断时患者年龄大小，而且女性有小叶癌的危险性增加。③40 岁以前确诊为 HDGC，无家族史。④诊断为 HDGC 及乳腺小叶癌家族者至少有 1 人在 50 岁之前确诊为乳腺小叶癌或 HDGC。

**（一）流行病学**

绝大部分胃癌为散发性，但有 1％～3％ 有遗传倾向性。胃癌发病率低的国家 $CDH1$ 基因种系突变＞40％；而胃癌中-高发国家，$CDH1$ 基因种系突变约 20％。

**（二）部位**

有症状者可与散发性皮革胃相似，无症状者 $CDH1$ 基因携带者可不形成肿块而可以呈散在黏膜内印戒细胞癌斑块，并弥散及全胃。因此切缘应包括上至食管，下至十二指肠。内镜下 $T_1$ 和 $T_{1a}$ 期癌（早期癌）可＜1 mm，位于正常黏膜表面上皮下，而且不会扭曲小凹和腺体结构。

**（三）病理**

早期 HDGC 具 $CDH1$ 突变者胃内多发 $T_{1a}$ 灶，表面黏膜光滑，无淋巴结转移，癌灶位于黏膜内，表面光滑，肉眼看不出肿块。$T_{1a}$ 病灶从 1 个至数百个，大小 0.1～10 mm，多数＜1 mm。病灶在黏膜腺顶部的癌细胞小，表面大，无症状。$CDH1$ 突变者染色浅，肠化和幽门螺杆菌感染少见。TIS（原位）和 $T_{1a}$（侵至固有膜）背景可有慢性胃炎、肉芽肿性炎和淋巴细胞性胃炎。

**（四）癌前病变**

**1.TIS**

印戒细胞位于基膜内，替代正常上皮细胞，一般核染色深而且极向不正常（图 4-98）。

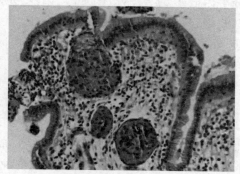

**图 4-98　胃遗传性弥漫性胃癌（HDGC）/原位印戒细胞癌（TIS）**

**2.Pagetoid 样扩散**

$T_{1a}$ 的数量远远超过 TIS。$CDH1$ 基因位于 16q22.1，有 16 个外显子，4.5 kb mRNA，编码 E-cadherin。

## 四、胃的神经内分泌肿瘤

消化道神经内分泌肿瘤习惯性分为类癌、不典型类癌和杯状细胞类癌。2000 年版 WHO 消化道肿瘤分类中将这类肿瘤分成：分化好的内分泌肿瘤，分化好的内分泌癌，分化差的内分泌癌/小细胞癌，混合型外分泌-内分泌癌。2010 年版又重新分类：NETG1（类癌），NETG2，NEC（大细胞或小细胞），混合型腺内分泌癌（MANEC）。

分级是根据核分裂和 Ki-67 in-dex。①$G_1$：核分裂＜2/10 HPF；Ki-67≤2％。②$G_2$：核分裂（2～20）/10 HPF；Ki-67 3％～20％。③$G_3$：核分裂＞20/10 HPF；Ki-67＞20％。

核分裂应数 50 HPF（1 HPF＝2 mm²）。Ki-67 应在核染色强阳性处数 500～2 000 个细胞。如分级与 Ki-67 index 不符合，建议取较高分级。此分级证实对胃十二指肠和胰腺的 NET 是有用的，但对小肠 NET 尚无这种分级方法。

胃上皮内有多种神经内分泌细胞,但胃本身发生的 NET 和 NEC 相对较少见,仅占消化道 NE 肿瘤的 5%,可单发或多发,位于黏膜内或黏膜下层(图 4-99),切面灰白、黄色或黄灰色,无包膜。瘤细胞大小一致,立方或低柱状,排列成巢、索、花带、腺样或菊形团样。

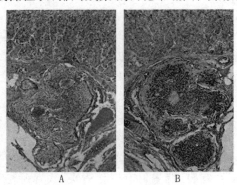

图 4-99　胃 NETG1,Gastrinoma

A.镜下 HE 染色;B.胃泌素免疫组化染色

免疫组化:显示神经内分泌标记如 CgA、Syn、CD56 均阳性,并可显示多种肽和胺类激素如胃泌素、生长抑素、组织胺(ECL 细胞)、5-HT、VIP、PP 和 ACTH 等。

胃神经内分泌肿瘤为低度恶性肿瘤,即使有转移,预后亦较好。混合型腺神经内分泌癌的预后与晚期胃癌一样差。

### 五、胃间充质肿瘤

以往都把胃间充质来源的肿瘤归为平滑肌肿瘤。近年来免疫组织化学和电镜研究的结果认为这些肿瘤的组织发生还不清楚,瘤细胞可表现为平滑肌细胞、成纤维细胞、肌纤维母细胞、Schwann 细胞或未分化细胞;因此这些具有梭形或上皮样细胞的肿瘤不管其良恶性,可能是由向不同方向分化的原始间充质细胞构成。现在已经很清楚,胃间充质来源的肿瘤最多见的是胃肠间质肿瘤(GIST)。

**(一)胃肠间质肿瘤**(gastro-intestinal stromal tumor,GIST)

长期以来被误认为平滑肌组织的肿瘤以及胃肠自主神经来源的肿瘤(GANTs),实质上均为 GIST,GIST 包括良性到恶性各阶段肿瘤。免疫组织化学 CD117 和/或 CD34 阳性,并有 Dog-1 阳性,但不少 GIST 可对上述几种抗体均呈阴性反应。

1.病理

GIST 大体形态与以往称为胃平滑肌性肿瘤者相同。小者可仅位于胃壁内,稍大可凸向胃腔,表面黏膜光滑,中央有脐形凹陷或溃疡。有的 GIST 可从胃壁向浆膜外生长,与周围脏器(如肝、脾)粘连。

镜下 GIST 细胞多数为多种多样的梭形细胞。梭形细胞可呈编织状排列,或无明显的排列结构。部分 GIST 除梭形细胞外,夹杂片状或灶性上皮样细胞。少部分 GIST 可完全由上皮样细胞构成。上皮样细胞可大小一致或异型性极明显(图 4-100、图 4-101)。多数梭形细胞 GIST 为 CD34 阳性。上皮样细胞型则阳性者少。少数胃 GIST 可以 SMA 甚至 Desmin 或 CK18、S-100 阳性。

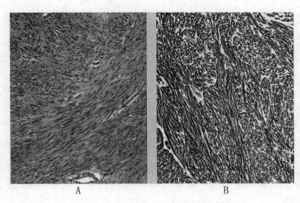

**图 4-100 胃 GIST,梭形细胞型**
A.HE;B.CD117

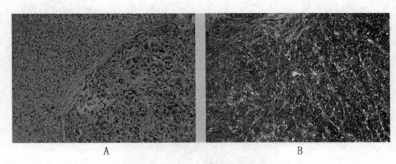

**图 4-101 胃 GIST,上皮样细胞型**
A.HE;B.CD117

### 2.分子病理

GIST 是由于 c-kit 基因突变或 PDGFRA 激活性突变而形成。由于 GIST 的形态和免疫组织化学均很复杂,所以判断良恶性较困难。AFIP 根据 1 784 例随诊结果将胃 GIST 分为以下预后组,见表 4-1。

表 4-1　AFIP 分类

| 预后组 | 大小(cm) | 核分裂/50 HPF | 随诊过程中肿瘤进展 | |
| --- | --- | --- | --- | --- |
| | | | 胃 GIST | 小肠 GIST |
| 1 | ≤2 | ≤5 | 0 | 0 |
| 2 | >2,≤5 | ≤5 | 1.9 | 4.3 |
| 3a | >5,≤10 | ≤5 | 3.6 | 24 |
| 3b | >10 | ≤5 | 12 | 52 |
| 4 | ≤2 | >5 | 0 | 50 |
| 5 | >2,≤5 | >5 | 16 | 73 |
| 6a | >5,≤10 | >5 | 55 | 85 |
| 6b | >10 | >5 | 86 | 90 |

注:判断预后最好的指标是肿瘤大小及核分裂/50 HPF

**（二）胃平滑肌肿瘤**

胃平滑肌肿瘤好发部位为胃窦。平滑肌肿瘤直径一般在 5 cm 以下。向腔内突起形成黏膜下肿块，或向浆膜外生长，或向腔内和浆膜外生长呈哑铃状。黏膜下肿块的表面黏膜光滑，中心常见一至数个溃疡。切面粉白色编织状。

光镜下与其他部位的平滑肌瘤同。平滑肌肉瘤体积较大，直径多在 5 cm 以上，大者可达 20 cm 或更大。切面鱼肉状有出血坏死。分化差的平滑肌肉瘤很容易诊断，但分化好的平滑肌肉瘤与平滑肌瘤很难鉴别。区别良恶性核分裂数各家标准也不一样。一般认为消化道平滑肌肉瘤的诊断标准要比子宫平滑肌肉瘤低，即有少数核分裂（＜3/10 HPF）和有轻度核异型性就应考虑为恶性。胃平滑肌肉瘤可腹腔广泛种植并经血行转移到肝和肺等脏器。

免疫组织化学：SMA（＋），Desmin（＋）。

**（三）胃血管球瘤**

胃血管球瘤罕见。常位于胃窦，直径 1～5 cm，平均 2 cm 左右。胃血管球瘤位于胃肌层内，可突入黏膜下层形成黏膜下肿块，表面黏膜光滑，亦可有溃疡形成。切面灰红色如胎盘组织。无包膜，由周围肥大玻璃样变的平滑肌形成假包膜，肌纤维由此进入肿瘤，将肿瘤分隔成为不完整的小叶。

光镜：瘤组织由大小一致的血管球细胞构成（图 4-102），其间有血管丰富的间质，间质可玻璃样变。网织纤维染色可见小簇（2～4 个）瘤细胞或单个瘤细胞周围有网织纤维包绕。

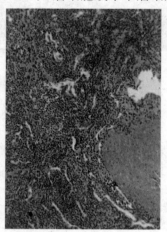

**图 4-102　胃血管球瘤**

**（四）胃神经源肿瘤及其他罕见肿瘤**

胃内可发生神经鞘瘤和神经纤维瘤。有时为全身神经纤维瘤病的一部分。肿瘤形态与其他部位的相同。神经鞘瘤和平滑肌瘤因二者都可有栅栏状排列，所以不易鉴别。通常神经鞘瘤有包膜而平滑肌瘤无包膜。用免疫组化很易鉴别：神经鞘瘤为 S-100 及 GFAP 阳性，而平滑肌瘤为 SMA 和 Desmin 阳性。

胃的其他间充质肿瘤尚有脂肪瘤、恶性纤维组织细胞瘤、炎性肌纤维母细胞瘤、滑膜肉瘤、血管外皮瘤、Kaposi 肉瘤、横纹肌肉瘤和腺泡状软组织肉瘤等。

## 六、胃淋巴瘤

25％～50％非霍奇金淋巴瘤发生于结外，其中胃肠道最多见。在亚洲、北美及欧洲国家，胃肠淋巴瘤占所有非霍奇金淋巴瘤的 4％～20％,中东达 25％。胃肠淋巴瘤中以胃窦最常见(50％～75％),其次为小肠(10％～30％)和大肠(5％～10％)。胃淋巴瘤中主要为黏膜相关淋巴组织淋巴瘤,其次为弥漫性大 B 细胞淋巴瘤(DLBCL)。

流行病学及实验室研究证明胃淋巴瘤的发生与幽门螺杆菌(Hp)密切相关。

**(一)黏膜相关淋巴组织淋巴瘤**(MALToma)

此瘤形态特点是弥漫小 B 细胞[边缘带细胞(故 MALToma 又称结外边缘带细胞淋巴瘤)],有滤泡形成以及瘤细胞侵犯上皮形成淋巴上皮性病变(图 4-103)。

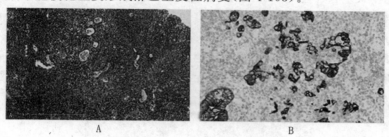

图 4-103　胃 MALToma

A.HE 低倍镜下形态;B.淋巴上皮病变 AE1/AE3

免疫组织化学:CD20、CD79α、Bcl-2 及 Ig-M 均阳性;CD5、CD10、CD23 均阴性,CD43＋/－,CD 11c＋/－。

**(二)弥漫性大 B 细胞淋巴瘤**(DLBCL)

确定地应称为胃原发性弥漫性大 B 细胞淋巴瘤。原发于胃的 DLBCL 可原发或由 MALToma 转化而来。组织学与其他部位 DLBCL 同,但 30％～50％含 MALToma 成分。区别转化的 DL-BCL 和新生长的 DLBCL 没有临床意义。原发胃 DLBCL 由 ABC 或 GCB 发生。

免疫组织化学:CD19、CD20、CD22、CD79α 均阳性;而 CD10、Bcl-6 和 IRF4/muM$_1$ 表达率各家报道不同。

**(三)套细胞淋巴瘤**

除肠道多发性息肉状的套细胞淋巴瘤外,胃的套细胞淋巴瘤少见。免疫组织化学:Cyclin-D1 阳性。

**(四)其他**

胃还可以发生其他淋巴瘤,如 T 细胞白血病/淋巴瘤,Burkitt 淋巴瘤、霍奇金淋巴瘤等。

## 七、转移瘤

胃的转移瘤多数来自乳腺癌和黑色素瘤,但其他恶性肿瘤亦可转移至胃。

(于　惠)

# 第五节　肾脏肿瘤

肾脏肿瘤以来源于肾小管上皮细胞的原发肿瘤最多见,多见于中老年患者。肾脏血运丰富,来自其他器官的转移性肿瘤也不少见。儿童的肾脏肿瘤少见,多数与胚胎残留组织有关。

## 一、肾实质的上皮性肿瘤

### (一)良性肿瘤

1.肾皮质腺瘤

肾皮质腺瘤是来源于肾脏近曲小管上皮细胞的良性肿瘤,又称肾皮质管状腺瘤或乳头状/管状腺瘤,多见于老年人。各种晚期肾脏疾病的硬化肾,特别是长期的透析肾多见。患者无症状,高精度的影像学检查(CT、磁共振等)可发现。

(1)大体:肾皮质可见直径2 cm以下的球形结节,灰白色,与周围分界清楚。

(2)光镜:肉眼观察虽然肿瘤与周围分界清楚,但镜下无包膜。瘤细胞形态一致,细胞核染色质细腻,核仁不明显,有中等量的胞质,嗜酸性,无病理性核分裂象及坏死。瘤细胞呈管状、腺泡状或乳头状排列(图4-104)。

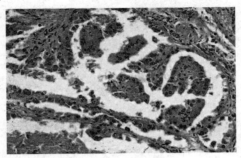

**图4-104 肾皮质腺瘤**
近曲小管上皮细胞局限性乳头状排列,瘤体小(HE×200)

(3)免疫组化:低分子量的CK(+),vimentin(+)。

(4)鉴别诊断:①与高分化肾细胞癌的区别,后者瘤体直径大于2 cm;出现透明细胞;出血坏死。②与肾小管局灶性结节状增生的区别,肉眼不形成肿瘤;增生肥大的肾小管属于代偿肥大,必与萎缩病变相伴随。

2.嗜酸细胞腺瘤

肾嗜酸细胞腺瘤是来源于肾脏集合管上皮细胞的良性肿瘤。又称瘤细胞性腺瘤、瘤细胞瘤。约占肾脏肿瘤的5%。多见于老年人,平均年龄62岁。多数无临床症状,有的出现腰痛或血尿。多数通过影像学检查发现。

(1)大体:肿瘤与周围分界清楚,体积较大,平均直径6 cm。切面均匀致密,红褐色,中心部位可出现水肿、玻璃样变或瘢痕形成。

(2)光镜:瘤细胞具有丰富的嗜酸性胞质,小圆形泡状细胞核,常见小核仁。偶见大而深染的怪异细胞核,无病理性核分裂象。瘤细胞呈实性巢索状排列,可混有管状和微囊状结构(图4-105)。

(3)免疫组化:高分子量的CK(+),vimentin(-)。

(4)电镜:瘤细胞内大量拥挤的大的线粒体,其他细胞器很少。

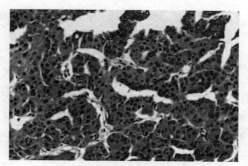

**图 4-105　肾嗜酸细胞腺瘤**
具有丰富嗜酸性胞质的瘤细胞呈实性巢状排列（HE×200）

（5）鉴别诊断：①与颗粒性肾细胞癌的区别，前者以实性巢状结构为主，后者以管状或乳头状结构为主；前者无坏死，后者常见出血坏死；前者瘤细胞形态较一致，后者多形性较明显，且常混有透明癌细胞；前者的瘤细胞以大量线粒体为超微结构特点。②与嫌色性肾细胞癌的区别，前者瘤体切面呈红褐色，后者为棕黄色；前者的瘤细胞胞质呈嗜酸性颗粒性，后者为毛玻璃状；后者的细胞膜厚，呈植物细胞样，核周晕明显，前者 Hale 胶状铁染色阴性，后者阳性；大量线粒体为前者的超微结构特点，后者则可见多数微泡。

**3.后肾腺瘤**

后肾腺瘤是来源于生后肾组织的良性肿瘤，又称胚胎性腺瘤、肾源性肾瘤。多见于青壮年，女性多见。患者无症状，高精度的影像学检查（CT、磁共振等）可发现。

（1）大体：肾实质可见直径平均 4 cm 的球形肿物，灰白色，与周围分界清楚。

（2）光镜：肉眼观察虽然肿瘤与周围分界清楚，但镜下无包膜。瘤细胞形态一致，细胞核染色质细腻，核仁不明显，有少量嗜酸性胞质，无病理性核分裂象。瘤细胞呈管状、腺泡状排列。间质呈无细胞的水肿样、黏液样或玻璃样变的状态（图 4-106）。无坏死。

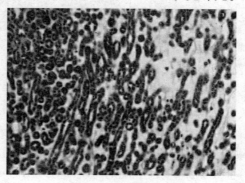

**图 4-106　后肾腺瘤**
小型瘤细胞呈小管状排列，间质水肿黏液变（HE×200）

（3）免疫组化：CK（＋），vimentin（＋），WT1（＋），CD57（＋）。

（4）鉴别诊断：①与黏液性管状和梭形细胞癌的区别，后者是近年来报道的低度恶性的肾肿瘤，具有明显的黏液形成和梭形细胞出现。②与肾集合管癌的区别，集合管癌虽然呈管状排列，但异型性非常明显；癌间质为丰富的伴有血管的纤维结缔组织；免疫组化高分子量 CK、植物血凝素阳性。③与肾母细胞瘤的区别，肾母细胞瘤为肾胚芽成分、上皮样成分和间胚叶成分共同构

149

成的恶性肿瘤,异型性明显。④与乳头状肾细胞癌的区别,乳头状肾细胞癌的癌细胞有一定的异型性;以真乳头状排列为主;间质为富于血管的纤维组织。

**(二)恶性肿瘤**

1.肾细胞癌

(1)透明细胞性肾细胞癌:透明细胞性肾细胞癌是来源于近曲肾小管上皮的恶性肿瘤。又称肾腺癌、肾上腺样癌、经典性肾细胞癌,是肾脏最常见的恶性肿瘤,占肾脏肿瘤的70%～80%。多见于老年人,平均61岁。男性多见[(1.6～2)∶1]。常见的临床表现为血尿、肾区疼痛和肾区肿块;影像学检查显示肾实质肿物。

大体:肾实质可见直径平均8 cm(1.8～21 cm)的球形肿物,与周围分界清楚。切面呈黄色,易见出血、坏死及囊性变,10%～15%的病例可见钙化和骨化,使之呈多彩样。

光镜:肉眼观察虽然肿瘤与周围分界清楚,但镜下无包膜。癌细胞体积较大,呈立方形,有时呈柱状或楔形。胞质内含有大量糖原和脂类物质,使之呈透明状。细胞核染色质细腻或粗颗粒状、圆形、卵圆形或怪异形,核仁可大可小。病理性核分裂象不常见。癌细胞多呈实性巢索状排列,部分呈管状、腺泡状或乳头状排列。间质有丰富的毛细血管(图4-107)。

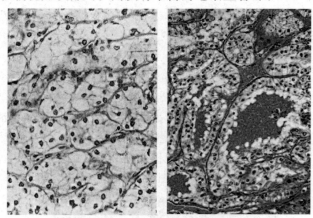

**图4-107 透明细胞性肾细胞癌**
胞质透明的癌细胞呈巢索状排列(左:HE×200)或腺样排列(右:HE×200)

免疫组化:CD10(＋),低分子量CK(＋),EMA(＋),vimentin(＋)。

电镜:癌细胞表面可见微绒毛,胞质内多数脂质空泡和糖原。

恶性程度分级:Fuhrman根据癌细胞核的形态特点,将肾细胞癌分为4级,已得到广泛采用。Ⅰ级:细胞核呈均匀一致的圆形,直径<10 μm,核仁不明显;Ⅱ级:细胞核增大,略显不规则,直径达15 μm,核仁明显;Ⅲ级:细胞核很不规则,直径达20 μm,可见大核仁;Ⅳ级:细胞核呈怪异状,直径达20 μm或更大,可见大核仁,易见梭形癌细胞,核染色质呈凝块状。

鉴别诊断:分子遗传学分析显示,透明细胞性肾细胞癌时,3号染色体的短臂缺失,有别于其他肾脏肿瘤。①与嫌色细胞癌的区别:嫌色性肾细胞癌呈单一的实性巢状排列。癌细胞胞膜较厚,呈植物细胞状。胞质呈毛玻璃状或细颗粒状,核周晕明显,Hale胶状铁染色阳性。免疫组化显示高分子量CK和植物血凝素阳性。电镜下可见细胞内多数150～300 nm的空泡。②与经典的肾脏透明细胞肉瘤的区别:透明细胞肉瘤发生于儿童,预后很差,早期骨转移。免疫组化CK(－),vimentin(＋)。③与呈透明细胞表现的乳头状肾细胞癌、囊性肾细胞癌的区别:依主要的肿瘤组织结构进行鉴别。④与上皮型肾血管平滑肌脂肪瘤的区别:后者上皮性抗原(CK、EMA等)阴性。而显示黑色素的 HMB45 阳性。⑤与浸润的或转移的具有透明细胞特点的其他肿瘤的区别。肾上腺皮质癌:肾上腺有原发癌;免疫组化 CK 阴性。软组织透明细胞肉瘤:呈肉瘤样结构,癌巢不明显;免疫组化 CK(一),S-100(十),HMB45(十)。前列腺癌:免疫组化 PSA(十)。

(2)颗粒性肾细胞癌:颗粒性肾细胞癌又称嗜色性肾细胞癌。来源于近曲肾小管上皮的恶性肿瘤。约占肾脏肿瘤的 7%。临床与肾脏透明细胞癌相同,预后较差。

颗粒性肾细胞癌常与透明细胞性肾细胞癌混合存在,所以新版 WHO 肾肿瘤分类中,未将该肿瘤独立列出。有学者认为颗粒细胞占癌细胞 75% 以上,仍可称颗粒细胞癌,透明细胞占 75% 以上,称透明细胞癌,两者均占 50% 上下,称混合性癌。

(3)多房性透明细胞性肾细胞癌:多房性透明细胞性肾细胞癌起源于近曲小管上皮,具有多囊性生长的特点。

大体:肿瘤呈现多囊性表现。

光镜:囊壁内侧由具有透明细胞性肾细胞癌的肿瘤细胞被覆,可呈单层状,偶见低乳头状,癌细胞分化较好,相当于 Fuhrman Ⅰ级(图 4-108)。

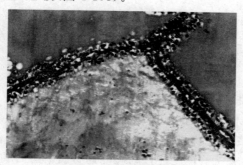

**图 4-108　囊性肾细胞癌**

囊壁被覆透明的癌细胞(HE×200)

免疫组化与电镜:与透明细胞性肾细胞癌相同。

鉴别诊断:①与透明细胞性肾细胞癌囊性变的区别,后者是在实性肿瘤的背景下,出血坏死的基础上,有囊性病变,缺乏真正的囊壁。②与囊肿壁伴有泡沫细胞反应的区别,真正的泡沫细胞由单核巨噬细胞衍变而成,CK 阴性,CD68 阳性,缺乏真正的癌巢,而且常伴有其他炎细胞浸润。

(4)乳头状肾细胞癌:乳头状肾细胞癌是来源于近曲肾小管上皮细胞的恶性肿瘤。占肾脏原发的上皮性肿瘤的 7%～14%。60～70 岁年龄段的老年人好发,尤多见于男性[男女比例为(2～3.9):1]。临床表现无特异性。预后较透明细胞性肾细胞癌好,较嫌色性肾细胞癌差。

大体:肾实质内界限清楚的球形肿块,平均直径 6.4 cm。切面可见纤维性假包膜,呈黄红白等多彩状。常见坏死和囊性变。

光镜:癌细胞呈立方状或多边状,可见较丰富的胞质,一种呈嗜酸性,另一种嗜碱性,或呈混合性,嗜碱性乳头状肾细胞癌较嗜酸性者预后差。癌细胞胞核较小,富含染色质。癌细胞排列成乳头状、乳头小梁状或乳头实体状,乳头有纤维血管性轴心,轴心内易见富含类脂的泡沫细胞。肿瘤无包膜,呈浸润性生长。根据被覆于乳头的上皮特点,分为两型:Ⅰ型,上皮呈小立方形,单层排列,预后较好;Ⅱ型,上皮细胞核较大,富有嗜酸性胞质,多层排列,预后较差(图 4-109)。

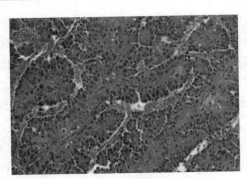

图 4-109　乳头状肾细胞癌，Ⅱ型

癌细胞核大，胞质丰富，呈多层的乳头状排列(HE×200)

免疫组化与电镜：与透明性和颗粒性肾细胞癌相同。

鉴别诊断：细胞遗传学显示 7、16、17 号染色体呈现三倍体，Y 染色体缺失。

应与有乳头样结构的透明细胞性肾细胞癌和集合管癌鉴别。有乳头样构的透明细胞性肾细胞癌仅在实体结构的基础上，有少数乳头样构，而且以透明的癌细胞为主。集合管癌以管状结构为主，纤维性肿瘤间质丰富。

(5)嫌色性肾细胞癌：嫌色性肾细胞癌是来源于集合管上皮细胞的恶性肿瘤。约占肾脏肿瘤的 6%。平均发病年龄为 59 岁。多数无症状，部分患者可触到肿块，部分有血尿。预后较透明细胞性肾细胞癌好。

大体：是体积较大的肾脏肿瘤，平均直径 9.0 cm(2.0~23 cm)。呈分叶状，无包膜。切面呈均质黄棕色。部分病例有中心瘢痕、出血和坏死，囊性变罕见。

光镜：癌细胞呈大圆形或多边形，胞膜较厚，细胞界限清楚，有如植物细胞。丰富的毛玻璃状的胞质，透明的核周晕明显，形成了嫌色性肾细胞癌的特点。有时约 30% 的病例有细颗粒状胞质，但透明的核周晕明显，称嗜酸性嫌色性肾细胞癌。癌细胞多数呈实性巢索状排列(图 4-110)，部分有灶状的管状和小梁状排列。少数病例呈肉瘤样结构。约 40% 的病例出现玻璃样变的间质。Hale 胶状铁染色阳性。

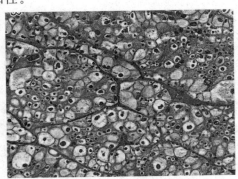

图 4-110　嫌色性肾细胞癌

癌细胞胞膜厚，可见透明的核周晕(HE×200)

免疫组化：高分子量 CK 阳性，vimentin 局部弱阳性。

电镜：胞质内多数 150~300 nm 的空泡。

鉴别诊断：嫌色性肾细胞癌的分子遗传学特点是 1 号染色体或 Y 染色体缺失，或混合性缺失。①与透明细胞性肾细胞癌的区别,后者的胞质更透明,前者的胞质呈毛玻璃状,细胞膜厚。两者的免疫组化、Hale 胶状铁染色和电镜表现均不同。②嗜酸性嫌色性肾细胞癌与肾的嗜酸细胞腺瘤和颗粒性肾细胞癌的区别,前者的核周晕明显,详见嗜酸细胞腺瘤项下。

(6)集合管癌:肾集合管癌是来源于集合管上皮细胞的恶性肿瘤。又称 Bellini 导管癌。占肾脏原发的上皮性肿瘤的 1% 以下。可见于任何年龄,总的发病年龄较轻,平均 34 岁(13～83 岁)。临床表现无特异性。预后较透明细胞性肾细胞癌差,多数患者首诊时已有转移。

大体:肿瘤位于肾髓质,增大时可波及肾皮质、肾窦乃至肾门脂肪组织。切面灰白实性,硬韧,可有出血、坏死及囊性变。

光镜:癌细胞立方状,胞质嗜酸性,有的嗜碱或嫌色,细胞核大,核仁明显,高恶性分级。癌细胞呈小管状或乳头状排列,少数呈肉瘤样结构。纤维性和胶原性间质较多(图 4-111)。肿瘤周围的肾小管上皮细胞常显示轻重不等的异型性。

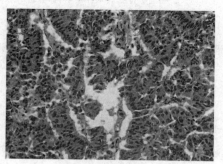

**图 4-111　肾集合管癌**
癌细胞异型性明显,呈管状排列(HE×200)

免疫组化与电镜:高分子量 CK、vimentin、植物血凝素阳性。电镜下癌细胞的线粒体较多,细胞表面可见少数粗大微绒毛,细胞间有桥粒。

鉴别诊断:细胞遗传学显示 1、6、14、15 和 22 号染色体呈单体表现。①与乳头状肾细胞癌的区别:乳头状肾细胞癌以乳头状结构为主,乳头轴心常见泡沫细胞,肿瘤间质较少。②与肾髓质癌的区别:肾髓质癌少见,癌细胞的恶性分级较高,主要呈索状或网状排列,肿瘤的纤维性间质非常明显,CK 阴性。③与伴有腺样结构的肾盂移行细胞癌的区别:伴有腺样结构的肾盂移行细胞癌应注意肾盂黏膜的病变,常可见肾盂内的菜花状或乳头状肿物,有移行上皮非典型增生和与肿瘤的移行状态;而且移行细胞癌常有全尿路(肾盂、输尿管、膀胱)多灶发生的特点。

(7)黏液样小管状和梭形细胞癌:肾黏液样小管状和梭形细胞癌可能来源于肾脏集合管上皮细胞,是具有黏液样小管状和梭形细胞特点的低级别多形性肾脏上皮肿瘤。无明显的年龄特征,女性较男性多(比例为1∶4)。

大体:肾实质内边界清楚的球形肿块,切面灰白,富有黏液感。

光镜:可见肿瘤由紧密排列的、小而狭长的小管构成,单个细胞小,呈立方状或卵圆形,核级别低,小管间为淡染黏液样间质。平行紧密排列的小管似有梭形细胞样结构,甚至与平滑肌瘤或肉瘤相似,偶见坏死、泡沫细胞浸润和慢性炎。黏液样间质染色呈酸性(图 4-112)。

免疫组化:可见多种 CK 表达阳性,vimentin 和 CD15 也可阳性。近曲小管标记物,如 CD10和 villin 阴性。UEA 和植物凝集素阳性。

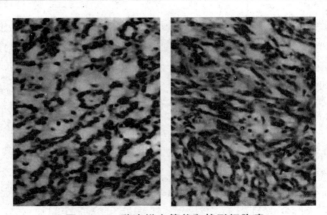

**图 4-112 黏液样小管状和梭形细胞癌**

黏液性间质,小癌细胞呈细管状和索状排列(HE×200)

电镜:可见梭形细胞具有上皮细胞的特点,如紧密连接、桥粒、微绒毛缘、腔缘和张力丝等。

鉴别诊断:易与后肾腺瘤混淆,后者虽然也有间质黏液,但瘤细胞呈规整的圆形,呈腺管状排列,免疫组化也与前者不同。

(8)肾管状囊性癌:肾管状囊性癌是近年确立的一种肾细胞癌,尚未列入 WHO 肾肿瘤的分类。可能来源于集合管上皮。

大体:肾实质的囊实性肿块,边界清楚。

光镜:癌细胞呈圆形或立方形,细胞核染色质细腻,核仁明显,嗜酸性胞质较少,分化较好,呈规则的腺管状排列,混有大小不等的囊腔形成,肿瘤间质可见稀疏的纤维和毛细血管(图 4-113)。

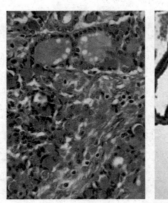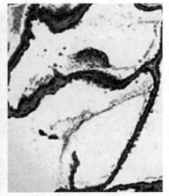

**图 4-113 肾管状囊性癌**

立方状癌细胞呈管状(左)和囊状排列(右)(HE×200)

免疫组化:CD10(+)、高分子量 CK(+)、834βE12(+)、AMACR(+)、vimentin(+)。

电镜:癌细胞具有上皮细胞的特点,如紧密连接,桥粒等结构。

鉴别诊断:应与集合管癌、黏液样小管状和梭形细胞癌、肾皮质腺瘤等鉴别,它们各自的形态和免疫组化均不同。

(9)肾髓质癌:肾髓质癌的组织来源尚有争论,可能与肾盏或肾乳头有关。发病年龄为11~40 岁,以青年人好发,男性为女性的 2 倍。常与镰状细胞病伴发。病情进展快,预后差,发现肿瘤时,常已有转移,平均存活期仅 15 周。

大体:肿瘤主要位于肾髓质,肾皮质和肾盂周围可出现卫星结节。

光镜:癌细胞嗜碱性,细胞核染色质细腻,核仁明显。癌细胞呈腺网状排列,有不规则的腺腔形成,尚可见管状、梁状、乳头状乃至卵黄囊瘤样结构。纤维性间质明显,而且常有水肿和黏液变。

免疫组化与电镜:EMA(+)、CEA(+),CK 弱阳性。电镜下具有上皮源性的特点。

鉴别诊断:①与肾盂腺癌的肾髓质浸润的区别,肾盂黏膜的原发病灶乃至移行状态是肾盂腺癌的诊断依据,而且呈典型的腺管状或腺样排列;②与肾集合管癌的区别,集合管癌的细胞异型性较明显。癌细胞主要呈管状或腺样排列。纤维性间质明显。

(10)Xp11.2 易位/TFE3 基因融合肾细胞癌:这是具有染色体 Xp11.2 的不同易位,并产生 TFE3 基因融合的一类肾细胞癌。多见于儿童和年轻人。

大体:肿瘤呈黄褐色,常伴出血和坏死。

光镜可见透明癌细胞呈乳头状排列,并伴有嗜酸性癌细胞组成的实性巢状结构。

染色体分析:显示 t(x;1)(p11.2;q21) 或 t(x;17)(p11.2;q25)

免疫病理学检查:可见 TEF3 蛋白阳性,而上皮抗原可以仅灶状阳性。

(11)肉瘤样肾细胞癌:肉瘤样肾细胞癌又称梭形肾细胞癌。

各种肾细胞癌均可混以梭形细胞形态的肉瘤样成分,所以新版 WHO 肾肿瘤分类中,未将其独立列出。当出现肉瘤样成分时,意味着恶性程度加大。

(12)家族性遗传性肾癌:由于基因异常或基因突变,导致许多遗传性癌综合征,部分遗传性综合征可累及肾脏,多有癌基因和抑癌基因以及基因突变参与。累及肾脏时,可出现各类型的肾细胞癌,称家族性遗传性肾癌。如 von Hippel-Lindau 综合征,染色体 3p25 出现异常,婴幼儿患者可出现视网膜异常、脑的血管母细胞瘤、嗜铬细胞瘤、胰腺囊肿、神经内分泌肿瘤、内耳淋巴囊肿、附睾和阔韧带囊腺瘤等,肾脏常出现双侧多灶的乳头状肾细胞癌、肾囊肿等。

总之,发病年龄较轻、双肾和多灶状发生的肾细胞癌应多考虑家族性遗传性肾癌。染色体异常、基因突变在肿瘤的发生和发展中,具有重要意义,在预防和治疗中有一定作用。

但是,当前在病理诊断应用上尚有困难。当前的策略是,对于儿童和青少年的肾癌,要注意遗传学调查,应做染色体和基因分析,阳性患者要实施监测。

2.肾母细胞性病变

肾母细胞瘤、肾原性残余、间叶性肾瘤和囊性肾瘤的发生,均与肾胚芽组织或肾母细胞组织有关,故统归于肾母细胞性病变的范畴。

(1)肾母细胞瘤:肾母细胞瘤是来源于肾胚芽组织的恶性肿瘤,又称 Wilms 瘤、胚胎瘤、腺肉瘤、腺肌肉瘤等。多见于 6 岁以前的儿童,偶见于成人。临床常首先发现腹部包块,偶见血尿和疼痛。

大体:肾内巨大瘤块,平均达 550 g,呈球形,边界清楚,切面鱼肉状,易见出血、坏死及囊性变。以囊肿为肿瘤的主体者,称囊性肾母细胞瘤。

光镜:肿瘤主要由三种基本成分构成:未分化的胚芽组织、间胚叶性间质和上皮样成分。多数肾母细胞瘤均由上述三种成分构成(图 4-114),但各自比例不同。

免疫组化与电镜:vimentin(+),WT1、NSE、desmin、CK 可表现为灶状阳性。电镜可出现上皮性及间叶性多种形态。

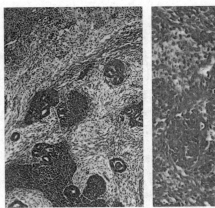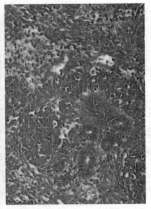

图 4-114　肾母细胞瘤
胚芽型(左：HE×100)和上皮样型(右：HE×200)

鉴别诊断：肾母细胞瘤与畸胎瘤、胚芽细胞型与小细胞恶性肿瘤、间胚叶性间质型与相应的肉瘤、上皮样型与各型肾细胞癌容易相混。而未分化的胚芽组织、间胚叶性间质和上皮样成分是肾母细胞瘤的主要诊断依据，即使单形态的肾母细胞瘤也只是以其中一种成分为主，多部位取材，总可以发现另外成分的存在。

(2)肾源性残余：肾内出现灶状胚性肾组织成分，称为肾源性残余。具有发展为肾母细胞瘤的潜能。3 岁以下的婴儿，肾源性残余的出现率约为 1％。40％的肾母细胞瘤患者的肾内可见肾源性残余。

大体：肾内出现点片状灰白色小结节。据其存在的部位，分为肾被膜下的叶周型和肾实质深部的叶内型。

光镜：肾源性残余由原始的肾胚芽和肾小管样结构造成，分化较好。根据其存在部位，分为叶周型(位于肾叶的周围或肾被膜下)和叶内型(位于肾实质内)(图 4-115)。据其发展和形态，分为初发性肾源性残余、静止性肾源性残余和浸润性肾源性残余，静止性者最终被纤维组织取代，浸润性者将发展为肾母细胞瘤。初发性者既可以发展为静止性，也可以发展为浸润性。

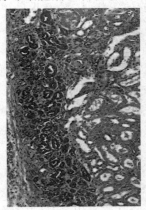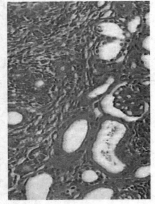

图 4-115　肾源性残余
叶周型肾源性残余(左：HE×200)和叶内型肾源性残余(右：HE×200)

鉴别诊断：与肾母细胞瘤的区别：肾源性残余体积小，结构单纯。

（3）肾母细胞瘤病：浸润性肾源性残余和不成熟的肾胚芽组织弥漫性或多灶状分布于肾实质内时，称肾母细胞瘤病。

（4）间胚叶母细胞肾瘤：间胚叶母细胞肾瘤是一种先天性与生肾组织有关的以梭形细胞增生为主的良性肿瘤。又称婴儿间胚叶肾瘤或婴儿平滑肌样错构瘤。多见于 6 个月以前的婴儿。

大体：肾内的球形肿物，边界清楚，切面灰白，有编织样结构。

光镜：瘤细胞表现为梭形，呈纵横交错的束状排列，有如子宫平滑肌瘤。束状排列的瘤细胞穿插于残存的肾小球和肾小管间（图 4-116）。瘤细胞与成纤维细胞、肌纤维母细胞和平滑肌细胞相似，称经典型间胚叶母细胞肾瘤。有时肿瘤细胞密集、核分裂增多、具有浸润特点时，称细胞性或非典型间胚叶母细胞肾瘤。较以纤维为主的经典型间胚叶母细胞肾瘤生长快。

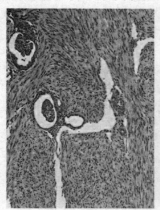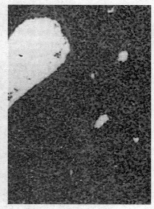

**图 4-116　间胚叶母细胞肾瘤**

较成熟的纤维细胞穿插于肾实质（左：HE×200），右为细胞性间胚叶母细胞肾瘤（HE×200）

免疫组化：vimentin、fibronectin 和 actin 阳性。

鉴别诊断：①与肾母细胞瘤的区别，间胚叶母细胞肾瘤结构单纯，肾母细胞瘤由三种成分或一种以上成分组成。②与肾透明细胞肉瘤的区别，后者为实体性肿瘤，肿瘤内不会遗留残存的肾组织；梭形细胞型透明细胞肉瘤呈梭形，胞质浅染透明，间质黏液样物质明显。③与肾横纹肌样瘤的区别，后者为实体性肿瘤，肿瘤内不会遗留残存的肾组织；多以圆形或椭圆形为主，胞质红染颗粒状，电镜下可见特殊缠绕存在的中间丝。

（5）囊性肾瘤：囊性肾瘤是以囊肿表现为特点的肾实质肿瘤，与肾囊肿性疾病不同。又称多囊性肾瘤。与肾母细胞瘤来源相同，只是分化良好。虽然各年龄均可发生，但婴幼儿最多见。

良性囊性肾瘤：又称多房性囊性肾瘤、肾的多部位囊肿。属于良性肿瘤。

大体：肾实质内边界清楚的多房性囊肿。

光镜：囊壁被覆着单层或重层立方上皮细胞，并混有鞋钉样细胞，胞质浅染或嗜酸性。囊肿之间为结缔组织，有时可见无功能的肾单位。

鉴别诊断：①与成人型和婴儿型多囊肾区别，后者为无边界的多囊性结构，常为双肾弥漫发生；②与囊性肾发育不良区别，后者在囊肿间，可见幼稚的间叶组织、幼稚的肾单位和软骨及骨样组织。

囊性或部分囊性分化性肾母细胞瘤，在良性囊性肾瘤的背景上，肿瘤的间质中出现了肾母细胞瘤的胚芽成分或原始的肾上皮成分。该肿瘤与实体性肾母细胞瘤不同，只需单纯手术切除，预后良好。

恶性囊性肾瘤：囊性肾瘤的间质呈现肉瘤样结构时，称为恶性囊性肾瘤。上皮成分为良性，间质呈纤维肉瘤样结构，呈浸润性生长。

### (三)间叶性肿瘤

1.儿童期肾间叶性肿瘤

(1)肾透明细胞肉瘤：肾透明细胞肉瘤的组织来源尚不清楚。发病高峰为 2 岁左右，占儿童肾脏恶性肿瘤的 4%。容易出现骨转移。

大体：肾髓质或肾中央出现球形肿块，界限清楚，切面鱼肉状、黏液样。

光镜：瘤细胞呈多边形，核染色质细腻，核仁不明显，胞质含有多数透明的空泡。瘤细胞呈巢索状排列，肿瘤间质可见网状毛细血管(图 4-117)。此外，瘤细胞形态和排列尚有多种形式：上皮样型、梭形细胞型、硬化型、黏液样型、囊肿型、血管周细胞瘤型、栅栏排列型以及多形细胞型等。

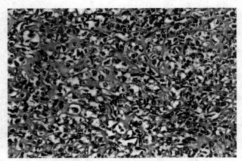

**图 4-117　肾透明细胞肉瘤**
瘤细胞呈透明状，弥漫性分布(HE×200)

免疫组化：vimentin(＋)、Bcl-2(＋)。

电镜：瘤细胞的细胞器稀少。

鉴别诊断：①与透明细胞性肾细胞癌的区别，后者多见于老年人；免疫组化 CK 阳性；透明细胞肉瘤的细胞形态和排列呈多样性。②与肾母细胞瘤和间胚叶母细胞肾瘤区别。

(2)肾横纹肌样瘤：肾横纹肌样瘤的组织来源尚不清楚。好发于婴幼儿的高度恶性的肿瘤，发病高峰为 1.5 岁左右。占儿童肾脏恶性肿瘤的 2%。15% 的病例合并颅内的神经外胚叶恶性肿瘤。常合并高钙血症。

大体：肾内边界不清的实性瘤块，常见浸润和转移的卫星结节。

光镜：瘤细胞胞核呈泡状，核仁明显，胞质丰富，具有嗜酸性颗粒，常见大的圆形或椭圆形的嗜酸性包涵体。瘤细胞无排列特点，呈弥漫性分布(图 4-118)。有时呈上皮样型、纺锤样细胞型、硬化型、淋巴瘤样型等排列特点。

免疫组化：vimentin 阳性(图 4-119A)。

电镜：可见胞质内特殊的缠绕状的中间丝(图 4-119B)。

鉴别诊断：①与颗粒性肾细胞癌的区别，后者为成年人发病，呈癌巢、腺样或乳头状排列，CK阳性；②与肾母细胞瘤的区别，后者可见或多或少的肾胚芽细胞、中胚叶成分和上皮样成分的存在；③与肾透明细胞肉瘤的区别，后者可见透明细胞的存在；④与间胚叶母细胞肾瘤的区别，后者以梭形的纤维细胞为主,在肾实质内穿插生长。

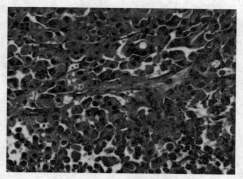

**图** 4-118　**肾横纹肌样瘤**
瘤细胞弥漫性实性分布,有丰富的嗜酸性胞质,呈横纹肌细胞样(HE×200)

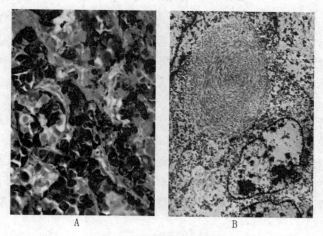

**图** 4-119　**肾横纹肌样瘤**
A.瘤细胞 vimentin 阳性(免疫组化×400);B.瘤细胞内可见缠绕的中间丝(电镜×15 000)

**2.成年期肾间叶性肿瘤**

肾脏可发生多种良性和恶性非上皮性肿瘤,如平滑肌瘤、平滑肌肉瘤、脂肪瘤、脂肪肉瘤、血管瘤、血管肉瘤、淋巴管瘤、白血病、淋巴瘤等,与其他部位的相应肿瘤相比,并无特异性,本节仅就几种特异性的肾非上皮肿瘤叙述如下。

(1)血管平滑肌脂肪瘤:肾血管平滑肌脂肪瘤为血管、平滑肌和脂肪组织构成的肾肿瘤,曾认为是一种错构瘤,近年来通过基因分析,认为是独立类型的真性肿瘤,也有学者认为属于多向分化的间胚叶母细胞肿瘤。主要发生于成年人,平均年龄 41 岁,女性多见。1/3 的患者合并结节性硬化症。

大体:肾内球形瘤块,边界清楚,切面呈多彩状,黄白相间,易见出血,与肾细胞癌无异。

光镜:瘤组织由畸形血管(管壁薄厚不等,内弹力膜消失,管腔大小不等)、梭形平滑肌束和脂肪组织构成,三种成分的比例可有明显差异。肿瘤内的平滑肌成分可出现一定的异型性,不能依此认为恶性(图 4-120)。

免疫组化:平滑肌成分不但有肌原性标记,而且常显示 HMB45 阳性。

电镜:平滑肌成分内的结晶状的黑色素前体。

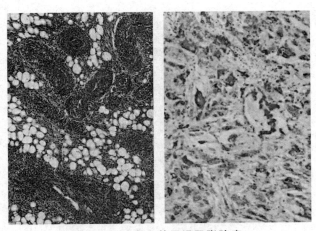

**图 4-120　肾血管平滑肌脂肪瘤**

由畸形血管、周围平滑肌和脂肪组成(左:HE×200),HMB45 阳性(右:免疫组化×400)

鉴别诊断:①与间胚叶母细胞肾瘤的区别,后者主要发生于婴幼儿,成分单一,与肾小球和肾小管混杂存在;②与肾的平滑肌瘤、脂肪瘤或血管瘤的区别,后者成分单一;③当平滑肌成分出现异型性时,应与平滑肌肉瘤或横纹肌肉瘤鉴别,应多取材,发现多成分的组合,免疫组化 HMB45阳性,有助于确诊。

(2)肾上皮样血管平滑肌脂肪瘤:该肿瘤虽然与肾血管平滑肌脂肪瘤相似,但以增生的上皮样细胞为主,具有一定的恶性潜能。合并结节性硬化症的概率更高。

大体:与血管平滑肌脂肪瘤相似,有时侵及肾外组织或肾动静脉。

镜下:以梭形和多角形上皮样细胞为主,有丰富的嗜酸性颗粒状胞质,可见大核的神经节样细胞,间变和核分裂象易见。呈片状和条索状排列。偶见灶状典型的血管平滑肌脂肪瘤区域(图 4-121)。

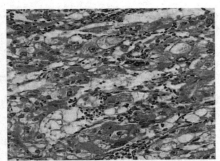

**图 4-121　肾上皮样血管平滑肌脂肪瘤**

平滑肌细胞胞质丰富,呈节细胞状,可见一定的异型性(HE×400)

免疫病理学和电镜检查与典型的血管平滑肌脂肪瘤相似。

(3)肾髓质间质细胞瘤:肾髓质间质细胞瘤又称肾髓质纤维瘤。是发生于肾髓质的良性肿瘤。多见于成年人。约 50%的尸体解剖病例可发现该肿瘤。约 50%的病例呈多发性。瘤细胞可分泌前列腺素,具有调解肾内血压和对抗高血压的功能。

大体:位于肾髓质的灰白色、边界清楚的小结节,直径多为 0.3 cm 左右。可多发。

光镜:瘤细胞呈星形或多边形,泡状核,松散透明的胞质,杂乱分布于疏松的间质中。偶见玻璃样变和淀粉样变。组织化学研究发现,瘤细胞含有中性脂肪、磷脂和酸性黏多糖。

电镜:瘤细胞内有多数含脂类物质的电子致密颗粒。

鉴别诊断:应与肾的纤维瘤鉴别,后者瘤体较大,纤维细胞呈紧密的束状排列。

(4)肾小球旁器细胞瘤:肾小球旁器细胞瘤又称肾素瘤,为来源于肾小球旁器细胞的良性肿瘤,多见于成年人。患者表现持续性顽固的高血压,血浆内含有高水平的肾素。

大体:位于肾皮质的灰黄色、边界清楚的小结节,直径小于 3 cm。

光镜:瘤细胞小圆形,胞核染色质细腻,胞质透明,含少数嗜酸性颗粒。胞质颗粒 PAS 或 Bowen 染色阳性。瘤细胞呈实性巢索排列,有时出现管状或乳头状结构,间质毛细血管和血窦丰富。

免疫组化:瘤细胞显示肾素阳性。

电镜:可见胞质内含肾素的内分泌颗粒(图 4-122)。

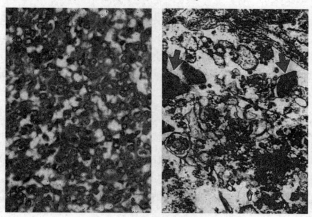

**图 4-122 肾小球旁器细胞瘤**

形态一致的小圆形肿瘤细胞呈巢索状分布,血窦丰富(左:
HE×200),瘤细胞内可见肾素结晶(右:电镜×10 000)

鉴别诊断:应与肾的血管瘤和血管周细胞瘤鉴别,后者瘤体较大,缺乏小圆形的瘤细胞,无肾小球旁器细胞瘤特有的临床症状。

## 二、肾盂肿瘤

肾盂部位的常见的良性上皮性肿瘤有移行细胞乳头状瘤和内翻性乳头状瘤,病理特点与膀胱的相应肿瘤相同,详见膀胱肿瘤的相应章节。

肾盂部位的常见恶性上皮性肿瘤有移行细胞癌、鳞状细胞癌和肾盂腺癌,病理特点与膀胱的相应肿瘤相同。当肾盂腺癌浸润于肾髓质时,应与集合管癌相鉴别,这时,发现肾盂黏膜的原发性病灶,是诊断肾盂腺癌重要依据。

(于 惠)

# 第六节　膀　胱　肿　瘤

## 一、上皮性肿瘤

肾盂、输尿管和膀胱被覆着尿路上皮,过去曾称移行上皮,尿路上皮或移行上皮的增生性病变、良性及恶性肿瘤是尿路的常见疾病。

尿路上皮细胞免疫组化均显示高分子量的 CK 阳性,电镜显示细胞连接等上皮细胞的特点,以下不再重复叙述。

### (一)非浸润性尿路上皮肿瘤

(1)尿路上皮乳头状瘤:尿路上皮乳头状瘤是尿路最常见的良性肿瘤。又称外生性乳头状瘤、典型的乳头状瘤。青壮年好发。常见的症状是间断性无痛性血尿。

大体:呈柔软的具有细蒂的伸出性肿物,乳头纤细。

光镜:该肿瘤具有纤细的乳头状结构,由纤维和小血管组成的轴心。被覆尿路上皮细胞,细胞形态和排列与正常的尿路上皮相似,异型性极小。无浸润现象。

鉴别诊断。与尿路上皮乳头状增生的区别:后者是无轴心的假乳头。

(2)低度恶性潜能的非浸润性尿路上皮乳头状瘤:所谓低度恶性潜能的非浸润性尿路上皮乳头状瘤是指其较尿路上皮乳头状瘤的细胞增生明显,复发率较高(25%～47%),恶变的概率稍高。

大体:呈柔软的具有细蒂的伸出性生长的乳头状肿物。

光镜:该肿瘤与尿路上皮乳头状瘤相似,但被覆上皮细胞层次增多,可见灶状的轻度的细胞异型性(图 4-123)。

(3)低级别的非浸润性尿路上皮乳头状癌:临床常见血尿,48%～71%的患者复发,5%的或者可发展为浸润性癌。

大体:易见多发的伸出性生长的乳头状肿物。

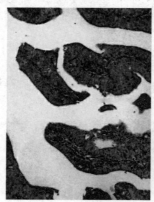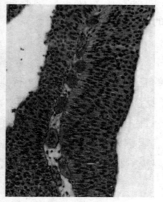

图 4-123　非浸润性尿路上皮肿瘤

细胞异型性膀胱尿路上皮乳头状瘤(左)和低度恶性潜能的非浸润性尿路上皮乳头状瘤(右)(HE×200)

光镜:该肿瘤呈尿路上皮乳头状结构,易见分支和融合现象,部分细胞排列紊乱,细胞异型性易见(图 4-124)。

(4)高级别的非浸润性尿路上皮乳头状癌:临床常见血尿。

大体:易见多发的伸出性生长的乳头状肿物,部分称结节状和实性肿块。

光镜:该肿瘤呈尿路上皮乳头状结构,易见分支和融合现象,细胞排列紊乱,细胞异型性明显,核染色质增多、粗糙,核仁明显,易见核分裂象(图 4-124)。

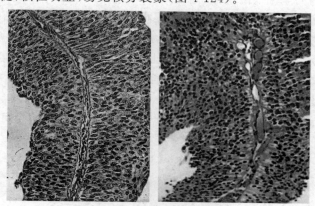

**图 4-124　非浸润性尿路上皮肿瘤**
膀胱低级别的非浸润性尿路上皮癌(左)和高级别的非浸润性尿路上皮癌(右)(HE×200)

(5)尿路上皮鳞状细胞乳头状瘤:膀胱的尿路上皮受人乳头瘤病毒感染时,出现鳞状细胞化生并呈尖锐湿疣样的变化,所以,膀胱鳞状细胞乳头状瘤可以认为是膀胱的尖锐湿疣。常与外阴尖锐湿疣伴同存在。

(6)内翻性尿路上皮乳头状瘤:内翻性尿路上皮细胞乳头状瘤又称 Brunnian 腺瘤。中老年男性好发,多见于膀胱三角区和膀胱颈。常见的症状是间断性无痛性血尿,尿路梗阻。

大体:呈柔软的半球状外生性肿物,表面光滑,或略呈分叶状,有时呈息肉状。

光镜:表面可见较正常的尿路上皮被覆。分化好的尿路上皮细胞巢、细胞索向黏膜下呈推进式生长,巢索中央为胞浆丰富的尿路上皮表层细胞,边缘为胞浆极少的基底细胞,有如密集的 Brunn 巢(图 4-125)。有的细胞巢呈腺样化生,上皮呈柱状,并可见存有黏液的腺腔,以腺性结构为主时,称腺性内翻性乳头状瘤。有的细胞巢呈鳞状上皮化生,以鳞状细胞巢为主时,称鳞状上皮内翻性乳头状瘤。

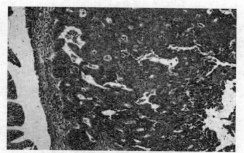

**图 4-125　内翻性尿路上皮乳头状瘤**
Brunn 巢聚集,表面被覆正常移行上皮(HE×100)

鉴别诊断:①与腺性膀胱炎或囊腺性膀胱炎的区别,后者虽然可见尿路上皮呈 Brunn 巢和囊腺样 Brunn 巢在黏膜下增生，但与黏膜下水肿及多少不等的炎细胞混合存在，弥漫分布，不形成瘤块；②与浸润性尿路上皮细胞癌的区别，尿路上皮细胞癌的癌细胞有一定的异型性，并可见条索状或斑片状向深部浸润的现象；③与腺癌的区别，泌尿道的腺癌表现为单层细胞排列，具有一定的异型性，并有一定浸润性生长的特点，而内翻性尿路上皮细胞乳头状瘤中的腺样结构均在密集的 Brunn 巢样结构的基础上出现，分化好。

(7)尿路上皮原位癌：原发性尿路上皮原位癌少见，仅占尿路上皮肿瘤的 1％～3％，但可发展为浸润性尿路上皮癌，而与其他尿路肿瘤伴发者却高达 60％以上。

大体：原位癌仅显示黏膜粗糙，常有斑片状充血和点状出血。

光镜：间变的细胞(细胞核增大，染色质增多且粗糙，核仁明显，核分裂象增多)自底层至表层弥漫分布，排列紊乱，极向消失(图 4-126)。

鉴别诊断：恶性癌细胞仅限于黏膜层是其特点，应与穿破基底膜的浸润癌鉴别。

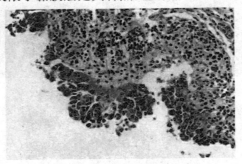

**图 4-126　尿路上皮原位癌**
癌细胞侵占黏膜全层，部分脱落(HE×200)

(8)尿路上皮绒毛状腺瘤：膀胱绒毛状腺瘤是一种少见的乳头状良性肿瘤，被覆柱状上皮。多见于40～60 岁的男性。以血尿或尿内黏液为主要临床表现。好发于膀胱顶部，故有人认为来自脐尿管，也有人认为属于移行上皮的肠上皮化生。

大体：宽蒂或半球状乳头状隆起。好发于膀胱顶部。

光镜：单层柱状上皮被覆于乳头表面。或呈腺样和囊性排列。与大肠绒毛状腺瘤相似。

鉴别诊断：与膀胱黏液腺癌的区别：后者细胞异型性明显，排列紊乱，浸润性生长。

**(二)浸润性尿路上皮癌**

1.尿路上皮癌

尿路上皮癌是膀胱最常见的恶性肿瘤，占 90％。具有多灶状发生和易复发的特点。癌细胞的异型性、结构特点和浸润程度有一定差别，分为三级。

大体：Ⅰ级尿路上皮癌呈伸出性乳头状，与尿路上皮乳头状瘤相似。Ⅱ级尿路上皮癌也呈伸出性乳头状和浸润性生长，常有粗大的蒂。Ⅲ级尿路上皮癌呈实性包块状或伴有粗大乳头状浸润性生长。

光镜：Ⅰ级尿路上皮癌：呈乳头状，细胞层次增多，超过 8 层，细胞极性轻度紊乱，核分裂象不多，在固有膜可能出现表浅浸润。Ⅱ级尿路上皮癌：呈乳头状，细胞层次增多，细胞排列明显紊乱，乳头状结构有融合现象，核分裂象易见，在固有膜可出现浸润(图 4-127)。

Ⅲ级尿路上皮癌：乳头状结构不明显，或完全失去乳头状结构，细胞失去了排列的极向，细胞的异型性明显，核分裂象多，浸润明显。

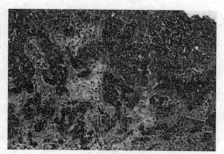

**图 4-127　浸润性尿路上皮癌**

Ⅲ级，乳头消失，向黏膜下和肌层浸润（HE×200）

除上述的常见形态结构者外，尚可见多种亚型，如伴有巢状鳞状上皮或腺上皮分化、伴梭形细胞分化、伴大量淋巴细胞浸润、伴破骨细胞样分化、伴透明细胞分化、伴绒毛膜癌样结构、呈浆细胞瘤样结构、伴脂肪细胞样结构、呈微乳头样结构、伴 Brunn 巢样结构、伴微囊样结构等。但肿瘤细胞的主体仍为尿路上皮癌。

鉴别诊断：①Ⅲ级尿路上皮癌常失去尿路上皮的特点，应与相邻器官低分化癌的浸润或转移相鉴别。应多取材，寻找与泌尿道被覆上皮的关系。②各种亚型尿路上皮癌应与相应的肿瘤相鉴别。

2.膀胱鳞状细胞癌

膀胱的鳞状细胞癌占该部位恶性肿瘤的 5％。好发于老年人，女性多于男性。

多见于泌尿道结石、膀胱血吸虫病、长期留置导尿管、膀胱憩室等长期慢性刺激的患者。膀胱的鳞状细胞癌较移行细胞癌预后差。

大体：膀胱腔面呈现实性肿块，常有坏死和溃疡。

光镜：与子宫颈或食管的鳞状细胞癌相似，多表现为高分化和中分化。呈伸出性生长而浸润不明显的高分化的鳞状细胞癌又称膀胱的疣状癌。

鉴别诊断：应与伴有鳞状上皮化生的尿路上皮癌鉴别，后者的主要成分是尿路上皮癌，化生的鳞状上皮分化好。

3.膀胱腺癌

膀胱腺癌占该部位恶性肿瘤的 2％。好发于中老年人。来源于移行尿路上皮的腺性化生或腺性膀胱炎，部分来自脐尿管。膀胱的腺癌较典型的尿路上皮癌预后差。

大体：膀胱腔面呈现实性肿块，常有坏死和溃疡，表面常见黏液。

光镜：与大肠的腺癌相似。有时可呈黏液癌和印戒细胞癌结构。

鉴别诊断：①应与伴有腺上皮化生的尿路上皮癌鉴别，后者的主要成分是尿路上皮癌，化生的腺上皮分化好；②与大肠腺癌的膀胱壁浸润的区别，后者原发于大肠，自膀胱壁深层向黏膜方向浸润生长。

4.膀胱脐尿管癌

脐尿管癌是位于膀胱顶部的来源于脐尿管残余的高度恶性的肿瘤。

大体：膀胱顶部深在的富于黏液的实性肿块。

光镜：80％以上的脐尿管为黏液癌，少部分为腺癌或鳞状细胞癌。癌组织散布于膀胱壁深层或全层，甚至腹壁。

鉴别诊断：①有别于常见的膀胱腺癌，后者以黏膜固有层和浅肌层为主，非癌黏膜常见腺性膀胱炎等腺性化生病变；②应注意除外大肠腺癌的膀胱浸润，后者可发现大肠的原发癌灶。

5.膀胱复合性癌

膀胱尿路上皮癌、原位癌、鳞状细胞癌及腺癌，在组织发生上有同源性密切关系，所以，各种组织类型的癌可同时出现于同一病例，称复合性癌。尤以低分化的Ⅲ级尿路上皮癌最常见，所以对低分化的尿路上皮癌病例应多部位取材，因为复合癌的预后更差。

6.膀胱癌肉瘤

由上皮和间叶成分共同组成的恶性肿瘤称癌肉瘤。多见于中年男性。来源于多向分化潜能的原始细胞。

大体：向腔内呈息肉状生长。

光镜：由移行细胞癌、鳞状细胞癌或腺癌与软骨肉瘤、骨肉瘤或肌源性肉瘤组成的恶性肿瘤。应该注意，只有癌和梭形细胞成分，不应诊断为癌肉瘤，只应称为肉瘤样癌或梭形细胞型尿路上皮癌。

## 二、非上皮性肿瘤

膀胱的软组织肿瘤与发生于其他部位的相应肿瘤相似。较有特点的如下。

### (一)横纹肌肉瘤

膀胱横纹肌肉瘤多见于男婴的膀胱。呈息肉状生长。切面灰白富于黏液，故称葡萄状肉瘤。瘤细胞呈梭形，有宽大的带状粉染胞浆，间质富含黏液。免疫组化显示肌原性标记阳性。

### (二)副神经节瘤

膀胱副神经节瘤为良性肿瘤。又称膀胱的嗜铬细胞瘤。占膀胱肿瘤的 0.1%。好发于青壮年，女性多于男性。患者可出现高血压症状，尤以膀胱充盈或收缩时常见。

大体：多数为膀胱壁内的直径 1 cm 瘤结节，有的病例瘤体较大甚至呈多灶发生。切面发黄，甲醛浸泡后，呈棕色。

光镜：瘤细胞呈多边形，胞核染色质细腻，胞浆丰富透明或细颗粒状。瘤细胞呈簇状或巢状排列，间质薄壁血管和血窦丰富（图 4-128）。免疫组化：显示神经内分泌的特点，特别是嗜铬素标记阳性。

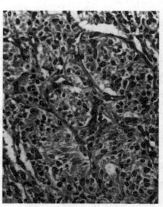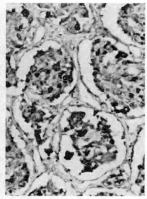

**图 4-128　膀胱副神经节瘤**

瘤细胞呈团状和假腺泡状排列，血窦丰富（左：HE×200），嗜铬素阳性（右：免疫组化×200）

电镜：可见胞浆内大量神经内分泌颗粒。　　　　　　　　　　　　　　（张永欢）

# 第五章 肿瘤的放疗

## 第一节 放疗的分类

### 一、根治性放疗

根治性放疗是指通过给予肿瘤致死剂量的照射使病变在治疗区内永久消除,达到临床治愈的效果。

根治性放疗的患者需具备的条件是一般状况较好、肿瘤不能太大并无远隔器官转移、病理类型对射线敏感或中度敏感。根治性照射范围要包括原发灶和预防治疗区,照射范围较大,剂量较高,同时要求对肿瘤周围正常组织和器官所造成的损伤最小。

### 二、姑息性放疗

姑息性放疗是针对病期较晚、临床治愈较困难的患者,为了减轻痛苦、缓解症状、延长生存期而进行的一种治疗。

#### (一)高姑息放疗

肿瘤范围较广而一般状态较好的患者,可给予较高剂量或接近根治剂量的放疗,部分患者可能会取得较好的疗效。

#### (二)低姑息放疗

一般状态较差的患者,可给较低剂量的放疗,可取得缓解症状、减轻痛苦、止痛、止血、缓解梗阻等效果。

### 三、术前放疗或术前放化疗

术前放疗或术前放化疗为手术前进行的治疗,目的是提高手术的切除率、降低手术后复发率和提高远期疗效。

#### (一)术前放疗或术前放化疗的作用

(1)抑制肿瘤细胞的活性。

(2)防止术中引起肿瘤细胞的种植和播散。

(3)控制肿瘤周边的微小病灶和转移的淋巴结。

(4)提高手术切除率。

(5)消除肿瘤伴有的炎症和溃疡,减轻患者症状、改善患者状态。

(6)化疗与放疗同步,不但可增强放疗效果,而且可使远处存在的微小转移灶及血液循环中的肿瘤细胞得到早期治疗。

### (二)术前放疗或术前放化疗的适应证

(1)肿瘤较大,切除有困难的患者。

(2)局部有多个淋巴结转移,手术很难彻底切除的患者。

### (三)术前放疗的剂量

(1)低剂量:15~20 Gy/3~10 d。

(2)中等剂量:30~40 Gy/3~4 w。

(3)高剂量:50~60 Gy/5~6 w。

### (四)术前放疗到手术治疗时间间隔

(1)低剂量放疗结束后可立即进行手术。

(2)中、高剂量放疗一般在放疗结束后 2~4 周手术。

### (五)术前放疗或术前放化疗的肿瘤

头颈部肿瘤、食管癌、肺癌、直肠癌、胃癌、宫颈癌、巨大肾母细胞瘤等。术前治疗肿瘤病理完全消失(PCR)者,生存率显著提高。

## 四、术中放疗

手术中对准肿瘤病灶一次性大剂量的照射方法。

### (一)术中放疗的优点

(1)准确性高。

(2)保护肿瘤后面的正常组织。

(3)减少了腹部外照射常出现的放射反应。

### (二)术中放疗的缺点

(1)决定最适合的照射剂量比较困难。

(2)失去了常规放疗分次照射的生物学优势。

### (三)术中放疗的适应证

(1)肿瘤深在或与大血管、重要脏器有浸润不能彻底切除者。

(2)肉眼观察肿瘤已切除,但怀疑有微小病灶残留者。

(3)病变范围广,手术不能切除,为了缩小肿瘤、缓解症状、延长生命者。

### (四)常做术中放疗的肿瘤

胃癌、胰腺癌等。

## 五、术后放疗或术后放化疗

术后放疗或术后放化疗为手术后进行的治疗,目的是提高局部控制率,减少远处转移率。

### (一)放疗或术后放化疗的适应证

(1)手术后肿瘤与重要器官粘连切除不彻底。

(2)术后病理证实切缘阳性。

（3）转移淋巴结清扫不彻底。

**（二）手术后至术后放疗的时间**

一般为 1 个月。

**（三）术后放疗或术后放化疗的肿瘤**

脑瘤、头颈部癌、胸部肿瘤、肺癌、食管癌、大肠癌、胃癌、宫颈癌、软组织肉瘤及皮肤癌等。术后放化综合治疗的疗效优于单纯放疗或单纯化学药物治疗。

（冯红红）

# 第二节 放疗的适应证与禁忌证

## 一、放疗的适应证

根据肿瘤细胞的敏感性、放疗目的和放疗方法的不同将放疗的适应证分为以下五个方面。

**（一）恶性肿瘤敏感性分类**

根据肿瘤组织对射线的敏感程度不同，将恶性肿瘤分为 4 类。

**1.高度敏感的肿瘤**

恶性淋巴瘤、睾丸精原细胞瘤、肾母细胞瘤、神经母细胞瘤、髓母细胞瘤、尤文氏瘤、小细胞肺癌等。

**2.中度敏感的肿瘤**

头颈部鳞状细胞癌、食管鳞状细胞癌、肺鳞状细胞癌、皮肤癌、乳腺癌、移行细胞癌等。

**3.低度敏感的肿瘤**

胃肠道的腺癌、胰腺癌、肺腺癌、前列腺癌等。

**4.不敏感的肿瘤**

横纹肌肉瘤、脂肪肉瘤、滑膜肉瘤、骨肉瘤、软骨肉瘤等。

放射高度敏感的肿瘤恶性程度高，发展快，易出现远处转移，需要与化学药物治疗并用才能取得好的治疗效果。放射中度敏感的肿瘤发展相对缓慢，出现转移相对较晚，应用单纯放疗即可取得根治的效果，如鼻咽癌，早期喉癌、口腔癌、食管癌、宫颈癌、皮肤癌等。乳腺癌为全身疾病，放疗用于乳腺癌术后、复发、远处转移灶及局部晚期手术不能切除的病灶。放射低度敏感的肿瘤需很高的放射剂量才能根治，常规放疗技术，限制了肿瘤高剂量的照射，仅用于姑息性放疗。精确放疗技术，特别是精确补充（Boost）放疗技术的临床应用，可提高这类肿瘤照射剂量。对放射不敏感的肿瘤，放疗仅用于术后辅助治疗，对手术不能切除的复发或转移灶采用单纯放疗仅起到姑息、减症的作用，采用以放疗为主的综合治疗，如热化疗"三联"，方可提高其疗效。

**（二）肿瘤局部切除后器官完整性和功能保全治疗**

这是一个临床放射肿瘤学中较新的、非常活跃的领域。它的优点是在取得与根治性手术相同效果的同时保留了器官的完整性和功能。这类肿瘤包括乳腺癌、直肠癌、膀胱癌等。

**（三）放疗与根治手术的综合治疗**

对局部晚期肿瘤术前或术后放疗可以预防和降低局部和区域淋巴结的复发，提高局部控制率,延长生存期。这类肿瘤包括乳腺癌、直肠癌、头颈部癌和各部位肿瘤切缘阳性或淋巴结转移清扫不彻底的癌症。

**(四)姑息放疗**

对于晚期患者出现局部复发或骨转移癌等,放疗是重要的手段,不但能起到止痛、减轻症状的作用,还能提高生存质量。

**(五)某些良性病治疗**

如血管瘤、瘢痕疙瘩等可采用放疗或放疗与手术结合。瘢痕疙瘩术后第一次放疗时间不超过 24 小时。

## 二、放疗的禁忌证

放疗的绝对禁忌证很少,当出现以下几方面的情况时不能接受放疗。

**(一)全身情况**

(1)心、肝、肾等重要脏器功能严重损害时。

(2)严重的全身感染、败血症、脓毒血症未控者。

(3)白细胞计数低于 $3.0 \times 10^9 /L$,中度中低值贫血没有得到纠正者。

(4)癌症晚期处于恶病质状态者。

**(二)肿瘤情况**

(1)肿瘤晚期已出现广泛转移,而且该肿瘤对射线不敏感,放疗不能改善症状者。

(2)肿瘤所在脏器有穿孔。

**(三)放疗情况**

过去曾做过放疗,皮肤或局部组织器官受到严重损害,不允许再行放疗者。

(冯红红)

# 第三节　放疗的剂量分布和散射分析

放疗过程中,很少直接测量患者体内所接受的剂量。剂量分布的数据几乎完全来自测量膜体即人体等效材料的剂量分布。对于特定的射野,只要测量的体积范围足够大,就可以达到射线散射的条件。在一个剂量计算系统中就是使用这些来自膜体测量的基本数据来预测实际患者在接受放疗时的剂量分布的。

## 一、膜体

基础的剂量分布数据都是在水膜体中测量得到的,水膜体对射线的吸收与散射与人体肌肉和软组织对射线的吸收与散射近似。因为实际测量时并不是所有的测量探测器都是放入水中的,所以固体的水等效材料就是一种很好的水的替代膜体。在理想情况下,对于软组织或者水的等效材料,它们必须有相同的有效原子序数,相同的克原子数和相同的质量密度。在临床使用的兆伏级射线中,康普顿效应占主导地位,此时要求等效材料具有相同的电子密度。透明合成树脂和聚苯乙烯是最常用的剂量测量膜体。尽管对于指定的个例这些材料的质量密度会不尽相同,但他们的原子构成和克原子数是恒定,因此可以使用这些膜体来进行高能光子、电子的剂量测量。

　　用不同的材料途模拟人体不同器官:组织、肌肉、骨头、肺以及气腔等。这些材料由使用微粒过滤器组成的混合物形成,它们最大限度地与人体组织属性相似。一种水的环氧树脂替代材料(固体水),可以作为放疗常用的光子电子线测量的校准体模。

## 二、深度剂量分布

　　当射线入射患者体内(或膜体)时,在患者体内剂量的吸收随着入射深度的变化而变化。变化与许多条件相关:射线能量、入射深度、场的尺寸、离放射源的距离以及准直器。计算患者体内剂量需要考虑到这些参数的影响,尤其是当这些参数影响到深度剂量的分布时。剂量计算时必须确定射线中心轴方向剂量随深度变化的情况。为此定义了许多指标,例如百分深度剂量、组织空气比、组织膜体比和组织最大比。

### (一)百分深度剂量

　　描述射野中心轴剂量分布的方法之一就是,在指定的参考深度对射野中心轴上的剂量进行归一。百分深度剂量定义为射野中心轴深度 d 处的吸收剂量与射野中心轴上参考深度 $d_0$ 处的吸收剂量之比,百分深度剂量(P)如下式所示:

$$P = \frac{D_d}{D_{d_0}} \times 100$$

　　对于中能 X 射线(高于 400 KVp)和低能 X 射线,参考深度通常取在表面($d_0 = 0$),对于高能射线,参考深度一般取在最大吸收剂量点($d_0 = d_m$)。在临床中射野中心轴上的最大吸收剂量点通常叫作最大剂量点,或者直接叫作 $D_{max}$。

　　影响射野中心轴深度剂量分布的参数有射线能量、照射深度、射野大小和形状,源皮距以及射野准直等。

　　1.射线能量和照射深度的影响

　　百分深度剂量(远离最大剂量点时)随射线能量的增加而增加,因此,射线能量越高,百分深度剂量曲线越高,如果不考虑平方反比定律和散射,百分深度剂量曲线随深度的变化近似指数衰减。因此射线本身影响百分深度剂量曲线是由平均衰减系数 $\bar{\mu}$ 描述的。当 $\bar{\mu}$ 减小时,射线的穿透能力更强,在远离建成区的区域,百分深度剂量曲线更高。

　　远离最大剂量点的深度时,百分深度剂量随着深度的增加而减少。但随着射线能量的增加,初始建成区就会越发显著。对于中低能 X 射线来说,剂量建成区在入射表面或者非常接近入射表面。对于高能射线,射线能量越高,最大剂量点在膜体内的深度越深。从表面到最大剂量点的区域称为剂量建成区。

　　高能射线的剂量建成区效应产生了临床的皮肤保护效应。对于兆伏级射线,例如[60]Co 和能量高于它的射线,其表面剂量远小于最大剂量,这就是高能射线相对于低能射线的一个显著优势。对于低能射线,最大剂量往往在皮肤表面。因此在使用高能光子线时,深处的肿瘤不仅可以获得较高的剂量而且皮肤所受剂量也不会超过它的耐受剂量。这是因为肿瘤有较高的百分深度剂量曲线而皮肤又有相对低的表面剂量。

　　从物理方面可以这样解释剂量建成区:①当高能光子入射到患者或者膜体时,一部分高速运动的电子会从表面及表面下几层反射出去。②那些没有反射、散射的电子将会在组织中沉积它们的能量,相对于它们的入射点,有一条运动轨迹。③由于①和②共同作用的结果,电子通量和被吸收的剂量将在达到最大剂量点之前随着深度的增加而增加。但是由于光子能量通量随着深度的增加是连续减小的,因此,随着深度的增加,电子的产生也是逐渐减少的。这种效应在远离某个深度之后,剂量会随着入射深度的增加而减少。

比释动能代表光子直接传输给电离电子的能量,比释动能在表面取得最大值,并且随着深度的增加而减少,因为光子能量通量减少。从另一方面来说,在不同深度有高速运动的电子束,吸收剂量首先随深度的增加而增加。结果就会出现一个电子建成区深度。然而由于剂量取决于电子通量,它会在某一深度达到最大值,这个深度近似等于电子在该种介质中的射程。远离这个深度时,剂量会因为比释动能的减小而减小,这就导致次级电子产额的减少,从而引起电子注量的降低。

2.射野大小和形状的影响

射野大小可以通过几何尺寸或者剂量测量来指定。射野的几何尺寸定位为:放射源的前表面经准直器在膜体表面的投影;射野的物理学定义为,照射野相对于两边指定剂量(通常为50%)等剂量线之间的距离。

对于一个足够小的射野,我们可以假定它的深度剂量是由原射线造成的,这就是说光子穿过多层介质而没有相互作用。在这种情况下散射光子的剂量贡献可以近乎忽略。但是随着照射野的增加,散射剂量对于吸收剂量的贡献有所增加。当深度大于最大剂量点的深度时,随着深度的增加,散射剂量增大,因此百分深度剂量随着射野大小的增大而增大。

百分深度随射野增大的程度取决于射线质。因为散射概率或者作用截面随着射线能量的增加而减少并且高能光子首先是前向散射,高能射线的百分深度剂量对射野的依赖性要低于低能射线。

放疗中百分深度的剂量曲线通常是对方野而言,但是在临床治疗中会经常遇到矩形野和不规则野,这时就需要把方野等效为不同的射野。基于经验的方法把方野、矩形野、圆形野和不规则野与射野中心轴剂量联系起来。尽管通用方法(基于 Clarkson 法则)可以用来计算上述射野,但还是有更简单的办法去计算上述射野的剂量。

Day 指出对于中心轴剂量分布,一个矩形野可以与一个等效方野或等效圆形野近似相同。比如,10 cm×20 cm 的矩形野等效为 13.0 cm×13.0 cm 方野,因此 13.0 cm×13.0 cm 方野的百分深度剂量数据(从标准表格中得到)可认为近似与 10 cm×20 cm 的矩形野百分深度剂量数据相同。Sterling 等提出一个简单的矩形野与等效方野的经验计算法则。根据这个法则,一个矩形野和方野如果有相同的面积周长(A/P)比,就可以认为它们是等效的。比如,10 cm×20 cm的 A/P 为 3.33,13.3 cm×13.3 cm 的 A/P 也为 3.33。

3.源皮距的依赖性

一个点放射源发出的光子通量与到该点距离的平方成反比。尽管临床放疗中的源(同位素源或焦点源)具有有限大小的尺寸,源皮距通常大于 80 cm,因此与较大数值的源皮距相比,源的尺寸不再那么重要。换而言之,在源皮距足够大的时候,源可以看作为点源。因此,空气中源的剂量率与距离的平方成反比。同时,剂量率的反平方定律成立的条件是只考虑原射线,不考虑散射线。然而,在临床应用中,射野准直器或其他散射材料可能会使反平方定律有所偏差。

因为反平方比定律的效应,百分深度剂量随 SSD 的增加而增加。尽管某一点实际的剂量率随着其到源的距离的增加而减少,百分深度剂量,即关于某一参考点的相对剂量,随 SSD 的增加而增加。距离某一点源的相对剂量率是其到源距离的函数,遵守反平方定律。

在临床反射治疗中,SSD 是一个非常重要的参数。因为百分深度剂量决定了相对于皮肤表面或最大剂量点,在某一深度给予多少剂量;SSD 需要尽可能的大。然而,因为剂量率随着距离的增大而减小,在实际应用中,SSD 设置在最大剂量率与百分深度剂量折中的位置。使用兆伏级射线治疗深部肿瘤时,最小的推荐 SSD 值是 80 cm。

临床中使用的百分深度剂量表格通常在标准 SSD(对兆伏级射线,SSD 为 80 或 100 cm)条件下测量获得。在特定的治疗条件下,患者的 SSD 也许与标准的 SSD 不同。例如,在大野的治疗条件下,SSD 需要设置成更大的值。因此,标准条件下的百分深度剂量必须转化为适用于实际治疗中 SSD 值的百分深度剂量。转换因子称为 Mayneord F 因子:

$$F = (\frac{f_2 + d_m}{f_1 + d_m})^2 \times (\frac{f_1 + d}{f_2 + d})^2$$

当 $f_2 > f_1$ 时,$F > 1$;当 $f_2 < f_1$ 时,$F < 1$。因此说明百分深度剂量随着 SSD 的增加而增大。

小野的条件下散射很小,Mayneord F 方法结果是准确的,然而对于大射野而且低能量来说,散射线会相对多一些,这时 $(1+F)/2$ 将会更加准确。在一些特定的条件下,也可以使用介于 F and $(1+F)/2$ 的值。

### (二)组织空气比

组织空气比首先由 Johns 在 1953 年提出,起初称为"肿瘤空气比"。在当时,这个物理量主要是用于旋转治疗的剂量计算。在旋转治疗中,放射源是绕着肿瘤中心旋转的。SSD 会因表面的轮廓线而变化,但是源轴距是保持不变的。

TAR 定义为在模体中某点的剂量($D_d$)与空间中同一点的剂量($D_{fs}$)的比值。TAR 取决于深度 d 和射野大小 $r_d$,其特性主要如下。

1.距离的影响

TAR 一个最重要的特性是它与源的距离无关。这个虽然是一种近似,但在临床实际中所用到的距离范围内,有大于 2% 的精度。TAR 是同一点的两个剂量($D_d$ and $D_{fs}$)之比,距离对光子注量的影响可以消除。因此包含有源射线和散射线深度剂量的 TAR,并不依赖于与放射源之间的距离。

2.随能量、深度、射野大小不同而不同

TAR 跟 PDD 相似,是随着能量、深度,射野大小不同而不同。对于兆伏级的射线,TAR 在最大剂量点($d_m$)处达到最大,而后随着深度的增加呈指数下降。对于散射贡献可以忽略的窄野,在 $d_m$ 以上的 TAR 随着深度几乎呈指数变化。随着射野增大,散射线的贡献增加,TAR 随着深度的变化变得更加复杂。

(1)反向散射因子:反向散射因子(BSF)是在射野中心轴上最大剂量深度处的 TAR。它可以定义为射野中心轴上最大剂量点处的剂量,与空气中同一点的剂量之比。

反散因子和 TAR 一样,与到放射源距离无关,而是取决于射线能量和射野大小。然而 BSF 随着射野大小增加而增加,其最大值出现在半价层在 0.6~0.8 mm Cu 的射线,并且与射野大小有关。这样,对于中等能量并经过过滤的射线,对于大的射野,反散因子能高达 1.5。与自由空间的剂量相比,皮肤表面的剂量增加 50%;如果用照射量做单位,皮肤表面的照射量比自由空间增加 50%。

对于兆伏级的射线($^{60}$Co 和更高的能量),反散因子会小一些。例如,10 cm×10 cm 射野大

小的 $^{60}$Co 射线,BSF 是 1.036。这表明,$D_{max}$ 比在空间中高 3.6%。这种剂量的增加是由于在点 Dmax 下面的组织对射线的散射。随着能量的增加,散射会进一步减少,BSF 因子随之减小。能量大于 8 MV 的射线,在深度 $D_{max}$ 的散射将变得很小,BSF 接近其最小值,几乎可以忽略。

（2）组织空气比和百分深度剂量的关系:组织空气比和百分深度剂量是相关联的。TAR(d, $r_d$)是深度为 d、射野大小 rd 的 Q 点组织空气比,r 表示为表面射野大小,f 为源皮距,$d_m$ 为最大剂量点 P 点的参考深度,$D_{fs}(P)$ 和 $D_{fs}(Q)$ 分别是自由空间 P 点和 Q 点的剂量值,其关系为:

$$P(d,r,P(d,r,f)=TAR(d,r_d) \times \frac{1}{BSF(r)} \times \frac{D_{fs}(Q)}{D_{fs}(P)} \times 100$$

或

$$P(d,r,f)=TAR(d,r_d) \times \frac{1}{BSF(r)} \times (\frac{f+d_m}{f+d})^2 \times 100$$

**3. 旋转治疗中的剂量计算**

组织空气比在等中心放疗的剂量计算中有着重要的作用。旋转照射和弧形疗法都是等中心照射方式,放射源绕旋转轴连续运动。

在旋转治疗的深度剂量计算中,需要确定等中心处的平均 TAR(组织空气比)。在包含旋转轴的平面中绘制患者的轮廓线,将等中心置于轮廓内(通常在肿瘤中心或距它几厘米处),以选定的角间隔(例如 20°)从中心点画半径。每条半径代表一个深度,在给定射束能量,等中心处的射野大小时,可以通过 TAR 表查出此深度处的 TAR。然后将得到的这些 TAR 值加和平均,得到 TAR。

### (三)散射空气比

在非规则野的剂量计算中常用原射线和散射线分开计算的方法,散射空气比用于计算散射剂量。

散射空气比定义为体模内某一点的散射剂量率和该点空气中吸收剂量率之比。与组织空气比相似,散射空气比与源皮距无关,但受射束能量,深度和射野大小影响。因为体模内某一点的散射剂量等于该点的总吸收剂量与原射线剂量之差,因而散射空气比数值上等于给定射野的组织空气比减去零野的组织空气比:

$$SAR(d,r_d)=TAR(d,r_d)-TAR(d,0)$$

TAR(d,0)是射束中的原射线成分。

### (四)非规则野的剂量计算——Clakson's 方法

矩形野、方形野和圆形野以外的任何形状射野称为不规则射野。治疗霍奇金淋巴瘤的“斗篷”和倒“Y”形野就是这样一个例子。深度剂量的散射线成分与原射线成分分开计算,其中散射线受射野大小和形状的影响,而原射线不受其影响,SAR 用于计算散射剂量。

如图 5-1 所示的一个非规则野,假定该野深度 d 处的截面,且垂直于射束轴。计算射野截平面中 Q 点的剂量。由点 Q 引出的半径将射野分为基本的扇区。每个扇区有不同的半径,并可以看做是具有该半径圆形射野的一部分。把每个扇区的散射线贡献作为其圆形野的一部分计算出,并加和得到所有的散射线贡献。

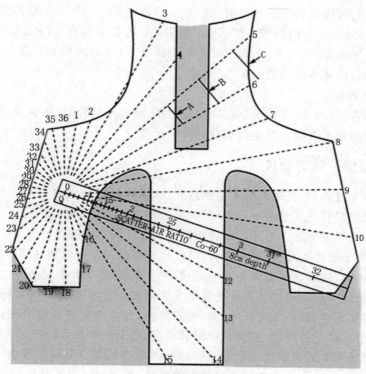

图 5-1　斗篷野射野轮廓图

注:从计算点 Q 每隔 10 度画出射野半径。

用圆形野的 SAR 表,计算出各扇区的 SAR,然后加和平均得到 Q 点的平均散射空气比(SAR)。对于经过遮挡部分的扇区,要减去被遮挡部分的散射线贡献。计算得到的 SAR 由下式转换为平均组织空气比 TAR:

$$TAR = TAR(0) + SAR$$

TAR(0)是零野的组织空气比。

（冯红红）

# 第四节　放疗的质量保证与控制

## 一、放疗的质量保证组织与内容

### (一)质量保证组织

从放疗的全过程看,执行 QA 是一个组织问题。放疗医师负责治疗方针的制订、治疗计划的评定、监督治疗计划执行等责任,在 QA 组织中起主导的作用。物理工作者的主要任务是进行治疗机和其他辅助设备(如模拟定位机、治疗计划系统等)特性的确定及定期检查,射线剂量的定期校对,参与治疗计划的设计,保证工作人员和患者的安全防护等。放疗技术员是放疗计划的主要执行者。治疗计划能否被忠实执行的关键决定于技术员对具体治疗计划的理解程度、对机器性能的掌握和了解，以及对患者的服务态度。QA 组织的中心任务是在部门 QA 组织负责人（一般是科主任或由科主任指定）领导下，协调成员间的责任分工，及时发现和纠正 QA 执行过程中的差错，随时总结经验，提高本部门的 QA 工作水平。

**（二）质量保证内容**

部门内 QA 内容，共四个方面，包括建立 QA 程序、患者剂量控制、患者安全、工作人员安全。根据部门预想达到的 QA 级别。确定各部分的控制标准。

## 二、执行质量保证的必要性

肿瘤放疗的根本目标，不论是根治还是姑息放疗，在于给肿瘤区域足够的精确的治疗剂量，而使周围正常组织和器官受照量最少，以提高肿瘤的局部控制率，减少正常组织的放射并发症。而实现这个目标的关键是对整个治疗计划进行精心的设计和准确的执行。显然肿瘤患者能否成功地接受放疗，决定于放疗医师、物理工作者、放疗技术员的相互配合和共同努力。

治疗计划的设计以较好的剂量分布和时间-剂量分次模型为标准，划分为"临床计划"和"物理计划"两个基本阶段。前者是计划设计的基本出发点和治疗将要达到的目标。后者是实现前者的途径。两者相互依存，缺一不可。"临床计划"阶段，包括考虑使用综合治疗，时间剂量分次模型的选择，受照射部位的外轮廓，肿瘤的位置和范围，周围重要器官的位置和组织密度，并规定肿瘤致死剂量和邻近重要器官的允许剂量等。对具体部位和某一期别的肿瘤，临床医师要制订一个"最好的治疗方案"，这个方案不仅要反映主管医师、所在部门以及其他国家和地区以往的治疗经验，同时应该根据本部门的当前条件，随时调整到相应的 QA 工作水平。因此，最佳的临床设计要求设计者对各类肿瘤和正常组织的放射生物学行为和临床特性有比较详细的透彻的了解。

## 三、靶区剂量的确定和剂量准确性

临床治疗计划制订的首要问题是确定临床靶区的范围和靶区（肿瘤）剂量的大小。最佳的靶区剂量应该是使肿瘤得到最大治愈而放射并发症很少。定义为得到最大的肿瘤局部控制率而无并发症所需要的剂量。该剂量一般通过临床经验的积累和比较分析后得到。有两种方法可以确定肿瘤的最佳靶区剂量，即前瞻性临床研究和回顾性病例分析。最佳靶区剂量的确定对预后是非常重要的。但由于诊断方法、肿瘤分期标准、临床靶区范围确定方法等的不统一，使得靶区剂量的选定不可能达到最佳，这只有通过执行 QA 才能使得情况得以改善。

对不同类型和期别的肿瘤，应该有一个最佳的靶区剂量。偏离这个最佳剂量一定范围就会对预后产生影响，这是指靶区剂量的精确性。自 1969 年以来，不少作者对靶区剂量的精确性要求进行了大量分析和研究。ICRU 第 24 号报告总结了以往的分析和研究后指出，已有的证据证明，对一些类型的肿瘤，原发灶的根治剂量的精确性应好于 5%。也就是说，如果靶区剂量偏离最佳剂量±5%时，就有可能使原发灶肿瘤失控（局部复发或放射并发症增加）。应指出的是，±5%的精确性是理想和现实的折中选择。尽管目前有人建议靶区剂量精确度应该升到 2%，但在目前技术条件下，这种精确度要求不可能达到。另外，±5%精确性是一个总的平均值的概念，肿瘤类型和期别不同，对精确性的要求也不同。剂量响应梯度越大的肿瘤，对剂量精确性要求越低；相反，剂量响应梯度小的肿瘤，对剂量精确性要求较高。正常组织的放射反应随剂量变化也有类似的情况。

## 四、放疗过程及其对剂量准确性影响

放疗全过程主要分为治疗计划的设计和治疗计划的执行两大阶段。

### (一)治疗计划的设计

治疗计划的设计又分为治疗方针的制定和照射野的设计与剂量分布的计算,前者的中心任务是确定临床靶区和计划靶区的大小和范围,以及最佳的靶区剂量大小。后者主要是提出达到最佳靶区剂量所应采取的具体照射方案。两者的目标是在患者体内得到较好的或较佳的靶区及其照射周围的剂量分布。计划设计阶段的 QA 一方面要加强对医院剂量仪的保管和校对、机器常规剂量的监测、射野有关参数的定期测量、模拟定位机和治疗计划系统的性能保证等,同时要采取积极措施确保靶区范围确定时的精度。

### (二)治疗计划的执行

治疗计划的执行,在某种意义上是计划设计的逆过程。本阶段的中心任务是保证患者体内得到计划设计阶段所规定的靶区剂量大小及其相应的剂量分布。每天治疗摆位过程中治疗机参数变化和患者体位移动造成的位置不确定,为保证靶区剂量的精确性,因治疗机参数变化而造成的射野偏移允许度为 5 mm,因患者或体内器官运动和摆位允许的误差不超过 8 mm。

在治疗摆位过程中,可能产生两类误差:随机误差和系统误差。随机误差会导致剂量分布的变化,进而导致肿瘤局部控制率减少或正常组织并发症的增加。由于患者体位和射野在摆位和照射中的偏移,造成有一部分组织 100% 机会在射野内,有一部分组织 100% 机会在射野外,另一部分组织可能在射野内也可能在射野外。假设计划靶区(即射野)大小为 9 cm×7 cm,体位和射野偏移的范围为 5 mm。有两种布野办法。

(1)主管医师估计到这种影响,将射野由 9 cm×7 cm 扩大到 10 cm×8 cm。这意味着照射体积增加 27%。按正常组织耐受剂量随体积变化的关系,将因照射体积增加而需要减少剂量 3%。如果要保持正常组织的损伤与标准野时相同。靶区剂量则应相应减少 3%。靶区剂量大小为 66 Gy 时,肿瘤局部控制率将从 60% 减少到 45%;74 Gy 时,从 95% 减少到 90%。

(2)如果不采用扩大野,仍然用 9 cm×7 cm 射野,这意味着靶区边缘剂量因体位移动和射野偏移而减少,造成靶区边缘肿瘤细胞复发率增高。同样,系统误差亦会导致靶区边缘剂量的不准确。进而导致野内复发率的增加。

以上分析可以看出,控制治疗摆位过程中的误差对保证肿瘤的局部控制有多么重要的意义。

## 五、常规质量保证程序

当通过验收并且配置了本单位治疗机的数据时,系统便可以开始在临床使用。为保证系统性能一直保持在验收时的水平,需要建立常规质量保证程序,定期重复主要的验收测试项目,将新的测试结果与验收时的结果进行比较。如果结果有差别,就需要找出原因,使系统回到验收时的状态。测试项目应包括输入输出设备空间位置精确度,CT、MRI 图像输入,外照射 X(γ)光子束、电子束及腔内放疗剂量计算及其他特殊照射技术。用户可根据本单位治疗计划系统各部分发生变化的可能性来设计具体测试项目和相应的测试频度。测试应在规定频度和系统升级或维修后进行。

治疗计划系统是一个专用的计算机系统,因此常规的计算机系统维护方法也适用于治疗计划系统。定期执行硬件测试维护程序,包括定期检查软件和数据文件的大小、日期及其他特性是否有变化。

### 六、患者治疗计划的检查

上面介绍的 QA 内容均是针对治疗计划系统,具体到每一个患者的治疗计划,当计划完成时应进行下面三个步骤的检查,以避免因机器或人为因素造成患者治疗计划的错误。

(1)第一步,设计计划的物理师直观判断剂量分布是否正确。

(2)第二步,设计计划的物理师采用一个独立的计算机程序验算每个射野的机器跳数。对于简单布野条件,验算值与计划系统的结果差别应在 2%~3% 的范围;对于复杂布野条件,超过 5% 的情况应分析原因。

(3)第三步,由高年资或同年资的物理师核对全部计划资料。

总之,QA 和 QC 是放疗的重要一环,是患者利益的生命线,是每个从事放疗工作者高度重视的工作之一。

(冯红红)

# 第五节　远距离放疗

远距离放疗是放疗最主要的方式,通常提及放疗时多指远距离放疗。远距离放疗亦称外射束治疗(简称外照射),是指辐射源位于体外一定距离处(一般指至皮肤距离>50 cm),照射人体某一部位。远距离放疗的特点除了治疗距离外,主要采用辐射束形式进行治疗。外照射时射线需经过人体正常组织及邻近器官照射肿瘤。

## 一、远距离放疗的临床用途

### (一)深部放疗

深部放疗是对位于人体内部并可能为健康组织包围的靶区所进行的放疗。

### (二)表浅放疗

表浅放疗是对人体表浅组织(通常不超过 1 cm 深度)所进行的放疗。

### (三)全身放疗

全身放疗是对人体全身所进行的放疗,主要用于骨髓移植或外周血干细胞移植前的预处理。

### (四)全身皮肤电子束治疗

全身皮肤电子束治疗是用低能(4~6 MeV)电子束对全身皮肤病变进行的放疗。

### (五)术中放疗

术中放疗是指在外科手术切除肿瘤后或暴露不能切除的肿瘤,对术后瘤床、残存灶淋巴引流区或原发灶,在直视下避开正常组织和重要器官,一次给予大剂量电子束照射的放疗。术中放疗必须配备不同尺寸和形状的术中限束器。

## 二、远距离放疗对辐射性能的要求

辐射不是单个的粒子,而是粒子的集合。不是所有的电离辐射都适合用于放疗,放疗对电离辐射的性能有一定的要求。

### (一)对电离辐射类型的要求

辐射类型是表征辐射或粒子性质的方式之一,不同类型具有不同的性能。放疗常关心辐射的放射生物学性能和放射物理学性能。对于所使用的每一种类型的电离辐射,希望这种类型电离辐射不要掺杂其他类型的电离辐射。

1.放射生物学性能

从放射生物学角度,辐射的生物学效应除依赖于吸收剂量外,还依赖于吸收剂量的分次给予、吸收剂量率和电离辐射在微观体积内局部授予的能量,即传能线密度(Linear Energy Transfer,LET)。常用的 X 辐射、γ 辐射和电子辐射都属低 LET 射线,相对生物效应为 1,它们对细胞分裂周期时相及氧的依赖性较大,所以对 $G_0$ 期、S 期和乏氧细胞的作用较小。中子辐射、重离子辐射($^4$He、$^{12}$C、$^{14}$N、$^{16}$O等)属高 LET 射线,相对生物效应远大于 1,它们对细胞分裂周期时相及氧的依赖性较小,所以对处于 $G_0$ 期、S 期和乏氧细胞的作用仍较大。对普通 X 射线,γ 射线不敏感的肿瘤,采用这类射线可能获得较好的治疗效果。

虽然理论上高 LET 辐射的生物效应优于低 LET 辐射,但高 LET 辐射的装置复杂庞大,价格很贵,因此实际使用的主要是低 LET 辐射。

2.放射物理学性能

从放射物理学角度,辐射射入人体后的剂量分布影响它们的效果。从深度剂量分布,可分为有射程(带电粒子如电子、β 粒子、质子、α 粒子等)和无明显射程(电磁辐射如 X、γ、中性粒子如中子等)两大类。电磁辐射虽没有明显的射程但具有剂量建成现象。重带电粒子辐射(电子除外)入射与出射剂量低于中心靶区剂量,相对于电磁辐射及中性粒子辐射具有物理特性方面的优越性。

### (二)对电离辐射能量方面的要求

一般而言,1～50 MeV 都是放疗的适用能量范围。临床应用的最佳能量范围必须具体分析。总的需要考虑的因素有:在靶区有均匀而比较高的辐射剂量,周围正常组织的辐射剂量尽可能低,皮肤入射、出射的剂量尽可能低,侧散射少,骨吸收少,体剂量比大。

$^{60}_{27}$Co辐射源,在衰变过程中放出电子(β 射线)、γ 射线,最后变成稳定的元素镍($^{60}_{28}$Ni)。β 射线能被钴源外壳吸收,故可将$^{60}$Co源看成为单纯的 γ 射线源,它的两种 γ 射线能量比较接近,分别为 1.17 MeV 和1.33 MeV,平均能量为 1.25 MeV,可认为是单能射线,其深度量相当于峰值 3～4 MeV 的高能 X 射线;对于提供 X 辐射及电子辐射的医用电子加速器,电子辐射和 X 辐射的能量均取决于电子加速能量,加速器输出的电子束能量不可能完全是单一的,而是具有一定的能谱分布范围,故放疗希望加速器输出的电子束有尽可能窄的能谱。

在远距离放疗中电子辐射主要用于表浅放疗及术中放疗、全身放疗等。能量在2～20 MeV 范围,电子辐射在人体中的最大射程约为标称能量数值乘以 0.5。50%剂量深度(cm)约为标称能量数值的 0.4。能量超过 25 MeV 时逐渐失去电子辐射射程特征。综合考虑,电子辐射能量一般选在 4～25 MeV 范围。

### (三)对电离辐射强度的要求

远距离放疗最常用的辐射为 X 辐射及电子辐射。由于辐射强度即发射量率直接与吸收剂量率有关,而吸收剂量率又直接与每次治疗时间有关,故常用吸收剂量率表征辐射强度。

1.对 X 辐射强度的要求

对于大多数肿瘤,放疗要求在肿瘤靶区给予 50～70 Gy 的剂量。放射生物学要求采用分次疗法。常规放疗 1 个疗程一般分为 25～35 次,每次给予 1.8～2.0 Gy。以每次治疗时间 1 分钟计,吸收剂量率在 2～3 Gy/min 范围即可。在全身放疗时,一般要求用低剂量率,在 SSD＝(350～400 cm)处,吸收剂量率以低于 0.05 Gy/min 为佳。

精确放疗往往采用低分次疗法,每次要求给予较高剂量,故希望有较高的剂量率,要求剂量率在 5～8 Gy/min。

2.对电子辐射强度的要求

常规放疗电子辐射剂量率在 2～4 Gy/min 范围,过高的剂量率有不安全的隐患,最大剂量率常限制在 10 Gy/min 以下。采用全身电子束放疗,因为治疗距离往往要延长到350～400 cm,要求有高剂量率。

**(四)对辐射野轮廓的要求**

远距离放疗所用辐射野形状分为规则辐射野和适形辐射野两大类。

1.X 辐射

(1)规则辐射野:常规放疗常用可调矩形辐射野,必要时加挡块,立体定向放射外科治疗常用圆形辐射野。

(2)适形辐射野:三维适形放疗及调强适形放疗需要采用适形辐射野,可以通过不规则形状挡块或多叶准直器来产生。

2.电子辐射

采用不同尺寸的矩形及圆形限束器获得矩形或圆形辐射野,必要时加挡块。

**(五)对辐射野强度分布的要求**

远距离放疗所用 X 辐射强度分布有 3 种方式。

1.均匀分布

均匀分布指在辐射野内,最高与最低吸收剂量之比不超过一定范围的分布,均匀分布是基本方式,用于常规放疗、三维适形放疗。

2.楔形分布

用于常规放疗,配合均匀分布的辐射野使用。

3.调强分布

不规则的、变化的强度分布,由逆向放疗计划求得,用于调强放疗。

远距离放疗对电子辐射强度分布要求是均匀分布。

# 三、远距离放疗装置

根据辐射来源可划分为以下类型。

(1)放射性核素远距离放疗机:临床最常用的是 $^{60}$Co 远距离治疗机,其次有 $^{137}$Cs 远距离治疗机。

(2)医用加速器:临床最常用的是医用电子直线加速器,另外还有医用质子加速器、医用重离子加速器、医用中子发生器。

# 四、远距离放疗技术

远距离放疗技术正逐渐由常规放疗(传统的二维放疗)向精确放疗发展,所谓精确放疗是指采用精确定位、精确计划、精确照射的放疗。

**（一）常规放疗**

常规放疗（Conventional radiotherapy）的照射区（Irradiation Volume，IV）（50％等剂量面包围的区域）是由 2~3 个共面的直角锥形束相交而成的照射体积，往往还会加上铅挡块，能将肿瘤全部包围住。由于大多数肿瘤形状是不规则的，所以不可能与靶区形状大小一致，特别是当肿瘤附近有要害器官时，不易躲开，照射区与靶区差别更大。正常组织及要害器官的耐受剂量往往限制了靶区内治疗剂量的提高，影响局部控制率。因此，随着放疗技术的发展，有逐渐被淘汰的趋势，仅用于姑息治疗和/或患者经济条件不能承担更先进放疗技术的情况。但常规放疗每次照射所需时间短（1~2 分钟），摆位操作简单，是我国目前最常用的治疗方法。通常所说的放疗就是指常规放疗。

1.常规放疗的特点

（1）常用 $^{60}$Co 远距离治疗机发出的 γ 射线及医用电子直线加速器产生的高能 X 射线治疗深部肿瘤，有时采用电子辐射治疗浅表肿瘤，亦可采用低能 X 射线治疗浅表肿瘤。

（2）采用均匀分布辐射野，在 X 辐射时用均整过滤器，在电子辐射时用散射过滤器。IEC 规定了允许的 X 辐射与电子辐射均整度。

（3）采用规则形状辐射野：X 辐射野轮廓是由上下两对矩形准直器产生，最大辐射野的面积 40 cm×40 cm，辐射束为锥形束，截面为可调矩形，有时附加挡块以保护重要器官；电子辐射野则由用不同形状和尺寸的矩形或圆形限束器（Beam applicator）来获得矩形或圆形辐射野，最大辐射野面积的直径在 20 cm 左右，附加低熔点合金块以保护正常组织。

（4）采用楔形过滤器，在 X 辐射时有时补充采用由楔形过滤器产生深部剂量的楔形分布和用补偿过滤器来补偿由于被照组织表面形状不规则而引起的辐射分布不均匀。

（5）采用放疗模拟机（Radiotherapy simulator）进行治疗前的模拟定位工作。

（6）治疗计划设计采用手工或计算机辅助二维治疗计划系统进行，主要计算剖面内的剂量分布。

2.常规放疗技术

常规放疗通常用三种方法：源皮距（SSD）放疗技术、等中心定角放疗（SAD）技术和旋转放疗技术（ROT）。无论采用哪种治疗技术，放疗的疗效与治疗的定位、摆位都有着十分重要的关系。

（1）源皮距放疗技术：放射源到患者皮肤的距离是固定的，而不论机头处于何种角度。治疗时将机架的旋转中心轴放在患者皮肤上的 A 点，肿瘤或靶区中心 T 放在放射源 S 和皮肤入射点 A 的连线的延长线上（图 5-2A）。

摆位要点：机架的转角一定要准确，同时要注意患者体位的重复性，否则肿瘤中心会偏离射野中心轴，甚至在射野之外。由此，SSD 技术在大的肿瘤中心只在姑息治疗和非标称源皮距治疗时才使用。

源皮距垂直照射摆位程序表现如下：①体位，根据治疗要求，借助解剖标志，安置与固定好患者体位，并使照射野中心垂线垂直于床面，如需特殊固定，可应用头、颈和体部固定装置。②机架角和床转角都调整为 0°。③确定源皮距，打开距离指示灯，将灯光野中心"＋"字线对准体表照射野中心"＋"，升降机头或将床升降到医嘱要求的照射距离。一般源皮距为 60 cm、80 cm 或 100 cm。④照射野，打开照射野指示灯，调节照射野开关，将灯光野开到体表照射野大小，必要时调整小机头转方位角使灯光野与体表照射野完全重合。⑤挡野，根据治疗情况把照射野范围内需要保护的部分用铅块遮挡。应正确使用挡野铅块,将照射野挡至所需的形状。一般5个半价层厚度的铅块可遮挡95%的射线。⑥填充物,按医嘱要求,放置改变照射剂量的蜡块或其他等效物质。⑦摆好位回到操作室,不要急于开机治疗,要认真核实医嘱准确无误后,方可治疗。

照射摆位工作要求医务工作者要有高度责任心,要严格按操作规范做,养成良好的科学作风,摆位治疗就会有条不紊,就能做到摆位既迅速又准确。

源皮距照射技术,在摆位时只注重照射野与体表中心相一致是远远不够的,因为每照射一野时都可能要改变患者体位。例如,食管癌用前一垂直野和后两成角野时,就需分别取仰卧位和俯卧位;对较肥胖或软组织松弛患者,按皮肤标记摆位误差更大。因此,源皮距摆位多用于姑息性放疗和简单照射野的放疗,如脊髓转移瘤的姑息照射、锁骨上或腹股沟淋巴区的照射等。

(2)等中心定角放疗技术(等中心照射技术):等中心(Isocenter)是准直器旋转轴(假定为照射野中心)和机架旋转轴的相交点,与机房中所有激光灯出射平面的焦点相重合。此点到放射源的距离称源轴距(Source Axis Distance,SAD)。

等中心定角放疗:亦称固定源瘤距治疗,即放射源到肿瘤或靶区中心T的距离是固定的。其特点是只要将机器旋转中心放在肿瘤或靶区中心T上,即使机器转角准确性稍有误差或患者体位稍有偏差,都能保证射野中心轴能通过肿瘤或靶区中心(图5-2B)。但是该技术要求升床距离必须准确。SAD技术摆位方便、准确,故此技术应用广泛。这项技术实际上是一个完整的工艺,包括肿瘤定位、摆位、剂量处理等一系列过程。

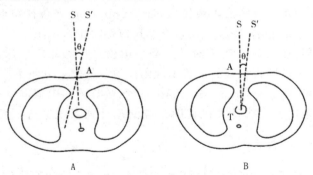

**图5-2 SSD照射技术与SAD照射技术示意图**
A.SSD照射技术;B.SAD照射技术

坐标系统与面:要执行放疗,必须明确患者、组织、器官、靶区等与射线的关系,这就需要定义坐标系统。坐标系由原点和三个相互垂直的轴构成。ICRU 62号报告指出应定义三种坐标系统,为患者的坐标系统、影像设备的坐标系统、治疗机的坐标系统。

放疗中常用的人体坐标系统如图5-3A所示:X轴代表左右的方向,正方向为观察者面对患者时原点的右边(通常是患者的左边);Y轴为头脚方向,正方向为原点向头的方向;Z轴为前后方向,正方向指向前方。患者的坐标系统是对真实人体的抽象,通常是在模拟的时候确定的。在这个过程中,患者躺在舒适而可重复的位置,称为治疗位置。典型的情况是患者左右、前后水平的平面床上,无论是仰卧还是俯卧,都不应观察到有明显的扭曲和旋转。一般来说将患者坐标系统的原点放置在治疗靶区的中心上,并用体表的标志点来标志,这种方法比较方便,但不是必要的。患者的坐标系统也不总是要将标志点放在患者的皮肤上,也可根据一些明显的体内标志。有时,为了准确,也可使患者的坐标原点离开靶区的中心,而将其标在皮肤比较固定、平坦的地方,这样可避免由于皮肤的移位而造成的摆位误差。但总的来说,标记点应该离靶中心越近越好,而且体内标记比体外标记引起的误差要小得多。

人体三个面(Plane)的确定如下:横断面(Transverse plane)为平行于 X 轴与 Z 轴确定的平面的面,将人体分为上下两部分。矢状面(Sagittal plane)为平行于 Y 轴与 Z 轴确定的平面的面,纵向地由前向后将人体分为左右两部分。冠状面(Coronal plane)为平行于 X 轴与 Y 轴确定的平面的面,将人体分为前后两部分。

影像设备的坐标系统如图 5-3B 所示,治疗机的坐标系统如图 5-3C 所示,坐标系统的原点定义在治疗机的等中心点上。X 轴为水平轴,Y 轴与治疗机的臂架旋转轴重合,Z 轴为垂直方向轴。如果患者仰卧在治疗床上,患者 Y 轴与治疗床纵轴平行,床的旋转角度为 0°的话,患者的坐标系统就与治疗机的坐标系统一致。

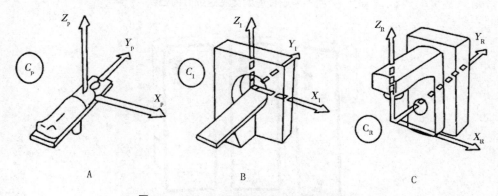

**图 5-3 ICRU62 号报告定义的三种坐标系统**

A.患者的坐标系统;B.影像设备的坐标系统;C.治疗机的坐标系统

激光定位灯:现代放疗模拟机、治疗机机房一般都配备激光定位灯。激光定位灯是摆位的主要工具,激光定位灯安装是否准确直接影响到摆位的精确性。

激光定位灯目前种类品牌很多,有安装在治疗机机头上的,有安装在治疗室墙壁上的。有三个一组或四个一组的,也有按不同要求多个组合的。激光灯的光束有点状、十字点状,有纵轴线、横轴线或相交成十字线,还有随人体曲面投影激光线。其颜色有红色和绿色两种。

三个一组壁挂式是最常用的普通型组合。在机架对面中央上方墙壁上安装一个人体曲面纵轴激光束激光灯,其作用是校正人体纵轴矢状面是否成直线,人体纵轴和人体中线要相重叠,见图 5-4。在机架左、右两侧壁上安装一个具有双窗口双功能,有纵轴线和横轴线的双线激光灯,其纵轴线和横轴线相交成十字线,两侧纵轴线和横轴线在同一平面,十字线需相交重叠。它们的交点也正是旋转中心,即等中心治疗的靶区中心。在体表纵轴线可以校正人体横断面是否在一平面,横轴线可以校正人体冠状面是否在一平面,见图 5-5。

激光定位灯在放疗、模拟定位及放疗摆位照射中都具有一定的意义。它可以使患者定位时的体位较好地在治疗机床上得到复原,可以保证每次治疗时的重复性。在照射时可以提供射线的入射点及入射方向,并可提示射线出射点及出射方向。在等中心照射时可提示靶区中心的体表位置,因此对一些照射技术要求严格的,如照射野偏小、体位易移动重复性差,周围重要器官比较多的照射野,最好都使用激光定位灯。

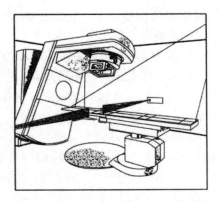

图 5-4　三个一组挂壁式激光定位灯的组合

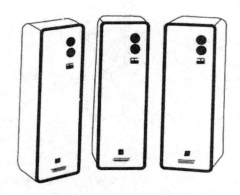

图 5-5　双窗口十字线激光定位灯

中央人体曲面纵轴激光束:它与治疗机机架在零度时的射野中心相重叠。在摆体位时,一般中央激光线都定到人体中线,它可以随人体曲面将人体中轴线表示出来。这就要求模拟定位机和治疗机中央激光体位线,在定位、治疗时保持一致,才能保证患者体位躺正不变,并可弥补单凭视觉摆体位的不足,达到摆位简捷、方便、精确、重复性好的效果。

左右两侧纵横双线激光束:纵轴激光束在人体横断面与射野中心线相交,它可以保证人体左右在一个平面,横轴激光束与等中心照射的靶区中心在一水平面。它可以提示出肿瘤中心在体表的位置,使用左、右激光十字线定两侧野照射野中心,可以保证体位要求正确,达到水平照射野在同一照射中心,并可保证左右两侧的射野中心入射角的正确,达到水平照射的目的。如两侧照射面积相同,剂量比也相同。SSD 和 SAD 用激光灯水平照射摆位,这样两对穿野会得到一个较理想的剂量均匀分布。

激光灯的要求:性能精确、稳定,激光线清晰可见度好,在较强光环境下仍清楚可见,射线要精细,在 3 m 距离激光束不得宽于 1.5 mm。要准确可靠,在 1.5 m 距离时误差不得大于0.2 mm,同时要定期校正。

等中心治疗技术的定位方法:①在模拟机下对好 SSD,一般直线加速器为 100 cm。②找出肿瘤病变中心,打角。③升床,使病变中心置于旋转中心上。④机器复位,计算升床高度,即肿瘤深度,然后可进行等中心照射。

等中心治疗技术的摆位方法:摆位的最终目标是实现射线束与人体的相互关系。人体的空间位置与形状的确定,只是这个过程中的一个环节,要实现这个最终目标,放疗机、模拟机与空间坐标关系也应严格确定。实施等中心治疗技术,放疗设备必须是"等中心型"的机器,该机器必须有三个转轴和一个等中心点(图 5-6)。①准直器必须能沿射野中心轴旋转,该轴通过等中心点。②机器臂架必须能绕一固定的水平轴旋转,该轴也通过等中心点。③治疗床身沿铅直线旋转,此轴同样通过等中心点。此三轴交于一点是等中心治疗机的必要条件,治疗机的灯光野投射一个光学的十字叉丝,可精确地表明射野中心轴的位置(图 5-7)。根据治疗机的质量保证要求,治疗机的床也要经过精确的校准,其运动轴必须为水平或者垂直的。通常,计划设计时将靶区的中心放在机器的等中心点上,然后从各个不同的臂架方向照射靶区。

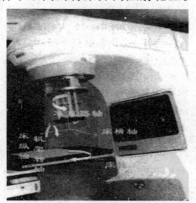

图 5-6 现代治疗机的三个旋转轴(准直器轴、机架轴或称臂架轴、床转轴)及等中心点

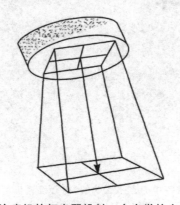

图 5-7 治疗机的灯光野投射一个光学的十字交叉丝

那么,怎样才能把靶区中心放在机器的等中心点上,这里可以先做一个简化,将患者简化成一个刚性的物体,他的背部是平直的,而且肿瘤体积与周围正常器官的位置相对固定,对这样一个患者的摆位是很容易实现的。如图 5-8 所示,治疗机臂架取 0 度(垂直向下),由于患者背部是平直的,让他仰卧在平整的水平床面上,在该平面内左右、前后移动床面,使射野中心轴的十字叉丝与患者前表面的标志点重合,再垂直升高或降低床面。一般来说,治疗机都有一个简单的工具(光距尺)可以读出源到皮肤表面的距离(源皮距 SSD),它可以帮助精确地确定床面的高度。由于治疗机的源轴距 SAD 是确定的,根据患者肿瘤中心距体表的深度 d,源轴距减去深度就可知道 0 位源皮距。这样,就可将患者的靶区中心放在治疗机的等中心点上。也就是说,对这样一个简单的患者,一个患者前表面的标志点和一个深度似乎就足以确定等中心。

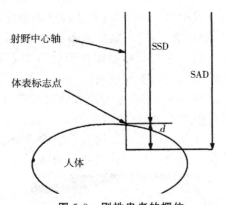

**图** 5-8　**刚性患者的摆位**

源皮距 SSD＝源轴距 SAD－深度 d

　　但实际的摆位是一个复杂的过程,即使对以上假设的刚性患者,上述的摆位过程也不足以充分地确定患者位置。假定已将靶区中心放在机器的等中心点上,然而,患者可旋转、滚动、倾斜,这样即使靶区中心受到了正确的照射,但整个靶体积及周围的正常组织却可能受到不正确的照射。因为,除中心点的坐标外,要描述一个刚性患者的位置还应有三种情况:左右滚动、上下倾斜及围绕垂直轴的旋转。如果一个刚性患者的背部是平坦的,仰卧在一个平板床上,就可限制他的左右滚动、上下倾斜。但围绕垂直轴的旋转问题依然没有解决(图 5-9)。

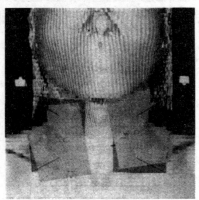

**图** 5-9　**即使等中心点是正确的,射野设置也可能是错误的**

注:本例中为鼻炎癌患者的颈部与锁骨上切线野照射,深色为正确的射

野设置,浅色为围绕垂直轴的旋转问题而造成的错误的射野设置

　　以上讲到现代放疗模拟机、治疗机机房都配备激光灯。可通过激光灯的帮助来完善刚性患者的摆位:一般要求患者的纵轴与顶后壁激光灯平行,建立合适的患者坐标系统、定位,并根据激光灯做好体表的标志,包括患者两侧的标记和前表面的标志;在治疗机的床上仔细摆位,使患者坐标与治疗机坐标重合。重合的标准是两侧激光点对准患者两侧的标志,侧向激光灯的垂直激光线应精确通过患者体表的三个标志点,顶后激光通过患者的前表面标志,定义矢状面的位置(图 5-10)。由此可见,激光灯在摆位中有确定体位的作用,即根据患者体表上的标志点调整床面的位置及刚性患者的左右滚动、上下倾斜及围绕垂直轴的旋转,使激光点与标记点重合,确定患者的体位。这样,可将刚性患者等中心放疗计划的摆位总结为以下的步骤。①体位:患者采用

合适的体位躺在治疗床上，必要时使用沙袋、枕头及固定设备。若治疗条件需要更换治疗床面时，应首先选定网状床面还是撤板床面，避免患者上床后更换。如需撤板床面治疗，还应注意按照射野大小撤同侧相应块数床板，多撤会影响体位，少撤会使部分照射野被挡。②确定距离：使用激光灯调节患者，按要求对准激光定位点（或"十"字线），再升床使患者两侧标记与激光投影重合。或将灯光野中心"十"字对准医师定位的体表"十"字，把床缓缓升至所需高度，达到 SSD 距离要求。③打角：按医嘱要求给大机架角度和小机头方位角，一定要准确无误，误差为0.1°。在给角度时，开始转速可快，但到所需角度时应该放慢速度，以确保角度准确。④照射野：如在操作台上可以设置照射野的治疗机，可首先在操作台上设置好照射时间、剂量、照射野面积，但要注意照射野 X、Y 轴的方向，它与机头角方位角有关，并要注意医师对照射野宽度与长度要求。一般都是宽×长，如 6 cm×12 cm，6 cm 是照射野宽，12 cm 是照射野长。如有楔形板照射野，可在操作台上设置楔形板的角度及方向，同时注意机头角的方向。旋转臂架到照射的角度，读出源皮距 SSD，验证关系 SSD＝SAD－d 是否正确，做进一步的验证。

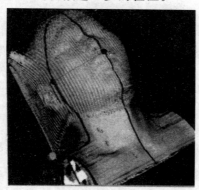

图 5-10　摆位中使用激光灯确定体位（深色圆点为体表标志，深色线为激光线）

以上的步骤可以充分地定位一个刚性患者的体位，但是对一个实际的患者，可能还不大充分。因为即使使用激光点的帮助，确定了等中心点的位置，阻止了患者三个轴向的旋转，可是患者的体形并不确定。患者体形的变形可能有弯曲变形、扭转变形、剪切变形、压缩变形和体积变形等。举例说明，虽然患者仰卧在平板床上，但是患者的颈部、脊柱、四肢等却难以保证每次都可重复。这样，由于器官相对于患者坐标的移动，可能会造成靶区出现低剂量而危及器官却遭受高剂量的照射，患者实际的 DVH 与计划设计的 DVH 有很大不同。所以，越能使患者成为一个刚性的物体，就越容易实行精确的治疗摆位。以下给出一些建议：①定位时，患者应采取舒适、放松的体位，如果患者对体位感到不舒适，就会不由自主地运动，直到找到一个相对比较舒服的体位，另外，如果定位时，患者的肌肉比较紧张，而治疗时却放松，患者的体形也会发生改变。②充分地使用激光线调整体形，为了更好地调整体形，尽可能将患者体表的标志线画得长一些。③使用有效的固定装置。

（3）SSD 与 SAD 放疗技术的区别如下。①SSD 是固定由源到皮肤的距离进行的照射。射线束从放射源中心射出由机架转角后通过身体照射野中心照射到肿瘤中心（靶区中心）位置。这就要求模拟机角度一定要准确，治疗时机架角要给准，若角度有偏差，即使源皮距离很准、射线束中心也通过照射野体表中心，但不一定照射到肿瘤中心（靶区中心）。因此，用 SSD 照射时，一定要先给准角度再对源皮距。②SAD 是将肿瘤中心（靶区中心）定到治疗机的旋转中心轴部位，也就是以肿瘤为中心,以治疗机源轴距为半径来照射。因此,只要将肿瘤定到旋转轴中心部位,角度略有误差肿瘤也会照到。最重要的是升床高度,因为升床高度也就是将肿瘤中心(靶区中心)送到治疗机旋转中心轴的位置。因此,SAD 照射时,必须先对好距离再给机架角度。③SSD 与 SAD 照射野标记的区别:SAD 照射时,医师在模拟定位机下定好升床高度及机架角度、照射野面积、机头转角等条件。患者采取仰卧体位时,只在照射野中心标记标出"十"字线,技术员摆位时按照模拟定位的条件,给好照射野大小,将灯光野中心对准体表野中心,按要求升床,给好机头角后,再转机架角,机架在任何角度都可以照射到病变,但为避开危险组织器官,一定按医嘱执行。SSD 给角照射时,体表一定要画出照射野的范围,如果背部给角度野照射时,患者取俯卧位,要先调准角度,再对距离和照射野。④SSD 剂量计算是用中心百分深度量查中心轴百分深度剂量(PDD)表求出,SAD 剂量计算是用肿瘤最大剂量比查组织最大剂量比(TMR)表求得。

等中心技术优于源皮距技术主要是摆位准确。如果患者采用等中心技术,那么只要第一个照射野摆位准确,照射以后的照射野时只需转动机架和小机头,调整照射野大小等,而不需要改变患者对治疗床的位置,既准确又省时。

(4)旋转放疗技术(rotational therapy,ROT):与 SAD 技术相同,也是以肿瘤或靶区中心 T 为旋转中心,用机架的旋转运动照射代替 SAD 技术中机架定角照射。旋转照射是等中心照射的延伸,是放射源连续围绕患者移动进行的照射,可看做是无数个等中心的照射。

旋转放疗可分为 360°旋转照射和定角旋转照射。360°旋转照射即机架在转动时一直出射线。而定角旋转照射则是机架在做 360°旋转时,为了保护某一角度内的正常组织和重要器官而在规定的角度中不出射线。如果只是部分旋转则称为弧形照射。旋转照射时照射野从各方向集中于患者体内某一点(该点为旋转中心),这样可以提高旋转中心的剂量,并可以大大降低表面剂量,同时也可以降低所经过的正常组织和重要器官的照射剂量。高能光子束旋转照射由于照射区范围较大,不同机架角度肿瘤的形状不一致,因此适用范围较窄。但对于一些小病变或圆柱形病变,简单的旋转照射就可取得较高的治疗增益比。另外,对于一些特殊部位的肿瘤如外周胸膜间皮瘤,不用旋转照射很难获得较理想的照射剂量分布。

旋转照射摆位程序如下:①按医嘱要求摆好体位,将照射野开至治疗单上要求的面积,再将灯光野中心"十"字对准体表野中心"十"字,如果是等中心旋转照射还需将床升至要求高度。②摆好位后不要急于离开治疗室,要检查治疗机头方位钮是否固定,在不出射线的情况下旋转一次,看周围有无障碍物、患者照射部位有无遮挡和吸收物质等。③在控制台上核对照射剂量,时间,照射方式,向左、向右旋转,起始角和终止角。④治疗时应在监视器中观察患者和机器运转情况,如遇异常情况随时停止治疗。

由于模拟定位机的普遍采用,多数钴治疗机和医用加速器都是等中心旋转型,加之 SAD 和 ROT 技术给摆位带来的方便和准确,SAD 技术应用越来越多,可用于固定野治疗,也可用于旋转和弧形治疗,它不仅可用于共面的二维治疗,也可用于非共面的三维立体照射技术。

**(二)精确放疗**

1.精确放疗概述

放疗是肿瘤的一种局部治疗模式,其根本目标是在保护正常组织,尤其是危及器官的前提下,给予靶区尽可能高的剂量,以便最大限度地杀死癌细胞、治愈肿瘤。从物理技术的角度看,实现这一根本目标的途径就是使高剂量分布尽可能地适合靶区的形状,并且靶区边缘的剂量尽可能地快速下降。因此必须从三维方向上进行剂量分布的控制。精确放疗是实现这一目标的有效物理措施,它包括三维适形放疗(three-dimensional radiotherapy,3DCRT)、调强放疗(intensity modulated radiotherapy,IMRT)和图像引导放疗(image-guided radiotherapy,IGRT)。

3DCRT 技术目前在发达国家早已是常规,适用于所有不需要或不宜采用 IMRT 技术的情况;在中国采用该技术的患者也在逐年快速增长。该技术的发展得益于两方面的技术进步。首先是 CT 机的发明为获取患者 3D 解剖数据提供了条件,并有力地推动 3D 治疗计划系统的研制成功;其次是计算机控制的 MLC 的研制成功为射野适形提供了快捷的工具。CRT 的技术特征是:①采用 CT 模拟机定位,根据 CT 断层图像或 CT 图像结合其他模式图像(如 MRI 和 PET)定义靶区。②采用 3D 治疗计划系统设计治疗计划,采用虚拟模拟工具布野,采用等剂量分布、剂量体积直方图等工具评价计划。③采用 MLC 或个体化挡块形成的照射野实施治疗。

适形可以在两个层面上理解:较低的层面是射野适形,即通过加挡块或用 MLC 形成与靶区投影形状一致的射野形状;而较高的层次是剂量适形,即多射野合成的剂量分布在 3D 空间中适合靶区的形状。对于凸形靶区,射野适形是剂量适形的充要条件,即只要用多个适形射野聚焦照射靶区,就可以实现剂量适形。对于凹形靶区,仅射野适形不能形成凹形剂量分布。这时需要调整适形野内诸点照射的粒子注量,即调强。因此,IMRT 技术可以理解为 3DCRT 技术的延伸。前者具有后者的一些技术特征(如 CT 模拟定位和 3D 计划系统设计计划),同时也延伸出一些新的技术特征(如计划只能逆向设计,治疗实施不仅可以采用计算机控制的 MLC,还有其他多种方式)。

IMRT 技术在发达国家已是一些肿瘤的治疗常规,如头颈部肿瘤和前列腺癌;而在中国,由于经济条件的限制,在具有适应证的患者中,目前只有少数接受这种技术的治疗。

如果从字面理解,上述三种放疗技术都可以称为 IGRT 技术,因为它们在定位阶段、计划阶段和/或实施阶段都用到图像。如 2D 技术在定位阶段用到 2D 透视图像,在计划阶段用到横断面轮廓或图像。又如,3DCRT 和 IMRT 在定位阶段和计划阶段用到 3DCT 图像,或 3DCT 图像结合其他模式图像,在治疗阶段用到射野图像验证射野和患者摆位。显然字面上的理解不能反映 IGRT 的技术特征,不能区分它和其他的放疗技术。中国医学科学院、中国协和医科大学肿瘤医院戴建荣建议将图像引导放疗技术定义为利用在治疗开始前或治疗中采集的图像和/或其他信号,校正患者摆位或引导射线束照射或调整治疗计划,保证射线束按照设计的方式准确对准靶区照射的技术。采集的图像可以是 X 射线 2D 透视图像或 3D 重建图像,或有时间标签的 4D 图像,也可以是超声 2D 断层图像或 3D 重建图像。通过比较这些图像和参考图像(模拟定位图像或计划图像),可以确定患者的摆位误差,并实时予以校正,或实时调整照射野。其他信号可以是体表红外线反射装置反射的红外线,或埋在患者体内的电磁波转发装置发出的电磁波。这些信号可以直接或间接地反映靶区的空间装置和运动状态。

根据上面的定义可知,IGRT 与上述其他三种技术不同,它不是一种独立的放疗技术,需要与其他技术结合应用。如与 3DCRT 结合形成 IG-CRT,与 IMRT 结合形成 IG-IMRT(表 5-1),其目的在于缩小计划靶区、正确评估器官受量、提高治疗精度,最终提高治疗比。

2.精确放疗的实施过程

(1)体位及固定:尽量减少摆位误差,提高摆位的重复性,是常规放疗更是精确放疗的基本保证,摆位误差最好能控制在 2～3 mm 以内。患者一般取仰卧位,根据照射部位选择适当的固定设备,如头颈部肿瘤用头颈肩热塑面罩进行固定,并将患者的姓名、病案号、头枕型号、制作日期记录在面罩上,以便于使用时识别。

表 5-1　4 种放疗技术的特点和相互之间的关系

| 任务 | 技术 | | |
| --- | --- | --- | --- |
| | 2D | 3DCRT | IMT |
| 模拟定位:常规模拟机 | √ | | |
| CT 模拟机 | √ | √ | |
| 计划设计:2D 计划系统 | | | |
| 3D 计划系统 | √ | | |
| 3D 逆向系统 | √ | √ | |
| 治疗实施:计算机控制的 MLC* | √ | √ | |
| 能否与 IGRT 结合# | √ | √ | |

注:"√"表示每种技术的标准配置情况;

　* 计算机控制的 MLC 是实施 CRT 和 IMRT 治疗的主流工具,但不是唯一工具;

　# 从理论上讲 IGRT 与 2D 技术可以结合,但从临床应用角度看,用 3DCRT 或 IMRT 技术代替 2D 技术显然比 IGRT 与 2D 技术结合意义更大。

(2)CT 模拟定位:3DCRT 和 IMRT 的实施都是通过 CT 模拟定位系统来完成的。激光线对位,选择定位参考点,行模拟 CT 扫描。常规 CT 扫描,一般层厚为 3 mm(图 5-11)。

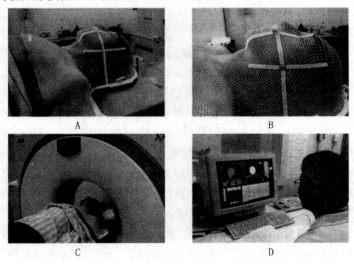

图 5-11　体位及其固定、CT 模拟定位

A.头颈部癌常用体位及固定方式;B.定位参考点;C.CT 模拟定位;D.CT 扫描场景

(3)图像传输:将 CT 扫描所获得的影像资料,通过网络系统输入 TPS 工作站(图 5-12)。

(4)靶区设计:由临床医师根据肿瘤侵犯的范围,需要保护的重要组织和器官在工作站进行靶区的设计。根据具体情况可以设计多个 GTV、CTV 等,如鼻咽癌的原发肿瘤和颈部转移淋巴结可分为两个 GTV 进行勾画。

(5)计划设计:由物理师根据临床医师提出的要求进行计划设计。

(6)计划评估:用剂量体积直方图(DVH)等多种方法对治疗计划进行定量评估。

(7)确定照射中心:将各个照射野的等中心点根据相对于 CT 扫描时定位参考点的位移重新在患者的皮肤或固定装置上做好标记,再次行 CT 扫描,检验等中心点是否准确,确认无误后完成模拟定位工作(图 5-13)。

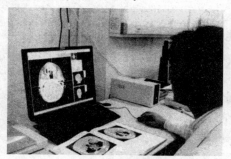

图 5-12 工作站接收患者的影像资料

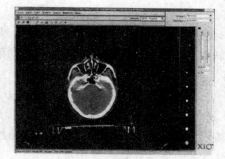

图 5-13 CT 扫描时的定位参考中心点

(8)计划验证:由物理师进行剂量验证,未经验证的治疗计划不得执行。

(9)治疗的实施:确认治疗计划由两位物理人员和主管医师的签字认可后才能进行治疗,技术员根据治疗单的医嘱,在治疗室里完成患者的摆位及体位固定,开始治疗。第一次治疗要求物理师和主管医师参加摆位,并摄等中心验证片与模拟定位 CT 等中心图像进行比对,无误时才可开始治疗。

(冯红红)

# 第六节　近距离放疗

## 一、近距离治疗及其特点

近距离治疗亦称为内照射,是将放射源边界连同施用器置放于人体腔管或插植瘤体内的治疗技术,故有人直接称为腔内和组织间放疗。治疗技术涉及腔管、组织间、模板、敷贴和术中照射 5 大类。内照射不能单独应用于临床,一般作为外照射的补充。其主要特点是放射源离瘤体较近,肿瘤组织受照剂量较高,而周围的正常组织由于剂量的迅速跌落,受量较低,靶区剂量分布的均匀性远较外照射差。临床应用时必须慎重,防止靶区内组织剂量过高或过低的情况发生。

## 二、近距离治疗辐射源

放射性同位素发射 α、β 和 γ 3 种射线,放疗中主要使用后 2 种射线,γ 射线的应用多于 β 射线。用于近距离治疗的辐射源主要是 γ 辐射源,即 $^{226}$ 镭、$^{137}$ 铯、$^{60}$ 钴和 $^{192}$ 铱。

### (一)$^{226}$ 镭源

$^{226}$ 镭($^{226}$ radium,$^{226}$ Ra)是一种天然放射性同位素,不断衰变为放射性气体氡,其半衰期为 1590 年。临床应用的 Ra 是其硫酸盐,封在各种形状的铂铱合金封套内。1 mg 的 Ra 距离 Ra 源 1 cm 处每小时的照射量为 8.25 伦琴(R)。其能谱复杂,平均能量为 0.83 MeV。由于 Ra 获得困难,放射性强度低,只能做近距离治疗。长期以来 Ra 一直用作内照射,但由于其半衰期过长,衰

变过程中产生氢气,需要加厚防护层等,在医疗上逐渐被$^{60}$Co 和$^{137}$铯等人工放射性核素代替。

### (二)$^{137}$铯源

$^{137}$铯($^{137}$caesium,$^{137}$Cs)是人工放射性核素,其能量为单能,为 0.66 MeV,半衰期 33 年。1 mCi的$^{137}$Cs距离 Cs 源 1 cm 处每小时照射量为 3.26 R。因此 1 mCi 的$^{137}$Cs 约等于 0.4 mg 的 Ra 当量。

$^{137}$Cs 在组织内具有 Ra 相同的穿透力和类似的剂量分布,其物理特点和防护方面比 Ra 优越,是取代 Ra 的最好核素。$^{137}$Cs 的化学提纯存在两个问题:①放射性比度不能太高,只能做成柱状或球形放射源用于中、低剂量率腔内照射。②$^{137}$Cs 中混有$^{134}$Cs 核素,后者能谱复杂,半衰期短,使$^{137}$Cs 的剂量计算比较困难。

### (三)$^{192}$铱源

$^{192}$铱($^{192}$iridium,$^{192}$Ir)是一种人工放射性核素,是$^{192}$Ir 在原子反应堆中经热中子轰击而生成的不稳定放射性核素,其能谱比较复杂,平均能量为 350 keV。由于$^{192}$Ir 的 γ 能量范围使其在水中的衰减恰好被散射建成所补偿,在距离 5 cm 的范围内任意点的剂量率与距离平方的乘积近似不变。此外,$^{192}$Ir 的粒状源可以很小,使其点源的等效性好,便于计算。$^{192}$Ir 半衰期为 74.5 天,是较好的放射源,可用于高剂量率腔内照射和组织间插植。

1 mCi 的$^{192}$Ir 距 Ir 源 1 cm 处每小时的照射量为 4.9 R,$^{192}$Ir 的半价层为 24 mm Pb,是较易防护的放射源。

### (四)$^{60}$钴源

$^{60}$钴($^{60}$cobalt,$^{60}$Co)也是人工放射性核素,其半衰期为 5.24 年,γ 射线的平均能量为 1.25 MeV,剂量分布与 Ra 相似。因此也可作为 Ra 的替代物,制成钴针、钴管等。由于其放射性活度高,且容易得到,在近距离照射时,多用作高剂量率腔内照射。

## 三、近距离治疗剂量、剂量率及适应证

近距离治疗的吸收剂量模式不同于外照射治疗的要求,外照射要求靶区内剂量均匀,而内照射时接近源的点剂量大,随源距离的增加剂量迅速下降。因此腔内治疗不使用靶区剂量和百分等剂量的概念,而使用参考区的参考剂量值。

腔内治疗的参考区是指由参考等剂量面所包括的范围,对子宫颈癌患者,其参考区是一沿宫腔源长轴分布的梨形体,宫颈的剂量一般约为 2 倍的参考剂量值。为便于各治疗单位的相互比较,有必要统一参考等剂量面的参考剂量值。按剂量率不同,腔内治疗分为 3 类:低剂量率治疗,0.4~2.0 Gy/h;中剂量率治疗,2~12 Gy/h;高剂量率治疗,>12 Gy/h。根据经典低剂量率的治疗经验,建议以 60 Gy 为参考剂量值。

多年来,内照射在国内主要局限于妇科肿瘤的应用,剂量学相对于外照射较薄弱。近年来随着放射源、后装机和治疗计划系统的发展,内照射治疗范围已发展到全身各类肿瘤,如鼻咽癌、食管癌、乳腺癌、直肠癌、支气管癌、胰腺癌和膀胱癌等。

(冯红红)

# 第七节　X(γ)射线立体定向放疗

## 一、立体定向放疗的发展历史

1951 年,瑞典神经外科学家 Lars Leksell 提出立体定向放射外科概念,即用多个小野三维集束单次大剂量照射颅内不能手术的肿瘤,诸如脑动静脉畸形病等良性病变,其特征是多个小野3D 集束单次大剂量照射。由于多个小野集束定向照射,周围正常组织受量很小,射线对病变起到类似于手术的作用。经过 1968 年第 1 台和 1975 年第 2 台 γ 刀装置在瑞典 Karolinska 研究所临床试用后,形成现在的第三代用 201 个 $^{60}$Co 源集束照射的 γ 刀装置。几乎与第三代 γ 刀装置临床安装使用的同时及稍后,美国同道提出用直线加速器的 6-15 MV X 线非共面多弧度等中心旋转而实现的多个小野三维集束照射病变,起到与 γ 刀一样的作用,故称为 X 线刀(X-knife)。

随着 SRS 技术在肿瘤治疗中的推广应用和适形放疗对定位、摆位精度的要求,它们的结合称为立体定向放疗。根据单次剂量的大小和射野集束的程度,SRT 目前分为两类:①第一类 SRT 的特征是使用小野 3D 集束分次大剂量(比常规分次剂量大得多)照射、X(γ)刀,由于此类 SRT 均使用多弧度非共面旋转聚焦技术,附加的三级准直器一般都为圆形,治疗较小病变(≤3 cm)。②第二类 SRT 是利用立体定向技术进行常规分次的放疗,特指 3D 适形放疗(3D-CRT),特别是调强适形放疗(IMRT)。

两类 SRT 的关系:除去分次剂量的大小以外,第一类和第二类 SRT 无本质区别。但由于前者使用圆形小野多弧度非共面聚焦,靶区边缘剂量下降梯度较大。随着靶区体积的增大,多弧非共面照射的聚焦能力随射野增大而逐渐减弱,同时还要减少非共面旋转数,乃至采用共面和非共面固定野照射。从几何意义上理解,任何一个空间形状怪异的 3D 实体,当其体积变得越来越小时,形状不规则的影响亦越来越小。所以,第一类 SRT 虽然采用圆形准直器,仍属于 3D-CRT 的一个特例。

## 二、立体定向放疗的剂量学特点及适应证

### (一)立体定向放疗的剂量学特点

与常规放疗相比,X(γ)线立体定向放疗一般使用较小射野,称为小照射野剂量学。当射野逐步变小时,由于射线束的准直,单个小野的离轴比剂量分布逐渐接近高斯形分布形状,在空间集束照射后的合成剂量分布具有以下特点:小野集束照射,剂量分布集中,靶区周边剂量梯度变化较大;靶区内及靶区附近的剂量分布不均匀;靶周边的正常组织剂量很小。这种剂量分布就像一把尖刀插入病变内。

### (二)立体定向放疗的适应证

X(γ)线 SRT(SRS)治疗既可严格保护邻近重要器官,又可使病变得到大剂量的破坏性照射,起到不开颅也能准确、安全去病的目的,很受患者和神经外科医师们的欢迎。其适应证包括:①肿瘤病灶手术难以切除、不能耐受手术及不愿手术治疗者。②机体、正常组织或器官难以耐受常规放疗和化疗者。③肿瘤于身体内部位较深,周围正常组织或重要器官较多,常规定位或机定

位有困难者。④放射敏感性低的肿瘤或经常规外照射失控者。⑤放疗后复发的患者。⑥常规外照射正常组织受量较高,仍需局部加量放疗者。⑦晚期肿瘤患者原发或转移肿瘤产生压迫、栓塞和疼痛等情况的姑息减症放疗。⑧其他疾病,如血管畸形(包括动静脉畸形、海绵状血管瘤和动静脉瘘等)。⑨功能性疾病,如三叉神经痛、癫痫、顽固性疼痛、强迫焦虑症和帕金森病。⑩精神性疾病,如精神分裂症、强迫症、有自杀倾向的抑郁症、精神性疼痛及恐怖症、焦虑症。

### 三、X(γ)线立体定向手术和放疗过程

立体定向放疗的实施过程,是获取患者的影像学资料、治疗计划设计和实施治疗的一个复杂过程。一般要经过病变定位、计划设计和治疗3个步骤。

#### (一)定位

利用立体定向手术、CT、磁共振和 X 线数字减影等先进影像设备及 3D 重建技术,确定病变和邻近重要器官的空间准确位置和范围,这个过程称为 3D 空间定位,也称立体定向。立体定向系统是在实施立体定向照射过程中,为患者建立一个 3D 坐标系,以保证立体定向照射的精确。影像定位框架和治疗摆位框架使用时都与一基准环相连接,影像定位框架带有可在 X 线影像上显像的"V"形(或"Z"形)标记。患者戴着定位框架实施CT(或 MR)扫描,所获得的每一帧 CT 图像都带有标记。而且,这些标记在不同位置的 CT 影像上有不同的几何位置,这是立体定向照射计划系统建立患者 3D 坐标系的基础。

#### (二)计划设计

病变空间定位后,利用 3D 治疗计划系统,确定 X(γ)线 SRT(SRS)的线束方向,精确地计算出一个优化分割病变和邻近重要器官间的剂量分布计划,使射线对病变实施"手术"式照射。治疗计划系统实际是一套计算机系统,具有软件功能,是与特定的立体定向照射设备所匹配的。首先治疗计划系统应具有很强的图像处理能力。通过输入带有定位标记的 CT 等影像学资料,完成 3D 图像的重建,包括矢状面和冠状面的显示等;必要时可根据不同来源的影像学资料,完成图像的融合,以方便主管医师更准确地确定治疗的靶体积形状、体积,以及与周围正常组织特别是敏感器官的几何关系。其次治疗计划系统应具有很强的剂量计算和评估功能,包括确定照射技术、照射野入射方向、准直器大小、剂量权重、旋转弧起始和终止角度、剂量分布计算和显示。同时在设计时能提供野视图(BEV)等工具,可直观地避开正常组织和敏感器官。对于最终的剂量分布,可提供剂量评估工具,如剂量-体积直方图(DVH)等评价剂量分布的优劣及靶剂量的剂量参数。在多靶点治疗和再程治疗等计划设计时,要有能处理多计划的叠加和评估处理功能。最后能完成特定患者 3D 坐标系的建立,在各种治疗参数输出清单中给出靶中心的 3D 坐标、照射野几何设置条件、剂量值和治疗时间等。

#### (三)治疗

1.Elektaγ 刀装置

瑞典 Elektaγ 刀主要部件是辐射单元、盔形准直器系统、治疗床、液压系统和控制部分,使用 201 个 $^{60}Co$ 源,每个源活度为 1.11 TBq(30 Ci),分布于头顶部北半球的不同纬度和经度上,201 个源经准直后聚焦于一点,即为焦点,焦点处的剂量率可达到 300～400 cGy/min;源到焦点的距离为 39.5 cm,焦点处射野大小为 4 mm、8 mm、14 mm 和 18 mm。

2.γ 刀装置

我国用 30 个 $^{60}Co$ 源螺旋排列成 6 组分布于 140～430 的纬度上。在经度上,每组源间隔为

60;在纬度上,每个源间隔为 10。源的直径为 2.6 mm,30 个源总活度为 222 TBq(6 000 Ci),源焦距离为 39.5 cm,用旋转的方法实现多野集束照射。

3.加速器 X 刀装置

X 线立体定向照射系统是以直线加速器为基础实现的。在标准的直线加速器治疗头上增加第三级准直器系统,通常为一组圆形准直器,可在等中心处形成 5～50 mm 的照射野。根据临床治疗的要求,可替换不同大小的准直器。由于加速器单平面旋转形成的空间剂量分布较差,目前通常采用 4～12 个非共面小野绕等中心旋转,达到 γ 刀集束照射的同样剂量分布。实施治疗时,通过变换治疗床的旋转角度,实行多弧旋转照射。每个旋转代表治疗床的一个位置,即治疗床固定于不同位置,加速器绕其旋转一定角度。病变(靶区)中心一般位于旋转中心(等中心)位置。以直线加速器为基础的 X 线立体定向照射系统,基本可以达到 LekselIγ 刀装置的剂量学特性;并且直线加速器还可以实现常规分次放疗,相对成本也较 γ 刀装置低很多,这是 X 线立体定向照射系统更为优越之处。

4.动态旋转 X 刀装置

动态旋转治疗可大大缩短摆位时间和治疗时间,依靠机架和治疗床在出束(照射)过程中的联合运动,实现非共面的连续照射。因现有商售的直线加速器不能做这种联合运动,同时治疗计划系统亦要做相应变动,故目前 X 线 SRT(SRS)系统和加速器不能做这种治疗。

# 四、其他立体定向放疗

## (一)赛博刀

赛博刀是由美国 Stanford 大学医疗中心脑外科副教授约翰·阿德尔于 1992 年研发的,是继伽玛刀之后一种最新的可以切除脑肿瘤的微创手术。Cyberknife 是一种可治疗多种癌症的影像引导立体定向治疗机,治疗患者各部位病变,操作简易、方便。其主要组成部分包括:①产生 6 MV X 线的直线加速器。②支撑加速器的机器人,可以将加速器旋转到任意角度进行照射,其位置精度可达 1.1 mm。③由几台 X 线照相机组成的影像装置,在治疗过程中不断获取患者图像,并利用这些信息使射束始终对准靶区。赛博刀的治疗计划系统有其独到之处,是唯一能够提供非等中心治疗计划的立体定向外科系统,并且还有逆向计划功能。

用赛博刀做放射手术的成功率可逾 95%,术后患者不会发生头痛、局部疼痛或肿胀等并发症;只有在治疗脑髓附近的肿瘤后,患者可能出现呕吐现象。临床应用赛博刀系统可治疗动静脉畸形瘤,肿瘤和脑部、颅底、颈胸脊柱、头及颈部病变,特别在脑外科及脊髓手术方面的成效甚为显著,也可治疗一些直径大至 6 cm 的肿瘤。

这种设备操作过程:①进行放射手术前,将 CT 或 MRI 扫描的病灶点图像储存在计算机内,追踪患者头部的移动,编制一套整合的 X 线影像处理系统,其中包括两个矩形的X 线摄像机,后者可制造一对传输图像,这些图像由一对荧光屏幕、影像增强器及 CCD 摄像机摄取,高速度的计算机可依靠分析这些图像数据,计算出病灶点的位置。②当手术进行时,X 线追踪系统会不断把术中所拍摄出来的低剂量骨骼剖析图像与先前储存在计算机内的病灶点图像相互比较,以便决定肿瘤的正确位置,再把这些数据输送至机械臂,使其可对准病灶点。③治疗计划系统(TPS)通过所获取的脑部组织的 3D 图像,计算出病灶点需承受的放射剂量。放射光束从不同的方向聚焦至病灶点,使病灶点承受高剂量的放射,减少对周围组织的放射。

### (二)诺力刀

诺力刀(适形调强放疗系统)作为当今放疗设备的领先技术,目前已成功地用于临床治疗,融现代医学影像技术、立体定位技术、计算机、核医学、放射物理学及自动化智能控制等多种现代高新科技于一体,可实现对全身肿瘤的常规放疗、3D 立体定向精确放疗、SRS 治疗(X 刀治疗)和诺力刀治疗等。

适形调强放疗系统具备的特点:①数字化直线加速器可产生多档能量的光子束和电子束,根据临床治疗需要而调节。②系统配备全自动内置式微多叶光栅(MLC)和自动调节的内置式楔形板,可在治疗中根据计划系统预先设计的治疗方案进行动态射束造型和能量调节,从而使照射野和靶区在 3D 形态和剂量分布上高度适形。③3D 治疗计划系统可通过网络直接从 CT 或 MRI 等影像设备中获取数字化定位图像。进行各种图像和组织结构的 3D 重建和任意剖面显示,实现高精度的逆向计划设计。④自动定位跟踪系统可在治疗中实时跟踪治疗靶区,若出现超出预定值的定位偏差,系统将自动停止出束,自动校准体位后继续治疗。⑤呼吸门控技术的应用最大限度地避免了由于患者的呼吸运动所造成的靶区定位误差,使治疗更加精确,避免过多的健康组织受到不必要的照射。⑥射野及剂量验证系统可在治疗中实时验证射野的形状、位置和剂量,确保治疗的准确性和可靠性。⑦精确数控治疗床 3D 方向的运动稳定、准确和可靠,保证高精度的治疗,同时也便于治疗摆位和定位。⑧治疗控制系统与治疗计划系统联网,根据治疗计划系统所规划的治疗方案可实现对整个治疗过程的自动控制、双向校验、同步摄像和双向对讲监控。⑨各种安全联锁和保护装置确保患者和操作人员的安全。诺力刀能够治疗全身各部位肿瘤,包括全身各部位肿瘤的常规外照射;头部肿瘤(尤其是大体积肿瘤或恶性肿瘤)的立体定向分次治疗和适形调强治疗;颈部、胸部、肺部和腹部等部位恶性肿瘤适形调强治疗等。

(冯红红)

# 第八节　三维和调强适形放疗

## 一、三维和调强适形放疗的基本原理

放疗的基本目标是努力提高其增益比,即最大限度地将放射线的剂量集中到病变(靶区)内,杀灭肿瘤细胞,而使周围正常组织和器官少受或免受不必要的照射。理想的放疗技术应按照肿瘤形状给靶区很高的致死剂量,而靶区周围的正常组织不受到照射。要使治疗区的形状与靶区形状一致,必须在 3D 方向上进行剂量分布的控制。X(γ)线立体定向治疗和高能质子治疗成功的临床经验揭示并证明,采用物理手段不仅能够改善病变(靶区)与周围正常组织和器官的剂量分布,而且能够有效地提高治疗增益。适形放疗是一种提高治疗增益比较有效的物理措施,使高剂量区分布的形状在 3D 方向上与病变(靶区)的形状一致。从这个意义上讲,学术界将它称为三维适形放疗。为达到剂量分布的二维适形,必须满足下述的必要条件:①在照射方向上,照射野的形状必须与病变(靶区)的形状一致。②要使靶区内及表面的剂量处处相等,必须要求每一个射野内诸点的输出剂量率能按要求的方式进行调整。满足上述两个必要条件的第一个条件的 3D-CRT 称为经典适形放疗,同时满足上述两个必要条件的 3D-CRT 称为调强适形放疗。

## 二、调强适形放疗计划及实现方式

射野内诸点输出剂量率按要求的方式进行调整是满足 IMRT 的两个必要条件之一。调强的概念启发于 X 线横向断层 CT 成像的逆原理,CT X 线球管发出强度均匀的 X 线束穿过人体后,其强度分布反比于组织厚度与组织密度的乘积,反向投影后形成组织的影像。如果使用类似于 CT X 线穿过人体后的强度分布的高能 X(γ)线、电子束或质子束等,绕人体旋转(连续旋转或固定野集束)照射,在照射部位会得到类似 CT 的适形剂量分布。根据调强的概念,首先要根据病变(靶区)及周围重要器官和组织的 3D 解剖,和预定的靶区剂量分布及危及器官的限量(包括危及器官的允许体积),利用优化设计算法,借助计划系统计算出射野方向上应需要的强度分布,这是常规治疗计划设计的逆过程,称为逆向计划设计。然后按照设计好的强度分布,在治疗机上采用某种调强方式实施调强治疗。

## 三、调强适形放疗的应用及局限性

IMRT 的临床价值是高剂量分布区与靶区 3D 形状的适合度较常规治疗大有提高;进一步减少了周围正常组织和器官卷入射野的范围,这已在鼻咽癌、前列腺癌、非小细胞肺癌和颅内肿瘤等 3D-CRT 与常规治疗的研究比较中得到证实。靶区剂量分布的改善和靶周围正常组织受照范围的减少,可导致靶区处方剂量的进一步提高和周围正常组织并发症的减低,并且在上述几种癌瘤的临床增量计划研究中得到证实。理论和临床经验证明,靶区剂量的提高,必然导致肿瘤局部控制率的提高,减少肿瘤远地转移率,进而改进和提高生存率。肿瘤对放射线的抗拒和肿瘤的个体差异,造成剂量-效应曲线随剂量继续增加变得平坦,会减弱由于靶剂量增加带来的治疗增益的提高;但由于 3D-CRT 使靶区外周(边缘)剂量得到提高,靶剂量的提高总体上能提高局部控制率。因此适形治疗不能使所有患者的生存率得到提高,而只是对局部控制失败占主要的或对局控失败未控肿瘤细胞再生所致远处转移的肿瘤患者治疗有意义。也就是说,具有上述特征的肿瘤患者,通过适形治疗,可望提高肿瘤的局部控制率,进而提高生存率。除此之外,采用适形技术,正常组织和器官可以得到保护。适形治疗特别适用于复杂解剖结构的部位、形状比较复杂及多靶点的肿瘤治疗,可减少放射并发症和改进患者治疗后的生存质量。采用适形治疗后,周围正常组织和器官剂量的进一步减少,有可能吸取 X(γ)线立体定向治疗的经验,改变传统的剂量分次模式,加大分次剂量和减少疗程分次数,使疗程缩短,对肿瘤的控制会更有利。

## 四、调强治疗方式

常规物理楔形板是一维(1D)线性调强器,动态楔形板是 1D 非线性调强,能在楔形平面内生成 1D 强度分布。调强方式基本上可划分为以下方法。

### (一)物理(2D)补偿器

补偿器原用于人体曲面和不均匀组织的补偿。2D 补偿器出现在多叶准直器用作调强之前,目前仍广泛使用可靠的物理调强技术。因每个射野都需要使用补偿器,给模室制作和治疗摆位带来不便。补偿器件为一种滤过器,也会影响原射线的能谱分布。

### (二)MLC 静态调强

MLC 的运动和照射不同时进行的调强方法称为 MLC 静态调强。此类调强是将射野要求的强度分布进行分级,利用 MLC 形成的多个子野进行分步照射,其特征是每个子野照射完毕后,切断照射;MLC 调到另一个子野,再继续照射,直到所有子野照射完毕。所有子野的流强相加,形成要求的强度分布。MLC 静态调强,由于每个子野照射结束后,射线必须关断,才能转到下一个子野。这样因加速器的射线"ON"和"OFF"动作,带来剂量率的稳定问题。只有带"栅控"电子枪的加速器,才可以执行 MLC 静态调强。

### (三)MLC 动态调强

MLC 运动和照射同时进行的调强方法称为 MLC 动态调强,这种调强是利用 MLC 相对应的一对叶片的相对运动,实现对射野强度的调节。属于此类的方法有动态叶片、调强旋转和动态MLC 扫描等方法。其特征是在叶片运动过程中,射线一直处于"ON"的位置。

### (四)断层治疗

断层治疗技术,因模拟 X 线计算机断层技术而得名,是利用特殊设计的 MLC 而成扇形束,绕患者体纵轴(此轴一般与加速器机架旋转轴一致)旋转照射,完成一个切片治疗;然后利用床的步进,完成下一个切片的治疗。按床的步进方式不同,在美国两个不同的地方,分别独立发展了两种不同的断层治疗方式,即 Green 方式和 Maekie 方式。前者是在每次旋转照射完毕后,床步进一段距离;后者采取类似螺旋 CT 扫捕方式,机架边旋转床边缓慢前进。从技术意义上讲,后者才是真正的断层治疗。

### (五)电磁扫描调强

在所有的扫描技术中,电磁偏转扫描技术是实现调强治疗的最好方法,与前述的独立 MLC运动调强相比,不仅具有 X 线光子利用率高和治疗时间短的突出优点,而且可实现电子束和质子束的调强治疗。在电子回旋加速器的治疗头上,安装有两对正变(四极)偏转磁铁,通过计算机控制其偏转电流的大小,在几个微秒时间内就可以形成 50 cm×50 cm 大小的射野。按照预定的扫描方案,控制偏转磁铁的电流,改变电子射出(电子束治疗)或电子击靶(X 线治疗)方向,产生所需要的方向不同、强度各异的电子笔型束或 X 线笔型束。这些笔型束在患者体内的集合,形成要求的强度分布或剂量分布。

(冯红红)

# 第九节  图像引导放疗

## 一、图像引导放疗的必要性

在患者接受分次治疗的过程,身体治疗部位的位置和形状都可能发生变化,位于体内的靶区形状及其与周围危及器官的位置关系也会发生,根据引起变化的原因可将这些变化分为下述3 类。

### (一)分次治疗的摆位误差

治疗摆位的目的在于重复模拟定位时的体位,并加以固定,以期达到重复计划设计时确定的靶区、危及器官和射野的空间位置关系,保证射线束对准靶区照射。但实际上,摆位仍可能有数毫米误差,甚至更大。其原因首先是人体非刚体,每个局部都有一定的相对独立运动的能力,体表标记对准了,而皮下的脂肪、肌肉及更深处的靶区位置可能重复不准;其次摆位所依据的光距尺和激光灯有 1~2 mm 的定位误差;再次治疗床和模拟定位机床的差别、体表标记线的宽度和清晰程度等因素均会影响摆位的准确度;另外技术员操作不当还会引入误差。

**(二)不同分次间的靶区移位和变形**

消化和泌尿系统器官的充盈程度显著影响靶区位置;另外随着疗程的进行,患者很可能消瘦、体重减轻,会进行性地改变靶区和体表标记的相对位置;再则随着疗程的进行,肿瘤可能逐渐缩小、变形,靶区和危及器官的相对位置关系发生变化,计划设计时没有卷入照射野的危及器官可能涉及。

**(三)同一分次中的靶区运动**

呼吸运动会影响胸部器官(肺、乳腺等)和上腹部器官(肝、胰腺、肾等)的位置和形状,使其按照呼吸的频率做周期性的运动。心脏搏动也有类似呼吸的作用,只是影响的范围小、程度轻。另外,胃肠蠕动和血管搏动也会带动紧邻靶区。

针对上述的器官运动和摆值误差,目前最常用的处理方法是临床靶区外扩一定的间距,形成计划靶区,间距的宽度是以保证在靶区运动和摆位误差的情况下,靶区不会漏照。这种处理方法简单易行,但却是非常消极的,因其以更大范围的周围正常组织,尤其是危及器官的受照为代价的。更积极的处理办法应采用某种技术手段探测摆位误差和/或靶区运动,并采取相应的措施予以应对。对于摆位误差和分次间的靶区移位(以下合称摆位误差),可采用在线较位或自适应放疗技术;对于同一分次中的靶区运动,可采用呼吸控制技术和四维放疗技术或实时跟踪技术。这些技术均属于图像引导放疗技术的范畴。

## 二、图像引导放疗实现方式

### (一)在线校位

在线校位是指在每个分次治疗的过程中,当患者摆位完成后,采集患者 2D 或 3D 图像,通过与参考图像(模拟定位图像或计划图像)比较,确定摆位误差,实时予以校正,然后实施射线照射。该技术应视为最简单的 IG-RT 技术。近年新的发展主要体现在以下 3 个方面。

1.射线探测装置

从胶片到电子射野影像系统,提高了在线校位的自动化程度,缩短了其附加时间。电子射野影像系统可分为荧光摄像、液体电离室和非晶硅平板阵列等类型。非晶体硅平板阵列是目前商用最先进的成像装置,具有探测效率高、空间分辨率和对比分辨率高的优点,可用较少的剂量获得较好的成像,并且是一种快速的二维剂量测量系统,既可以离线校正验证射野的大小、形状、位置和患者摆位,也可以直接测量射野内剂量。

2.成像用射线源

由治疗级 MV 级 X 线,发展到 MV 级 X 线与 kV 级 X 线并用或只用 kV 级 X 线源。诊断 X 线的能量范围是 30~150 kV,有许多 kV 级 X 线摄片和透视设备与治疗设备结合在一起的尝试,有的把 kV 级 X 线球管安装于治疗室壁上,有的安装在直线加速器的机架臂上。

3.校位图像

从 2D 发展到 3D,获取 3D 图像可采用 CT-on-rail 技术或锥形束 CT 技术。锥形束 CT 是近年发展起来的基于大面积非晶硅数字化 X 线探测板技术,具有体积小、重量轻及开放式架构的特点,可以直接整合到直线加速器上,机架旋转一周就能获取和重建一个体积范围内的 CT 图像。这个体积内的 CT 影像重建后的三维患者模型,可以与治疗计划的患者模型匹配比较,并得到治疗床需要调节的参数。

### （二）自适应放疗

在设计一位患者的治疗计划时，计划靶区和临床靶区的间距是根据患者群体的摆位误差和器官运动数据设定的。但实际上，由于个体之间的差异，每位患者需要的间距是不同的，对大部分患者而言，群体的间距过大；对少数患者而言，群体的间距又过小。因此，有必要使用个体化的间距，自适应放疗技术正是为了这个目的而设计的。该技术自疗程开始，每个分次治疗时获取患者 2D 或 3D 图像，用离线方式测量每次的摆位误差；根据最初数次（5～9 次）的测量结果预测整个疗程的摆位误差，然后据此调整计划靶区（PTV）和临床靶区（cTV）之间的间距，修改治疗计划，按修改后的计划实施后续分次治疗。

### （三）屏气和呼吸门控技术

对于受呼吸运动影响的靶区，屏气可以使靶区暂时停止运动；如果只在此时照射靶区，则在计划设计及由 PTV 外放生成 CTV 时可以设定更小的间距，因为靶区运动对间距的贡献可以忽略；屏气技术主要有 Elekta 的主动呼吸控制技术和美国纽约 Memorial Slaon Ketterins 癌症中心开展的深吸气屏气技术。由于需要患者的配合和治疗前的适当呼吸训练，要求患者能承受适当时间长度的屏气动作，且患者积极配合。

呼吸门控技术是指在治疗过程中，采用红外线或其他方法监测患者的呼吸，在特定的呼吸时相触发射线束照射。时相的位置和长度就是门的位置和宽度。该技术的代表是 Varian 的 RPM 系统。该类技术只能减少靶区的运动范围，但不要求患者屏气，患者的耐受性好。

### （四）四维放疗

四维放疗是相对于 3D 放疗而言的，在 2003 年 ASTRO 会议上，专家们将其定义为，在影像定位、计划设计和治疗实施阶段均明确考虑解剖结构随时间变化的放疗技术，由 4D 影像、4D 计划设计和 4D 治疗实施技术 3 部分组成。4D 影像是指在一个呼吸或其他运动周期的每个时相采集一套图像，所有时相的图像构成一个时间序列。同前 CT 的 4D 影像技术已经成熟，并且有了呼吸门控和心电门控四维影像的 CT 系统。

4D 治疗实施的基本设想，即在患者治疗时采用 4D 影像所用的相同呼吸监测装置监测患者呼吸。当呼吸进行到某个呼吸时相时，治疗机即调用该时相的射野参数而实施照射。

### （五）实时跟踪治疗

尽管 4D 治疗技术可以完成运动靶区的不间断照射，但是以治疗时靶区运动及周围危及器官的运动，完全与影像定位时各自的运动相同为前提条件的。这个前提只能近似成立，因为人的呼吸运动并不是严格重复的，且治疗时间往往要比影像定位时间长，患者难以保持固定不变的姿势，对于这些不能预先确定的运动，只能采用实时测量和实时跟踪治疗的技术。

目前，最常用的实时测量方法是 X 线摄影。由于不断的摄影可能会使患者接受过量照射，该方法往往与其他方法（如体表红外线监测装置）结合，以减少摄影频率和累积剂量。实时跟踪治疗要求，应实时调整射线束或调整患者身体，以保证射线束与运动靶区相对不变的空间位置。射线束调整有 3 种方式：①对于配备 MLC 的加速器，可以实时调整 MLC 叶片位置，改变照射野形状，保证照射野始终对准靶区照射。②对于电磁场控制的扫描射线束，可以调整电磁场，改变射线束方向，保证照射野对准靶区照射。③对于安装于机器手上的加速器，可以调整整个治疗机，改变射线束的位置和方向，保证照射野始终对准靶区照射。比较 3 种方式，显然第一种最容易实现，用途也最广；后两种只适用于一些非常规的治疗机上。患者身体调整可以通过治疗床的调整实现,该方法只适用于缓慢的间断性的运动,不适用于呼吸引起的连续运动,因此其应用价值有限。

## 三、图像引导放疗发展方向

从图像引导设备的发展过程来看,IGRT 在 3 个方面获得了发展:从离线校正向在线校正发展;从模糊显像向高清晰显像发展;从单一显像向集成显像发展。其目的是通过赋予放疗医师更精确地确定靶区和跟踪肿瘤的能力,以提高肿瘤治疗的精确性和有效性。展望未来,IGRT 有望在以下 3 个方面获得重大进展。

### (一)剂量引导的放疗

现在应用 MV X 线的 EPID 系统已经不是传统意义上的成像设备,同时具有剂量检测设备的作用,显示出剂量引导放疗设备的雏形。其未来的发展方向是,提高软组织显像的清晰度和精准的实时剂量监测能力,照射时进行照射野与计划照射野的形状、剂量的双重比对校正。

### (二)动态跟踪治疗系统

在图像设备的实时引导下,通过治疗床的运动或照射野的运动,使照射野与运动的肿瘤(靶区)保持相对位置固定,达到动态适形。这种治疗模式对于受呼吸、心搏等影响较大的胸腹部肿瘤的放疗具有重要的意义。外放的边界进一步缩小,没有设备门控间期的停滞时间,照射时间缩短,机器的利用率提高,放疗将更加精确、高效。

### (三)多维图像引导放疗

上述讨论的图像引导技术重点在于减少 PTV 边界,而以正电子发射断层扫描、单光子发射断层和核磁波谱等为代表的功能影像技术将进一步深化对靶区的认识,有望对靶区中功能和代谢程度不同的区域实施个体化的剂量分布,并可能在肿瘤很早期发现病变,用很小的照射野和较低的照射剂量就可以达到根治。但功能影像的缺点是空间分辨率低,未来的图像引导设备既要采集肿瘤的三维解剖结构和运动信息,又要采集肿瘤的生物信息,如乏氧及血供、细胞增殖、凋亡、周期调控、癌基因和抑癌基因改变、侵袭及转移特性等,并和计划信息进行比对校正,即多维图像引导放疗。

(冯红红)

# 第六章 肿瘤的化疗

## 第一节 肿瘤化疗的药理学基础

### 一、常用抗癌药物及作用机制概要

抗癌药物的理想分类方法是根据它们的作用机制,但有不少药物杀灭肿瘤细胞通过几种途径,另一些药物虽然有效,但作用机制不明。所以,仍按传统的方法将抗癌药物分成以下几类(图 6-1,图 6-2)。

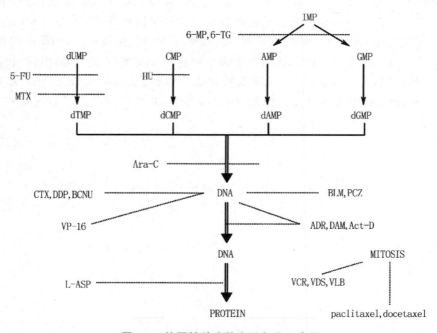

图 6-1 抗恶性肿瘤的主要部位示意图

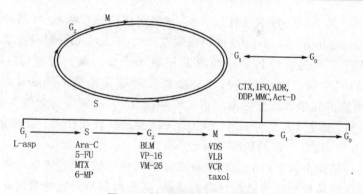

**图 6-2 抗癌药物与细胞周期**

## (一)烷化剂

烷化剂是第一个用于肿瘤治疗的化疗药物。虽然烷化剂的结构各异,但都具有活泼的烷化基团,能与许多基团(氨基、咪唑、羧基、硫基和磷酸基等)形成共价键。DNA 的碱基对细胞很重要,特别是鸟嘌呤上富含电子的 N-7 位。烷化剂的细胞毒作用主要通过直接与 DNA 分子内鸟嘌呤的 N-7 位和腺嘌呤的 N-3 形成联结,或在 DNA 和蛋白质之间形成交联,这些均影响 DNA 的修复和转录,导致细胞结构破坏而死亡。虽然烷化剂对增殖细胞的毒性高于对非增殖细胞的毒性,但差别不像抗代谢药那么显著。烷化剂是细胞周期非特异性药物,对非增殖期(G0 期)的细胞也敏感,因而对生长缓慢的肿瘤如多发性骨髓瘤也有效;烷化剂的另一个特点是量效曲线为直线上升型,故成为癌症超大剂量化疗(high dose chemotherapy,HDC)的主要药物。肿瘤细胞对烷化剂耐药的机制主要有减少药物的吸收,通过增加鸟嘌呤 6 位烷基转移酶和移动 DNA 的杂交交联减少错配,增加细胞的硫醇和特别谷胱甘肽转移酶来增强解毒作用,改变细胞凋亡的通路等。

烷化剂主要包括氮芥类的氮芥、环磷酰胺、异环磷酰胺、苯丁酸氮芥、美法仑;亚硝脲类的卡莫司汀、洛莫司汀、司莫司汀和链佐星;磺酸酯类的白消安和曲奥舒凡;氮丙啶类的噻替哌、二氮化合物、丝裂霉素;氮甲基类的六甲密胺、达卡巴嗪、丙卡巴肼和替莫唑胺等。

## (二)抗代谢类药物

抗代谢类药物的化学结构与体内某些代谢物相似,但不具有它们的功能,以此干扰核酸、蛋白质的生物合成和利用,导致肿瘤细胞的死亡。甲氨蝶呤(MTX)是叶酸的拮抗物,强力抑制二氢叶酸还原酶。5-FU 在体内必须转化为相应的核苷酸才能发挥其抑制肿瘤的作用,主要产生两种活性物,一为氟尿三磷(FUTP),结合到肿瘤细胞的 RNA 上,干扰其功能;另一个是通过尿苷激酶的作用,生成氟去氧尿一磷(FdUMP),它抑制胸苷酸合成酶而阻止肿瘤细胞的 DNA 合成,是 5-FU 的主要抗肿瘤机制。近年来合成的卡培他滨(Xeloda)是活化 5-氟-2'-脱氧尿苷(5-FUDR)的前体药物,该药口服后,在胃肠道经羧酸酯酶代谢为 5-DFCR,随后在肝脏胞苷脱氨酶作用下代谢为 5-FUDR,最后在肿瘤组织内经胸苷酸磷酸化酶转变为 5-FU。

阿糖胞苷(cytosine arabinoside,Ara-C)在体内转化为阿糖胞三磷(Ara-CTP)才能发挥抗癌作用。一直认为 Ara-CTP 的抗癌机制是由于它竞争性抑制 DNA 多聚酶,近来发现 Ara-CTP 分子嵌入到 DNA 的核苷酸键内、阻止 DNA 链的延长和引起链断裂的作用似乎更加重要。吉西他滨(gemcitabine,2'-difluorodeoxycytidine,dFdc)是 Ara-C 的同类物,为核苷类化合物,其在细胞内受脱氧胞苷激酶所催化,变成活化的二磷酸化物 dFdCDP 及三磷酸化物 dFdCTP,掺入细胞的 DNA 结构中,使 DNA 合成中断,进而诱导细胞的凋亡。DFdCDP 亦是核糖核酸还原酶的抑制底物,可阻止核糖核苷酸还原为脱氧核糖核苷酸,使脱氧核糖核苷酸减少,阻滞 DNA 的合成。

6-巯嘌呤(6-mercaptopurine,6-MP)和 6-硫尿嘌呤(6-thioguanine,6-TG)能分别阻断次黄嘌呤转变为腺嘌呤核苷酸及鸟嘌呤核苷酸而阻断核酸的合成。氟达拉滨(fludarabine,2-fluoro-ara-AMP)是嘌呤的同类物,通过 5' 端的核苷酸酶脱磷酸化变成 2-fluoro-ara-A 后进入细胞,2-fluoro-ara-A 在细胞内经脱氧胞苷激酶的催化成磷酸化,三磷酸盐的产物抑制 DNA 聚合酶和核(糖核)苷酸还原酶,还可以直接与 DNA 或 RNA 结合起抗肿瘤作用。其他的嘌呤同类物还有脱氧柯福霉素、CdA 等,均有一定的抗肿瘤活性。

培美曲塞是一种结构上含有核心为吡咯嘧啶基团的抗叶酸制剂,能够抑制胸苷酸合成酶、二氢叶酸还原酶和甘氨酰胺核苷酸甲酰转移酶的活性,这些酶都是合成叶酸所必需的酶,参与胸腺嘧啶核苷酸和嘌呤核苷酸的生物再合成过程。培美曲塞破坏细胞内叶酸依赖性的正常代谢过程,抑制细胞复制,从而抑制肿瘤的生长。

近年来,抗肿瘤药物生化调节方面亦进行了深入的研究,取得了不少进展,尤其是在应用生化调节来提高 5-Fu 的抗瘤活性方面。临床上应用醛氢叶酸(CF)对 5-Fu 的化学修饰是目前生化调节应用于抗肿瘤药物从实验室到临床最成功的例子。临床前的研究阐明了 CF 的增效机制:5-Fu 在体内活化成 FduMP(脱氧氟苷单磷酸盐)后,抑制胸苷酸合成酶(TS),阻止尿苷酸向胸苷酸的转变,最终影响 DNA 的合成。这一个途径需要一碳单位($CH_3$)的供体还原型叶酸($FH_4$)的参与。Fdump、TS、$5,10-CH_2-FH_4$ 在细胞内形成三重复合物。在生理情况下,由于还原型叶酸的供给不足,三重复合物易于分离,如果外源性地供给大剂量的 CF,细胞内可形成结合牢固、稳定的三重复合物,对 TS 的抑制作用大大延长,最终增加了 5-Fu 的细胞毒作用。1982 年法国的 Machover 等首先报告大剂量($200\ mg/m^2$)CF 合并 5-Fu 治疗胃肠道癌的初步结果。近几年来,大部分随机对照的Ⅲ期临床研究结果证明 5-Fu+CF 的有效率比单用 5-Fu 高,而且部分研究显示 5-Fu+CF 可延长生存期。德国一个多中心随机对照研究亦表明 5-Fu 加小剂量 CF 亦可提高疗效、改善生存质量,并且毒性反应较小。在 CF/5-Fu 的治疗方案中,有各种剂量组合的报道,但 CF/5-Fu 的最佳剂量方案组合至今未能确定。

5-Fu 在体内的降解主要通过二氢嘧啶脱氢酶(DPD)来完成,故 DPD 酶的活性直接影响 5-Fu 血药浓度。近期有较多的 5-Fu 和 DPD 酶抑制剂联合应用的临床报告,采用的 DPD 酶抑制剂有尿嘧啶、CDHP、恩尿嘧啶和 CNDP 等,如口服 UFT(替加氟∶尿嘧啶为 1∶4)加 CF 的Ⅱ期临床研究报告,有效率为 42.2%。另外,临床前研究发现 CDHP 对 DPD 酶抑制强度比尿嘧啶强200 倍,采用 CDHP、替加氟等组成的复方口服制剂 S-1 单药治疗晚期胃癌初步结果令人鼓舞,其临床价值有待进一步研究加以证实。

### (三)抗肿瘤抗生素类

抗肿瘤抗生素包括很多药物,蒽环类是此类药物中的一大类药,包括多柔比星(阿霉素,adriamycin,ADR)、柔红霉素(daunomycin,DAM)、阿克拉霉素、表柔比星、去甲柔红霉素、米托蒽醌等。抗肿瘤抗生素的作用机制呈多样化,蒽环类抗生素与放线菌素 D 的作用机制相似,与DNA 结合后,发生嵌入作用而抑制依赖于 DNA 的 RNA 合成,现发现其同时有抑制拓扑异构酶Ⅱ的作用;博莱霉素(bleomycin,BLM)是直接损害 DNA 模板,使 DNA 单链断裂;普卡霉素也与DNA 结合,抑制依赖 DNA 的 RNA 聚合酶,从而影响 RNA 的合成;链黑霉素对 DNA 合成显示出选择性抑制,可引起 DNA 降解或单链断裂。

### (四)抗肿瘤的植物类药物

长春碱类药物是从植物长春花分离得到具有抗癌活性的生物碱,包括长春新碱(vincristine,VCR)、长春碱(vinblastine,VLB)、长春碱酰胺(vindesine,VDS)、长春瑞滨(vinorelbine,VRL)等药物抗肿瘤的作用靶点是微管,药物与管蛋白二聚体结合,抑制微管的聚合,使分裂的细胞不能形成纺锤体,核分裂停止于中期。紫杉醇类药物如紫杉醇和紫杉特尔,能促进微管聚合,抑制微管解聚,使细胞的有丝分裂停止。鬼臼毒素类的药物依托泊苷(etoposide,VP16-213)和替尼泊苷(teniposide VM-26)则主要抑制拓扑异构酶Ⅱ的作用,阻止 DNA 的复制。喜树碱类包括我国的羟喜树碱及国外的拓扑替康、伊立替康(irinotecan,CPT-11)等则通过抑制拓扑异构酶Ⅰ的活性而阻止 DNA 的复制。

### (五)铂类

铂类抗肿瘤药物的作用机制主要是与 DNA 双链形成交叉联结,呈现其细胞毒作用。主要包括顺铂(cisplatin,DDP)及其类似物奈达铂、卡铂、草酸铂(oxaliplatin,L-OHP)和乐铂等,卡铂、草酸铂和乐铂的肾毒性和胃肠道毒性均较顺铂轻。其他正在进行临床试验的铂类同类物包括 JM216(BMS 182751)、JM473(AMD473,ZD0473)、BBR3464 和脂质体顺铂等。

### (六)其他

门冬酰胺酶使肿瘤细胞缺乏合成蛋白质必需的门冬酰胺,使蛋白质的合成受阻。

## 二、细胞周期动力学与抗癌药物

细胞周期系指亲代细胞有丝分裂的结束到 1 或 2 个子细胞有丝分裂结束之间的间隔,细胞经过一个周期所需要的时间称为细胞周期时间。有丝分裂后产生的子代细胞,经过长短不等的间隙期,也称 DNA 合成前期($G_1$),进入 DNA 合成期(S),完成 DNA 合成倍增后,再经短暂的休止期,也称 DNA 合成后期($G_2$),细胞又再进行丝状分裂(M 期)。有时细胞 $G_1$ 期明显延长,细胞长期处于静止的非增殖状态,常称为 $G_0$ 期(图 6-2)。$G_0$ 期的细胞与 $G_1$ 期的细胞的区别是它对正常启动 DNA 合成的信号无反应。但是,处于 $G_0$ 期的细胞并不是死细胞,它们继续合成 DNA 和蛋白质,还可以完成某一特殊细胞类型的分化功能。这些细胞可以作为储备细胞,一旦有合适的条件,即可重新进入增殖细胞群中并补充到组织中。

多数临床上常用的化疗药物均直接影响 DNA 的合成或功能,不同的抗癌药物可有不同的作用机制。有些药物主要作用系阻碍 DNA 的生物合成,仅作用于细胞增殖的 S 期,称 S 期特异性药物,如 MTX、5-FU、6MP、Ara-C 等。也有些药物主要损伤纺锤体,使丝状分裂停滞于分裂中期(M 期),如 VLB、VCR、VDS、紫杉醇等,这些药物称之为 M 期特异性药物。S 期与 M 期特异性药物均系作用于某一特定的时相,故通称为周期特异性药物。而直接破坏或损伤 DNA 的药物,如烷化剂、丙卡巴肼、顺铂、亚硝脲类等,则不论细胞处于哪一时相,包括 $G_0$ 期的细胞,均可起杀伤作用,称之为周期非特异性药物。

周期非特异性药物对肿瘤细胞的杀伤力一般较周期特异性的药物强,且随着药物浓度的升高,对肿瘤细胞的杀伤作用越明显,特别是此类药物对 $G_0$ 期的细胞亦有作用,故对增殖比率(generation fraction,GF)低的肿瘤也有作用。因此在实体瘤常规化疗和超大剂量化疗方案的组成中经常必不可少。而周期特异性药物仅对某一时相的细胞有杀伤作用,故其作用较弱,单独使用较难达到彻底的抗肿瘤效果。

### 三、化疗药物的耐药机制

化疗药物对增殖迅速的肿瘤的疗效较好。临床上,我们经常可以观察到,经过化疗后,肿瘤体积缩小,增殖速度逐渐加快,尽管继续用原方案治疗,肿瘤又再次增大。显然,恶性肿瘤对化疗的耐药,无法用肿瘤生长动力学来解释,必然还有其他的机制。

第一,恶性肿瘤细胞可能位于大多数药物不能到达的庇护所,如由于大部分药物不能进入中枢神经系统和睾丸,所以这些部位的肿瘤常常不受影响,成为复发的部位。如儿童急淋白血病治疗中,脑膜是复发的常见部位。可通过用放疗、大剂量 MTX 和 MTX 鞘内注射的预防性治疗方法,使经全身化疗已经达到完全缓解的患儿增加治愈的机会。

第二,发生抗药性的生物化学机制可以有多个方面。例如肿瘤细胞对抗癌药物的摄取减少,药物活化酶的量或活性降低,药物灭活酶含量或活性增加,药物作用靶向酶的含量增高或与药物的亲和力改变,肿瘤细胞的 DNA 修复加快,细胞的代谢替代途径的建立和细胞对药物的排出增加等。这些耐药性部分可以通过逐渐增加药物剂量,直到对正常组织出现轻度毒性而得到克服。另外,可通过使用联合化疗,从多个靶点代谢途径打击肿瘤细胞来克服抗药性。

第三,恶性肿瘤细胞耐药的遗传基础,已经确立并得到许多证据支持。Goldie 及 Coldman 认为,肿瘤细胞在增殖过程中,有较固定的突变率(约 $10^{-5}$),每次突变均可导致抗药瘤株的出现。因此,倍增次数越多(亦即肿瘤越大)、抗药瘤株出现的机会越大。每次突变,可导致对某种药物发生抗药,同时对多种药物发生抗药的机会远较小。因此,他们主张为防止抗药性的产生,应尽早在肿瘤负荷最低时,短期内足量使用多种有效的抗癌药,以便及时充分杀灭敏感的及对个别药物抗药的瘤细胞,防止其增殖形成优势。按照他们的理论,20 世纪 70 年代出现了两种所谓无交叉抗药作用的化疗方案:序贯交替治疗方案,如用 MOPP/ABV 方案治疗霍奇金病;尽早使用多种有效药物的方案,例如 ProMACE-MOPP、MACOP-B 等方案用于治疗非霍奇金淋巴瘤。

第四,有些肿瘤(主要为实体瘤)对化疗不敏感,是由于多量瘤细胞处于非增殖的 $G_0$ 期。由于肿瘤负荷越大,增殖比率越低,$G_0$ 细胞所占比率越高。故防治此类抗药性的关键在于尽早治疗,并应用一切手段(包括手术、放疗)减少肿瘤负荷。并有人试用持续长时间静脉输注抗癌药来克服此类抗药性。

近年来发现,肿瘤细胞有多药抗药性,即患者同时对多种作用机制不同的抗癌药均发生抗药(图 6-3)。

### 四、多药抗药性

肿瘤细胞对抗癌药物产生抗药性是化疗失败的主要原因。引起抗药性的原因很多,目前很引人注目的是多药抗药性(multidrug resistance,MDR),或称多向抗药性。多药抗药性是指恶性肿瘤细胞在接触一种抗癌药后,产生了对多种结构不同、作用机制各异的其他抗癌药的抗药性。

多药抗药性多出现于天然来源的抗癌药如长春碱类(vincristine,vinblastine,vindesine 和 vinorelbine)、鬼臼毒素(etoposide 和 teniposide)、紫杉醇类(紫杉醇和紫杉特尔)和蒽环类抗生素(多柔比星和柔红霉素)。多药抗药性的共同特点是:一般为亲脂性的药物,分子量在300~900 kD;药物进入细胞是通过被动扩散;药物在 MDR 细胞中的积聚比敏感细胞少,结果胞内的药物浓度不足而未能致细胞毒性作用;MDR 细胞膜上多有一种特殊的蛋白,称 P-糖蛋白,编码此蛋白的 MDR 基因扩增。

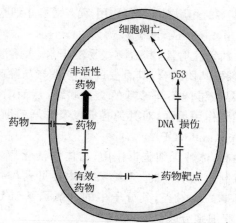

图 6-3　肿瘤耐药的机制

Endicott 等发现,MDR 细胞膜上往往出现膜糖蛋白的过度表达。进一步研究发现,膜糖蛋白的水平与抗药性及细胞内的药物积聚减少程度呈正相关,提示这种蛋白与药物在细胞内的积聚有关,亦可能与细胞膜的通透性有关,故称这种膜糖蛋白为 P-糖蛋白,编码此 P-糖蛋白的基因为 MDR 基因。P-糖蛋白具有膜转运蛋白的许多结构特征,一旦与抗癌药物结合,通过 ATP 提供能量,将药物从胞内泵出胞外,抗癌药物在胞内的浓度就不断下降,其细胞毒性作用因此减弱或消失,出现抗药现象。

有人发现,一些钙通道阻滞剂如维拉帕米、硫氮䓬酮、硝苯地平,钙调蛋白抑制剂如三氮拉嗪、氯丙嗪和奎尼丁、利血平等亦能与 P-糖蛋白结合,且可有效地与抗癌药物竞争同一结合部位,使抗癌药物不再或减少从胞内泵出胞外,从而在细胞内不断积聚,多药抗药性得以克服或纠正。这一现象已经在体外和体内实验中得到证实。但临床上如维拉帕米的最大耐受浓度为 2 μmol/L,这一浓度在体外组织培养中不能纠正多药抗药性,如超过此血浓度,人体可出现不适甚至较严重的毒性反应,限制了临床的使用。更安全的可逆转多药抗药性的药物正在研究中。

(王松铃)

# 第二节　临床常用的抗肿瘤药物

## 一、烷化剂

目前临床上常用的烷化剂主要有氮芥、环磷酰胺、塞替哌、白消安等。此类药物分子中均含有 1～2 个烷基,所含烷基是活性基团,可使 DNA、RNA 及蛋白质中的亲核基团烷化,该类药物对 DNA 分子作用强,在一定条件下,DNA 碱基上的所有 N 和 O 原子都可以不同程度地被烷化,DNA 结构受到破坏,影响细胞分裂。属细胞周期非特异性药物。

**(一)药物作用及机制**

此类药物对细胞增殖周期各时相均有细胞毒作用,而且对静止细胞 $G_0$ 期亦有明显的杀伤作用。

1.氮芥(nitrogen mustard,mustine,$HN_2$)

最早应用于临床的烷化剂是注射液,其盐酸盐易溶于水,水溶液极不稳定。此药是一高度活泼的化合物,可与多种有机亲核基团结合,其重要的反应是与鸟嘌呤第 7 位氮呈共价键结合,产生 DNA 的双链内的交叉联结或链内不同碱基的交叉联结,从而阻碍 DNA 的复制或引起 DNA 链断裂。对 $G_1$ 期及 M 期细胞作用最强,对其他各期以及非增殖细胞均有杀灭作用。

2.环磷酰胺(cycllophosphamide,CPA)

较其他烷化剂的选择性高,体外无细胞毒作用,在体内活化后才能产生抗肿瘤作用,口服及注射均有效。抗肿瘤作用机制为无活性的 CPA,在体内经肝药酶作用转化为 4-羟环磷酰胺,进一步在肿瘤组织中分解成环磷酰胺氮芥,其分子中的 β-氯乙基与 DNA 双螺旋链起交叉联结作用,破坏 DNA 结构,抑制肿瘤细胞分裂。

3.塞替哌(thiotepa,triethylene thiophosphoramide,TSPA)

有三个乙烯亚胺基,能与细胞内 DNA 的碱基结合,从而改变 DNA 功能。对多种移植性肿瘤有抑制作用。虽属周期非特异性药物,但选择性高,除可抑制人体细胞及肿瘤细胞的核分裂、使卵巢滤泡萎缩外,还可影响睾丸功能。

4.白消安

属磺酸酯类化合物,在体内解离而起烷化作用。

**(二)药动学特点**

1.氮芥

注射给药后,在体内停留时间极短(0.5~1 分钟),起效迅速,作用剧烈且无选择性。有 90% 以上很快从血中消除,迅速分布于肺、小肠、脾、肾脏、肝脏及肌肉等组织中,脑中含量最少。给药后 6 小时与 24 小时血中及组织中含量很低,20% 的药物以二氧化碳形式经呼吸道排出,有多种代谢产物从尿中排除。

2.环磷酰胺

口服吸收良好,生物利用度为 75%~90%,经肝转化成磷酰胺氮芥,产生细胞毒作用。静脉注射后,血中药物浓度呈双指数曲线下降,为二房室开放模型,$t_{1/2\alpha}$ 为 0.97 小时,$t_{1/2\beta}$ 为 6.5 小时,$V_d$ 为21.6 L/kg,清除率为(10.7±3.3)mL/min。主要经肾排泄,48 小时内尿中排出用药量的 70% 左右,其中2/3为其代谢产物。肾功能不良时,清除率下降,$t_{1/2\beta}$ 可延长到10 小时以上。

3.塞替哌

口服易被胃酸破坏,胃肠道吸收差,静脉注射后 1~4 小时血中药物浓度下降 90%,$t_{1/2}$ 约为 2 小时,能透过血-脑屏障。主要以代谢物形式经尿中排泄,排泄量达 60%~85%。

4.白消安

口服易吸收,口服后 1~2 小时可达血药高峰,$t_{1/2}$ 约为 2.5 小时。易通过血-脑屏障,脑脊液中浓度可达血浓度的 95%。绝大部分以甲基磺酸形式从尿中排出。

**(三)适应证及疗效评价**

1.氮芥

氮芥是第一个用于恶性肿瘤治疗的药物,在临床上主要用于恶性淋巴瘤,如霍奇金淋巴瘤及非霍奇金淋巴瘤等。尤其适用于纵隔压迫症状明显的恶性淋巴瘤患者。亦可用于肺癌,对未分化肺癌的疗效较好。

**2.环磷酰胺**

具有广谱的抗肿瘤作用,可用以治疗多种恶性肿瘤。①恶性淋巴瘤:单独应用对霍奇金病的有效率达 60% 左右,与长春新碱、丙卡巴肼及泼尼松合用对晚期霍奇金病的完全缓解率达 65%。②急性白血病和慢性淋巴细胞白血病:有一定疗效,且与其他抗代谢药物无交叉抗药性,联合用药可增加疗效。③其他肿瘤:对多发性骨髓瘤、乳腺癌、肺癌、卵巢癌、尤文神经母细胞瘤、软组织肉瘤、精原细胞瘤、胸腺瘤等均有一定疗效。④自身免疫性疾病:类风湿关节炎、肾病综合征、系统性红斑狼疮、特发性血小板减少性紫癜及自身免疫性溶血性贫血等。

**3.塞替哌**

对卵巢癌的有效率达 40%;对乳腺癌的有效率达 20%～30%,和睾酮合用可提高疗效;对膀胱癌可采用膀胱内灌注法进行治疗,每次 50～100 mg 溶于 50～100 mL 生理盐水中灌入,保留2 小时,每周给药 1 次,10 次为 1 个疗程;对癌性腹水、胃癌、食管癌、宫颈癌、恶性黑色素瘤、淋巴瘤等亦有一定疗效。

**4.白消安**

低剂量即对粒细胞的生成有明显选择性抑制作用,仅在大剂量下才对红细胞和淋巴细胞有抑制作用,由于它对粒细胞的选择性作用,对慢性粒细胞白血病有明显疗效,缓解率可达 80%～90%,但对慢性粒细胞白血病急性病变和急性白血病无效,对其他肿瘤的疗效也不明显。

**(四)治疗方案**

**1.氮芥**

静脉注射,每次 4～6 mg/m²(或 0.1 mg/kg),每周 1 次,连用 2 次,休息 1～2 周重复。腔内给药:每次 5～10 mg,加生理盐水 20～40 mL 稀释,在抽液后即时注入,每周 1 次,可根据需要重复。局部皮肤涂抹:新配制每次 5 mg,加生理盐水 50 mL,每天 1～2 次,主要用于皮肤蕈样霉菌病。

**2.环磷酰胺**

口服,每次 50～100 mg,每天 3 次。注射剂用其粉针剂,每瓶 100～200 mg,于冰箱保存,临用前溶解,于 3 小时内用完。静脉注射每次 200 mg,每天或隔天注射 1 次,1 个疗程为8～10 g。冲击疗法可用每次 800 mg,每周 1 次,以生理盐水溶解后缓慢静脉注射,1 个疗程为 8 g。儿童用量为每次3～4 mg/kg,每天或隔天静脉注射 1 次。

**3.塞替哌**

常静脉给药,亦可行肌内及皮下注射,常用剂量为 0.2 mg/kg,成人每次 10 mg,每天1 次,连用 5 天,以后改为每周 2～3 次,200～300 mg 为 1 个疗程。腔内注射为 1 次 20～40 mg,5～7 天1 次,3～5 次为 1 个疗程。瘤体注射为 1 次 5～15 mg,加用 2% 普鲁卡因,以减轻疼痛。

**4.白消安**

常用量为口服 6～8 mg/d,儿童 0.05 mg/kg,当白细胞下降至(1～2)×10⁴后停药或改为1～3 mg/d,或每周用 2 次的维持量。

**（五）不良反应**

**1.胃肠道反应**

均有不同程度的胃肠道反应，预先应用氯丙嗪类药物可防止胃肠道反应，其中塞替哌的胃肠道反应较轻。福莫司汀可有肝氨基转移酶、碱性磷酸酶和血胆红素中度、暂时性增高。

**2.骨髓抑制**

均有不同程度的骨髓抑制。抑制骨髓功能的程度与剂量有关，停药后多可恢复。

**3.皮肤及毛发损害**

以氮芥、环磷酰胺等多见。

**4.特殊不良反应**

（1）环磷酰胺可致化学性膀胱炎，出现血尿，血尿出现之前，可产生尿频和排尿困难，发生率及严重程度与剂量有关，主要是因为环磷酰胺代谢产物经肾排泄，可在膀胱中浓集引起膀胱炎，故用药期间应多饮水和碱化尿液以减轻症状；大剂量可引起心肌病变，可致心内膜、心肌损伤，起病急骤，可因急性心力衰竭而死亡，与放疗或阿霉素类抗生素并用时，也能促进心脏毒性的发生。

（2）白消安久用可致闭经或睾丸萎缩，偶见出血、再障及肺纤维化等严重反应。

**5.其他**

（1）环磷酰胺有时可引起肝损害，出现黄疸，肝功能不良者慎用。少数患者有头昏、不安、幻视、脱发、皮疹、色素沉着、月经失调及精子减少等。

（2）氮芥有时可引起轻度休克、血栓性静脉炎、月经失调及男性不育。

**（六）禁忌证**

烷化剂类抗恶性肿瘤药毒性较大，因此，凡有骨髓抑制、感染、肝肾功能损害者禁用或慎用。过敏者禁用。妊娠及哺乳期妇女禁用。

**（七）药物相互作用**

**1.氮芥**

与长春新碱、丙卡巴肼、泼尼松合用（MOPP疗法）可提高对霍奇金淋巴瘤的疗效。

**2.环磷酰胺**

可使血清中假胆碱酯酶减少，使血清尿酸水平增高，因此，与抗痛风药如别嘌呤醇、秋水仙碱、丙磺舒等同用时，应调整抗痛风药物的剂量。此外也加强了琥珀胆碱的神经肌肉阻滞作用，可使呼吸暂停延长。环磷酰胺可抑制胆碱酯酶活性，因而延长可卡因的作用并增加毒性。大剂量巴比妥类、皮质激素类药物可影响环磷酰胺的代谢，同时应用可增加环磷酰胺的急性毒性。

**3.塞替哌**

可增加血尿酸水平，为了控制高尿酸血症可给予别嘌呤醇；与放疗同时应用时，应适当调整剂量；与琥珀胆碱同时应用可使呼吸暂停延长，在接受塞替哌治疗的患者，应用琥珀胆碱前必须测定血中假胆碱酯酶水平；与尿激酶同时应用可增加塞替哌治疗膀胱癌的疗效，尿激酶为纤维蛋白溶酶原的活化剂，可增加药物在肿瘤组织中的浓度。

**4.白消安**

可增加血及尿中尿酸水平，故对有痛风病史的患者或服用本品后尿酸增高的患者可用抗痛风药物。

### (八)注意事项

**1.氮芥**

本品剂量限制性毒性为骨髓抑制,故应密切观察血象变化,每周查血象 1～2 次。氮芥对局部组织刺激性强,若漏出血管外,可导致局部组织坏死,故严禁口服、皮下及肌内注射,药物一旦溢出,应立即用硫代硫酸钠注射液或 1%普鲁卡因注射液局部注射,用冰袋冷敷局部6～12 小时。氮芥水溶液极易分解,故药物开封后应在 10 分钟内注入体内。

**2.环磷酰胺**

其代谢产物对尿路有刺激性,应用时应多饮水,大剂量应用时应水化、利尿,同时给予尿路保护剂美司钠。当大剂量用药时,除应密切观察骨髓功能外,尤其要注意非血液学毒性如心肌炎、中毒性肝炎及肺纤维化等。当肝肾功能损害、骨髓转移或既往曾接受多程化放疗时,环磷酰胺的剂量应减少至治疗量的 1/3～1/2。腔内给药无直接作用。环磷酰胺水溶液不稳定,最好现配现用。

**3.塞替哌**

用药期间每周都要定期检查外周血象,白细胞与血小板及肝、肾功能。停药后3 周内应继续进行相应检查,防止出现持续的严重骨髓抑制;尽量减少与其他烷化剂联合使用,或同时接受放疗。

**4.白消安**

治疗前及治疗中应严密观察血象及肝肾功能的变化,及时调整剂量,特别注意检查血尿素氮、内生肌酐清除率、胆红素、丙氨酸转移酶(ALT)及血清尿酸。用药期间应多饮水并碱化尿液或服用别嘌呤醇以防止高尿酸血症及尿酸性肾病的产生。发现粒细胞或血小板迅速大幅度下降时应立即停药或减量以防止出现严重骨髓抑制。

## 二、抗代谢药

抗代谢药是一类化学结构与机体中核酸、蛋白质代谢物极其相似的化合物,所以在体内与内源性代谢物产生特异性、竞争性拮抗:①二者在同一生化反应体系中竞争同一酶系统,影响其正常反应速度,降低或取消代谢产物的生成,影响大分子(DNA、RNA 及蛋白质)的生物合成,并抑制核分裂。②以伪代谢物的身份参与生化反应,经酶的作用所生成的产物是无生理功能的,从而阻断某一生化反应而抑制细胞的分裂。此类药物属细胞周期特异性药物,临床上常用的有甲氨蝶呤、巯嘌呤、氟尿嘧啶、阿糖胞苷等。

### (一)药理作用

**1.甲氨蝶呤**

为叶酸类抗代谢药,其化学结构与叶酸相似,对二氢叶酸还原酶有强大的抑制作用,可与二氢叶酸还原酶形成假性不可逆的、强大而持久的结合,从而使四氢叶酸的生成障碍,干扰体内一碳基团的代谢,致使核苷酸的合成受阻,最终抑制 DNA 的合成。该药选择性地作用于细胞增殖周期中的S 期,故对增殖比率较高的肿瘤作用较强。但由于其可抑制 DNA 及蛋白质合成,故可延缓 $G_1$-S 转换期。

**2.巯嘌呤**

为嘌呤类抗代谢药,能阻止嘌呤核苷酸类的生物合成,从而抑制 DNA 的合成,属作用于S 期的药物,亦可抑制 RNA 的合成。还具有免疫抑制作用。

### 3.氟尿嘧啶

为嘧啶类抗代谢药。在体内外均有较强的细胞毒作用,且抗瘤谱广。进入体内经转化后形成氟脲嘧啶脱氧核苷(5-FudRP),5-FudRP可抑制胸腺嘧啶核肾酸合成酶(thymidylate synthetase,TS)活力,阻断尿嘧啶脱氧核苷酸(dUMP)甲基化形成胸腺嘧啶脱氧核苷酸(dTMP),从而阻止DNA合成,抑制肿瘤细胞分裂繁殖。另外,在体内可转化为氟尿嘧啶核苷掺入RNA,从而干扰蛋白质合成。该药对S期敏感。

### 4.阿糖胞苷

属于脱氧核糖核苷酸多聚酶抑制剂,抗肿瘤作用强大,另外还具有促分化、免疫抑制及抗病毒作用。Ara-C抗肿瘤作用的机制是经主动转运进入细胞后,转化为阿糖胞苷三磷酸(Ara-CTP)而产生如下作用:①Ara-CTP可抑制DNA聚合酶而抑制DNA合成。②Ara-CTP也可掺入DNA,干扰DNA的生理功能。③Ara-CTP可抑制核苷酸还原酶活性,影响DNA合成。④Ara-C还可抑制膜糖脂及膜糖蛋白的合成,影响膜功能。⑤Ara-CTP亦可掺入RNA,干扰其功能。

## (二)抗药性作用

(1)癌细胞与6-MP长期接触,可产生抗药性,主要是由于癌细胞内缺乏6-MP转化为6-巯基嘌呤核苷酸的转换酶,另外也与膜结合型碱性磷酸酶活力升高导致癌细胞中硫代嘌呤核苷酸减少有关。

(2)肿瘤细胞与5-Fu长期接触可出现抗药性,其抗药机制为:①肿瘤细胞合成大量的TS。②细胞内缺乏足够的5-Fu转化酶。③胸苷激酶量增加,可促进肿瘤细胞直接利用胸苷。

(3)肿瘤细胞与Ara-C长期接触可产生抗药性,可能与下列原因有关:细胞膜转运Ara-C能力下降;瘤细胞中活化Ara-C的酶活性提高,使之代谢失活;脱氧三磷酸胞苷(dCTP)增多,阻断其他脱氧核苷酸合成;细胞内Ara-CTP与DNA聚合酶的亲和力下降;Ara-CTP从DNA解离。

## (三)药动学特点

### 1.甲氨蝶呤(Methotrexate,amethopterin,MTX)

口服小剂量(0.1 mg/kg)吸收较好,大剂量(10 mg/kg)吸收较不完全,食物可影响其吸收。进入体内后全身分布,肝、肾等组织中含量最高,不易透过血-脑屏障,但可进入胸腔积液及腹水中。血药浓度呈三房室模型衰减:$t_{1/2a}$为2~8分钟;$t_{1/2\beta}$为0.9~2小时;$t_{1/2\gamma}$为0.4小时,清除率每分钟大于9 mL/m²。在体内基本不代谢,主要以原形通过肾小球滤过及肾小管主动分泌,经尿排出,排除速度与尿pH有关,碱化尿液可加速排出。MTX血药浓度与其骨髓毒性密切相关,可根据血药浓度监测毒性。

### 2.巯嘌呤(6-mercaptopurine,6-MP)

口服吸收不完全,生物利用度个体差异较大,为5%~37%,可能与首关效应有关。静脉注射后,半衰期较短,$t_{1/2}$约为50分钟,脑脊液中分布较少。体内代谢有两种途径:①巯基甲基化后再被氧化失活,甲基化由硫嘌呤甲基转移酶(TPMP)催化;当TPMP活性低时,6-MP代谢减慢,作用增强,易引起毒性反应。该酶活性在白种人为多态分布(约15%的人酶活性较低),而在中国人为均态分布。②被黄嘌呤氧化酶(XO)催化氧化为6-硫代鸟酸。该药主要经肾排泄。

### 3.氟尿嘧啶(5-氟尿嘧啶,5-fluorouracil,6-MP)

口服吸收不规则且不完全,生物利用度可随剂量而增加,临床一般采用静脉注射给药。血中药物清除为一房室模型,$t_{1/2}$为10~20分钟。吸收后分布于肿瘤组织、肝和肠黏膜细胞内,可透过血-脑屏障及进入胸、腹腔癌性积液中。80％在肝内代谢。在 8～12 小时内由呼吸道排出其代谢产物 $CO_2$，15％左右以原形经尿排出。

4.阿糖胞苷(cytarabine，Ara-C)

口服无效，需静脉滴注。易透过血-脑屏障，在体内经胞嘧啶核苷脱氨酶作用，形成无活性的阿拉伯糖苷(ara-U)。该酶在肝、脾、肠、肾、血细胞及血浆中含量较高。药物的消除为二房室模型，$t_{1/2\alpha}$ 为 10～15 分钟，$t_{1/2\beta}$ 为 2～3 小时，24 小时内约有 80％的药物以阿糖尿苷的形式排泄。

**(四)适应证及疗效评价**

1.甲氨蝶呤。

(1)急性白血病：对于急性淋巴性白血病和急性粒细胞性白血病均有良好疗效，对儿童急性淋巴性白血病的疗效尤佳，对于成人白血病疗效有限，但可用于白血病脑膜炎的预防。

(2)绒毛膜上皮癌、恶性葡萄胎：疗效较为突出，大部分患者可得到缓解，对于早期诊断的患者疗效可达 90％。

(3)骨肉瘤、软组织肉瘤、肺癌、乳腺癌、卵巢癌：使用大剂量有一定疗效。

(4)头颈部肿瘤：以口腔、口咽癌疗效最好，其次是喉癌，鼻咽癌疗效较差，常以动脉插管滴注给药。

(5)其他：鞘内注射给药对于缓解症状较好，亦可用于预防给药和防止肿瘤转移。对肢体、盆腔、肝、头颈部肿瘤可于肿瘤区域动脉注射或输注，加用醛氢叶酸(CF)，疗效较好。对自身免疫系统疾病如全身系统性红斑狼疮、类风湿关节炎等有一定疗效。另外，对牛皮癣有较好的疗效。

2.巯嘌呤

(1)急性白血病：常用于急性淋巴性白血病，对儿童患者的疗效较成人好；对急性粒细胞、慢性粒细胞或单核细胞白血病亦有效。

(2)绒毛膜上皮癌和恶性葡萄胎：我国使用大剂量 6-MP 治疗绒毛膜上皮癌收到一定疗效，但不如 MTX。

(3)对恶性淋巴瘤、多发性骨髓瘤也有一定疗效。

(4)近年已利用其免疫抑制作用，用于原发性血小板减少性紫癜、自身免疫性溶血性贫血、红斑狼疮、器官移植、肾病综合征的治疗。

3.氟尿嘧啶

(1)消化道癌：为胃癌、结肠癌、直肠癌的最常用药物，常与丝裂霉素、阿糖胞苷、阿霉素、卡莫司汀、长春新碱、达卡巴嗪等合用；可作为晚期消化道癌手术后的辅助化疗；亦可采用动脉插管注药或持久输注法治疗原发性肝癌。

(2)绒毛膜上皮癌：我国采用大剂量 5-Fu 与放线菌素 D 合用，治愈率较高。

(3)头颈部肿瘤：以全身用药或动脉插管注射、滴注，用于包括鼻咽癌等的头颈部肿瘤治疗。

(4)皮肤癌：局部用药对多发性基膜细胞癌、浅表鳞状上皮癌等有效，对广泛的皮肤光化性角化症及角化棘皮瘤等亦有效。

(5)对乳腺癌、卵巢癌，以及肺癌、甲状腺癌、肾癌、膀胱癌、胰腺癌有效，对宫颈癌除联合化疗外，还可并用局部注射。

**(四)阿糖胞苷**

(1)急性白血病：对急性粒细胞白血病疗效最好，对急性单核细胞白血病及急性淋巴细胞白血病也有效。但单独使用缓解率差，常与 6-MP、长春新碱、环磷酰胺等合用。

（2）对恶性淋巴肉瘤、消化道癌也有一定疗效,对多数实体瘤无效。

（3）还可用于病毒感染性疾病,如单纯疱疹病毒所致疱疹;牛痘病毒、单纯疱疹及带状疱疹病毒所致眼部感染。

**（五）治疗方案**

1.甲氨蝶呤

（1）急性白血病:口服每天 0.1 mg/kg,也可肌内注射或静脉注射给药。一般有效疗程的安全剂量为 50～100 mg,此总剂量视骨髓情况和血象而定。脑膜白血病或中枢神经系统肿瘤:鞘内注射5～10 mg/d,每周 1～2 次。

（2）绒毛膜上皮癌及恶性葡萄胎:成人一般 10～30 mg/d,每天 1 次,口服或肌内给药,5 天为 1 个疗程,视患者反应可重复上述疗程,亦可以10～20 mg/d 静脉滴注(加于 5％葡萄糖溶液 500 mL中于 4 小时滴完),5～10 天为 1 个疗程。

（3）骨肉瘤、恶性淋巴瘤、头颈部肿瘤等:常采用大剂量($3～15 \ g/m^2$)静脉注射,并加用亚叶酸($6～12 \ mg$)肌内注射或口服,每 6 小时一次,共 3 天,这称为救援疗法。因为大剂量的 MTX 可提高饱和血药浓度,由此可升高肿瘤细胞内的药物浓度并便于扩散至血流较差的实体瘤中,但因血药浓度的提高,其毒性也相应增加,故加用 CF,后者转化四氢叶酸不受 MTX 所阻断的代谢途径的限制,故起解救作用,提高化疗指数。为了充分发挥解救作用,应补充电解质、水分及碳酸氢钠以保持尿液为碱性,尿量维持在每天 3 000 mL 以上,并对肝、肾功能、血象以及血浆 MTX 的浓度逐日检查,以保证用药的安全有效。对有远处转移的高危患者,则需和放线菌素 D 等联合应用,缓解率达 70％以上。

2.巯嘌呤

（1）白血病:2.5～3.0 mg/(kg·d),分 2～3 次口服,根据血象调整剂量,由于其作用比较缓慢,用药后 3～4 周才发生疗效,2～4 月为 1 个疗程。

（2）绒毛膜上皮癌:6 mg/(kg·d),1 个疗程为 10 天,间隔 3～4 周后重复疗程。

（3）用于免疫抑制:1.2～2 mg/(kg·d)。

3.氟尿嘧啶

（1）静脉注射:10～12 mg/(kg·d),每天给药量约为 500 mg,隔天 1 次;国外常用"饱和"剂量法,即 12～15 mg/(kg·d),连用 4～5 天后,改为隔天 1 次,出现毒性反应后剂量减半;亦有以$500～600 \ mg·m^2$,每周给药 1 次;成人的疗程总量为 5.0～8.0 g。

（2）静脉滴注:毒性较静脉注射低,一般为 10～20 mg/(kg·d),把药物溶于生理盐水或 5％葡萄糖注射液中,2～8 小时滴完,每天 1 次,连续 5 天,以后减半剂量,隔天 1 次,直至出现毒性反应。治疗绒毛膜上皮癌时,可加大剂量至 25～30 mg/(kg·d),药物溶于 5％葡萄糖液 500～1 000 mL中点滴6～8 小时,10 天为 1 个疗程,但此量不宜用作静脉注射,否则,将产生严重毒性反应。

（3）动脉插管滴注:以5～20 mg/kg溶于 5％葡萄糖液中(500～1 000 mL)滴注 6～8 小时,每天 1 次,总量为 5～8 g。

（4）胸腹腔内注射:一般每次 1.0 g,5～7 天 1 次,共3～5 次。

（5）瘤内注射:如宫颈癌每次250～500 mg。

（6）局部应用:治疗皮肤基底癌及癌性溃疡,可用 5％～10％的软膏或 20％霜剂外敷,每天 1～2 次。

(7)口服：一般 5 mg/(kg·d)，总量为 10～15 g 或连续服用至出现毒性反应，即停药。

4.阿糖胞苷

(1)静脉注射：1～3 mg/(kg·d)，连续 8～15 天。

(2)静脉滴注：1～3 mg/(kg·d)，溶于葡萄糖液中缓慢滴注，14～20 天为 1 个疗程。

(3)皮下注射：作维持治疗，每次 1～3 mg/kg，每周 1～2 次。

(4)鞘内注射：25～75 mg/次，每天或隔天注射一次，连用 3 次。

### (六)不良反应

1.胃肠道反应

均有不同程度的胃肠道反应，为常见的早期毒性症状。MTX 较严重，可引起广泛性溃疡及出血，有生命危险。巯嘌呤大剂量可致口腔炎、胃肠黏膜损害、胆汁淤积及黄疸，停药后可消退。5-Fu 可致假膜性肠炎，此时需停药，并给予乳酶生等药治疗。

2.骨髓抑制

均有不同程度的骨髓抑制。MTX 严重者引起全血抑制，当白细胞计数低于 $3×10^9/L$、血小板计数低于 $0.7×10^9/L$ 或有消化道黏膜溃疡时，应停用或用亚叶酸钙救援及对症治疗。6-MP 严重者也可发生全血抑制，高度分叶核中性白细胞的出现，常是毒性的早期征兆。

3.皮肤及毛发损害

常见于阿糖胞苷。

4.特殊不良反应

(1)MTX 有肝、肾功能损害，长期应用可能引起药物性肝炎、肝硬化和门脉高压；大剂量MTX 应用，其原形及代谢产物从肾排泄，易形成结晶尿及尿路阻塞，形成肾损害，要多饮水及碱化尿液。

(2)6-MP 可致部分患者出现高尿酸血症、尿酸结晶及肾功能障碍。

(3)5-Fu 毒性较大，治疗量与中毒量相近，可致神经系统损害：颈动脉插管注药时，部分患者可发生小脑变性、共济失调和瘫痪；还可引起心脏毒性：出现胸痛、心率加快，心电图表现为ST 段抬高，T 波升高或倒置，同时可见血中乳酸脱氢酶升高。

(4)阿糖胞苷可致肝损害，可见转氨酶升高、轻度黄疸，停药后可恢复。大剂量可致阻塞性黄疸。

5.其他

(1)MTX 鞘内注射，可引起蛛网膜炎，出现脑膜刺激症状；长期大量用药可产生坏死性脱髓性白质炎。可引起间质性肺炎，出现咳嗽、发热、气急等症，部分患者可致肺纤维化；少数患者有生殖功能减退、月经不调，妊娠前 3 个月可致畸胎、流产或死胎。

(2)5-Fu 有时引起注射部位动脉炎，动脉滴注可引起局部皮肤红斑、水肿、破溃、色素沉着，一般于停药后可恢复。

(3)阿糖胞苷有时可致小脑或大脑功能失调及异常抗利尿激素分泌综合征。

### (七)禁忌证

过敏者、感染患者、孕妇、哺乳妇女禁用，肝、肾功能障碍患者慎用。

### (八)药物相互作用

(1)MTX 蛋白结合率高，与磺胺类、水杨酸盐、巴比妥类、苯妥英钠合用，可竞争与血浆蛋白结合，使其浓度增高。糖皮质激素、头孢菌素、青霉素、卡那霉素可抑制细胞摄取 MTX，减弱其作用。苯胺蝶呤可增加白血病细胞中的二氢叶酸还原酶浓度,减弱 MTX 的作用。该药与氟尿嘧啶序贯应用,可使 MTX 作用增加,反之可产生阻断作用。长春新碱于 MTX 用前 30 分钟给予,可加速细胞对 MTX 的摄取,并阻止其逸出,加强 MTX 的抗肿瘤作用。门冬酰胺酶可减轻 MTX 的毒性反应。在给 MTX 24 小时后加用门冬酰胺酶,可提高 MTX 对急性淋巴细胞白血病的疗效。

(2)与别嘌呤醇合用,可使 6-MP 抗肿瘤作用加强,还可减少 6-硫代尿酸的生成。

(3)甲酰四氢叶酸、胸腺嘧啶核苷、甲氨蝶呤、顺铂、尿嘧啶、双嘧达莫、磷乙天门冬氨酸可增强 5-Fu 的抗肿瘤作用。别嘌呤醇可降低 5-Fu 的毒性,但不影响抗肿瘤作用。

阿糖胞苷与硫鸟嘌呤合用可提高对急性粒细胞性白血病的疗效;与四氢尿嘧啶核苷合用,使其 $t_{1/2}$ 延长,增强骨髓抑制。大剂量胸腺嘧啶核苷酸、羟基脲可增强其抗肿瘤作用,阿糖胞苷亦可增强其他抗肿瘤药物的作用。

### (九)注意事项

应对患者的血小板、白细胞、中性粒细胞数进行监测,应根据骨髓毒性的程度相应调整剂量;静脉滴注药物时间延长和增加用药频率可增加药物的毒性;静脉滴注时,如发生严重呼吸困难(如出现肺水肿、间质性肺炎或成人呼吸窘迫综合征),应停止药物治疗。早期给予支持疗法,有助于纠正不良反应;应定期检查肝、肾功能。

## 三、抗肿瘤抗生素

抗肿瘤抗生素是由微生物产生的具有抗肿瘤活性的化学物质,至今报道具有抗肿瘤活性的微生物产物已超过 1 500 种,但应用于临床的抗肿瘤抗生素只有 20 多种,此类药物属细胞周期非特异性药物,他们通过各种方式干扰转录,阻止 mRNA 合成,抑制 DNA 复制,阻止肿瘤细胞的分裂、繁殖而起到抗肿瘤作用。此类药物对肿瘤选择性差,不良反应较多,毒性较大。常用的有多柔比星及柔红霉素、丝裂霉素、博来霉素、放线菌素 D 等。

### (一)药理作用

1.多柔比星(doxorubicin,adriamycin,ADM,DOX,阿霉素)及柔红霉素(daunorubicin,DNR)

属于醌环类抗生素,体外具有明显的细胞毒作用,体内具有广谱抗肿瘤作用,还具有免疫调节作用。柔红霉素的细胞毒作用比多柔比星小。两药的抗肿瘤作用相似,经主动转运机制进入细胞内,其分子可插入 DNA 分子中,影响 DNA 功能。ADM 在细胞内的浓度较血浓度高出数倍,进入细胞后,很快与细胞核结合,与 DNA 形成稳定的复合物,使 DNA 链易于折断,导致DNA、RNA 及蛋白质合成受到抑制。ADM 对 S 期细胞的杀伤作用最大。

2.丝裂霉素(mitomycin,MMC)

本品具有烷化作用,主要影响 DNA 功能,可抑制 DNA 的合成,高浓度时使 DNA 崩解,细胞核溶解。还可抑制 RNA 合成。MMC 在体内经转化后,可与 DNA 产生交叉联结破坏 DNA,使 DNA 发生烷化,其中对 $G_1$ 期细胞尤其是 $G_1$ 晚期及 S 期最为敏感。对多种移植性肿瘤有强大抗肿瘤作用,抗瘤谱广。此外,还具有较强的抗菌作用,其抗菌谱广,对革兰阳性及阴性菌作用强,对立克次体及病毒亦有作用。同时具有免疫抑制作用。

3.博来霉素(Blemycin,BLM)

与铁离子络合产生游离氧破坏 DNA,使 DNA 单链断裂,阻止 DNA 的复制,其抗瘤谱广。另外,还具有抗菌和抗病毒作用,可阻止 DNA 病毒的复制,对葡萄球菌、炭疽杆菌、枯草杆菌、大肠埃希菌、痢疾杆菌、伤寒杆菌及分枝杆菌均有抑制作用。

4.放线菌素 D(dactinomycin,DACT)

抗瘤谱广,具有免疫抑制作用。其抗肿瘤机制主要为低浓度抑制 DNA 指导下的 RNA 合成;高浓度时抑制 DNA 合成,还可使某些肿瘤细胞发生凋亡。

**(二)抗药性作用**

癌细胞与 ADM 及 DNR 长期接触会产生抗药性。其间亦可产生交叉抗药性,并对长春新碱、长春碱及放线菌素 D 等产生抗药性。出现多药抗药性的机制复杂,可能是由于抗药性细胞抗药基因($mdr$)的扩增,其基因产物 P170 糖蛋白具有能量依赖性药物外排泵性质,使大量药物被泵出细胞外。抗药性的产生还与某些肿瘤细胞内产生大量的谷胱甘肽过氧化物酶有关,可消除 ADM 及 DNR 所产生的自由基。此外,有些肿瘤细胞与 ADM 及 DNR 长期接触后,细胞内蛋白激酶 C 含量升高,肿瘤坏死因子(TNF)增加,膜流动性提高,由此也可产生抗药性。

长期与 MMC 接触,瘤细胞可产生抗药性。抗药性与药物还原型活化能力下降及 DNA 修复能力增加有关。该药与蒽环类及长春碱类可呈交叉抗药性。

瘤细胞与 BLM 长期接触可产生抗药性,机制未明,可能与细胞内 BLM 灭活酶 B 含量增高、谷胱甘肽、谷胱甘肽过氧化物酶(GSH-PX)含量增高,细胞对 BLM 摄取减少,BLM 从细胞内溢出增高有关,也可能与 BLM 所诱导的 DNA 损伤易于修补有关。

癌细胞与 DACT 长期接触可产生抗药性:与蒽环类抗生素及长春碱类之间有交叉抗药性,出现多药抗药性。抗药性主要是由于 $mdr$ 基因过度表达,癌细胞上产生大量 P170 糖蛋白,致使 DACT 泵出细胞。抗药性产生还与瘤细胞内拓扑异构酶-Ⅱ活性降低有关。

**(三)药动学特点**

1.多柔比星及柔红霉素

ADM 口服无效,DNR 口服吸收欠佳。ADM 静脉给药后很快分布于肝、心、肾、肺等组织中,在肿瘤组织中浓度亦较高,不易透过血-脑屏障。ADM 及 DNR 在血中皆呈二房室模型衰减,ADM 的 $t_{1/2\alpha}$ 为10分钟,$t_{1/2\beta}$ 为 30 小时;DNR 的 $t_{1/2\alpha}$ 为 30～40 分钟,$t_{1/2\beta}$ 为 24～55 小时。两药均在体内代谢转化,原形及代谢产物主要通过胆汁排泄,肝功能严重受损时,可使 ADM 的血药浓度升高,半衰期延长,DNR 部分自肾排泄。

2.丝裂霉素

口服吸收不规则,口服同等剂量的 MMC,血中浓度仅达静脉注射的 1/20,分布广泛,以肾、舌、肌肉、心、肺等组织中浓度较高,脑组织中含量很低,腹水中浓度亦较高。常静脉注射给药,吸收后分布于全身各组织器官,$t_{1/2}$ 为 50 分钟,体内许多组织如肝、脾、肾、脑及心脏可灭活 MMC。主要经肾小球滤过排泄,但尿中排泄量仅为用药量的 15%。

3.博来霉素

局部刺激性小,除可用静脉注射外,还可做肌内、腔内注射。体内分布广,尤以皮肤、肺、腹膜及淋巴组织中积聚较多,癌组织中浓度高于邻近组织。一次静脉注射消除呈二房室模型,$t_{1/2\beta}$ 为 2～4 小时,肌内注射于 1～2 小时达峰浓度,$t_{1/2\beta}$ 为 2.5 小时,$V_d$ 为 0.39 L/kg,主要经肾排泄,24 小时内排出给药量的 1/2～2/3,肾功能障碍者排出减少,$t_{1/2}$ 延长。

4.放线菌素 D

口服吸收差。静脉注射后,迅速分布于机体各组织中,血药浓度迅速降低,主要分布于肝、肾、脾及颌下腺中,不易透过血-脑屏障。骨髓及肿瘤组织中浓度明显高于血浆。体内很少被代谢,主要从胆汁和尿中原型排出,末端相半衰期为 36 小时。

**(四)适应证及疗效评价**

1.多柔比星及柔红霉素

ADM 临床可用于恶性淋巴瘤、肺癌、消化道恶性肿瘤、乳腺癌、膀胱癌、骨及软组织肉瘤、卵巢癌、前列腺癌、甲状腺癌等。DNR 主要用于白血病的治疗。

2.丝裂霉素

(1)消化道恶性肿瘤:如胃、肠、肝、胰腺癌等疗效较好。

(2)对肺、乳腺、宫颈、膀胱、绒毛膜上皮癌也有效。

(3)对恶性淋巴瘤有效。

3.博来霉素

主要用于治疗鳞状上皮癌,包括皮肤、鼻咽、食管、阴茎、肺、外阴部和宫颈癌等,常可取得较好效果,另对淋巴瘤类,如霍奇金病、非霍奇金淋巴瘤、蕈样肉芽肿以及睾丸癌、黑色素瘤也有一定疗效。

4.放线菌素 D

对霍奇金病和神经母细胞瘤有突出疗效,对绒毛膜上皮癌疗效也较好,但对睾丸绒毛膜上皮癌疗效差,与放疗合用可提高瘤组织对放疗的敏感性。另外,对小儿肾母细胞瘤、横纹肌肉瘤、纤维肉瘤、原发性及转移性睾丸肿瘤、Kaposi 肉瘤也有一定疗效。

**(五)治疗方案**

1.多柔比星及柔红霉素

ADM 一般采用静脉注射,1 次 50～60 mg/m²,每 3 周 1 次,或每天20～25 mg/m²,连用 3 天,3 周为 1 个疗程,总剂量不超过 550 mg/m²。对浅表性扩散型膀胱癌以 ADM 60 mg溶于 30 mL 生理盐水中做膀胱内灌注,保留 2 小时,每周 2 次,每 3 周重复1 次。DNR 每天静脉注射 30～60 mg/m²,连续 3 天,每3～6 周为 1 个疗程。

2.丝裂霉素

常用静脉注射给药,1 次 4～6 mg,1 周 1～2 次,40～60 mg 为 1 个疗程。做腔内注射,剂量为 4～10 mg,每 5～7 天 1 次,4～6 次为 1 个疗程。口服每次 2～6 mg,每天1 次,80～120 mg 为 1 个疗程。

3.博来霉素

肌内和静脉注射 15～30 mg/次,每天 1 次或每周 2～3 次,300～600 mg 为1 个疗程。还可用软膏外涂来治疗溃疡面。

4.放线菌素 D

成人每次静脉注射或静脉滴注 200 μg,每天或隔天 1 次,连用 5 次,每 4 周为 1 个疗程。儿童每天 15 μg/kg,连用 5 天,每 4 周为 1 个疗程。

**(六)不良反应**

1.胃肠道反应

均有不同程度的胃肠道反应。

2.骨髓抑制

均有不同程度的骨髓抑制,多柔比星和柔红霉素发生率高达 60%～80%。

3.皮肤及毛发损害

均有不同程度的皮肤损害及脱发。

4.特殊不良反应

（1）多柔比星及柔红霉素有较严重的心脏毒性，也是最严重的毒性反应，成人及儿童均可产生，一种为心脏急性毒性，主要为各型心律失常，常发生于用药后数小时或数天内；另一种为与剂量有关的心肌病变，常表现为充血性心力衰竭。

（2）丝裂霉素可引起肺毒性，且与剂量有关，主要表现为间质性肺炎，出现呼吸困难、干咳，肺部 X 射线可见肺部浸润阴影，此时应立即停药，并服用糖皮质激素类；可引起心脏毒性，也与剂量有关，表现为少数患者于停药后突发心力衰竭而死亡，心脏病患者应慎用；可致肾毒性，也与剂量有关，表现为血肌酐升高、血尿、尿蛋白及贫血，常伴有微血管病变性溶血性贫血；还可引起肝性静脉阻塞性疾病综合征，表现为进行性肝功能损害、腹水、胸腔积液。

5.其他

（1）多柔比星及柔红霉素还可致发热；ADM 偶致肝功能障碍及蛋白尿，还可引起变态反应；局部刺激性强，静脉注射可引起静脉炎，药液外漏时可引起局部组织坏死，该药的代谢产物可使尿液变红，一次给药可持续 1～2 天。

（2）丝裂霉素可引起发热、头痛、四肢乏力、视力模糊、肌肉酸痛和注射部位蜂窝组织发炎及致畸、致癌作用。

（3）放线菌素 D 可使放疗效过加强，使既往放疗部位皮肤出现发红及脱皮；静脉注射可引起静脉炎，漏出血管外可致局部炎症，疼痛及组织坏死。还可致发热，少数患者可见肝大及肝功能异常，还可致突变和致畸作用。

### （七）禁忌证

孕妇禁用；抗生素过敏者，肝、肾功能障碍患者慎用。

### （八）药物相互作用

（1）多柔比星等蒽环类抗生素在体外可与硫酸黏多糖类（如肝素及硫酸软骨素等）结合产生沉淀，避免与肝素及硫酸软骨素同时合用。苯巴比妥钠可加强 ADM 的心脏毒性，维生素 E 及乙酰半胱氨酸可减轻 ADM 所致心肌病变，雷佐生及其右旋体（ICRF-187）可对抗 ADM 的心脏毒性。ICRF 的同系化合物乙双吗啉及氯丙嗪等亦有相似作用，两性霉素 B 可部分降低癌细胞对 ADM 的抗药性。

（2）鸟嘌呤及黄嘌呤可使 MMC 的抗大肠埃希菌作用减弱；维拉帕米可逆转其抗药性，可加强 6-MP 的免疫抑制作用。

（3）半胱氨酸及谷胱甘肽等含巯基化合物的药物可减弱 BLM 的作用，与 CPA、VCR、ADM 及 Pred 合用（COAP 方案）可使肺部毒性增加。

（4）维拉帕米可逆转瘤细胞对 DACT 的抗药性，氯丙嗪可减轻 DACT 的胃肠道反应。

### （九）注意事项

抗恶性肿瘤抗生素的应用应在有经验的肿瘤化疗医师指导下使用，用药期间应密切随访血常规及血小板、血尿素氮、肌酐等。

## 四、植物类抗肿瘤药

从植物中寻找有效的抗肿瘤药物已成为国内外重要研究课题，目前用于治疗肿瘤的植物药已筛选出 20 多种。它们分别通过抑制微管蛋白活性、干扰核蛋白体功能、抑制 DNA 拓扑异构酶活性等发挥抗肿瘤作用。临床常用的有长春碱类、喜树碱类、鬼臼毒素类、紫杉醇和三尖杉碱等。

**(一)药理作用**

(1)长春碱类抗肿瘤药主要有长春碱(vinblastine.VLB)、长春新碱(vincristine,VCR)及人工半合成的长春地辛(vindesine,VDS),皆有广谱抗肿瘤作用,均属细胞周期特异性抗肿瘤药。VCR 抗肿瘤作用强度与 VDS 相似,强于 VLB。VDS 还具有增强皮肤迟发性变态反应及淋巴细胞转化率的作用。长春碱类抗肿瘤作用机制:主要抑制微管蛋白聚合,妨碍纺锤体的形成,使纺锤体主动收缩功能受到抑制,使核分裂停止于中期,可致核崩解,呈空泡状或固缩成团,主要作用于细胞增殖的 M 期。VCR 还可干扰蛋白质代谢,抑制细胞膜类脂质的合成,抑制氨基酸在细胞膜上的转运,还可抑制 RNA 聚合酶的活力,从而抑制 RNA 合成。

(2)喜树碱类包括喜树碱(camptothecin,CPT)及羟喜树碱(10-chydmxycamptothecin),其中羟喜树碱亦可人工合成。抗肿瘤作用强,具有广谱抗肿瘤作用,为周期特异性抗肿瘤药。10-OHCPT抗肿瘤作用较 CPT 明显,毒性较小。二者抗肿瘤原理相似,直接破坏 DNA 并抑制其合成,对 S 期细胞的作用比对$G_1$ 期和 $G_2$ 期细胞的作用明显,较高浓度抑制核分裂,阻止细胞进入分裂期。

(3)依托泊苷及替尼泊苷(teniposide,VM-26)是从小檗科鬼臼属植物鬼臼(Podophyllum,versipelle Hance)中提取的鬼臼毒素的衍生物,在体外有广谱的抗肿瘤作用,属细胞周期非特异性药物。体外 VM-26 的细胞毒作用较 VP-16 强 10 倍。VP-16 还具有抗转移作用。此类化合物主要作用于 S 及 $G_2$ 期细胞,使 S 及 $G_2$ 期延缓,从而杀伤肿瘤细胞。作用靶点为拓扑异构酶Ⅱ(TOPO-Ⅱ),干扰拓扑异构酶Ⅱ修复 DNA 断裂链作用,导致 DNA 链断裂。VM-26 对TOPO-Ⅱ的作用较 VP-16 强 1.4 倍。

(4)紫杉醇具有独特的抗肿瘤机制,作用靶点为微管,促使微管蛋白组装成微管,形成稳定的微管束,且不易拆散,破坏组装—扩散之间的平衡,使微管功能受到破坏,从而影响纺锤体功能,抑制肿瘤细胞的有丝分裂,使细胞周期停止于 $G_2$ 及 M 期,属周期特异性药物。

(5)三尖杉碱属细胞周期非特异性药物。抑制蛋白质生物合成,抑制 DNA 合成,还可促进细胞分化,促进细胞凋亡。

**(二)抗药性作用**

VLB、VCR 之间存在交叉抗药性,与其他抗肿瘤药间亦有交叉抗药性,呈多药抗药性。但VDS 与 VCR 间交叉抗药性不明显。抗药性产生机制与肿瘤细胞膜上 P 糖蛋白扩增,微管蛋白结构的改变从而影响药物与微管蛋白结合有关。

肿瘤细胞与 VP-16 长期接触可产生抗药性,与其他抗肿瘤药物出现交叉抗药性,呈现典型性多药抗药性。主要与细胞膜上 P 糖蛋白的扩增,导致药物从胞内泵出,胞内药物浓度明显降低有关。还可出现非典型性多药抗药性,其原因往往与 TOPO-Ⅱ 的低表达及出现功能异常有关。VP-16 的抗药性主要为典型性多药抗药性,VM-26 的抗药性主要为非典型性多药抗药性。

肿瘤细胞与紫杉醇长期接触可产生抗药性,抗药性产生的机制是 α 及 β 微管蛋白变性,使之不能聚合组装成微管;另一机制是抗药细胞膜上存在 *mdr* 基因,P 糖蛋白过度表达,使紫杉醇在细胞内聚集减少,并呈多药抗药性。

### (三)药动学特点

**1.长春碱类**

口服不吸收,静脉给药,VCR 体内半衰期约为 24 小时,末端相半衰期长达85 小时。主要集中于肝、血小板、血细胞中,经肝代谢,其代谢产物从胆汁排出,肝功能不全应减量应用。

**2.喜树碱类**

CPT 静脉注射后,很快分布于肝、肾及胃肠道,在胃肠道停留时间长,浓度高,胆囊中浓度较血中高出 300 倍,肝中药物浓度较血中高出 2 倍,$t_{1/2}$ 为 1.5～2.0 小时,主要从尿中排泄。10-OHCPT 静脉注射后,分布于各组织,肿瘤组织中含量较高,维持时间较长,主要通过粪便排出。

**3.鬼臼毒素类**

(1)静脉注射 VP-16 后,蛋白结合率为 74%～90%,主要分布于肝、肾、小肠,不易透过血-脑屏障,血药浓度的衰减呈二房室开放模型,$t_{1/2\alpha}$ 为 1.4±0.4 小时,$t_{1/2\beta}$ 为 5.7±1.8 小时;VP-16 亦可口服,口服后生物利用度有个体差异,吸收不规则,且口服吸收后有效血浓度仅为静脉注射的 28%～52%,口服后0.5～4 小时血药浓度达峰值,$t_{1/2}$ 为 4～8 小时;原形及代谢产物主要经尿排泄。

(2)静脉注射 VM-26,血中蛋白结合率达 99%,脑脊液中浓度低,血浆中药物浓度的衰减呈三房室开放模型,末相 $t_{1/2}$ 为 11～38 小时,主要经尿排泄,原形占 35%。

**4.紫杉醇**

静脉注射后,蛋白结合率达 95%～98%。体内分布广,Vd 为 55～182 L/m²。血药浓度的衰减呈二室开放模型:$t_{1/2\alpha}$ 为 16.2 分钟;$t_{1/2\beta}$ 为 6.4 小时,清除率为每分钟 253 mL/m²。主要由尿排泄,大部分为其代谢产物。

**5.三尖杉碱**

口服吸收迅速,但不完全。静脉注射血中药物浓度呈二房室模型衰减,$t_{1/2\alpha}$ 为3.5 分钟,$t_{1/2\beta}$ 为 50 分钟。注射后 15 分钟,分布于全身各组织中,肾中分布最高,其次为肝、骨髓、肺、心、胃肠、脾、肌肉、睾丸,血及脑中最低。给药 2 小时后,各组织中药物浓度迅速降低,但骨髓中浓度下降慢。主要通过肾及胆汁排泄。

### (四)适应证及疗效评价

**1.长春碱类**

VLB 主要用于恶性淋巴瘤、睾丸癌、泌尿系统肿瘤。对乳腺癌、Kaposi 肉瘤亦有一定疗效。VCR 可用于急性淋巴细胞白血病、恶性淋巴瘤、儿童肿瘤及治疗晚期肺鳞癌作为同步化药物使用。VDS 可用于白血病,如急性淋巴细胞性白血病、急性非淋巴细胞性白血病及慢性粒细胞白血病急性病变,还可用于肺癌、乳腺癌、食管癌、恶性黑色素瘤。

**2.喜树碱类**

CPT 对胃癌、绒毛膜上皮癌、恶性葡萄胎、急性及慢性粒细胞白血病、膀胱癌、大肠癌及肝癌均有一定的疗效。10-OHCPT 用于原发性肝癌、头颈部恶性肿瘤、胃癌、膀胱癌及急性白血病。

**3.鬼臼毒素类**

(1)VP-16 临床上对肺癌、睾丸癌、恶性淋巴瘤、急性粒细胞性白血病有较好疗效,对食管癌、胃癌、儿科肿瘤、Kaposi 肉瘤、原发性肝癌亦有一定疗效。

(2)VM-26 主要用于急性淋巴细胞白血病、恶性淋巴瘤、肺癌、儿童肿瘤、脑癌、卵巢癌、宫颈癌、子宫内膜癌及膀胱癌,与顺铂合用治疗伴有肺、淋巴结、肝、盆腔转移的膀胱癌。

**4.紫杉醇**

主要用于晚期卵巢癌、乳腺癌、肺癌、食管癌、头颈部肿瘤、恶性淋巴瘤及膀胱癌的治疗。

**5.三尖杉碱**

主要用于急性粒细胞性白血病。对真性红细胞增多症及恶性淋巴瘤有一定疗效。

**（五）治疗方案**

**1.长春碱类**

（1）VCR：静脉注射成人 25 μ/kg，儿童 75 μ/kg，1 周 1 次，总量为 10～20 mg，亦可用同一剂量点滴；胸腹腔内注射每次 1～3 mg，用 20～30 mL 生理盐水稀释后注入。

（2）VLB：一般用量为 0.1～0.2 mg/kg，每周 1 次。

（3）VDS：一般用量为每次 3 mg/m²，每周 1 次，快速静脉注射，连用 4～6 次。

**2.喜树碱类**

临床常静脉给药，CPT 每次 5～10 mg，每天 1 次，或 15～20 mg，隔天 1 次，总剂量 140～200 mg 为 1 个疗程。10-OHCPT 每次 4～8 mg，每天或隔天 1 次，总剂量 60～120 mg 为 1 个疗程；动脉内注射：1 次 5～10 mg，每天或隔天 1 次，总剂量 100～140 mg 为 1 个疗程；膀胱内注射：1 次 20 mg，每月 2 次，总量 200 mg 为 1 个疗程。

**3.鬼臼毒素类**

（1）VP-16：静脉注射每天 60 mg/m²，每天 1 次，连续 5 天，每 3～4 周重复 1 次；胶囊每天口服 120 mg/m²，连服 5 天，隔 10～15 天重复 1 个疗程。

（2）VM-26：静脉注射，每次 1～3 mg/kg，每周 2 次，可连用 2～3 个月。

**4.紫杉醇**

每 3 周给药 1 次，每次 135 mg/m² 或 175 mg/m²，用生理盐水或葡萄糖水稀释后静脉滴注，持续 3 小时、6 小时或 24 小时。

**5.三尖杉碱**

成人每天 0.1～0.15 mg/kg；儿童为 0.15 mg/kg，溶于 250～500 mL 葡萄糖液中静脉滴注，4～6 天为 1 个疗程，间歇 2 周重复 1 个疗程。

**（六）不良反应**

**1.胃肠道反应**

均有不同程度的胃肠道反应。VLB 可致口腔炎、口腔溃疡等，严重可产生胃肠溃疡，甚至危及生命的血性腹泻。VDS 很少引起胃肠道反应。

**2.骨髓抑制**

均有不同程度的骨髓抑制，多为剂量-限制性毒性。三尖杉碱可致全血减少。

**3.皮肤及毛发损害**

均有不同程度的皮肤损害及脱发。

**4.特殊不良反应**

（1）长春碱类可致神经系统毒性，多在用药 6～8 周出现，可引起腹泻、便秘、四肢麻木及感觉异常、跟腱反射消失、颅神经麻痹、麻痹性肠梗阻、眼睑下垂及声带麻痹等；总量超过 25 mg 以上应警惕出现永久性神经系统损害；神经系统毒性 VCR 较重，VDS 较轻。

（2）鬼臼毒素类可引起变态反应，少数患者于静脉注射给药后出现发热、寒战、皮疹、支气管痉挛、血压下降，抗组胺药可缓解，减慢静脉滴注速度可减轻低血压症状。

（3）紫杉醇引起的变态反应，与赋形剂聚乙基蓖麻油促使肥大细胞释放组胺等血管活性物质有关，主要表现为I型变态反应；还可引起心脏毒性，表现为不同类型的心律失常，常见为心动过缓，个别病例心率可降低至 40 次/分；可致神经毒性，以感觉神经毒性最常见，表现为手套-袜状分布的感觉麻木、刺痛及灼痛，还可出现口周围麻木感，常于用药后 24～72 小时出现，呈对称性和蓄积性。

（4）三尖杉酯碱可引起心脏毒性，表现为心动过速、胸闷、传导阻滞、心肌梗死、心力衰竭。

5.其他

（1）长春碱类还可引起精神抑郁、眩晕、精子减少及静脉炎，外漏可造成局部坏死、溃疡，VCR 还可致复发性低钠血症；VDS 还可引起肌痛及咽痛、碱性磷酸酶升高及发热。

（2）喜树碱类中 CVT 毒副作用较大，主要为骨髓抑制，尿路刺激症状，胃肠道反应，另有肝毒性；10-OHCPT 泌尿系统损伤少见，少数可见心律失常，一般不需处理可自然恢复。

（3）鬼臼毒素类可引起少数患者轻度视神经炎、中毒性肝炎，出现黄疸及碱性磷酸酶升高，还可诱发急性淋巴细胞性白血病及急性非淋巴细胞白血病。

（4）紫杉醇可致肝肾轻度损伤，局部刺激性大，可致静脉炎，外漏可致局部组织红肿、坏死。

（5）三尖杉碱还可导致肝功能损伤、蛋白尿。

**（七）禁忌证**

禁用于白细胞减少患者、细菌感染患者及孕妇、哺乳妇女，另外，肝、肾功能障碍，有痛风史的患者，恶病质，大面积皮肤溃疡患者慎用。

**（八）药物相互作用**

（1）甘草酸单胺盐可降低 CPT 的毒性。

（2）鬼臼毒素类与长春碱类生物碱合用可加重神经炎，抗组胺药可减轻变态反应。

（3）肿瘤组织对紫杉醇的抗药性可被维拉帕米等钙阻断剂、他莫昔芬、环孢素等逆转。与顺铂、长春碱类药物合用，可加重紫杉醇的神经毒性，与顺铂合用还可加重紫杉醇的心脏毒性。

**（九）注意事项**

长春碱类仅供静脉应用，不能肌内、皮下、鞘内注射，鞘内应用可致死。

（刘国香）

# 第三节　化疗的毒副作用与处理

肿瘤化疗的合理应用使恶性肿瘤治疗的疗效有较大幅度的提高。但是抗肿瘤药物在杀灭肿瘤细胞的同时，对人体正常组织器官也有损害或毒性作用，尤其是骨髓造血细胞与胃肠道黏膜上皮细胞。这些与治疗目的无关的作用就是抗肿瘤药物的不良反应。在临床治疗过程中，不良反应发生的严重程度与用药种类、剂量、患者个体差异均有直接关系。因此，了解抗肿瘤药物的不良反应及其处理原则不仅可以取得较好的治疗效果，还可以尽量减轻患者的痛苦。

## 一、常见不良反应的分类

目前，临床中常用的是世界卫生组织分类（WHO）法（表 6-1）。

表 6-1　抗肿性反应的分度标准（WHO 标准）

| | 0 度 | Ⅰ度 | Ⅱ度 | Ⅲ度 | Ⅳ度 |
|---|---|---|---|---|---|
| 血液学（成人） | | | | | |
| 血红蛋白（g/L） | ≥110 | 95～109 | 80～94 | 65～79 | ＜65 |
| 白细胞（×$10^9$/L） | ≥4.0 | 3.0～3.9 | 2.0～2.9 | 1.0～1.9 | ＜1.0 |
| 粒细胞（×$10^9$/L） | ≥2.0 | 1.5～1.9 | 1.0～1.4 | 0.5～0.9 | ＜0.5 |
| 血小板（×$10^9$/L） | ≥100 | 75～99 | 50～74 | 25～49 | ＜25 |
| 出血 | 无 | 瘀点 | 轻度失血 | 明显失血 | 严重失血 |
| 消化系统 | | | | | |
| 胆红素 | ≤1.25 N | 1.26～2.5 N | 2.6～5 N | 5.1～10 N | ＞10 N |
| ALT/AST | ≤1.25 N | 1.26～2.5 N | 2.6～5 N | 5.1～10 N | ＞10 N |
| 碱性磷酸酶（AKP） | ≤1.25 N | 1.26～2.5 N | 2.6～5 N | 5.1～10 N | ＞10 N |
| 口腔 | 正常 | 疼痛、红斑 | 红斑、溃疡可进一般饮食 | 溃疡只进流食 | 不能进食 |
| 恶性呕吐 | 无 | 恶心 | 短暂呕吐 | 呕吐需治疗 | 难控制呕吐 |
| 腹泻 | 无 | 短暂（＜2 天） | 能耐受（＞2 天） | 不能耐受、需治疗 | 血性腹泻 |
| 肾 | | | | | |
| 尿素氮、血尿酸 | ≤1.25 N | 1.26～2.5 N | 2.6～5 N | 5.1～10 N | ＞10 N |
| 肌酐 | ≤1.25 N | 1.26～2.5 N | 2.6～5 N | 5.1～10 N | ＞10 N |
| 蛋白尿 | 无 | +，＜0.3 g/L | | | 肾病综合征 |
| 血尿 | 无 | 镜下血尿 | 严重血尿 | 严重血尿、血块 | 泌尿道梗阻 |
| 肺 | 正常 | 症状轻微 | 活动后呼吸困难 | 休息时呼吸困难 | 需安全卧床 |
| 药物热 | 无 | ＜38 ℃ | 38～40 ℃ | ＞40 ℃ | 发热伴低血压 |
| 变态反应 | 无 | 水肿 | 支气管痉挛无须注射治疗 | 支气管痉挛，需注射治疗 | 变态反应 |
| 皮肤 | 正常 | 红斑 | 干性脱皮，水疱，瘙痒 | 湿性皮炎，溃疡坏死 | 剥脱性皮炎 |
| 头发 | 正常 | 少量脱发 | 中等斑片脱发 | 完全脱发但可恢复 | 不能恢复的脱发 |
| 感染 | 无 | 轻度感染 | 中度感染 | 重度感染 | 重度感染伴低血压 |
| 心脏节律 | 正常 | 窦性心动过速休息时心率 110 次/分 | 单灶 PVC，房性心律失常 | 多灶性 PVC | 室性心律失常 |
| 心功能 | 正常 | 无症状，但有异常心脏体征 | 有暂时心功能不全症状，但无须治疗 | 有心功能不全症状，治疗有效 | 有心功能不全症状，治疗无效 |

续表

| | 0 度 | Ⅰ 度 | Ⅱ 度 | Ⅲ 度 | Ⅳ 度 |
|---|---|---|---|---|---|
| 心包炎 | 无 | 有心包积液无症状 | 有症状,但不需抽水 | 心包压塞需抽水 | 心脏压塞需手术治疗 |
| 神经系统 | | | | | |
| 神志情况 | 清醒 | 短暂嗜睡 | 嗜睡时间不到清醒的 50% | 嗜睡时间多于清醒的 50% | 昏迷 |
| 周围神经 | 正常 | 感觉异常和/或腱反射减弱 | 严重感觉异常和(或)轻度无力 | 不能耐受的感觉异常和/或显著运动障碍 | 瘫痪 |
| 便秘 | 无 | 轻度 | 中度 | 重度,腹胀 | 腹胀,呕吐 |
| 疼痛 | 无 | 轻度 | 中度 | 重度 | 难治的 |

注:N——指正常值上限;PVC——房性期前收缩;便秘——不包括麻醉药物引起的;疼痛——指药物所致疼痛,不包括疾病引起的疼痛

## 二、不良药物反应的处理

化疗药物绝大多数在杀伤肿瘤细胞的同时,对正常组织器官也会造成不同程度的损害。认识化疗不良反应并正确予以处理,是保证肿瘤化疗达到预期效果的重要环节。

**(一)骨髓抑制**

骨髓是储存造血干细胞的器官。骨髓抑制是肿瘤化疗十分常见的毒性反应,约 90% 以上的化疗药物可出现此反应,表现为白细胞计数下降、血小板计数减少、贫血等。紫杉醇、CBP、米托蒽醌、IFO、长春地辛、替尼泊苷、氮芥类对骨髓的抑制作用较明显,而 VCR、博来霉素、DDP 对骨髓抑制较轻。人类红细胞的半衰期为 120 天,血小板的半衰期为 5～7 天,粒细胞的半衰期为 6～8 小时,故化疗后通常白细胞计数下降最常见,一般多在用药后第 2 天开始,7～10 天降至最低。其次为血小板,对红细胞的影响较少。有些药物抑制时间可达 4 周左右。粒细胞的明显减少往往可导致各种继发感染,严重感染和出血通常是这些患者的直接死因。

处理要点。①根据外周血象进行药物剂量调整:一般化疗前后及过程中需监测外周血象变化,除白血病外,当白细胞计数 $<3.5\times10^9$/L,血小板计数 $<80\times10^9$/L 时不宜应用化疗药物。必要时应调整药物剂量。②提升血象:当 $3.5\times10^9$/L $<$ 白细胞计数 $<4.0\times10^9$/L 时,可以口服升白药为主,如利血生、鲨肝醇等;若白细胞计数 $<3.0\times10^9$/L 时,可皮下注射粒细胞、巨噬细胞集落刺激因子;若白细胞计数 $<1.0\times10^9$/L 时,除了使用升白药,还可以给予成分输血,如白细胞等。贫血明显,可用促红细胞生成素皮下注射。血小板计数减少可用白细胞介素-Ⅱ或输注血小板。③防治感染:当白细胞计数 $<3.0\times10^9$/L 时,应积极预防感染;若已经出现发热等感染症状时,应使用敏感抗生素。当白细胞计数 $<1.0\times10^9$/L 时,应让患者进入无菌隔离室。④防止出血:有出血倾向者应给予止血药。

**(二)胃肠道反应**

胃肠道反应是化疗药物常见的不良反应之一,发生率在 65%～85%。其反应程度与用药的种类、剂量、次数、单用还是联用,以及患者个体差异、心理状态等因素相关。大多数化疗药物可刺激胃肠道黏膜上皮细胞,抑制其生长。其刺激可经传入神经至自主神经系统与脑干,兴奋第四

脑室底部的化学感受区,引起不同程度、不同类型胃肠道反应。较强烈的致吐剂有 DDP、ADM、CTX、IFO、CBP 等。

1.常见症状

(1)恶心、呕吐:是最常见的早期毒性反应,严重的呕吐可导致脱水、电解质紊乱和体重减轻,并可增加患者对化疗的恐惧感。化疗药物引起的呕吐可分为急性呕吐、延迟性呕吐与预期性呕吐3 种。急性呕吐是指化疗后 24 小时内发生的呕吐;延迟性呕吐是指化疗 24 小时后至第 7 天发生的呕吐;预期性呕吐是指患者在第一个化疗周期中经历了难受的急性呕吐之后,在下一次化疗即将开始之前发生的恶心或呕吐,是一种条件反射。

(2)黏膜炎:化疗药物可损伤增殖活跃的黏膜上皮组织,易引起消化道黏膜炎,如口腔炎、唇损害、舌炎、食管炎和口腔溃疡,导致疼痛和进食减少,甚至吞咽困难。

(3)腹泻与便秘:5-Fu 引起的腹泻最常见,大剂量或连续给药,可能会引起血性腹泻。长春新碱类药物尤其是长春新碱可影响肠道运动功能而产生便秘,甚至麻痹性肠梗阻,老年患者及用量较大的患者更易发生。

2.处理要点

(1)心理治疗:解除患者对化疗的恐惧感,减轻心理压力。

(2)饮食调理:化疗期间忌生冷硬及各种刺激性、不易消化的食物,可少食多餐,多饮水及流质饮食。可同时服用具有促进脾胃运动功能的中药。

(3)预防和对症处理:目前临床上用于预防化疗所致恶心、呕吐的药物品种较多,大部分为5-羟色胺受体拮抗剂,如恩丹西酮等。还有镇静剂、普通止吐药,如盐酸甲氧氯普胺、吗丁啉、维生素 $B_6$、地塞米松等,但这类药物止吐作用较弱,单用很难预防和控制较明显的呕吐。因此,多采用联合止吐,即用中等剂量作用强的止吐药与中等剂量作用弱的止吐药并用。腹泻较明显者可使用思密达,或口服洛哌丁胺,同时应补液及电解质,尤其注意补钾。若出现血性腹泻,则应停用化疗药,同时补液、止血,给予肠道黏膜保护剂,并监测生命体征及时对症处理。发生口腔炎或溃疡者,首先保持口腔卫生,进行口腔护理。

**(三)肝脏损伤**

肝脏是许多抗癌药物代谢的重要器官,许多抗癌药物或其代谢产物,如 CTX、多柔比星、阿糖胞苷、MTX 等,均可引起肝脏损伤。

1.临床表现

(1)肝细胞功能障碍:通常由药物或其代谢产物直接作用引起,是一个急性过程。表现为一过性的血清氨基转移酶升高,严重者可产生脂肪浸润和胆汁郁积,一般停药后可恢复。

(2)静脉闭塞性肝病:是由于肝小叶下小血管阻塞,静脉回流障碍所引起的。表现为血清肝酶显著增高、腹水、肝大和肝性脑病。

(3)慢性肝纤维化:多次接受化疗或大剂量化疗后的患者可以出现。

2.处理要点

(1)化疗开始前认真了解患者的肝脏功能,正确选择化疗药物;化疗期间及结束后应监测肝功能,随时给予对症处理。

(2)化疗过程中若出现肝功能损害,首先是药物减量或停药(表 6-2),其次给予保肝治疗,如联苯双酯、维生素 C 等。有严重肝功能损害者以后的治疗应换药或进行剂量调整。

表 6-2　肝功能障碍时化疗药物剂量调整标准

| 磺溴酞钠(BSP) 潴留百分率(45分钟) | 血清胆红素/$(\mu mol/L)$ | 其他肝功能参数 | 药物剂量调整 | |
|---|---|---|---|---|
| | | | 蒽环类 | 其他 |
| <9 | <20.5 | 2 N | 100% | 100% |
| 9~15 | 20.5~51.3 | 2~5 N | 50% | 75% |
| >15 | >51.3 | >5 N | 25% | 50% |

注:N为正常值上限;其他肝功能参数包括凝血酶原时间、血清蛋白、血清氨基转移酶等,这些指标异常时,亦应减少剂量;其他药物包括甲氨蝶呤、亚硝脲类、长春碱类、丝裂霉素等

### (四)心血管损伤

许多化疗药均可引起心脏损伤,如多柔比星、紫杉醇、CTX等。其中首推蒽环类抗癌药物对心脏毒性最大。统计表明多柔比星的慢性心肌毒性与总剂量密切相关。化疗药物诱发的心脏毒性包括急性毒性反应与慢性毒性反应。急性毒性反应包括一过性心电图改变如窦性心动过速、ST段与T波的改变,这一反应与剂量关系不大,出现与消失均较快,不必停药。慢性毒性反应为不可逆的"心肌病综合征",呈充血性心力衰竭的征象。既往如有因胸部肿瘤及恶性淋巴瘤等放疗后的患者,照射常可累及心脏,加重化疗药物对心脏的毒性反应。另外,化疗可加重以往存在的心脏病。

处理要点:①主要以预防为主,化疗前应对患者的心脏功能仔细评价。②目前推荐阿霉素的累积总剂量≤500 mg/$m^2$;老年人、15岁以下儿童、有心脏病病史及纵隔或左侧乳腺曾接受过放疗的患者,ADM总剂量不应超过350 mg/$m^2$;合用氨磷汀可减轻反应;同时应给予一定心肌营养药,如维生素E、维生素$B_6$、维生素$B_{12}$等。③同用CTX、放线菌素D、MMC、曲妥珠单抗等可能会增加心脏毒性;曲妥珠单抗本身可引起严重的心脏毒性,如联用蒽环类易诱发或加重慢性心功能衰竭。④若出现心律失常,可用维拉帕米、乙胺碘酮。⑤若出现心衰可给予能量合剂、洋地黄强心剂、利尿剂及低钠饮食。

### (五)泌尿系统毒性

泌尿系统毒性主要指化疗药物对肾及膀胱所产生的毒性。肾脏是体内药物排泄的主要器官,许多抗癌药物及其代谢产物经肾及膀胱排泄的同时给肾及膀胱造成损伤。常见的药物有DDP、MTX、IFO、CTX、MMC等。临床症状轻度只表现为血肌酐升高、轻微蛋白尿或镜下血尿,严重可出现少尿、无尿、急性肾衰竭、尿毒症。

#### 1.肾毒性

化疗药物引起的肾脏毒性,可在用药时即刻出现,如DDP、大剂量MTX等;也可在长期应用中或停药后发生,如MMC、洛莫司汀等。肾脏毒性是DDP的剂量限制性毒性。单一剂量<40 mg/$m^2$通常很少引起肾损害,但大剂量化疗而不水化,则可发生不可逆性肾衰竭;CBP肾毒性较轻,过去接受过肾毒性药物治疗的患者或大剂量应用时,卡铂也可产生肾毒性。MTX大剂量用药可产生急性肾毒性,导致急性。肾功能不全,血清肌酐和血尿素氮迅速增加,出现脱水、少尿甚至无尿。IFO肾毒性发生率在儿童较高,表现为肾小管功能障碍。

#### 2.化学性膀胱炎

CTX、IFO代谢产物可损伤泌尿道上皮尤其是膀胱上皮,引起泌尿道毒性。两者诱发的膀胱炎通常在静脉给药后早期发生,而口服给药通常发生较晚。另外膀胱内灌注化疗药物或生物

反应调节剂治疗膀胱表浅肿瘤也可引起化学性膀胱炎。

处理要点：①化疗前应评估患者肾功能状况，老年人、有肾病病史者慎用有肾毒性药物，而肾功能不全者不用；在使用易致肾功能损害的药物时，应严密定期检测肾功能指标。如尿素氮、肌酐等。②DDP 单次剂量＞40 mg/m² 时，化疗前后均需水化，尿量每天应大于 100 mL/h。一般而言，水化用生理盐水最好，因为高氯化物浓度可抑制 DDP 在肾小管水解，使肾脏得到保护。③大剂量 MTX 静脉滴注，应碱化尿液，防止肾小管损伤；可提前口服别嘌呤醇防止高尿酸血症发生；用 IFO 和大剂量 CTX 时，必须同用美司钠，可大大减少血尿的发生。④肾功能差者需减量或停药，剂量调整见表 6-3。

表 6-3　肾功能损害时化疗药物剂量调整标准

| 肌酐清除率 mL/(min×1.73) | 血清肌酐 (μmol/L) | 尿素氮 (mmol/L) | 药物剂量调整 | | |
|---|---|---|---|---|---|
| | | | DDP | MTX | 其他药物 |
| ＞70 | ＜132.6 | ＜7.14 | 100% | 100% | 100% |
| 70～50 | 132.6～176.8 | 7.14～17.85 | 50% | 50% | 75% |
| ＜50 | ＞176.8 | ＞17.85 | — | 25% | 50% |

注：蛋白尿≥3 g/L 也应调整剂量；其他药物包括博来霉素、依托泊苷、环磷酰胺、丙卡巴肼、丝裂霉素、六甲密胺

### (六)肺毒性

引起肺组织损害的药物首推博来霉素、MTX、白消安、卡莫司汀、MMC、CTX 等。临床表现常呈缓慢发展趋势，早期多为非特异性表现，可有咳嗽、呼吸短促，X 线表现为慢性肺间质性病变，晚期可呈不可逆肺纤维化改变。确诊需结合用药史，以往接受过胸部放疗的人容易发生肺毒性。

处理要点：①限制药物累积总量，如白消安的总剂量不超过 500 mg，博来霉素不超过 450 mg，MMC 40～60 mg 等。②对于放疗后、联合化疗、70 岁以上半年内用过博来霉素、既往有慢性肺病患者，应慎用博来霉素。③用药期间密切观察肺部症状、体征及 X 线改变，定期行血气分析及肺功能检查。④出现肺毒性症状时则立即停药，并给予对症处理；可试用类固醇皮质激素治疗，有发热时应合并使用抗生素，同时予以支持治疗。

### (七)神经毒性

化疗引起神经系统损伤并非少见，放疗、化疗或联合治疗都可引起神经毒性。VCR、长春碱等对周围神经有明显毒性，临床表现肢体感觉异常、肌无力、便秘、尿潴留、肠麻痹等。MTX 鞘内大剂量注射可引起中枢神经系统不良反应，表现为脑膜刺激征。DDP 诱发的神经病变可表现为末梢神经病、听神经损伤等。

处理要点：抗癌药物引起的神经系统损伤应及时减量或停药，给予 B 族维生素、胞二磷胆碱，并可配合中药、针灸治疗。一般神经功能可能需要数周至数月恢复。

### (八)生殖功能障碍

已知在实验动物中丙卡巴肼、白消安、CTX、阿糖胞苷和多柔比星等都明显影响精子的形成或直接损伤精子，但临床上以氮芥类药物和丙卡巴肼最易引起不育，而大多抗代谢药物似不易发生。联合化疗特别是长期应用后，其发生率较高。闭经在化疗患者中虽多见，但化疗对卵巢功能的影响了解尚少。

### (九)皮肤毒性

化疗药物可引起局部和全身性皮肤毒性。局部毒性是指发生于药物注射部位周围组织的反

应,包括静脉炎、疼痛、红斑和局部组织坏死。全身毒性包括脱发、皮疹、瘙痒、皮炎及皮肤色素沉着等。

处理要点:①化疗药物所致的脱发为可逆性的,通常在停药后1～2个月内头发开始再生,不需做特殊处理。②药物外渗需预防:给药期间应细心观察注射部位,若疑有外渗,应立即停止药物输注;若发现药物外渗,可立即予氢化可的松琥珀酸钠局部多点向心性注射,以稀释止痛或普鲁卡因局部封闭,局部冷敷;在顺利的静脉滴注过程中,直接推注或经输液管将这些药物注入静脉然后再予冲洗可避免静脉炎或栓塞。③若合并感染,适当加用抗生素。④若出现溃疡长期不愈,应请外科处理。

## 三、远期反应

由于肿瘤治疗的进展,许多患者能长期生存。随访中发现与治疗相关的远期反应主要有发育不良、不育、第二原发肿瘤等。

### (一)对性腺的影响

CTX、长春碱等常引起闭经;CTX可致精子缺乏。

### (二)第二原发肿瘤

第二原发肿瘤比正常人的预期发病率高20～30倍。发生在治疗后1～20年,发病高峰为3～9年。霍奇金病常发生急性非淋巴细胞性白血病和非霍奇金淋巴瘤。非霍奇金淋巴瘤常发生实体瘤和急性淋巴细胞性白血病。

(刘　萍)

# 第七章　呼吸系统肿瘤的治疗

## 第一节　原发性气管癌

原发性气管癌是一种少见病，约占气管-支气管肿瘤中的 2%。

### 一、病理

原发性气管肿瘤大多来自上皮或腺体的肿瘤，主要是鳞状细胞癌和腺样囊性癌（即圆柱瘤型腺癌），类癌较少见。良性肿瘤发病较少，占原发肿瘤的 25%～35%。恶性肿瘤较常见，占68%～77%，其中以腺癌和鳞癌较多，小细胞癌较少。良性肿瘤有纤维瘤、乳头状瘤、淋巴管瘤、平滑肌瘤、毛细血管内皮瘤、黏膜下血管瘤和息肉等。恶性肿瘤中以鳞癌和腺样囊性癌最为多见，后者生长速度缓慢，在黏膜下扩散，肉眼有时难于辨认其侵犯范围，某些患者虽然在气管腔内病灶较小，但肿瘤已穿出管外并浸润到纵隔内。小细胞癌、鳞腺混合癌、大细胞癌较为少见，罕见的类型包括平滑肌肉瘤、恶性淋巴瘤、纤维肉瘤、软骨肉瘤、横纹肌肉瘤、脂肪肉瘤、血管肉瘤、癌肉瘤、恶性黑色素瘤。气管低度恶性肿瘤中以腺样囊性癌为最多见，此外包括黏液表皮样癌、类癌、恶性纤维组织细胞瘤、神经纤维瘤等。

原发性气管恶性肿瘤中鳞癌发展较快，常呈溃疡性变，向外侵犯较早。食管前壁肌层亦常累及。气管肿瘤主要的转移途径是通过淋巴道，由下向上引流至锁骨上淋巴结，而很少向下转移至纵隔和隆突下淋巴结。血道转移发生率极低，直接向管壁外浸润常常是导致死亡的主要原因。

继发性气管肿瘤都是邻近器官癌肿直接侵犯所致，如甲状腺癌、支气管肺癌、食管癌等。

### 二、临床表现

气管肿瘤的最常见症状是咳嗽，常呈刺激性、顽固性干咳，多种治疗无效，在早期气管腔未出现狭窄前，多有白色泡沫状痰，当肿瘤表面出现坏死者，可有血丝痰或满口血痰，但多数患者出血量不多，可在数天内自然停止。随着肿瘤的增大，气管腔逐渐狭窄，出现进行性呼吸困难，特点为吸气性呼吸困难，吸气期延长，即所谓的喘鸣，严重者吸气时锁骨上窝、胸骨上窝和下部肋间隙都凹陷，即三凹征。此时肺部 X 线检查无特殊表现，故常有误诊为支气管哮喘。声音嘶哑是肿瘤晚期出现局部压迫、侵犯或淋巴结转移累及喉返神经所致。

肺部听诊可闻及双肺呼吸音粗糙，严重者可听到风箱气流样的声音和各种音调的哮鸣音，即使不用听诊器亦可在近身处闻及,提示上呼吸道的梗阻。

由于气管肿瘤早期症状不典型,胸片检查多无异常发现,而出现典型的上呼吸道梗阻症状时,多数已处疾病的晚期,晚期患者常有局部转移,导致颈部淋巴结肿大,颈交感神经压迫征和上腔静脉阻塞综合征等。有些在确诊前往往有数月或数年的病程,因此,对难于缓解的刺激性干咳、痰血,应尽早进行气管镜检查,以明确诊断及时治疗。

## 三、诊断

对年龄在 40 岁以上,近期出现气喘性哮鸣,体位变化能诱发或减轻症状,哮喘药物治疗无效,伴有痰血或阵发性夜间呼吸困难,而无心脏病等,都是鉴别气道梗阻和支气管哮喘的要点,应做进一步检查排除气管肿瘤。气管肿瘤常容易被误诊或漏诊,多数直至呼吸困难、病情危重时才被认识,故临床诊断时对长期顽固性咳嗽伴有吸气性呼吸困难者,应引起警惕,及时做相应检查。

### (一)实验室检查

痰脱落细胞学检查。气管肿瘤,尤其是恶性气管肿瘤痰细胞学阳性率较高,对判断肿瘤的良恶性有帮助。但对气管肿瘤部位、范围、侵犯程度则需要其他检查手段来明确。

### (二)X 线检查

X 线诊断以空气对比摄片和气管断层为最好。侧位片对颈段气管暴露较好,隆突部额面断层片能较好地显示胸段的气管全貌。如气管腔内有软组织阴影,管壁增厚,管腔狭窄可初步做出诊断。

### (三)CT 检查

CT 检查在诊断气管肿瘤的累及范围、浸润深度、蔓延方向及有无淋巴结转移等方面较胸片有优势。气管恶性肿瘤常表现在气管及支气管腔内、外生长,CT 表现为沿气管生长的不规则形突起的软组织块影,多呈菜花状,并可沿气管环状生长而导致环行狭窄。肿瘤与主动脉或食管间的脂肪间隙消失,是表明纵隔已受侵犯的 CT 征象。纵隔及肺门淋巴结增大,提示气管肿瘤存在转移的可能。

### (四)纤维支气管镜检查

纤支镜检查是诊断气管肿瘤最有效的手段,它既可在直视下获得细胞学及组织学诊断,又能对肿瘤的范围、部位做出定位。对气管肿瘤有较严重气管梗阻、有出血病史或在检查中发现肿瘤表面血管丰富者应慎做活检及刷检,以免出现意外。

## 四、治疗

对局限于气管的早期恶性肿瘤的治疗以外科为主,手术可达到切除病变,解除气道梗阻,重建气道的作用。手术方式以气管环状切除端-端吻合最为常用,某医院共实施气管手术近500 例,其中气管恶性肿瘤 400 例,并创新设计了隆突主支气管切除,多段支气管隆嵴成型术及气管和隆突切除、分叉人工气管置换等 20 多种新术式。因此对患者一般情况较好,能够耐受手术者,应首选手术治疗;对病变范围广泛,难于手术的患者采用以放疗为主的治疗,同时辅以化疗,可取得较好的疗效。内科姑息性治疗还包括经气管镜内电烧、激光等治疗;近年来,镍钛记忆合金气管内支架为部分晚期无法手术或有手术禁忌的患者提供了新的治疗方法,具有快速、方便的特点,能够为进一步治疗赢得时间。

## 五、预后

气管鳞癌肿瘤完整切除术后 3 年生存率为 24.4％。也有报道气管鳞癌伴局部淋巴结转移者生存率为 25％，气管切端阳性者生存率为 20％，对切除端阳性患者术后加用放疗可达到延长生存时间的目的。单纯放疗的中位生存期为 10 个月左右。腺样囊性癌生长相对缓慢，如手术能够完全切除，切端和淋巴结阴性术后 1 年生存率可达 85％，治愈率为 75％，但术后有较多的复发和转移。淋巴结阳性者术后 1 年生存率稍低 84％，而单纯放疗的一年生存率仅为 25％，因此如有可能应采用手术治疗。气管腺癌较其他类型气管肿瘤更易出现局部转移侵犯纵隔，手术完全切除者 1 年生存率约半数。而单纯放疗者预后较差。气管类癌好发于气管下端 1/3 段，以无气管软骨的膜部多见。切除不完全者，术后易复发。肿瘤能够完全切除者多能长期生存。黏液表皮样癌预后相对较好，完整切除者多能长期生存。

（王松铃）

# 第二节　原发性支气管肺癌

原发性支气管肺癌的肿瘤细胞多源于支气管黏膜或腺体，但临床上常简称为肺癌，早期常有刺激性咳嗽、痰中带血等呼吸道症状，易发生区域性淋巴结转移和血行传播，病情进展速度与病理类型及细胞生物特性有关。肺癌是当前世界上最常见的恶性肿瘤之一，是一种严重威胁人民健康和生命的疾病。新发病数男性肺癌占肿瘤的首位，女性仅次于乳腺癌，但死亡数均居肿瘤的首位。

## 一、病因

### (一)吸烟

吸烟已被公认是肺癌最重要的危险因素，吸烟是人们常见的一种生活习惯。在有些发达国家和地区，由于控烟工作开展良好，人群吸烟率已明显下降，但还有很多国家特别是发展中国家，吸烟率仍维持很高水平，甚至还在增长。

1.影响肺癌危险性的吸烟因素

(1)吸烟年限、吸烟强度：吸烟年限长短是影响肺癌危险性的最主要的吸烟因素。吸烟年限由吸烟者开始吸烟的年龄与吸烟者目前的年龄或者开始吸烟的年龄与戒烟时的年龄确定。吸烟年限越长，则肺癌的危险性越高，肺癌危险性也随每天吸烟支数增加而上升。吸烟强度不仅取决于每天吸烟支数，还受吸入深度、每支烟吸入次数等影响。

(2)戒烟：与持续吸烟者比较，戒烟者随戒烟年数增加，肺癌危险性会明显下降，但由吸烟引起的致肺癌效应不会完全消失。

(3)烟草的不同制品、卷烟的不同类型：不少流行病学研究报道，吸不同烟草制品所致肺癌危险性不同，吸卷烟者肺癌危险性最高，仅抽雪茄或烟斗者危险性较低。长期吸带过滤嘴或低焦油卷烟者其肺癌危险性比长期吸不带过滤嘴或高焦油卷烟者低。自 20 世纪中叶起卷烟生产方法有所变化，采用混合烟叶，生产带过滤嘴的卷烟，以及应用能降低卷烟的尼古丁和焦油含量的其他各种方法,但这些生产上的变化对吸烟者暴露于致癌物的实际变化情况的影响殊难评定。原因是采用混合烟叶可以增加烟草特有的亚硝胺;吸烟者为了保持其惯有的尼古丁吸入水平,在吸带过滤嘴或低焦油卷烟时会代偿性地改变其原来的吸烟行为,如深吸或增加每支卷烟的吸入次数;特别是大多数吸烟者在其一生中不是只吸一种类型的卷烟,使得难以评价这些变化的后果。同时吸带过滤嘴香烟导致肺癌病例类型发生变化:鳞癌、小细胞癌的发病率下降而腺癌的发病率上升。

2.与其他危险因素的协同作用

当吸烟者暴露于其他的职业或环境因素时,吸烟与其他危险因素的联合致癌效应可能大于吸烟与其他因素各自单独作用时合并的效应,这时可认为吸烟和其他因素有致癌的协同作用。认识因素间致癌的协同作用对肿瘤预防是很重要的。

迄今还仅对吸烟和少数几个职业危险因素的致肺癌协同作用进行了比较系统的研究和评价。对石棉暴露、吸烟和肺癌间关系的流行病学研究先后曾多次进行评述,结果都认为吸烟与石棉暴露两个危险因素间的作用不是单纯相加的,即两个因素的作用不是相互独立的,两者间有一定的协同作用,但仍不能确定其协同作用是否符合相乘模型。曾对工作在金属冶炼厂和金属矿山暴露于砷的六个职业人群资料评价砷暴露、吸烟与肺癌间的关系,结果发现砷暴露和吸烟的致肺癌联合效应始终大于两个因素的作用相互独立时用相加模型所表明的效应。上述职业因素与吸烟间存在致肺癌协同作用,即职业因素暴露者同时吸烟可使致肺癌效应明显放大,大于两个因素单独作用时合并的效应,说明在吸烟人群中预防职业性肺癌时不能仅限于采取职业防护措施,同时还要加强控制吸烟的措施。

**(二)空气污染**

1.室内空气污染

室内空气污染的来源和种类甚多,目前研究较多且与人群生活关系较密切的有环境烟草烟雾、固体燃料(煤、木柴、秸秆等生物燃料)燃烧产生的烟气、高温下的食用油油烟、室内氡气等与肺癌的关系。

(1)环境烟草烟雾:环境烟草烟雾是由吸烟者呼出的主流香烟烟雾,以及香烟熏烧时释放的、且为周围空气稀释的侧流烟雾所组成的混合物,它含有尼古丁、致癌物和毒素。香烟侧流烟雾的组成成分与主流烟雾相似,但侧流烟雾中各成分的相对含量和绝对量与主流烟雾中有所不同。侧流烟雾中许多成分已知是有遗传毒性和致癌性的化学物质,其中包括国际癌症研究中心认定的一类致癌物(苯、镉、2-萘胺、镍、铬、砷和4-联苯胺),以及 2A 类致癌物(甲醛、丁二烯和苯并芘)和 2B 类致癌物(乙醛、异戊二烯、邻苯二酚、丙烯腈、苯乙烯、NNN、NNK、铅)。

国际癌症研究中心在其 1986 年出版的《吸烟》中就已提出,根据已知主流烟雾和侧流烟雾的成分、被动吸烟时吸入的物质的组成,以及在暴露于致癌物时观察到的剂量效应关系,可以得出被动吸烟能使人类恶性肿瘤危险性有一定程度升高的结论。在《吸烟》专集发表后的 30 余年中,在许多国家又发表了大量关于从不吸烟者暴露于吸烟配偶的二手烟雾与肺癌危险性关系的流行病学研究,其中大多数研究都报道肺癌危险性增加,尤其是在暴露较严重的情况下。对这些研究进行的综合分析发现,不吸烟妻子暴露于吸烟丈夫的二手烟雾与其肺癌危险性间存在统计上显著且一致的联系性,危险性随暴露程度增加而升高,肺癌超额危险性约为 20%,调整各种混杂因素后也是如此。除了在家中暴露于吸烟配偶的二手烟雾外,在工作场所也存在暴露的情况。暴露于环境烟草烟雾的年限与肺癌危险性间存在很强的相关关系。

可的宁是尼古丁的代谢产物,是目前测定环境烟草烟雾近期暴露状况的最合适的生物标志物。在二手烟雾暴露者的尿中可的宁的水平往往升高。在暴露者中还发现芳香胺血红蛋白加合物和多环芳烃清蛋白加合物的浓度比不暴露者高。吸烟母亲的胎儿脐带血中蛋白加合物的浓度与母亲血中的浓度有关,前者的浓度低一些。检测尿的生物标志物时,发现环境烟草烟雾暴露者中烟草特有的致癌物 NNK 的代谢产物的水平总是升高的,尿中这些代谢产物的水平为吸烟者的 $1\%\sim5\%$。非吸烟者摄入烟草特有的致癌物 NNK 的资料是反映二手烟雾与肺癌发生间有因果联系的辅助证明。此外,在人群中还发现被动吸烟与尿内致变物的浓度有联系,有些研究发现尿致变性与尿可的宁浓度有相关关系。曾发现暴露于二手烟雾的儿童中姐妹染色单体交换水平升高。暴露于环境烟草烟雾的非吸烟者发生的肺肿瘤含有 P53 和 $K\text{-}ras$ 突变,与吸烟者肿瘤中发现的情况相似。在体外和体内实验系统中都发现侧流烟雾、环境烟草烟雾或其凝聚物具有遗传毒性。根据上述种种证据,都足以做出环境烟草烟雾对人类具有致癌性的结论。

(2)固体燃料烟气:全球(主要是发展中国家和地区)有许多人在使用固体燃料作为家庭烹饪或取暖的燃料,因而使人群经常暴露于燃烧这些燃料时产生的烟气,家庭中妇女和儿童的暴露状况往往尤为严重。人群的暴露水平受燃料的种类、炉灶状况、房屋结构、室内通风状况,以及当地气候条件等多种因素的影响,因此,在不同条件下取得的研究结果是可能不同的,推论时宜谨慎。

家庭燃烧煤和木柴时一般有 $10\%\sim30\%$ 的燃料碳转化成燃烧不完全的气相和固相产物,这些产物中已发现有数百种化合物,包括已知对人类可能有致癌性的苯、甲醛、苯并芘等在内的半挥发和不挥发的有机化合物。煤比木柴含有更多的硫、砷、矽、氟、铅等污染物,燃烧时这些污染物及其氧化物释放出来污染空气。在大多数使用固体燃料的地方,微细颗粒物的污染水平每立方米一般可达数百微克,在烹饪时每立方米甚至可达数千微克。

高温下用食用油炒、煎、炸食物是中国和世界华人中常见的烹调方法。已知吸烟是肺癌发生的主要原因,但在非吸烟的中国妇女中肺癌发病率比较高,在被食用油油烟污染的空气中存在可能使人类致癌的物质。肺癌危险性还随烹饪时室内油烟严重程度上升,也随眼睛刺激的频度升高。在多因素分析中,经调整通风状况变量后,烹饪时厨房内烟雾程度、食用油种类、煎炒频度均对肺癌危险性有独立的效应。肺癌危险性随每月炒菜次数增加而升高。肺癌危险性还随开始烹饪年龄提前、每天烹饪餐数增加,以及烹饪年限增加而上升。

铀矿井下职业暴露于氡及其子体已知是致肺癌的,当累计暴露达 $50\sim100$ 个工作水平月时,此时肺癌超额危险性是显著的。然而,居室内由建筑材料、高本底等引起的氡及其子体的浓度通常远低于铀矿井下,这时与肺癌的关系并不十分明确。

2.室外大气污染

在人口稠密的城市空气中发现含有多种已知对人类的致癌物,如苯并芘和苯等有机化合物、砷和铬等无机化合物等放射性核素,这些物质以能吸附有机化合物的碳粒、氧化剂、气溶胶状的硫酸等极为复杂的混合物的形式存在。燃烧煤、石油等矿物燃料生产能源或应用于交通运输是产生上述各种物质污染城市空气的主要来源。居住在排放污染物的局部污染点源附近的居民经常暴露于已知或可疑的致癌物,如燃烧矿物燃料的发电厂排放苯并芘等多环有机物、铬和镍等金属、氡和铀等放射性核素,非铁金属冶炼厂排放无机砷、其他金属,以及二氧化硫,城市固体废物焚烧炉排放铅和镉等重金属、多环芳烃、二噁英等有机化合物,以及酸性气体等。

(三)职业因素

肺癌是职业癌中最重要的一种。据估计,美国男性肺癌的 $15\%$ 和女性肺癌的 $5\%$ 可由职业因素解释。已有充分的证据认为是致肺癌的职业因素有石棉、氯甲甲醚和二氯甲醚、砷的无机化合物、铬化合物、镍及其化合物、铍及其化合物、镉及其化合物、煤炼焦过程(煤焦炉、煤气干流甑、煤气发生炉)、煤焦油沥青挥发物(涂屋顶材料、铝还原厂、烟囱清扫物)、铸造工人、赤铁矿、芥子气、油漆工人、电离辐射(放射性矿或氡)、硫酸烟雾等。可能致肺癌的工业材料有氯乙烯、氯甲苯、硫代甲烷、丙烯腈、切削油、柴油烟气、甲醛、玻璃纤维及其他人造纤维、滑石粉、镭、二氧化硅(结晶体)。还有一些职业致肺癌的因果关系尚不肯定,需要进一步查明这些职业中的致癌物,并通过前瞻性研究判定可能存在的剂量效应关系。这些职业包括农业工人、暴露于农药的工人、氯苯甲酰生产厂、水泥工人、化学师或化学工人、煤矿工、暴露于干洗溶剂的工人、屠宰和肉品加工工人、油漆生产工人、电焊工、铅管工、印刷工、橡胶企业工作区、炼钢工人、面包师傅等。

然而与吸烟相比,职业因素对整个人群肺癌发病率的作用很小,但值得我们警惕的是,职业因素与吸烟等一些非职业危险因素有很强的协同致肺癌作用。如吸烟与暴露于石棉的协同作用近似于相乘模型或介于相加与相乘模型之间。铀矿工电离辐射暴露与吸烟间存在相乘或弱于相乘的协同作用。氡子体照射与吸烟的联合作用与相乘模型一致,但是联合作用的相对危险度最大可能是介于相乘和相加之间。吸烟与砷对肺癌的发生显示联合效应,其强度介于相加与相乘之间。我国云锡矿工肺癌,职业暴露如氡子体、砷、粉尘等与一些非职业危险因素,如吸烟、慢性支气管炎、文化程度,以及部分营养素摄入不足也有一定的协同作用。由此可见,在职业性肺癌的调查研究和防治实践中,不能只重视职业因素而忽略吸烟等生活方式在肺癌发生中的重要作用。

**(四)电离辐射**

大剂量电离辐射可引起肺癌,不同射线产生的效应也不相同,如日本广岛释放的是中子和α射线,前者患肺癌的危险性高于后者。美国1978年报道一般人群中和电离辐射的来源49.6%来自自然界,44.6%为医疗照射,来自X线诊断的电离辐射可占36.7%。

**(五)饮食与营养**

动物实验证明维生素A及其衍生物β-胡萝卜素能够抑制化学致癌物诱发的肿瘤。有研究表明摄取食物中维生素A能作为抗氧化剂直接抑制甲基胆蒽、苯并芘、亚硝酸铵的致癌作用和抑制某些致癌物和DNA的结合,拮抗促癌物的作用,因此可直接干扰癌变过程。美国纽约和芝加哥开展的前瞻性人群观察结果表明食物中天然维生素A类、β-胡萝卜素的摄入量与十几年后癌症的发生呈负相关,其中与肺癌的相关性最为明显。

**(六)其他**

美国癌症学会将结核列为肺癌发病因素之一。有结核病史,尤其是结核瘢痕者,男性患肺癌的危险是正常人群的5倍,女性患肺癌的危险是正常人群的10倍。有结核病史肺癌的主要组织学类型是腺癌。

## 二、临床表现

肺癌的临床表现与其发生的部位、大小、类型、发展的阶段、有无并发症或转移有密切关系。有5%~15%的患者于发现肺癌时无症状。主要症状包括以下几个方面。

**(一)由原发肿瘤引起的症状**

1.咳嗽

咳嗽为常见的早期现象,肿瘤在气管内可有刺激性干咳或少量黏液痰。肺泡癌可有大量黏液痰。肿瘤引起远端支气管狭窄,咳嗽加重,多为持续性,且呈高音调金属音,是一种特征性的阻塞性咳嗽。当有继发感染时,痰量增加,且呈黏液脓性。

2.咯血

由于癌组织血管丰富常引起咯血。以中央型肺癌多见,多为痰中带血或间断血痰,常不易引起患者重视而延误早期诊断。如侵蚀大血管,可引起大咯血。

3.喘鸣

由于肿瘤引起支气管部分阻塞,约有 2% 的患者可引起局限性喘鸣。

4.胸闷、气急

肿瘤引起支气管狭窄,特别是中央型肺癌;或肿瘤转移到肺门淋巴结,肿大的淋巴结压迫支气管或隆突;或转移至胸膜,发生大量胸腔积液;或转移至心包,发生胸闷、气促。如果原有慢性阻塞性肺疾病,或合并有自发性气胸,胸闷、气促更为严重。

5.体重下降、消瘦

体重下降为肿瘤的常见症状之一,肿瘤发展到晚期,由于肿瘤和消耗的原因,并有感染、疼痛所致的食欲减退,可表现为消瘦或恶病质。

6.发热

一般肿瘤可因坏死引起发热,多数发热的原因是由于肿瘤引起的继发性肺炎所致,抗生素药物治疗疗效不佳。

(二)肿瘤局部扩散引起的症状

1.胸痛

约有 30% 的肿瘤直接侵犯胸膜、肋骨和胸壁,可引起不同程度的胸痛。若肿瘤位于胸膜附近时,则产生不规律的钝痛或隐痛,疼痛于呼吸、咳嗽时加重。肋骨、脊柱受侵犯时,则有压痛点,而与呼吸、咳嗽无关。肿瘤压迫肋间神经,胸痛可累及其分布区。

2.呼吸困难

肿瘤压迫大气道,可出现吸气性呼吸困难。

3.咽下困难

癌侵犯或压迫食管可引起咽下困难,尚可引起支气管-食管瘘,出现进食或饮水时呛咳,并可导致肺部感染。

4.声音嘶哑

癌直接压迫或转移至纵隔的淋巴结肿大后压迫喉返神经(多见于左侧),可发生声音嘶哑。

5.上腔静脉压迫综合征

癌侵犯纵隔,压迫上腔静脉时,上腔静脉回流受阻,产生头面部、颈部和上肢水肿及胸前部淤血和静脉曲张,可引起头痛和头昏或眩晕。

6.Horner 综合征

位于肺尖部的肺癌称肺上沟癌(Pancoast 癌),可压迫颈部交感神经,引起病侧眼睑下垂、瞳孔缩小、眼球内陷,同侧额部与胸壁无汗或少汗。也常有肿瘤压迫臂丛造成以腋下为主、向上肢内侧放射的烧灼样疼痛,在夜间尤甚。

(三)转移引起的症状

1.肺癌转移至脑、中枢神经系统

可发生头痛、呕吐、眩晕、复视、共济失调、脑神经麻痹、一侧肢体无力甚至偏瘫等神经系统症状。严重时可出现颅内压增高的症状。

2.肺癌转移至骨骼

肺癌转移至骨骼,特别是肋骨、脊柱骨、骨盆时,则有局部疼痛和压痛。

3.肺癌转移至肝

肺癌转移至肝时,可有厌食、肝区疼痛、肝大、黄疸和腹水等。

4.肺癌转移至淋巴结

锁骨上淋巴结常是肺癌转移的部位,可以毫无症状,患者自己发现而来就诊。典型的多位于前斜角肌区,固定而坚硬,逐渐增大、增多,可以融合,多无痛感。皮下转移时可触及皮下结节。

### (四)肺外表现

肺外表现包括内分泌、神经肌肉、结缔组织、血液系统和血管的异常改变,又称副癌综合征。有下列集中表现。

1.肥大性肺性骨关节病

常见于肺癌,也见于局限性胸膜间皮瘤和肺转移癌(胸腺、子宫、前列腺的转移)。多侵犯上下肢长骨远端,发生杵状指(趾)和肥大性骨关节病。前者具有发生快、指端疼痛、甲床周围环绕红晕的特点。两者常同时存在,多见于鳞癌。切除肺癌后,症状可减轻或消失,肿瘤复发又可出现。

2.分泌促性腺激素

可引起男性乳房发育,常伴有肥大性肺性骨关节病。

3.分泌促肾上腺皮质激素样物

可引起 Cushing 综合征,表现为肌力减弱、水肿、高血压、尿糖增高等。

4.分泌抗利尿激素

可引起稀释性低钠血症,表现为食欲不佳、恶心、呕吐、乏力、嗜睡、定向障碍等水中毒症状,称抗利尿激素分泌失调综合征。

5.神经肌肉综合征

其包括小脑皮质变性、脊髓小脑变性、周围神经病变、重症肌无力和肌病等。发生原因不明确。这些症状与肿瘤的部位和有无转移有关。它可以发生于肿瘤出现前数年,也可作为一症状与肿瘤同时发生;在手术切除后仍可发生,或原有的症状无改变。它可发生于各型肺癌,但多见于小细胞未分化癌。

6.高钙血症

肺癌可因转移而致骨骼破坏,或由异生性甲状腺样激素引起。高血钙可与呕吐、恶心、嗜睡、烦渴、多尿和精神紊乱等症状同时发生,多见于鳞癌。肺癌手术切除,血钙可恢复正常,肿瘤复发又可引起血钙增高。

此外,在燕麦细胞癌和腺癌中还可见因 5-羟色胺的分泌过多造成的类癌综合征,表现为伴哮鸣的支气管痉挛、阵发性心动过速、水样腹泻、皮肤潮红等。还可有黑色棘皮症及皮肌炎、掌跖皮肤过度角化症、硬皮症,以及栓塞性静脉炎、非细菌性栓塞性心内膜炎、血小板减少性紫癜、毛细血管病性渗血性贫血等肺外表现。

## 三、诊断与分期

### (一)诊断

1.病史和体格检查

明确患者的病史,并进行全面的体格检查。

**2.无创性检查**

(1)胸部 X 线:胸片因其简便易行、经济有效,目前仍是肺癌初诊时最基本的检查方法,是早期发现肺癌的一个重要手段,也是术后随访的方法之一。

(2)胸部 CT:目前已成为估计肺癌胸内侵犯程度及范围的常规检查方法,尤其在肺癌的分期上更有其无可替代的作用。低剂量螺旋胸部 CT 可以有效地发现早期肺癌,CT 引导下经胸肺肿物穿刺活检是重要的获取细胞学、组织学诊断的技术。

(3)B 超:因为含气肺组织不是超声的理想介质,且超声对肺部肿块的良恶性鉴别缺乏特异性,故超声检查在肺癌诊断中较少应用。主要用于诊断腹部重要器官,以及腹腔、腹膜后淋巴结有无转移,也用于双侧锁骨上窝淋巴结的检查;对于邻近胸壁的肺内病变或胸壁病变,可鉴别其囊、实性及进行超声引导下穿刺活检;超声还常用于胸腔积液抽取定位。

(4)MRI:较 CT 检查更容易鉴别实质性肿块与血管的关系,MRI 检查对肺癌的临床分期有一定价值,特别适用于判断脊柱、肋骨,以及颅脑有无转移。

(5)骨扫描:是判断肺癌骨转移的常规检查。当骨扫描检查提示骨可疑转移时,应对可疑部位进行 MRI、骨 X 片检查加以验证。

(6)PET-CT:主要用于排除纵隔淋巴结和远处转移,但因价格昂贵,且约有 20% 的假阴性和假阳性,目前还不能广泛应用。

**3.内镜检查**

(1)纤维支气管镜:纤维支气管镜检查技术是诊断肺癌最常用的方法,包括纤维支气管镜直视下刷检、活检,以及支气管灌洗获取细胞学和组织学诊断。上述几种方法联合应用可以提高检出的阳性率。

(2)经纤维支气管镜引导透壁穿刺纵隔淋巴结活检术和纤维超声支气管镜引导透壁淋巴结穿刺活检术:TBNA 有助于治疗前肺癌 TNM 分期的精确 $N_2$ 分期。但不作为常规推荐的检查方法,有条件的医院应当积极开展。EBUS-TBNA 更能就肺癌 $N_1$ 和 $N_2$ 的精确病理诊断提供安全可靠的支持。

(3)纵隔镜:作为确诊肺癌和评估 N 分期的有效方法,纵隔镜是目前临床评价肺癌纵隔淋巴结状态的金标准。尽管 CT、MRI,以及近年应用于临床的 PET-CT 能够对肺癌治疗前的 N 分期提供极有价值的证据,但仍然不能取代纵隔镜的诊断价值。

(4)胸腔镜:胸腔镜可以准确地进行肺癌的诊断和分期,对于经纤维支气管镜和经胸壁肺肿物穿刺针吸活检术等检查方法无法取得病理标本的早期肺癌,尤其是肺部微小结节病变行胸腔镜下病灶切除,可以明确诊断。对于中晚期肺癌,胸腔镜下可以行淋巴结、胸膜和心包的活检,胸腔积液及心包积液的细胞学检查,为制定治疗方案提供可靠依据。

**4.肿瘤标志物**

肺癌相关的血清肿瘤标志物包括 CEA、CA125、Cyfra21-1、CA153、SCC 等,SCLC 具有神经内分泌特点,与促胃液素释放肽前体(ProGRP)、神经元特异性烯醇化酶(NSE)、肌酸激酶 BB(CK-BB),以及嗜铬蛋白 A(CGA)等相关。但这些标志物的敏感性和特异性均不高,因此在肺癌的筛查、诊断中的价值有限,目前主要是作为监测治疗反应和早期复发的辅助指标。

**5.其他检查技术**

(1)痰细胞学:痰细胞学检查是目前诊断肺癌简单方便的无创伤性诊断方法之一,连续 3 天留取清晨深咳后的痰液进行痰细胞学涂片检查可以获得细胞学诊断。60%~80% 的中央型肺癌

和 $15\% \sim 20\%$ 的外周型肺癌患者,可以通过重复的痰细胞学检查得到阳性结果。

（2）经胸壁肺内肿物穿刺针吸活检术(trans thoracic needle aspiration,TTNA)：TTNA 可以在 CT 或 B 超引导下进行,在诊断周围型肺癌的敏感度和特异性上均较高。

（3）胸腔穿刺术：当胸腔积液原因不明时,可以进行胸腔穿刺以获得细胞学诊断,并可以明确肺癌的分期。

（4）胸膜活检术：当胸腔积液穿刺未发现细胞学阳性结果时,胸膜活检可以提高阳性检出率。

（5）浅表淋巴结活检术：对于肺部占位病变或已明确诊断为肺癌的患者,如果伴有浅表淋巴结肿大,应当常规进行浅表淋巴结活检,以获得病理学诊断、明确分期并指导治疗。

**（二）分期**

1.非小细胞肺癌

目前非小细胞肺癌(non-small cell lung cancer,NSCLC)的 TNM 分期采用国际肺癌研究协会2009 年第七版分期标准(表 7-1、表 7-2)。

**表 7-1　肺癌 TNM 分期中 T、N、M 的定义**

| 原发肿瘤（T） | | |
|---|---|---|
| $T_x$ | | 原发肿瘤不能评价；或痰、支气管灌洗液找到肿瘤细胞,但影像学或支气管镜没有可视肿瘤 |
| $T_0$ | | 没有原发性肿瘤的证据 |
| $T_{is}$ | | 原位癌 |
| $T_1$ | | 肿瘤最大径≤3 cm,周围为肺或脏层胸膜包绕,气管镜检查肿瘤没有累及叶支气管近端以上位置（即没有累及主支气管） |
| | $T_{1a}$ | 肿瘤最大径≤2 cm |
| | $T_{1b}$ | 肿瘤最大径>2 cm 但≤3 cm |
| $T_2$ | | 肿瘤>3 cm 但≤7 cm 或符合以下任何一点：累及主支气管,但距隆突≥2 cm；侵犯脏层胸膜；伴有扩展到肺门的伴肺不张或阻塞性肺炎,但未累及全肺 |
| | $T_{2a}$ | 肿瘤最大径>3 cm 但≤5 cm |
| | $T_{2b}$ | 肿瘤最大径>5 cm 但≤7 cm |
| $T_3$ | | 肿瘤>7 cm 或肿瘤直接侵犯了下述部位之一者：胸壁（包括上沟瘤）、膈肌、膈神经、纵隔胸膜、壁层心包；肿瘤位于距隆突 2 cm 以内的主支气管,但未侵及隆突；或伴有累及全肺的肺不张或阻塞性炎症,或同一肺叶内出现分散的单个或多个卫星结节 |
| $T_4$ | | 任何大小的肿瘤直接侵犯了下述部位之一者：纵隔、心脏、大血管、气管、食管、喉返神经、椎体、隆突；同侧非原发肿瘤所在肺叶的其他肺叶内出现单个或多个肿瘤结节 |
| 区域淋巴结（N） | | |
| $N_x$ | | 区域淋巴结不能评价 |
| $N_0$ | | 没有区域淋巴结转移 |
| $N_1$ | | 转移至同侧支气管旁淋巴结和/或同侧肺门淋巴结；和肺内淋巴结,包括直接侵犯 |
| $N_2$ | | 转移至同侧纵隔和/或隆突下淋巴结 |
| $N_3$ | | 转移至对侧纵隔、肺门淋巴结,同侧或对侧斜角肌或锁骨上淋巴结转移 |
| $M_x$ | | 远处转移不能评价 |

续表

| | |
|---|---|
| $M_0$ | 没有远处转移 |
| $M_1$ | 有远处转移 |
| $M_{1a}$ | 对侧肺叶内出现分散的单个或多个肿瘤结节,胸膜结节或恶性胸腔(或心包)积液 |
| $M_{1b}$ | 远处转移 |

注:①任何大小的、少见的表浅性肿瘤,只要局限于支气管壁,即使累及主支气管,也定义为 $T_{1a}$;②肿瘤大小≤5 cm 或者大小无法确定的 $T_2$ 肿瘤定义为 $T_{2a}$,肿瘤>5 cm 但≤7 cm 的肿瘤定义为 $T_{2b}$;③绝大多数肺癌患者的胸腔积液(以及心包积液)是由肿瘤引起的,但有极少数患者的胸腔积液(心包积液)经多次细胞学检查未能查到肿瘤细胞,而积液又是非血性和非渗出性的,临床判断积液与肿瘤无关,积液不影响分期,应被定义为 $M_0$。

表 7-2 2009 年国际肺癌研究协会肺癌第七版 TNM 分期

| 分期 | | TNM |
|---|---|---|
| 隐性肺癌 | | $T_x N_0 M_0$ |
| 原位癌(0 期) | | $T_{is} N_0 M_0$ |
| Ⅰ 期 | Ⅰ A 期 | $T_{1a,b} N_0 M_0$ |
| | Ⅰ B 期 | $T_{2a} N_0 M_0$ |
| Ⅱ 期 | Ⅱ A 期 | $T_{2b} N_0 M_0$ |
| | | $T_{1a,b} N_1 M_0$ |
| | | $T_{2a} N_1 M_0$ |
| | Ⅱ B 期 | $T_{2b} N_1 M_0$ |
| | | $T_3 N_0 M_0$ |
| Ⅲ 期 | Ⅲ A 期 | $T_3 N_1 M_0$ |
| | | $T_{1a,b} N_2 M_0$ |
| | | $T_{2a,b} N_2 M_0$ |
| | | $T_3 N_2 M_0$ |
| | | $T_4 N_0 M_0$ |
| | | $T_4 N_1 M_0$ |
| | Ⅲ B 期 | $T_4 N_2 M_0$ |
| | | $T_4 N_3 M_0$ |
| | | 任何 $T, N_3, M_0$ |
| Ⅳ 期 | | 任何 $T$,任何 $N, M_{1a,b}$ |

**2.小细胞肺癌**

对于接受非手术治疗的小细胞肺癌(small cell lung cancer,SCLC)患者采用美国退伍军人肺癌协会(Veterans Administration Lung Study Group,VALG)的局限期(limited disease,LD)和广泛期(extensive disease,ED)分期方法,对于接受外科手术的患者采用国际肺癌研究协会2009 年第七版分期标准。VALG 将局限期定义为病变局限于一侧胸腔、可被包括于单个可耐受的放射野里,广泛期为病变超出同一侧胸腔,包括恶性胸腔、心包积液及远处转移。目前国内常用的局限期定义为病变局限于一侧胸腔、纵隔、前斜角肌及锁骨上淋巴结,但不能有明显的上腔静脉压迫、声带麻痹和胸腔积液。

## 四、肺癌的外科治疗

对于肺癌外科治疗必须遵循的处理原则如下。

(1)无论如何要尽可能地将肿瘤和肺内淋巴结完全性切除,至少是解剖性肺叶切除。

(2)术中要小心谨慎,不要挤压或弄破肿瘤,以防转移。

(3)贴近肿瘤或受累的组织,应与肿瘤一起完整地大块切除,比分别切除要好。

(4)术中尽可能用冷冻切片证实切缘无肿瘤残留,包括支气管、血管残端,以及肿瘤周围组织。一旦切缘肿瘤残留,就不能达到完全性切除的要求。

(5)所有能够见到的纵隔淋巴结包括被覆胸膜、周围脂肪组织及淋巴管应当全部予以切除并行病理检查,切除后纵隔结构应达到"骨骼化"标准。最好是按分组进行解剖,确切辨认淋巴结并予以标记。

最适宜进行手术治疗的肺癌是 Ⅰ、Ⅱ 期和部分经过选择的 ⅢA 期肺癌,如 $T_3N_1M_0$ 的非小细胞肺癌。影像学上已有明确纵隔淋巴结转移的 $N_2$ 患者,不宜马上进行手术切除。至于ⅢB、Ⅳ期肺癌,手术不应列为主要的治疗手段。国内非小细胞肺癌手术治疗的 5 年生存率为 31.8%~42.4%。Ⅰ期 SCLC 先行手术切除已得到国内外共识,Ⅱ期 SCLC 术前化疗的观点有所不同,仍处于研究中,而对期别较晚的 Ⅲ 期 SCLC 应以化疗为主,如化疗疗效较好,病员年龄较轻、全身情况良好,可考虑继以手术治疗。

## 五、肺癌的放疗

对有纵隔淋巴结转移的肺癌来说,放疗是主要的治疗手段,对有远处转移的肺癌而言,放疗是有效的姑息治疗方法。在一些早期肺癌,因高龄或内科原因不能手术或拒绝手术的病例,放疗可作为一种根治性治疗手段;手术后放疗用于处理术后的阳性切缘、局部晚期的 $N_2$ 或 $T_4$ 病例。放疗也可用于控制肺癌的症状。

现代的三维适形放疗技术(3DCRT)和调强放疗技术(IM-RT)是目前最先进的放疗技术。已经建立了 3DCRT 技术的医院,应该把它们用于所有的肺癌患者,并用 CT 或 CT/PET 来进行放疗计划的设计。对还没有上述先进技术的医院,可采用常规的放疗技术,但是必须非常注意对肺、心脏和脊髓的保护,以避免对它们的放射性损伤。

近期研究表明,立体定向全身放疗(SBRT)和射频消融(RFA)可以作为拒绝手术或不能耐受手术的淋巴结阴性患者的治疗选择。最适合进行 SBRT 的患者肿瘤应≤5 cm 且远离一级或二级支气管。最适合进行 RFA 的患者为外周孤立病灶小于 3 cm,RFA 可用于既往照射过的组织,以及用于姑息治疗。

对于医学上不能手术切除肿瘤但身体状况良好、预期寿命较长的 Ⅰ 期和 Ⅱ 期 NSCLC 患者,放疗应作为一种有可能治愈的手段提供给患者。然而,最近一项在 4 357 例未手术切除的 Ⅰ 期或 Ⅱ 期 NSCLC 患者中进行的研究发现,与未放疗的患者相比,接受放疗的患者中位生存期延长,但 5 年生存率没有明显差异。

## 六、肺癌的化疗

肺癌化疗可分为根治性化疗、姑息性化疗、新辅助化疗、辅助化疗、局部化疗和增敏的化疗。

根治性化疗主要用于 SCLC 的治疗,其特点是足量足程的联合化疗,以争取达到长期生存或治愈的最终目的。姑息性化疗主要用于晚期肺癌,其特点是延迟病变的发展,减少患者症状,提高生存质量、延长存活时间。新辅助化疗指术前化疗,通过化疗使病变转变为可手术,同时期望通过减少微转移而提高长期生存率。辅助化疗指完全性切除术后的化疗,期望通过减少微转移来提高生存率,特别是提高无瘤生存时间。局部化疗指在影像介导下经支气管动脉内或病灶供血血管直接注入化疗药物,形成瘤内药物高浓度以达到提高疗效的目的。增敏化疗是在放疗的同时所进行的目的为增进肿瘤细胞对放疗敏感性的化疗。

对于局限期小细胞肺癌,目前联合化疗方案的总缓解率可达 80%～90%,完全缓解率 40%～50%,中位生存期可达 20 个月。与未接受治疗的患者相比,有效的联合化疗能提高患者的中位生存期 4～5 倍。对于广泛期小细胞肺癌,联合化疗方案的有效率大约为 60%,中位生存期为 7～9 个月,有效率和生存期均低于局限期小细胞肺癌患者。

化疗对非小细胞肺癌的治疗效果近年虽有提高,但尚不能令人满意,目前是Ⅳ期非小细胞肺癌主要的治疗手段。肺癌对化疗的有效反应,包括了完全缓解和部分缓解两种情况,但绝大部分患者所表现的仅是部分缓解。肿瘤的缓解并不等于生存期的延长,目前顺铂是公认为唯一可以提高Ⅲb 期非小细胞肺癌 10%一年生存率的化疗药物,铂类是 NSCLC 有效联合化疗方案的基础。非小细胞肺癌的二线化疗方案中多西紫杉醇优于最佳支持治疗,能改善生存期和生活质量,培美曲塞与多西紫杉醇疗效相近,但血液毒性较小。

**(一)肺癌化疗的药物代谢特点**

**1.药动学**

肿瘤治疗中所使用的药物对正常组织和肿瘤组织均有杀伤,因此,了解其毒性和反应是治疗环节中最基础的,这主要是药动学和药效学。前者是探讨药物与其血浆浓度间的关系,这涉及药物的代谢和排泄,是指机体对药物的作用。临床判断药动学结果时还需要了解血浆药物浓度(或剂量)与效应间的关系或称药效学,这说明药物对机体的作用。

典型的药动学研究包括 4 个方面,即吸收、分布、代谢和排泄。肺癌化疗药物在体内的吸收、分布、代谢和排泄各不相同,但从总的体内代谢规律看,应注意以下特点。

(1)吸收:是药物透过肠黏膜被利用的过程,一般用生物利用度来表示,生物利用度是由口服的曲线下面积(AUC)与静脉注射后的 AUC 之比测定的。吸收不良或首关代谢增强均可降低生物利用度。一般情况下给药途径不同,吸收速度亦不同,其吸收速度一般顺序是:静脉＞吸入＞肌肉＞皮下＞直肠＞黏膜＞口服＞皮肤。口服和肌内注射符合一级动力学过程,静脉滴注多采用恒速输入,符合零级动力学。占大多数的肺癌化疗药物通过静脉给药,而通常认为皮下或肌肉给药的生物利用度常接近 100%。化疗药物吸收的速度和程度则决定了药理效应起始的快慢和强度。血管外给药生物利用度较低,同时药物进入血液循环的时间有不同程度的延迟。为获得预期的血浆药物浓度,需快速静脉注射,对于肺部肿瘤,采用静脉给药,药物首先经右心进入肺脏,肺组织受药量最大。理论上通过动脉给药可选择性地把药物直接导入肿瘤组织内,其所得血液药物浓度应高于同剂量静脉给药的浓度,从而产生更好的抗肿瘤效应,减少毒副反应,然而动脉内注射的危险性也相对增大。局部动脉插管灌注化疗治疗肺癌的效果目前尚未得到循证医学的证实。新的方便于患者的口服抗肿瘤药物也将成为一种趋势,然而医师生在用口服药时必须了解新近手术、既往的化疗都可影响吸收。同时服用影响胃肠动力性的药物,如吗啡类药物和盐酸甲氧氯普胺也可能是一种影响抗肿瘤药物吸收的原因。还应该认识到细胞毒性化疗可以改变长期服用的其他药物的血浆浓度,如苯妥英或盐酸维拉帕米。即使是皮下或肌肉内给药,由于局部药物降解或其他因素亦可以降低生物利用度。

(2)分布:药物在吸收并进入循环后向肌体的组织、器官或体液转运的过程称为分布。分布是十分复杂的,可用单个或多个相互连接的房室描述一个药物的药动学,从中央室向周边室运动称为分布。中央室通常是血浆,而药物作用的部位可能是周边室(如细胞内液),有必要强调的是,房室仅是一种数学模型,是数学上假想的空间概念,并非特指任何解剖学位置。虽然血药浓度常用于代表中央室的浓度,但实际上中央室容积并不等于血浆容积。分布到周边室的药物,最终经再分布返回血浆或中央室。广泛分布的药物通常有长的终末半衰期,在线性药代学模型中,药物从一个房室转运到另一个房室的速率与药物在第一个房室内的药量成正比,所谓线性是指这种比例因子是一个恒定的常数(即系统不会饱和)。对于三室模型,药物从房室1(中央室)向房室2的转运速率等于速率常数$K_{12}$与房室1中的药量的乘积,而药物从房室2向房室1的转运速率则是另外一个不同的速率常数$K_{21}$与房室2中的药物量的乘积,药物从房室1向房室2转运的净速率为这两项乘积的差,其他房室间的转运速率依此类推。

效应室由Hul和Sheinner等提出,用来解释药物峰效应滞后于血浆峰浓度的临床现象,主要是因为药物的作用部位不是血浆(中央室),一般意义上的效应室浓度均意指"表观"浓度。效应室"表观"浓度定义为产生同样药物效应时的血浆稳态浓度,血浆浓度和效应室浓度之间有不平衡现象,这种不平衡与药物在血浆和效应室之间转运速率及给药速度有关,单次注射时,效应室滞后现象明显,而持续输注时血浆浓度和效应室浓度几乎同时达到峰值。

抗肿瘤药物的分布受器官的血流量、脂肪含量、药物的理化性质的影响。脂溶性强的药物在脂肪组织中分布量较多,而水溶性药物则主要分布在血液。多数抗癌药在体内分布广泛,在迅速增殖的组织(骨髓、血细胞等)含量较高,在肿瘤中的含量也较高,但总体来讲缺乏分布的特异性。目前,正处于广泛研究阶段的导向治疗,就是提高肿瘤局部药物浓度的有效方法。化疗药物通过与瘤细胞有亲和性的药物载体结合成复合物,将药物高度特异而且十分准确的导向靶目标瘤细胞,增强了化学药物对瘤细胞的杀灭作用,这类载体有脂质体、单克隆抗体、某些高分子物质等。虽然导向治疗在理论上和实践中均取得了突破性进展,但是临床上常常由于抗体的专一性不强或体内存在交叉抗原而出现非特异性导向,尚需要进一步研究完善。体内的屏障结构也影响了药物的分布,如血-脑屏障是阻止外源性物质进入脑组织的重要屏障,但在脑膜炎、肿瘤脑转移、脑放疗后,这种作用会降低。替尼泊苷分子量小、脂溶性高,易通过血-脑屏障,脑原发肿瘤、脑转移瘤中浓度较高,而脑脊液中浓度较低,相当于血浆浓度的10%,用于中枢神经原发性和转移性肿瘤。

(3)代谢:化疗药物进入机体后,在体内酶系统、体液的pH或肠道菌丛的作用下,发生结构转化或称"生物转化"的过程。药物经过代谢一般都失去活性,称为"灭活",为药物在体内消除的主要途径之一。但有些前提药物本身在体外无生理活性,需在体内被代谢为活性物质后发挥药效,此过程称为"赋活",如环磷酰胺只有在体内代谢生成磷酰胺氮芥才具有抗肿瘤作用。

肝脏是药物代谢最重要的部位,代谢可分为Ⅰ相和Ⅱ相反应。Ⅰ相反应为氧化或还原反应,包括P450系统,Ⅱ相反应是结合反应,如乙酰化和葡萄糖醛酸化。Ⅰ相反应常使药物对Ⅱ相反应更敏感。通过此反应一般产生容易从胆汁或肾排泄的物质。这些代谢反应的目的是使药物解毒,但也能导致药物的活化。

药物代谢酶的遗传变异性是一个越来越重要的领域,这种变异如损坏了解毒作用则导致毒性增加。如活化作用发生障碍,则能增加或丧失预期的药效。此外,遗传变异性可能是致癌的危险因子,有一些过去认为是不同的药物代谢酶,最后证明它们是多态性的。

个体代谢能力还受其他不同因素的影响,例如肝功不良、营养状况和其他药物影响等。肝功能不良对Ⅰ相代谢(如P450)的影响大于Ⅱ相酶(如葡萄糖醛酸化),在化疗期间监测肝功能,常用血清胆红素作量度指标,但是此量度对判断血浆药物的清除率很不灵敏。营养不良同肝功能不良一样,可引起药物代谢酶的合成减少,清除率降低,而毒性增加,因此化疗中要考虑患者的全身状况。

能与化疗相互作用的潜在药物:由于酮康唑、伊曲康唑、红霉素、克拉霉素或柚汁抑制CYP3A4,可导致依托泊苷或长春新碱清除率降低。相反,类固醇皮质激素类、苯妥英、苯巴比妥、环磷酰胺或异环磷酰胺诱导CYP3A4,使依托泊苷或长春新碱清除率增强或异环磷酰胺的活性增强。葡萄糖醛酸糖基转移酶由于丙戊酸或布洛芬的抑制,可使表柔比星或伊立替康的活性代谢物的清除率降低。

(4)排泄:肾和肠道是两个主要排泄途径,两者都是由多个环节组成的复杂过程,任何环节都受疾病或药物的调节。药物从肾小球到输尿管的途径中要经过滤过分泌和重吸收等环节,肌酐清除率常用于代表肾小球滤过率(GFR),肌酐清除率可用一定时间内的尿标本测定,也可根据不同公式计算。肌酐清除率可以用来说明一个人总的肾功能,如果某药主要是从肾清除的话,肾功能降低的患者要考虑减少其剂量。

肾小管的重吸收和分泌作用在药物排泄过程中也很重要。例如,顺铂的重吸收具有可饱和性,当输注给药时重吸收按比例增加,这就导致毒性增加。甲氨蝶呤在肾小管也经历分泌和重吸收,且尿的pH对这些作用的影响很大,尿碱性化可增加其排泄。

肠道排泄的药物多数是进入胆汁后经肠道由粪便排出,少数药物直接进入消化道排泄。血清胆红素常用于调整被肝清除的药物的剂量,不过血清胆红素仅是排泄障碍的一种标志,与肝代谢障碍的关系不大,血清蛋白常用以衡量肝脏的合成功能。

2.药效学

药物效应动力学简称药效学,是研究药物对人体及病原体产生药物效应动态变化规律的科学,包括药物的作用及作用机制、药物的不良反应,影响药物作用的因素等,是药理学的核心内容之一,也是正确评价药物在防治疾病中,有效性和安全性的基本依据,以解决临床合理用药的问题,并为临床用药提供理论依据。研究的基本目标是了解效应的变化性,在Ⅰ期临床试验中,目的是了解作为剂量函数效应(毒性)的变化性,研究者还可以了解药动学参数(AUC)和效应间的关系。

因为Ⅰ期试验是多种剂量,而剂量又与AUC(和其他参数)有关,如果剂量的范围过宽,则AUC与效应之间的相关性将混淆不清,在Ⅱ期试验时,所有患者用固定剂量的同一种药,这为研究药动学参数(仅是药动学变化性)和效应(包括毒性和反应性)的关系提供了一个重要机会。

药效学研究的方法学应利用一般公认的成果,历来用血细胞计数最低点,尽管此法有某些局限性。按定义,血细胞计数最低点是测定过程中见到的最低血细胞计数,这与观察的数量有很大关系,另外,血细胞计数最低点在大剂量化疗时不适用,因此希望组合全部血细胞计数,并利用一种方法可以正确分析遗漏的数据。

非血液学毒性常是分级的,而不是连续的,是主观的,而不是客观的。需要用适合这种终点的统计学方法,如Logistic回归与其变式。

3.药物代谢的临床应用

(1)清除率:药动学资料的获取较容易,但分析解释这些数据很复杂,最好从估算总血浆清除率着手,清除率可用下述两种方法之一计算出:测量(或估计)单剂给药后的量时曲线下的面积(AUC),或测定持续输注时的稳态浓度(Css)。

$$清除率＝剂量/AUC$$
$$清除率＝剂量速度/Css$$

药理学家可能对清除率的绝对值感兴趣,但临床医师生首先关心的应该是清除率的变异性。变异性最好用变异系数(CV)表示,它是标准差(非标准误)与平均值的比值。低变异性的药物CV值可低达10%～20%,变异性大的药物CV值可达75%～100%,大多数药物的CV值在20%～40%。

在了解变异程度之后,下一个问题是对其解释,特别是CV值十分大时。这对清除率低、中毒危险性增加的患者尤其重要,对于高CV的药物应仔细研究其主要代谢系统的遗传决定多态性。变异的另一个重要原因是,主要的代谢或排泄部位的饱和程度。如果在与临床相关浓度时发生饱和,在高剂量时其清除率将急骤降低,可能这种药具有非线性药动学。这类药的最佳用法需要充分了解相关的复杂性,以及疾病和其他药物的潜在作用。

在评价AUC或清除率变异时,药物与蛋白结合也是重要因素之一,蛋白结合的范围可能从忽略不计一直大到99%,只有游离的(未结合的)药物有活性,而常用的分析方法所测定的是药物的总量(游离的加结合的)。对于一个高度结合的药物,如果蛋白结合有明显变异,而又未直接测定游离的药物或蛋白结合的范围,那就很难解释血浆浓度。某些药如依托泊苷,可根据简单的参数如血清蛋白、胆红素和年龄等估算其蛋白结合数。

(2)半衰期:对高度程序化依赖药物来说,半衰期的变异性比清除率的变异性更为重要,虽然半衰期与清除率一般呈反比关系,但半衰期增加也可能是分布体积增加的结果,由于甲氨蝶呤可分布到腹水及胸腔积液中,所以能明确显示这种因果关系。

半衰期的变异可影响特定血浆浓度上时间的变异,这是毒性和有效性的一个重要因素,日益被人们所认识。半衰期的认识对拟订方案尤其重要,如半衰期短的程序化依赖药物(如阿糖胞苷、氟尿嘧啶)最好持续输注或多次给药。知道半衰期后,可以估计何时血浆内的细胞毒性药物已低到可忽略水平,以便输注外周血干细胞或给予集落刺激因子。

(3)活性代谢物:虽然代谢的结果通常是解毒,但某些药物经过代谢也可以产生活性循环代谢物。在这类药物中包括本无细胞毒性的真正的前体药物,和其代谢物的细胞毒性与母体药相似或加大的药物。了解活化过程的途径也很重要,因为活性代谢物与母体药的治疗指数(有益的与有害的效应之比)不同,所以增加或抑制活性代谢物的形成均有理论意义。为此可选用特异的药物代谢酶系抑制剂(如酮康唑)或诱导剂(如皮质类固醇)。最后,在活化作用中,遗传基础可能不同,从而在一定的患者群体中产生不同的效应。

(4)清除途径:肿瘤学家一般都能充分意识到末端器官功能不良患者的药物清除潜力遭破坏,即使医师生在给药前知道了患者个体的清除率,仍难预测其中毒的程度。这是因为药物可能有一段长时间的低浓度期(由于程序依赖药)或同时存在其他药效学影响因素(如营养不良而增加敏感性)。

## (二)肺癌化疗的细胞动力学

### 1.组织中细胞成分

细胞动力学是研究细胞周期中的动态变化状况。细胞从一次分裂结束起到另下一次分裂完成为止,即为一个细胞增殖周期。这一过程中细胞内发生的主要变化为 DNA 的复制、染色体形成并将其分配到两个子细胞中,为分裂增殖做准备。人体组织中的细胞基本上可以分为三大类群,如下。

(1)增殖细胞群,在细胞周期中连续运转因而又称为周期细胞,如表皮生发层细胞、部分骨髓细胞。

(2)静止细胞群暂不分裂,但在适当的刺激下可重新进入细胞周期,称 $G_0$ 期细胞,如淋巴细胞、肝、肾细胞等。

(3)不分裂细胞,指不可逆地脱离细胞周期,不再分裂的细胞,又称终端细胞,如神经、肌肉、多形核细胞等。肿瘤的增长与增殖细胞群有直接关系,若肿瘤细胞的增殖速率超过细胞的丢失速率,则肿瘤不断增加体积;若细胞的增殖速率等于细胞的丢失速率,则肿瘤大小趋于稳定;若细胞的增殖速率小于丢失速率,则肿瘤不断缩小。

处于静止细胞群的静止细胞($G_0$),当受到一定内外因素的刺激,会成为增殖细胞,进入增殖细胞群,此为肿瘤复发的主要根源。

### 2.细胞增殖周期特点

近年来采用放射性核素标记技术等检测手段,将细胞增殖周期大致分为以下 4 个阶段。

(1)$G_1$ 期:即 DNA 合成前期,由上次细胞分裂终了至开始 DNA 合成,此期主要合成信使核糖核酸(mRNA)和蛋白质等,为向 S 期过渡做物质上的准备。此期的时间较长,可占细胞增殖周期的 1/2,在不同的肿瘤细胞间差异较大,可以由数小时到数天。

(2)S 期:即 DNA 合成期。是进行 DNA 复制的时期,此期之末 DNA 含量增加 1 倍,除合成 DNA 外,也合成其他一些成分,如组蛋白、非组蛋白,以及与核酸合成有关的酶类和 RNA 等。值得注意的是,微管蛋白的合成在此期已经开始。S 期占全周期的 1/4~1/3,时间波动在 2~30 小时,多数为十几个小时。

(3)$G_2$ 期:即 DNA 合成后期或分裂前期。此期 DNA 合成已结束,正进行细胞分裂的准备工作,继续合成与细胞分裂有关的蛋白质和微管蛋白,约占细胞周期的 1/5,时间为 2~3 小时。

(4)M 期:即有丝分裂期。此期细胞的合成功能极低或停止,细胞核或细胞质平均地分到两个子细胞内,最终分为两个子细胞。此期相当短,所占时间为 1~2 小时。

### 3.抗癌药物对细胞增殖动力学的影响

根据抗肿瘤药物的剂量-反应曲线,对增殖细胞和非增殖细胞敏感性的差别,以及在分子水平上的作用,将抗癌药物分成两种类型。

(1)细胞周期非特异性药物(CCNSA):其作用与药物的浓度有关。作用较强而快,能迅速作用于癌细胞,剂量-反应曲线为直线,其剂量增加 1 倍,杀伤力增加 10~100 倍,它们的疗效与一次给药量的大小呈正比,在集体能耐受的毒性范围内,大剂量冲击疗法效果最佳,而小剂量分次给药则效果差。

(2)细胞周期特异性药物(CCSA):其作用在低剂量时随剂量的增加而增加,但达到一定剂量后,即使剂量再增加,其杀伤癌细胞的能力不再增加。其作用与敏感和时相有关,用药需达到一定的血浓度并维持一定时间。

**（三）肺癌合理用药的一般原则与策略**

1.治疗前必须要有明确的病理学诊断和临床分期

化疗药物有较明显的毒副作用，包括致癌、致畸、致突变（"三致"）的潜在可能性，因此治疗前首先应明确患者的诊断，通常应取得组织学或病理学诊断。组织学诊断不仅仅是为了化疗诊断，组织学分型对于决定化疗药物的选择，预测治疗结果及制订整个综合治疗方案都有决定性意义。

临床分期也是合理化疗的重要根据，确定肺癌侵犯的范围，才能综合考虑治疗的整体方案，与手术、放疗、分子靶向治疗结合进行多学科治疗。

2.根据化疗在肺癌综合治疗中的作用加以选择

近30年来的临床实践已经证明，肺癌是一种全身性疾病，多学科综合治疗可以明显提高疗效，延长生存。化疗在肺癌的综合治疗中发挥着重要作用。根据肺癌病理类型、病期早晚的不同，确定不同的治疗方针并制定相应的化疗策略。原则上应选用已经过足够病例数的Ⅲ期临床研究，疗效已得到充分证实并且可以重复出相似的效果，得到普遍承认，且经"循证医学"所证实的治疗方案。

（1）根治性化疗：以化疗为主或者说化疗是其决定性的治疗。如小细胞肺癌对化放疗敏感，有可能治愈，应尽早开始规范、足量、足疗程的化疗，局限期小细胞肺癌早期放化疗。随意减低化疗剂量，随意延长化疗的间隔时间，在临床取得完全缓解后就终止治疗，都将导致治疗失败。必须完成原计划的全程化疗，并结合放疗等多学科治疗。这种根治性的治疗往往伴有严重的毒副作用，应积极给予辅助性措施。

（2）晚期肺癌的姑息性化疗：主要针对Ⅲb期和Ⅳ期的非小细胞肺癌，化疗对肿瘤并不能达到治愈的目的，但循证医学的结果证实可延长生存期、改善症状、提高生活质量。多以第三代药物联合铂类的二药化疗，辅以姑息性放疗。

（3）辅助化疗和新辅助化疗：指手术或放疗前后给予的化疗，其目的是消灭亚临床的微小转移，减少复发和远道转移，提高生存率，或对局限性病变因范围较大估计不能手术切除或放疗野较大者，先采用化疗作为诱导治疗。

非小细胞肺癌的术后辅助治疗已得到循证医学依据，而新辅助化疗因影响因素众多，尚无结果，但临床应用上有以下优点：①减少肿瘤体积或负荷，缩小肿瘤侵犯的范围，降低肿瘤分期，有利于手术切除，或使原来不能手术的肿瘤变为可手术。②对放疗而言，由于体积减小，其血供可以改善，减少了乏氧细胞的存在，增加了放疗敏感性，而且随着放射野的缩小，正常组织得以更多的保护。③控制或杀灭手术野或放疗野以外的微小病灶，及早控制远处转移。④减低肿瘤细胞的生物活性，减少手术种植的可能性。⑤新辅助化疗可作为化疗是否敏感的最好体内实验，为术后或放疗后的进一步化疗的有效性提供最客观的证据。⑥放疗前应用化疗药物可起到放疗增敏作用。

（4）同期化放疗：随着支持治疗的改善、有效保护骨髓和制止化放疗不良反应药物在看、临床上的广泛应用而形成的一种治疗模式。在局限晚期的小细胞肺癌和非小细胞肺癌的治疗上已经取得了一些进展，不仅加强了局部控制，也提高了远期生存率。治疗中应注意其不良反应是否能耐受。

（5）研究性化疗：由于科学的进步，新的化疗药物和治疗方法不断涌现，需要进行临床试验。现有方法治疗无效的患者可进入临床研究。临床试验的病例选择应有严格的伦理学及科学原则，并符合公认的医疗道德准则，签署知情同意书。

**3.全面了解患者对化疗的耐受性**

化疗要根据患者的机体状况决定。评价患者全身情况的一项指标是其活动状态。活动状态是通过患者的体力来了解其一般健康状况和衰弱程度的指标。国际上采用 Karnofsky 评分表，60 分以下，治疗反应常不佳，也难以忍受化疗的毒副反应。美国东部肿瘤协作组（ECOG）制定了一个比较简单的 PS 评分表，将患者的活动状态分为 0～4 分，3 分及以上一般不宜化疗。

了解患者以往的治疗史对估计本次化疗的疗效及决定用药十分重要。初治的患者往往对化疗更敏感，一般选用一线化疗方案，小细胞肺癌（SCLC）如一线化疗方案在 3 个月以上复发，可考虑重复原方案，但疗效一般比首次治疗差。了解患者是否患有其他疾病也十分重要，特别是糖尿病、冠心病、高血压、结核病等对全身影响较大的疾病，并了解患者的肝、肾、心等功能有无受损，从而决定是否化疗，化疗药物和化疗剂量。

**4.充分利用联合化疗优势**

不同化疗药物作用于细胞周期不同的时相。在一个肿瘤细胞群中，细胞处于不同时相，单一药物很难达到完全杀灭，联合使用作用于不同时相的药物，如细胞周期非特异性药物与周期特异性药物配合，有望一次大量杀灭更多的癌细胞，并可使 $G_0$ 期的细胞进入增殖周期，提高化疗敏感性。选药时尽可能使各药的毒性不重复，以提高正常组织的耐受性。联合化疗一般以 2 种药为好。

**5.达到有效的剂量强度**

剂量强度指每周药物按体表面积每平方米的剂量[$mg/(m^2 \cdot w)$]。相对剂量强度（RDI）是使用的剂量与标准剂量之比。抗肿瘤药物多为一级动力学模型，剂量-疗效曲线为线性关系，对于敏感肿瘤，剂量越高则疗效愈大，在小细胞肺癌中量效关系明显，非小细胞肺癌为化疗低敏感肿瘤，达到一定剂量后增加剂量不再提高疗效，在最大耐受剂量强度中增大有时不失为提高疗效的有效途径。临床上要根据患者的全身情况，按循证医学推荐的剂量应用，任意降低剂量，都将给远期效果带来隐患。

**6.个体化用药**

已经循证医学证实有效的药物并不适合全部患者，化疗有无效果与肺癌分子生物学行为、病理病期、个体状况有关。ERCC1 是核苷酸剪切修复途径中的关键因子与铂类药物治疗的敏感性有关，ERCC1 明显变异或 ERCC1 水平升高者铂类化疗后生存时间明显缩短。RRM1 的高表达导致吉西他滨耐药，同时 RRM1 能影响 DNA 的损伤和修复，预测它对其他药物的活性也有影响，特别是铂类药物。$\beta_2$-微管蛋白Ⅲ表达水平与 NSCLC 细胞系中的紫杉类药物抵抗有关。微管不稳定蛋白 Stathmin 的过表达可干扰紫杉醇与微管的结合，但增加长春碱类药物与微管的结合能力。

对于既往已做过化疗的患者，要计算某些药物的累积剂量，另外要关注是否存在耐药。营养状况直接影响患者的人体能和对化疗的耐受性，要纠正因营养不佳而对患者带来的不利影响，确实不能纠正又急需化疗者，也应达到最低有效剂量。活动功能状况低下的患者对化疗的耐受也差，毒性会相应增大。

**7.合理的给药方法和间隔时间**

肺癌作为一种全身性肿瘤，化疗的最常见途径是静脉给药，口服药物目前尚较少，局部给药在肺癌治疗中的地位尚有待探索，如支气管动脉化疗。腔内治疗，包括胸腔和心包腔内化疗对控制积液效果理想。

细胞周期非特异性药物(CCNSA)对肿瘤细胞的作用较强而快,剂量-反应曲线接近直线,在浓度(C)和时间(T)的关系中 C 是主要因素。而细胞周期特异性药物(CCSA)作用一般较慢而弱,需要一定时间才能发挥作用,其剂量-反应曲线是一条渐近线,达到一定剂量后疗效不再提高、出现平台,在影响疗效的因素中 T 是主要的。因此,需根据这些特点,选择给药途径、给药间隔时间和持续时间。

联合用药的顺序也会影响化疗的疗效和毒性,要注意第二次给药时间,若第二次给药的时间不当,如提前或错后,都会错过瘤细胞积聚的高峰时间而影响疗效。卡铂和健择的联合化疗以卡铂给药 4 小时后再给予健择疗效最好;顺铂和健择的联合应用,则顺铂第 8 天用,不良反应会减轻。联合化疗导致瘤细胞同步化,也会发生正常的骨髓细胞同步化,细胞同步化是指在自然过程中发生或经人为处理造成的细胞周期同步化,前者称自然同步化,后者称为人工同步化。若第二次给药时间不当,会过多地杀伤正常的骨髓细胞,增加化疗毒性。这一点可利用正常骨髓细胞周期较短,而在同步化阻滞作用消失后,先进入 S 期,当瘤细胞进入 S 期时,骨髓细胞已经完成 DNA 合成,此时使用 S 期特异性药物,即可消灭瘤细胞并能减少对正常骨髓细胞的损害。

8.及时处理化疗药物的毒性反应

化疗的成功与否,很大程度取决于如何解决好疗效和毒性反应之间的关系,在取得最大疗效的同时,尽可能使毒性反应限制在可恢复与可耐受的水平,使用适宜的剂量、疗程间隔和疗程数,密切的临床观察与监测,以及及时的处理是化疗有效和安全的保障。

### (四)肺癌常用化疗药物

1.肺癌化疗药物分类

根据药物的来源、化学结构和作用机制,肺癌化疗药物可分为 6 类。

(1)烷化剂:烷化剂类药物具有活泼的烷化基团,在生理条件下能形成正碳离子的亲电子基团,以攻击生物大分子中富电子位点的物质,结果与各种亲核基团包括生物学上有重要功能的磷酸基、氨基、巯基和咪唑基等形成共价键。烷化剂的细胞毒作用主要通过其直接与 DNA 分子内鸟嘌呤碱基上 $N_7$ 或腺嘌呤 $N_3$ 的分子形成交叉联结或在 DNA 分子和蛋白质之间形成交联,导致细胞结构破坏而死亡。烷化剂为细胞周期非特异性药物,一般对 M 期和 $G_1$ 期细胞杀伤作用较强,小剂量时可抑制细胞由 S 期进入 M 期。$G_2$ 期细胞较不敏感,增大剂量时可杀伤各期的增殖细胞和非增殖细胞,具有广谱抗癌作用。用于肺癌的烷化剂有环磷酰胺(CTX)、异环磷酰胺(IFO)、卡莫司汀(BCNU)、洛莫司汀(CCNU)、司莫司汀(Me-CCNU)。

(2)铂类:铂类药物与 DNA 双链形成义矛状的交叉联结,作用与烷化剂相似,常用的有顺铂(DDP)、卡铂、草酸铂。

(3)抗代谢类:抗代谢类药物是能干扰细胞正常代谢过程的药物,这类药物与正常代谢物质相似,在同一系统酶中互相竞争,与其特异酶相结合,使酶反应不能完成,从而阻断代谢过程,阻止核酸合成,抑制肿瘤细胞的生长与增殖。常用的抗代谢药物有三类:叶酸拮抗物、嘌呤类似物和嘧啶类似物。抗代谢类药物为细胞周期特异性药物,主要抑制细胞 DNA 合成,S 期细胞对其最敏感,有时也能抑制 RNA 和蛋白质的合成,故对 $G_1$ 期或 $G_2$ 期细胞也有一定作用。常用于肺癌的抗代谢类药物有吉西他滨、培美曲塞。

(4)抗生素类:抗肿瘤抗生素是由微生物产生的具有抗肿瘤活性的化学物质,能抑制肿瘤细胞的蛋白或核糖核酸合成,或直接作用于染色体。抗肿瘤抗生素为细胞周期非特异性药物,对增殖和非增殖细胞均有杀伤作用。用于肺癌的抗生素类药物有多柔比星(ADR)、表柔比星(EPI)、丝裂霉素(MMC)。

(5)微管蛋白抑制剂:微管蛋白抑制剂主要由植物中提取,作用于肿瘤细胞核的微管蛋白,促进或阻止微管的聚合和形成,使有丝分裂时纺锤体形成的关键步骤受抑制,细胞有丝分裂停止于M期,干扰细胞的增殖。用于肺癌的微管蛋白抑制剂有长春碱类如长春地辛(VDS)、长春瑞滨(NVB),紫杉类如紫杉醇、多西紫杉醇。

(6)拓扑异构酶抑制剂:该类药物抑制拓扑异构酶Ⅰ或Ⅱ,阻止 DNA 复制时双链解旋后的重新接合,造成 DNA 双链断裂,干扰 DNA 合成和复制,为细胞周期特异性药物。用于肺癌的有拓扑异构酶Ⅰ抑制剂伊立替康(CPT-11)、拓扑替康及拓扑异构酶Ⅱ抑制剂依托泊苷(VP-16)、替尼泊苷(VM-26)。

2.肺癌常用的化疗药物

肺癌常用的化疗药物介绍见表 7-3。

表 7-3　肺癌常用的化疗药物

| 类别 | 名称 | 主要给药途径 | 常用剂量 | 主要限制性毒性 | 其他毒性 | 主要用途 | 附注 |
|------|------|------|------|------|------|------|------|
| 烷化剂类 | 环磷酰胺(CTX) | 静脉注射 | 600～1 200 mg/m²,每3～4周重复 | 骨髓抑制 | 恶心、呕吐、脱发、出血性膀胱炎 | 小细胞肺癌 | 不宜局部使用 |
| | 异环磷酰胺(IFO) | 静脉注射 | 1.0～1.5 g/m²,连用5天/4周 | 骨髓抑制 | 出血性膀胱炎、恶心、呕吐、脱发 | 小细胞肺癌 | 同时使用 Mesna,每次剂量为 IFO 的 20%～30%,每天用 3 次(0 小时,4 小时,8 小时) |
| | 洛莫司汀(CCNU) | 口服 | 100 mg/m²,每4～6周重复 | 同上 | 呕吐 | 小细胞肺癌 | 同上 |
| | 卡莫司汀(BCNU) | 静脉注射 | 200 mg/m²,每4～6周重复 | 延迟性骨髓抑制,尤其血小板下降 | 恶心、呕吐 | 小细胞肺癌 | 可透过血-脑屏障,迟发性骨髓毒性,一般不宜联合应用 |
| | 司莫司汀(Me-CCNU) | 口服 | 175 mg/m²,(单药)每4～6周重复 | 同上 | 呕吐 | 小细胞肺癌 | 同上 |
| 铂类 | 顺铂(DDP) | 静脉注射 | 75 mg/m² 或 20 mg/m²,每天 1 次,连用5天,每3～4周重复 | 肾小管损害、听神经损害 | 恶心、呕吐、骨髓抑制 | 小细胞肺癌和非小细胞肺癌 | 应溶于生理盐水中静脉点滴,需水化、利尿以减轻肾毒性 |
| | 卡铂(CBP) | 静脉注射 | 0.3～0.4 g/m²,每 3～4周重复 | 骨髓抑制 | 恶心、呕吐、肾毒性 | 小细胞肺癌 | 不能用盐水稀释 |
| | 草酸铂(L-OHP) | 静脉注射 | 130 mg/m²,每3～4周重复 | 外周感觉神经损害(感觉减退、遇冷痉挛) | 恶心、呕吐、骨髓抑制、过敏 | 非小细胞肺癌 | 避免冷饮和四肢接触冷水,总剂量应小于 800 mg/m²,不能用盐水稀释 |
| | 奈达铂 | 静脉注射 | 75 mg/m²,每 3～4 周重复 | 骨髓抑制 | 恶心、呕吐、肾毒性 | 小细胞肺癌和非小细胞肺癌 | 应溶于生理盐水中静脉点滴,输注结束后应再补液 1 000～1 500 mL |
| 抗代谢类 | 双氟脱氧胞苷(吉西他滨) | 静脉注射 | 1 000～1 250 mg/m²,每3～4周重复 | 骨髓抑制 | 恶心、呕吐、过敏 | 非小细胞肺癌 | 注意血小板减少 |

| 类别 | 名称 | 主要给药途径 | 常用剂量 | 主要限制性毒性 | 其他毒性 | 主要用途 | 附注 |
|---|---|---|---|---|---|---|---|
| 抗生素类 | 培美曲塞 | 静脉注射 | 500 mg/m² ，每 3～4 周重复 | 骨髓抑制 | 恶心、呕吐、皮疹 | 非小细胞肺癌 | 第一次用药开始前 7 天至少服用 5 次日剂量 400 μg 的叶酸，直至整个治疗周期结束后 21 天；第一次给药前 7 天肌内注射维生素 B₁₂ 1 000 μg ，以后每 3 个周期肌内注射一次；地塞米松 4 mg 口服，每天 2 次，给药前 1 天、给药当天和给药后 1 天连服 3 天 |
| | 多柔比星 (ADR) | 静脉注射 | 40～50 mg/m² ，每 3 周重复 | 骨髓抑制、心脏毒性 | 脱发、恶心、呕吐 | 小细胞肺癌 | 心脏毒性与剂量累积有关，总量不宜超过 450 mg/m² |
| | 表柔比星 (EPI) | 静脉注射 | 60～70 mg/m² ，每 3 周重复 | 同上，心脏毒性较小 | 同上 | 小细胞肺癌 | 毒性比多柔比星低，特别是心脏毒性，累积量小于 900 mg/m² |
| | 丝裂霉素 (MMC) | 静脉注射 | 10 mg/m² ，每 3～4 周重复 | 骨髓抑制 | 恶心、呕吐、静脉炎 | 非小细胞肺癌 | 注意避免漏出静脉外 |
| 抗微管类 | 长春新碱 (VCR) | 静脉注射 | 1.4 mg/m² ，每周 1 次 | 末梢神经炎 | 便秘 | 小细胞肺癌 | 漏出血管外可致组织坏死 |
| | 长春地辛 (VDS) | 静脉注射 | 3 mg/m² ，每周 1 次 | 骨髓抑制 | 末梢神经炎 | 小细胞肺癌 | 同上 |
| | 长春瑞滨 (NVB) | 静脉注射 | 25 mg/m² ，每周 1 次，连用 2 周，每 3 周重复 | 骨髓抑制 | 神经炎、静脉炎 | 非小细胞肺癌 | 同上 |
| | 紫杉醇 | 静脉注射 | 175 mg/m² ，每 3 周重复 | 骨髓抑制 | 变态反应（对本品或聚氧乙基蓖麻油配制的药物过敏者禁用），脱发，肌肉酸痛，外周神经炎 | 非小细胞肺癌和小细胞肺癌 | 用药前常规用下列抗过敏药，包括地塞米松 20 mg（用药前 12 小时、6 小时）、苯海拉明 50 mg、西咪替丁 300 mg（用药前 30～60 分钟），并用带 0.22 微孔膜的聚乙烯类给药设备滴注 |
| | 多西紫杉醇 | 静脉注射 | 75 mg/m² ，每 3 周重复 | 中性粒细胞减少 | 过敏（同紫杉醇）、脱发、水钠潴留、指（趾）甲变化 | 非小细胞肺癌 | 为减轻水钠潴留，给药前 1 天开始口服地塞米松 8 mg，每天 2 次，至给药后 1 天，连服 3 天 |
| 拓扑异构酶抑制剂 | 伊立替康 (CPT-11) | 静脉注射 | 60 mg/m² ，每周 1 次，连用 3 周，每 4 周重复 | 延迟性腹泻，中性粒细胞减少 | 恶心、呕吐、脱发 | 小细胞肺癌和非小细胞肺癌 | 用药前 30 分钟阿托品 0.25 mg 皮下注射可预防急性乙酰胆碱能综合征；大剂量洛哌丁胺（2 mg，每小时 2 次）可控制延迟性腹泻 |
| | 拓扑替康 | 静脉注射 | 1.25 mg/(m²·d)，连用 5 天，每 3 周重复 | 骨髓抑制 | 恶心、呕吐、脱发 | 小细胞肺癌 | 不可与碱性药同时输注，勿外漏 |
| | 依托泊苷 (VP-16) | 静脉注射；口服 | 静脉注射：60 mg/(m²·d)，连用 4～5 天，每 3～4 周重复；口服：100 mg，每天 1 次，连用 10～14 天，每 3～4 周重复 | 骨髓抑制 | 脱发、恶心、呕吐 | 小细胞肺癌 | |
| | 替尼泊苷 (VM-26) | 静脉注射 | 70 mg/(m²·d)，连用 3～5 天，每 3 周重复 | 骨髓抑制 | 输注过快可发生支气管痉挛、低血压、脱发、变态反应 | 小细胞肺癌 | 脂溶性比 VP-16 高，可通过血-脑屏障，注意变态反应 |

**(五)肺癌常用的化疗方案**

1.联合化疗的目的

联合化疗可获得单药治疗无法达到的 3 个目的:一为在机体可耐受的每一种药物的毒性范围内及不减量的前提下,杀死的肿瘤细胞最多;二为在异质性肿瘤细胞群中杀死更多的耐药细胞株;三为预防或减慢新耐药细胞株的产生。

2.联合化疗的用药原则

(1)单药化疗疗效肯定:小细胞肺癌单药化疗的有效率须大于或等于 30%,主要有 VP-16、VM26、DDP、CBP、CTX、IFO,非小细胞肺癌的单药有效率需大于或等于 15%,常见药物为DDP、长春瑞滨、吉西他滨、紫杉醇、多西紫杉醇、培美曲塞。

(2)选择药物应分别作用于细胞增殖的不同时期,一个相对合理的化疗方案应包括细胞周期非特异性药物和细胞周期特异性药物。烷化剂和抗生素类药物为细胞周期非特异性药物,作用于 S 期的药物有吉西他滨、培美曲塞,作用于 M 期的药物有长春碱类、紫杉类。

(3)化疗药物间有增效、协同作用。

(4)毒性作用于不同的靶器官,或者虽然作用于同一靶器官,但是作用的时间不同,不产生叠加反应。

(5)各种药物之间无交叉耐药性。

(6)肺癌化疗方案的选择必须遵循循证医学的原则,达到一定病例数的随机、多中心的临床试验结果可作为新方案的依据。

(7)基于生物标记物的化疗方案选择:肺癌药物基因组学发现了 ERCC1 和顺铂、RRM1 和吉西他滨、TS 酶和培美曲塞,BRCA1 和紫杉类药物之间的关系。Rosel 报道了第一个基于分子标记物分型选择化疗方案的前瞻性临床随机对照研究,ERCC1 低表达组给予顺铂/多西紫杉醇方案,客观缓解率达 53.2%,对照组未检测 ERCC1 水平,顺铂/多西紫杉醇方案的客观缓解率仅37.7%。肿瘤细胞 RRM1 高表达的 NSCLC 患者使用吉西他滨治疗效果较差,BRCA1 阳性则紫杉类药物的效果较好。

3.联合化疗的应用方法

(1)序贯化疗:临床上根据肿瘤生长快慢的不同,序贯应用细胞周期非特异性药物和细胞周期特异性药物,以杀死处于细胞各时相的细胞。对增殖较慢的肿瘤($G_0$ 期细胞较多),化疗效果较差,可先用大剂量细胞周期非特异性药物冲击,以杀灭大量的增殖细胞和 $G_0$ 期细胞,剩余的$G_0$ 期细胞可部分地进入增殖周期,接着再用周期特异性药物予以杀伤。而对增殖较快的肿瘤可先用细胞周期特异性的药物杀灭,剩余的 $G_0$ 期细胞及其他各期细胞,再用细胞周期非特异性药物。

(2)同步化疗:在肿瘤组织中有处于增殖周期中各个时相的瘤细胞,也有处于非增殖期时相的瘤细胞。细胞周期特异性药物除能杀灭特定的某一期增殖细胞外,有的药物还能延缓周期时相的过程,使细胞堆积于某一时相,当该药作用解除,细胞将同时进入下一时相。这种现象称为同步化作用。在细胞同步化作用以后,选择对细胞积聚的时相或其下一时相的特异性药物,使抗癌药物更多、更有效地杀灭瘤细胞,提高化疗的疗效。

(3)给药顺序:在同步化疗时要注意第二次给药时间,如第二次给药的时间不当,如提前或错后,都会错过肿瘤细胞积聚的高峰时间而影响疗效。此外,在瘤细胞同步化的同时,正常的骨髓细胞也会发生同步化。若第二次给药时间不当,也会过多地杀伤正常的骨髓细胞,增加化疗毒性。这一点可利用正常骨髓细胞周期较短,而在同步化阻滞作用消失后,先进入 S 期,当瘤细胞进入 S 期时,骨髓细胞已经完成 DNA 合成,此时使用 S 期特异性药物,即可消灭瘤细胞并能减少对正常骨髓细胞的损害。

肺癌常用联合化疗方案中需注意的给药顺序:IFO 与 DDP 联用时应先用 IFO;紫杉醇与 DDP/CBP 联用时应先用紫杉醇;NVB 与 GEM 联用时应先用 NVB;GEM 与 DDP 联用时应先用 GEM;VP-16 与 DDP 联用时应先用 VP-16。

4.NSCLC 常用的联合化疗方案

NSCLC 的联合化疗方案有 NP 方案、GP 方案、TP 方案、DP 方案。

(1)NP 方案:长春瑞滨(NVB)25 mg/m²,10 分钟内快速静脉推注或静脉滴注,第 1 天、第 8 天;顺铂(DDP)75 mg/m²,静脉滴注,第 1 天。每 3 周重复 1 次。

注意事项:①该方案的主要毒副作用为骨髓抑制、恶心呕吐、手足麻木等。②NVB 有较强的局部刺激作用,使用时注意防止药物外渗,并建议在使用后沿静脉冲入地塞米松 5 mg,再加生理盐水静脉滴注,以减轻对血管的刺激。③方案中的 DDP 用量较大,因此要采用水化、利尿措施以保护肾功能。水化,在使用 DDP 当天及使用后第 2 天、第 3 天均应给予 2 000 mL 以上的静脉补液。使用 DDP 当天及使用后第 2 天、第 3 天均应给予 2 000 mL 以上的静脉补液。使用 DDP 当天应先给予 1 000 mL 补液后再给 DDP 化疗。利尿,DDP 滴注前后各给予 20% 的甘露醇 125 mL 静脉滴注,DDP 滴注结束后给予呋塞米 20 mg。并记录24 小时的尿量 3 天。④由于 DDP 剂量较大,止吐方面应注意加强。建议化疗前常规给予 5-HT3 受体拮抗剂的同时加用地塞米松 10 mg 静脉推注,以加强止吐作用。对每天呕吐超过 5 次的可以增加 5-HT3 受体拮抗剂 1 次。

(2)GP 方案:吉西他滨 1 g/m²,30 分钟内静脉滴注,第 1 天、第 8 天;顺铂 75 mg/m²(或卡铂,AUC=5~6),静脉滴注,第 1 天。每 3 周重复 1 次。

注意事项:①该方案的主要毒副作用为骨髓抑制(尤其是吉西他滨所致的血小板减少必须引起注意)、恶心呕吐。②吉西他滨的滴注时间为 30 分钟。③该方案中的 DDP 用量较大,建议参考 NP 方案中的有关水化、利尿及止吐等注意事项。

(3)TP 方案:紫杉醇(PTX)175 mg/m²,静脉滴注 3 小时,第 1 天;顺铂 75 mg/m²(或卡铂,AUC=5~6),静脉滴注,第 1 天。每 3 周重复。

注意事项:①该方案的主要毒副作用为变态反应、骨髓抑制、恶心呕吐、手足麻木等。②PTX 应使用专用输液管和金属针头,滴注时间为 3 小时。在给药期间及用药后的第 1 小时应做心电监护。其溶剂蓖麻油可引起人体变态反应,因此该药使用前应常规给予预防过敏的药物,包括:口服地塞米松 20 mg(给药前 12 小时、6 小时各 1 次),肌内注射苯海拉明 40 mg,静脉推注西咪替丁 400 mg(给药前 30~60 分钟)。③CBP 配制禁用含氯的溶液,一般使用葡萄糖溶液,其使用应在 PTX 后进行。④该方案中的 DDP 用量较大,建议参考 NP 方案中的有关水化、利尿及止吐等注意事项。

(4)DP 方案:多西紫杉醇(DOC)75 mg/m²,静脉滴注(1 小时),第 1 天;顺铂(DDP)75 mg/m²,静脉滴注,第 1 天。每 3 周重复 1 次。

注意事项:①该方案的主要毒副作用为变态反应、骨髓抑制、恶心呕吐、液体潴留等。②用 DOC 前应先询问患者有无过敏史,并查看 WBC 和 PLT 的数据。有过敏史者及 WBC/PLT 低下者慎用;在给药前1 天开始口服地塞米松 7.5 mg,每天 2 次,连续 3 天;DOC 溶于生理盐水或

5％葡萄糖液 250～500 mL 中；滴注开始后 10 分钟内密切观察血压、心率、呼吸及有无变态反应；滴注时间为 1 小时左右。③该方案中的 DDP 用量较大，建议参考 NP 方案中的有关水化、利尿及止吐等注意事项。

5. SCLC 常用的联合化疗方案

SCLC 的联合化疗方案有 EP 方案、CAV 方案、CDE 方案、VIP 方案、ICE 方案、IP 方案。

(1)EP 方案：依托泊苷(VP-16)80 mg/m²，静脉滴注，第 1～5 天；顺铂(DDP)75 mg/m²，静脉滴注，第 1 天。每 3 周重复 1 次。

注意事项：①该方案的主要毒副作用为骨髓抑制、恶心呕吐。②方案中的 DDP 用量较大，建议参考 NSCLC 化疗 NP 方案中的有关水化、利尿及止吐等注意事项。

(2)CAV 方案：环磷酰胺(CTX)1 000 mg/m²，静脉滴注，第 1 天；多柔比星(ADM)50 mg/m²，静脉推注，第 1 天；长春新碱(VCR)1 mg/m²，静脉推注，第 1 天。每 3 周重复 1 次。

注意事项：①该方案的主要毒副作用为骨髓抑制、恶心呕吐、手足麻木等。②ADM、VCR 有较强的局部刺激作用，因此建议该药应静脉缓慢推注并在推注时注意防止药物外渗。③ADM 多次使用时可能引起心脏的损害，建议在每次用药前常规检查心电图，ADM 总剂量不宜超过 450 mg/m²。

(3)CDE 方案：环磷酰胺(CTX)1 000 mg/m²，静脉滴注，第 1 天；表柔比星(EPI)60 mg/m²，静脉推注，第 1 天；依托泊苷(VP-16)100 mg/m²，静脉滴注，第 1～4 天。每 3 周重复 1 次。

注意事项：①该方案的主要毒副作用为骨髓抑制、恶心呕吐、手足麻木等。②EPI 有较强的局部刺激作用，因此建议该药应静脉缓慢推注并在推注时注意防止药物外渗。③EPI 多次使用时可能引起心脏的损害，建议在每次用药前常规检查心电图，EPI 总剂量不宜超过 550 mg/m²。

(4)VIP 方案：异环磷酰胺(IFO)1.2 g/m²，静脉滴注，第 1～4 天；美司钠，IFO 总量的 60％，分 3 次分别于 IFO 使用后的 0、4、8 小时静脉注射，第 1～4 天；依托泊苷(VP-16)75 mg/m²，静脉滴注，第 1～4 天；顺铂(DDP)20 mg/m²，静脉滴注，第 1～4 天。每 3～4 周重复 1 次。

注意事项：①该方案的主要毒副作用为骨髓抑制、恶心呕吐、出血性膀胱炎。②该方案中 IFO 加入生理盐水或林格液中静脉滴注。IFO 的毒副作用是出血性膀胱炎，应同时采用美司钠解毒进行预防，如出现出血性膀胱炎，应增加液体输注、补碱和增加美司钠解救的次数和剂量。

(5)ICE 方案：异环磷酰胺(IFO)5 g/m²(24 小时)，静脉滴注，第 1 天；美司钠，IFO 总量的 60％，分 3 次分别于 IFO 使用后的 0、4、8 小时静脉注射，第 1 天；卡铂(CBP)400 mg/m²，静脉滴注，第 1 天；依托泊苷(VP-16)100 mg/m²，静脉滴注，第 1～3 天。每 3～4 周重复 1 次。

注意事项：①该方案的主要毒副作用为骨髓抑制、恶心呕吐、出血性膀胱炎。②该方案中 IFO 加入生理盐水或林格液中静脉滴注。IFO 的毒副作用是出血性膀胱炎，应同时采用美司钠解毒进行预防，如出现出血性膀胱炎，应增加液体输注、补碱和增加美司钠解救的次数和剂量。

(6)IP 方案：伊立替康(CPT-11)60 mg/m²，静脉滴注，第 1、8、15 天；顺铂(DDP)75 mg/m²，静脉滴注，第 1 天。每 4 周重复 1 次。

注意事项：①该方案的主要毒副作用为骨髓抑制、恶心呕吐、腹泻等。②CPT-11 所致乙酰胆碱综合征的预防：乙酰胆碱综合征是指用药后出现流泪、出汗、唾液分泌过度、视力模糊、腹痛、24 小时之内腹泻(早期腹泻)等症状。如出现严重的乙酰胆碱症状，包括早期腹泻，可治疗性给予阿托品 0.25 mg 皮下注射，同时应注意阿托品的常见并发症。③迟发性腹泻的治疗：用药 24 小时后一旦出现稀便或异常肠蠕动，必须立即开始洛哌丁胺治疗，首次口服 2 片，然后每

2 小时口服 1 片,至少 12 小时,且应一直用至腹泻停止后 12 小时为止,但总用药时间不超过 48 小时。同时口服补充大量水、电解质。如按上述治疗腹泻仍持续超过 48 小时,则应开始预防性口服广谱抗生素喹诺酮类药物,疗程 7 天,且患者应住院接受胃肠外支持治疗。停用洛哌丁胺,改用其他抗腹泻治疗,如生长抑素八肽。④如患者腹泻同时合并呕吐或发热或体力状况 >2 级,应立即住院补液。如门诊患者接受 CPT-11 治疗后,离开医院时应发给洛哌丁胺或喹诺酮类药物,且应口头和书面告知药物的用法。

(王松铃)

# 第三节　肺部转移癌

肿瘤远处转移是恶性肿瘤的主要特征之一。肺脏有着丰富的毛细血管网,承接来自右心的全部血流,并且由于肺循环的低压、低流速的特点,使得肺成为恶性肿瘤最常见的转移部位之一。此外肿瘤还可以通过淋巴道或直接侵犯等多种方式转移到肺,尸检发现 20%～54% 死于恶性肿瘤患者发生了肺转移,但仅有部分患者在生前被发现(表 7-4)。血供丰富的恶性肿瘤更容易发生肺部转移,如肾癌、骨肉瘤、绒毛膜癌、黑色素瘤、睾丸肿瘤、睾丸畸胎瘤、甲状腺癌等。大多数肺部转移瘤来自常见的肿瘤,如乳腺癌、结直肠癌、前列腺癌、支气管癌、头颈部癌和肾癌。

表 7-4　原发恶性肿瘤肺内转移情况

| 原发肿瘤 | 临床发现(%) | 尸检发现(%) |
| --- | --- | --- |
| 黑色素瘤 | 5 | 66～80 |
| 睾丸生殖细胞瘤 | 12 | 70～80 |
| 骨肉瘤 | 15 | 75 |
| 甲状腺瘤 | 7 | 65 |
| 肾癌 | 20 | 50～75 |
| 头颈部肿瘤 | 5 | 15～40 |
| 乳腺癌 | 4 | 60 |
| 支气管肺癌 | 30 | 40 |
| 结肠直肠癌 | <5 | 25～40 |
| 前列腺癌 | 5 | 15～50 |
| 膀胱癌 | 7 | 25～30 |
| 子宫癌 | <1 | 30～40 |
| 子宫颈癌 | <5 | 20～30 |
| 胰腺癌 | <1 | 25～40 |
| 食管癌 | <1 | 20～35 |
| 胃癌 | < | 20～35 |
| 卵巢癌 | 5 | 10～25 |
| 肝细胞瘤 | <1 | 20～60 |

## 一、转移途径

恶性肿瘤肺部转移的途径有 4 种:血行转移、淋巴道转移、直接侵犯和气道转移。血行转移是恶性肿瘤肺部转移的主要方式。肺部有着丰富的毛细血管网,并且位于整个循环系统的中心环节,来自原发病灶的肿瘤栓子,经过静脉系统、肺动脉,很易被肺脏捕获,在适宜的微环境下肿瘤细胞发生增殖,形成转移肿瘤。经血行转移的肿瘤多位于肺野外带,以及下肺野等毛细血管丰富的部位,以多发转移病灶多见,少数情况下为孤立病灶。

经淋巴道转移在肺转移瘤中相对少见,肿瘤栓子首先通过血流转移到肺毛细血管,继而侵犯肺外周的淋巴组织,并沿淋巴管播散,临床上表现为肺淋巴管癌病,常见于乳腺癌、肺癌、胃癌、胰腺癌或前列腺癌的转移。原发肿瘤也可以先转移到肺门或纵隔淋巴结,再沿淋巴道逆行播散到肺,这种转移方式少见。

发生在肺脏周围的肿瘤皆有可能通过直接侵犯的方式转移到肺,如起源于胸壁的软组织肉瘤、起源于纵隔的原发瘤、食管癌、乳腺癌、贲门癌、肝癌、后腹膜肉瘤等。恶性肿瘤经气道转移罕见,理论上头颈部肿瘤、上消化道肿瘤,以及气管肿瘤有可能通过这种方式转移,但临床上很难证实。

## 二、临床表现

90%的肺转移瘤患者有已知的原发肿瘤或原发肿瘤的症状,但 80%～95%肺部转移瘤本身没有症状。当肿瘤巨大、阻塞气道或出现胸腔积液时会出现呼吸困难。突然出现的呼吸困难与胸腔积液突然增加、气胸或肿瘤内出血有关。气道转移瘤在肺部转移肿瘤中非常罕见,临床上表现为喘鸣、咯血、呼吸困难等症状,常见于乳腺癌、黑色素瘤等。肿瘤侵犯胸壁可以出现胸痛。个别患者在发现肺部转移瘤时没有原发肿瘤的症状,应积极寻找原发肿瘤,特别是胰腺癌、胆管癌等容易漏诊的肿瘤。淋巴管癌病的患者主要表现为进行性加重的呼吸困难和干咳、发绀,一般无杵状指,肺部体征轻微,常有细湿啰音。

## 三、影像学检查

常规的胸部 X 线摄影(chest X-ray,CXR)是发现肺部转移瘤的首选方法,胸部 CT 较 CXR 的敏感性高,其分辨率是 3 mm,而 CXR 仅能发现 7 mm 以上的病变,尤其是肺尖、近胸壁和纵隔的病变更容易漏诊。但 CT 扫描费用较高,特异性较 CXR 没有增加。如果 CXR 发现肺部有多发的转移灶,没有必要再进行 CT 检查,但以下情况应进行 CT 检查:CXR 正常、没有发生其他部位转移的畸胎瘤、骨肉瘤;CXR 发现肺内孤立性转移灶或打算进行手术切除的肺部转移瘤。对于高度危险的肿瘤,如骨和软组织肉瘤、睾丸畸胎瘤、绒毛膜癌等,应 3～6 个月复查胸部 CT,连续随访 2 年。

肺部转移瘤通常表现为多发结节影,由于发生转移的时间不同,结节常大小不等,直径 3～15 mm,或者更大,同样大小的结节,提示是同一时间发生,结节位于肺野外带,尤其是下肺野。小于 2 cm 的结节常常是圆形的,边界清楚。较大的病灶尤其是转移性腺癌,边缘不规则,有时呈分叶状。4%的转移瘤有空洞,常见于鳞癌,上肺的空洞性病变比下肺多见,但多发性空洞性病变可能是良性病变,如 Wegener 肉芽肿。出血性转移灶表现为肿瘤周围的晕征,常见于绒毛膜癌,有时也见于血管肿瘤,如血管肉瘤或肾细胞癌。

肺部转移瘤的单发结节影少见,占所有单发结节影的 2%～10%。容易形成单发结节的肿瘤包括结肠癌、骨肉瘤、肾癌、睾丸癌、乳腺癌、恶性黑色素瘤等。结肠癌尤其是来源直肠乙状结肠的结肠癌,占孤立性肺部转移瘤的 1/3。

肺淋巴管癌病主要表现为弥漫的网索状、颗粒状或结节状阴影,支气管壁增厚,动脉轮廓模糊,CXR 可见 KerleyB 线。20%～40%的患者有肺门及纵隔淋巴结肿大,30%～50%的患者有胸腔积液或心包积液。但 CXR 检查难以发现早期的肺淋巴管癌病,在早期诊断肺淋巴管癌病方面高分辨 CT 有更大优势。

FDG-PET 用于鉴别肺部良恶性病变的特异性较 CT 和 CXR 高,PET 检查能够提供更多的信息。但 PET 的分辨率不高,直径小于 1 cm 的病变显像不佳,一些肉芽肿和炎症病变也可能出现假阳性结果。近年来 CT 与 PET 联合应用的 CT-PET 技术已在临床广泛应用,明显提高了恶性肿瘤诊断和鉴别诊断的敏感性和特异性,但目前此项检查的费用较高。

## 四、组织学检查

由于转移瘤主要位于胸膜下,因此经胸针吸活检是组织学检查最常用的方法。其诊断肺部恶性病变的敏感性为 86.1%,特异性 98.8%,但对肺淋巴管癌病的诊断价值有限。气胸是最常见的并发症,发生率为 24.5%,但需要插管的仅 6.8%。其他并发症包括出血、空气栓塞、针道转移较少见。

气管镜检查可以采用多种手段获取组织标本,如经支气管镜肺活检、气管镜引导下针吸活检、刷检、肺泡灌洗等。对于外周病变,支气管检查的阳性率不到 50%,但淋巴管癌病的诊断率较高。

电视胸腔镜可以取代开胸肺活检用于肺转移瘤的诊断,并可同时进行手术治疗,并发症少,诊断特异性高。

此外,经食管超声引导下的纵隔淋巴结针吸活检、纵隔镜下纵隔淋巴结活检对于诊断肺部转移瘤也有一定的参考价值。

## 五、治疗

手术是肺部转移瘤首选的治疗方法,和不能手术的患者相比,能够手术切除的肺部转移瘤患者的长期生存率明显改善,在满足手术条件的患者中(不论肿瘤类型),预计超过 1/3 的患者能获得长期生存(>5 年)。接受肺转移瘤切除术的患者应满足以下条件:没有肺外转移灶(如果有肺外转移灶,这些转移灶应能够接受手术或其他方法的治疗);患者的机体状态能够耐受手术;转移病灶能够完全切除,并能合理地保护残存的正常肺组织;原发肿瘤能被完全控制或切除。

肺部转移瘤即使在完全切除后仍有一半的患者会复发,中位复发时间是 10 个月,再手术患者的预后明显好于未手术患者,5 年、10 年生存率分别为 44%、29% 及 34%、25%。目前再发肺转移瘤的手术适应证仍无明确的定论,一般认为对于年龄较轻、一般状况较好的患者,如果再发肺转移较为局限,原发肿瘤的恶性程度较低,原发肿瘤已被控制且无其他部位的远处转移,心肺功能能耐受手术的情况下可以考虑再次手术治疗。

肺转移瘤患者手术本身的并发症较低,手术死亡率为 0～4%。能够手术的肺转移瘤患者总的 5 年生存率可以达到 24%～68%,但不同组织类型的肿瘤预后有很大的差异,手术后预后较好的肿瘤为畸胎瘤、绒毛膜癌、睾丸癌,其次是肾癌、大肠癌和子宫癌等,预后较差的是肝癌和恶性黑色素瘤。转移灶切除是否完全对预后也有影响,完全切除患者的 5 年、10 年生存率分别为 36％和 26％,而不完全切除者则分别为 22％和 16％。无瘤间期(disease-free interval,DFI)是指原发肿瘤切除至肺转移出现的时间,DFI 越长,预后越好。肿瘤倍增时间(tumor-doubling time,TDT)反映的是转移瘤的发展速率,TDT 也是患者预后的重要预测指标,TDT 越长,预后越好,如果 TDT≤60 天则不应进行手术治疗。

除手术以外,对化疗敏感的肿瘤或不能手术的肺部转移瘤仍应进行全身化疗,如霍奇金和非霍奇金淋巴瘤、生殖细胞肿瘤对化疗非常敏感,乳腺癌、前列腺癌和卵巢癌对全身化疗也有较好的反应。软组织肉瘤对化疗不敏感,但联合转移瘤切除术仍能改善患者的预后。除全身化疗外,对于不能手术的患者可以考虑局部栓塞和化疗,由于肿瘤局部药物浓度较高,在减轻化疗引起的全身反应的同时,可以提高治疗局部肿瘤的疗效。

放疗对于肺转移瘤患者的长期生存没有益处,对于气道阻塞的患者,放疗可以作为姑息性治疗方法。

(王松铃)

# 第八章 消化系统肿瘤的治疗

## 第一节 食 管 癌

我国是食管癌的高发国家,又是食管癌病死率最高的国家。新中国成立以后,进行了肿瘤流行病学调查,基本查清了全国食管癌的发病、死亡情况及地区分布,并对食管癌高发区进行了多学科的综合考察和研究。1970年以后已建立了6个现场防治点,开展了食管癌的病因流行病学研究和防治工作,尤其是对食管癌的癌前期疾病进行中西医结合治疗,对降低发病率起了有益的作用。

我国食管外科自吴英恺于1940年首例食管癌采用胸内食管胃吻合术切除成功以来已有50多年历史,至今我国食管癌手术切除率已达80%～95%,手术死亡率仅为2%～3%,术后5年生存率为25%～30%。在食管癌的高发区,由于早期病例增加,5年生存率已达44%,Ⅰ期食管癌的生存率高达90%以上。

近年来,对食管癌的分段有了新的认识,多数胸外科医师对气管分叉丛下食管癌采用左侧开胸进行肿瘤切除,气管分叉以上以右侧开胸切除率较高,食管胃吻合口应在颈部进行。吻合技术的先进、吻合器的应用已使吻合口瘘的发生率有明显降低。

高能射线的应用、食管癌定位技术和照射技术的改进及放射敏化剂的研究和应用,使食管癌的放疗效果有所提高。术前放疗的随机分组前瞻性研究肯定了术前放疗的意义,并在许多医院推广。

但食管癌的疗效仍不够理想,提高疗效的关键在于早期发现、早期诊断和早期治疗。相信食管癌的流行病学、病因学研究将为食管癌的防治带来进展,对食管癌的综合治疗将进一步提高其远期疗效。

### 一、病因学

#### (一)烟和酒

长期吸烟和饮酒与食管癌的发病有关。有人研究,大量饮酒者比基本不饮酒者发病率要增加50余倍,吸烟量多者比基本不吸烟者高7倍;酗酒嗜烟者的发病率是既不饮酒又不吸烟者的156倍。一般认为饮烈性酒者患食管癌的危险性更大。根据日本一项研究,饮用威士忌和当地的Shochu土酒危险性最大,而啤酒最小。非洲特兰斯开地区,用烟斗吸自己种的烟叶的人食管癌发病率比吸纸烟者高。

### (二)食管的局部损伤

长期喜进烫的饮食也可能是致癌的因素之一。如新加坡华裔居民讲福建方言的人群有喝烫饮料的习惯,其食管癌发病率比无此习惯讲广东方言人群高得多。哈萨克族人爱嚼刺激性很强含有烟叶的"那司",可能和食管癌高发有一定关系。在日本,喜吃烫粥烫茶的人群发病率亦较高。

各种原因引起的经久不愈的食管炎,可能是食管癌的前期病变,尤其伴有间变细胞形成者癌变危险性更大。有学者报道,食管炎和食管癌关系十分密切,食管炎往往比食管癌早发 10 年左右。食管炎也好发于中胸段食管,在尸检中食管炎往往和癌同时存在。

### (三)亚硝胺

亚硝胺类化合物是一种很强的致癌物。中科院肿瘤研究所在人体内、外环境的亚硝胺致癌作用研究中发现,食管癌高发区林县居民食用的酸菜中和居民的胃液、尿液中,除有二甲基亚硝胺(NDMA)、二乙基亚硝胺(NDEA)外,还存在能诱发动物食管癌的甲基苄基亚硝胺(NMBZA)、亚硝基吡咯烷(NPYR)、亚硝基胍啶(NPIP)等,并证明食用的酸菜量与食管癌发病率成正比。最近报道用 NMBZA 诱导人胎儿食管癌获得成功,为亚硝胺病因提供了证据。汕头大学医学院报告,广东南澳县的生活用水、鱼露、虾酱、咸菜、萝卜干中,亚硝酸盐、硝酸盐、二级胺含量明显升高,这些居民常食用的副食品在腌制过程中常有真菌污染,霉菌能促使亚硝酸盐和食物中二级胺含量增加。

### (四)霉菌作用

河南医科大学从林县的粮食和食品中分离出互隔交链孢霉 261 株,它能使大肠埃希菌产生多种致突变性代谢产物,其产生的毒素能致染色体畸变,主要作用于细胞的 S 和 $G_2$ 期。湖北钟祥市的河南移民中食管癌病死率为本地居民的 5 倍,移民主食中真菌污染的检出率明显高于本地居民,移民食用的酸菜中以黄曲霉毒素检出率最高。用黄曲霉毒素、交链孢属和镰刀菌等喂养 Wistar 大鼠,能使大鼠食管乳头状瘤变和癌变已得到实验证实。

### (五)营养和微量元素

综观世界食管癌高发区,一般都在土地贫瘠、营养较差的贫困地区,膳食中缺乏维生素、蛋白质及必需脂肪酸。这些成分的缺乏,可以使食管黏膜增生、间变,进一步可引起癌变。有些地区如新疆哈萨克族,以肉食为主,很少吃新鲜蔬菜,米面粮食吃得很少,营养供给极不平衡,维生素明显缺乏,尤其是维生素 C 及维生素 $B_2$ 缺乏。瑞典在食管癌高发区粮食中补充了维生素 $B_2$后,明显降低了发病率。微量元素铁、钼、锌等的缺少也和食管癌发生有关。钼的缺少可使土壤中硝酸盐增多。调查发现河南林县水土中缺少钼,可能和食管癌的高发有关。文献报道,高发区人群中血清钼、发钼、尿钼及食管癌组织中的钼都低于正常水平。钼的抑癌作用已被美国等地学者们所证实。

### (六)遗传因素

人群的易感性与遗传和环境条件有关。食管癌具有比较显著的家族聚集现象,高发地区连续 3 代或 3 代以上出现食管癌患者的家族屡见不鲜。如伊朗北部高发区某一村庄中有 12 个家庭共 63 人,其中患食管癌者 14 人,而 13 人是一对夫妻的后裔。由高发区移居低发区的移民,即使长达百余年,也仍保持相对高发。

**（七）其他因素**

进食过快、进食粗硬食物可能引起食管黏膜损伤，反复损伤可以造成黏膜增生间变，最后导致癌变。某些食管先天性疾病，如食管憩室、裂孔疝，或经常接触石棉、铅、硅矽等可能和食管癌的发病有一定联系。癌症经放疗数年后，在放射范围内又可诱发另一癌症的报道也不罕见。

## 二、诊断

**（一）临床表现**

**1.早期症状**

在食管癌的始发期和发展早期，局部病灶处于相对早期阶段，出现症状可能是由于局部病灶刺激食管引起食管蠕动异常或痉挛，或因局部炎症、肿瘤浸润、食管黏膜糜烂、表浅溃疡所致。发生的症状一般比较轻微而且时间较为短暂，其间歇时间长短不一，常反复出现，时轻时重，间歇期间可无症状，可持续1～2年甚至更长时间。主要症状为胸骨后不适、烧灼感或疼痛，食物通过时局部有异物感或摩擦感，有时吞咽食物在某一部位有停滞或轻度梗阻感。下段食管癌还可引起剑突下或上腹不适、呃逆、嗳气。上述症状均非特异性，也可发生在食管炎症和其他食管疾病时，唯食管癌的症状常与吞咽食物有关，进食时症状加重，而食管炎患者在吞咽食物时这些症状反而减轻或消失。

**2.中晚期症状**

（1）吞咽困难：是食管癌的典型症状。由于食管壁具有良好的弹性及扩张能力，一般出现明显吞咽困难时，肿瘤常已侵犯食管周径2/3以上，此时常已伴有食管周围组织的浸润和淋巴结转移。吞咽困难在开始时常是间歇性的，可以由于食物堵塞或局部炎症水肿而加重，也可以因肿瘤坏死脱落或炎症的水肿消退而减轻。但随着病情的发展，总的趋向是进行性加重且呈持续性，其发展一般比较迅速，多数患者如不治疗可在梗阻症状出现后1年内死亡。吞咽困难的程度与病理类型有关，缩窄型和髓质型病例较为严重，其他类型较轻。也有约10%的患者就诊时并无明显吞咽困难。吞咽困难的严重程度与肿瘤大小、手术切除率和生存率等并无一定的关系。

（2）梗阻：严重者常伴有反流，持续吐黏液，这是由于食管癌的浸润和炎症反射性地引起食管腺和唾液腺分泌增加所致。黏液积存于食管内可以反流，引起呛咳甚至吸入性肺炎。

（3）疼痛：胸骨后或背部肩胛间区持续性钝痛常提示食管癌已有外浸，引起食管周围炎、纵隔炎，但也可以是肿瘤引起食管深层溃疡所致。下胸段或贲门部肿瘤引起的疼痛可以发生在上腹部。疼痛严重不能入睡或伴有发热者，不但手术切除的可能性较小，而且应注意肿瘤穿孔的可能。

（4）出血：食管癌患者有时也会因呕血或黑便而来院诊治。肿瘤可浸润大血管特别是胸主动脉而造成致死性出血。对于有穿透性溃疡的病例特别是CT检查显示肿瘤侵犯胸主动脉者，应注意出血的可能。

（5）声音嘶哑：常是肿瘤直接侵犯或转移淋巴结压迫喉返神经所引起，但有时也可以是吸入性炎症引起的喉炎所致，间接喉镜有助于鉴别。

（6）体重减轻和厌食：因梗阻进食减少，营养情况日趋低下，消瘦、脱水常相继出现，但患者一般仍有食欲。患者在短期内体重明显减轻或出现厌食症状常提示肿瘤有广泛转移。

**3.终末期症状和并发症**

（1）恶病质、脱水、衰竭：是食管梗死致滴水难入和全身消耗所致，常同时伴有水、电解质紊乱。

(2)肿瘤浸润:穿透食管侵犯纵隔、气管、支气管、肺门、心包、大血管等,引起纵隔炎、脓肿、肺炎、肺脓肿、气管食管瘘、致死性大出血等。

(3)全身广泛转移引起的相应症状,如黄疸、腹水、气管压迫致呼吸困难、声带麻痹、昏迷等。

**(二)病理**

**1.早期食管癌的大体病理分型**

近 20 多年来对早期食管癌的研究,尤其是对早期食管癌切除标本的形态学研究,可将早期食管癌分成 4 个类型。

(1)隐伏型:在新鲜标本上,病变略显粗糙,色泽变深,无隆起和凹陷。标本固定后,病灶变得不明显,镜下为原位癌,是食管癌最早期阶段。

(2)糜烂型:病变黏膜轻度糜烂或略凹陷,边缘不规则呈地图样,与正常组织分界清楚,糜烂区内呈颗粒状,偶见残余正常黏膜小区。在外科切除的早期食管癌中较为常见。

(3)斑块型:病变黏膜局限性隆起呈灰白色斑块状,边界清楚,斑块最大直径<2 cm。切面质地致密,厚度在 3 mm 以上,少数斑块表面可见有轻度糜烂,食管黏膜纵行皱襞中断。病理为早期浸润癌,肿瘤侵及黏膜肌层或黏膜下层。

(4)乳头型或隆起型:肿瘤呈外生结节状隆起,乳头状或息肉状突入管腔,基底有一窄蒂或宽蒂,肿瘤直径 1～3 cm,与周围正常黏膜分界清楚,表面有糜烂并有炎性渗出,切面灰白色均质状。这一类型在早期食管癌中较少见。

有学者对林县人民医院手术切除的 100 例早期食管癌标本作大体病理分型研究,早期食管癌除上述 4 个类型外,可增加 2 个亚型:①表浅糜烂型为糜烂型的一个亚型,特点是糜烂面积小而表浅,一般不超过 2.5 cm,病变边缘无下陷,周围正常黏膜无隆起,表浅糜烂常多点出现,一个病灶内可见几个小片状糜烂近于融合,病理为原位癌或原位癌伴浸润或黏膜内癌。②表浅隆起型是从斑块型中分出的一个亚型,特点是病变黏膜轻微增厚或表浅隆起,病变范围较大,周界模糊,隆起的黏膜粗糙、皱襞紊乱、增粗,表面似卵石样或伴小片浅表糜烂。病理为原位癌,少数为微小浸润癌。

**2.中晚期食管癌的大体病理分型**

(1)髓质型:肿瘤多累及食管周径的大部或全部,大约有一半病例超过 5 cm。肿瘤累及的食管段明显增厚,向管腔及肌层深部浸润。肿瘤表面常有深浅不一的溃疡,瘤体切面灰白色,均匀致密。

(2)蕈伞型:肿瘤呈蘑菇状或卵圆形突入食管腔内,隆起或外翻,表面有浅溃疡。切面可见肿瘤已浸润食管壁深层。

(3)溃疡型:癌组织已浸润食管深肌层,有深溃疡形成。溃疡边缘稍有隆起,溃疡基部甚至穿透食管壁引起穿孔,溃疡表面有炎性渗出。

(4)缩窄型:病变浸润食管全周,呈环形狭窄或梗阻,肿瘤大小一般不超过 5 cm。缩窄上段食管明显扩张。肿瘤切面结构致密,富于增生结缔组织。癌组织多浸润食管肌层,有时穿透食管全层。

(5)腔内型:肿瘤呈圆形或卵圆形向腔内突出,常有较宽的基底与食管壁相连,肿瘤表面有糜烂或不规则小溃疡。腔内型食管癌的切除率较高,但远期疗效并不佳。

3.分期

1987年,国际抗癌联盟(UICC)对食管癌的TNM分期进行了修订。首先对食管的分段进行了修改。以往食管的分段为颈段食管从食管入口(下咽部)到胸骨切迹,上胸段从胸骨切迹到主动脉弓上缘($T_6$下缘),中胸段从主动脉弓上缘到肺下静脉下缘($T_8$下缘),下胸段从肺下静脉下缘到贲门入口(包括膈下、腹段食管)。这一分段方法的缺点是X线片上不能辨认肺下静脉,主动脉弓随年龄老化屈曲延长而上移,使胸段食管分割不均等。新的分段方法是颈段食管分段如旧,上胸段食管以气管分叉为下缘标志,即从胸骨切迹至气管分叉为上胸段,气管分叉以下至贲门入口再一分为二,分成中胸段和下胸段。如此分段分割均等,易在X线片上确定标志点。临床上,上胸段食管手术以经右胸为好,而中、下段食管癌大多可经左胸手术,因此更有实际意义。

UICC制定的TNM国际食管癌分期如下。

(1)原发肿瘤(T)分期。

$T_X$:原发肿瘤不能评估。

$T_0$:原发肿瘤大小、部位不详。

$T_{is}$:原位癌。

$T_1$:肿瘤浸润食管黏膜层或黏膜下层。

$T_2$:肿瘤浸润食管肌层。

$T_3$:肿瘤浸润食管外膜。

$T_4$:肿瘤侵犯食管邻近结构(器官)。

(2)区域淋巴结(N)分期。

$N_X$:区域淋巴结不能评估。

$N_0$:区域淋巴结无转移。

$N_1$:区域淋巴结有转移。

区域淋巴结的分布因肿瘤位于不同食管分段而异,对颈段食管癌,锁骨上淋巴结为区域淋巴结;对中、下胸段食管癌,锁骨上淋巴结为远隔淋巴结,如有肿瘤转移为远处淋巴结转移。同样对下胸段食管癌,贲门旁、胃左动脉旁淋巴结转移为区域淋巴结转移;对颈段食管癌,腹腔淋巴结均为远处转移。

(3)远处转移(M)分期。

$M_X$:远处转移情况不详。

$M_0$:无远处转移。

$M_1$:有远处转移。

(4)TNM分期。

0期:$T_{is}N_0M_0$。

Ⅰ期:$T_1N_0M_0$。

Ⅱa期:$T_2N_0M_0$;$T_3N_0M_0$。

Ⅱb期:$T_1N_1M_0$;$T_2N_1M_0$。

Ⅲ期:$T_3N_1M_0$;$T_4$,任何N,$M_0$。

Ⅳ期:任何T,任何N,$M_1$。

**(三)实验室及其他检查**

**1.食管功能的检查**

食管功能检查分为食管运动功能检查和胃食管反流情况的测定两大类。此类检查在国外已开展30多年,近年来国内亦相继开展,简单介绍如下。

(1)食管运动功能试验:①食管压力测定,本法适用于疑有食管运动失常的患者,即患者有吞咽困难或疼痛症状而X线钡餐检查未见器质性病变者,如贲门失弛症、食管痉挛和硬皮病等,还可对抗反流手术的效果做出评价或作为食管裂孔疝的辅助诊断。食管测压器可用腔内微型压力传感器或用连于体外传感器的腔内灌注导管系统。测定时像放置鼻胃管那样将测压器先置于胃内,确定胃的压力曲线后,将导管往回撤,分别测定贲门部(高压带)、食管体部、食管上括约肌和咽部等处的压力曲线,分析这些压力曲线的改变即可了解食管压力的变化,对食管运动功能异常做出诊断。②酸清除试验,用于测定食管体部排除酸的蠕动效率,方法是测试者吞服一定浓度酸15 mL后,正常情况下经10~12次吞咽动作后即能将酸全部排入胃内,需要更多的吞咽动作才能排除或根本没有将酸排除,则视为食管的蠕动无效,也就是说食管运动存在障碍。

(2)胃食管反流测定:胃食管反流的原因很多,如贲门的机械性缺陷、食管体部的推进动作不良、胃无张力、幽门功能失常、胃排空延滞等及食管癌手术后。胃内容物(特别是胃酸)反流食管使食管黏膜长期与胃内容物接触,引起食管黏膜损伤,患者常有胃灼热、反呕、胸骨后疼痛等症状。下列试验有助于胃食管反流的测定。①食管的酸灌注试验:测试者取坐位,以每分钟6 mL的速度交替将生理盐水和0.1 mol/L盐酸灌入食管中段,以测定食管对酸的敏感性。灌酸时患者出现胃灼热、胸痛、咳嗽、反呕等症状,而灌生理盐水后症状消失为试验阳性。灌酸30 mL不发生症状为试验阴性。②24小时食管pH监测:将pH电极留置于下段食管高压带上方,连续监测pH 24小时,以观察受试者日常情况下的反流情况。当pH降至4以下算是一次反流,pH升至7以上为碱性反流。记录患者在各种不同体位、进食时的情况,就能对患者有无反流、反流的频度和食管清除反流物的时间做出诊断。③食管下括约肌测压试验食管下括约肌在消化道生理活动中起着保证食物单方向输送的作用,即抗胃食管反流作用。食管下括约肌的功能如何,不仅取决于它在静止时的基础压力,也取决于胸、腹压力的影响及它对诸如胃扩张、吞咽、体位改变等不同生理因素的反应。另一决定食管下括约肌功能的因素是它在腹内的长度。可由鼻孔插入有换能器的导管至该部位进行测定。

**2.X线钡餐检查**

该法是诊断食管及贲门部肿瘤的重要手段之一,由于其检查方法简便,患者痛苦小,不但可用于大规模普查和食管癌的临床诊断,而且可追踪观察早期食管癌的发展演变过程,为研究早期食管癌提供可靠资料。食管钡餐检查时应注意观察食管的蠕动状况、管壁的舒张度、食管黏膜改变、食管充盈缺损及梗阻程度。食管蠕动停顿或逆蠕动,食管壁局部僵硬不能充分扩张,食管黏膜紊乱、中断和破坏,食管管腔狭窄、不规则充盈缺损、溃疡或瘘管形成及食管轴向异常均为食管癌重要的X线征象。早期食管癌和食管管腔明显梗阻狭窄者,低张双重造影检查优于常规钡餐造影。X线检查结合细胞学和食管内镜检查,可以提高食管癌诊断的准确性。

(1)早期食管癌X线改变:可分为扁平型、隆起型和凹陷型。①扁平型:肿瘤扁平无蒂,沿食管壁浸润,食管壁局限性僵硬,食管黏膜呈小颗粒状改变或紊乱的网状结构。②隆起型:肿瘤向食管腔内生长隆起,表现为斑块状或乳头状隆起,中央可有溃疡形成。③凹陷型:肿瘤区有糜烂、溃疡发生,呈现凹陷改变。侧位为锯齿状不规则状,正位为不规则的钡池,内有颗粒状结节,呈地图样改变,边缘清楚。

(2)中晚期食管癌的 X 线表现:①髓质型,在食管片上显示为不规则的充盈缺损,上下缘与食管正常边界呈斜坡状,管腔狭窄。病变部位黏膜破坏,常见大小不等龛影。②蕈伞型,在食管片上显示明显充盈缺损,其上下缘呈弧形,边缘锐利,与正常食管分界清楚。病变部位黏膜纹中断,钡剂通过有部分梗阻现象。③溃疡型,在食管片上显示较大龛影,在切线位上见龛影深入食管壁内甚至突出于管腔轮廓之外。如溃疡边缘隆起,可见“半月征”。钡剂通过时梗阻不明显。④缩窄型,食管病变较短,常在 3 cm 以下,边缘较光滑,局部黏膜纹消失。钡剂通过时梗阻较严重,病变上端食管明显扩张,呈现环型或漏斗状狭窄。⑤腔内型,病变部位食管管腔增宽,常呈梭形扩张,内有不规则或息肉样充盈缺损,病变上下界边缘较清楚锐利,有时可见清晰的弧形边缘,钡剂通过尚可。中晚期食管癌分型以髓质型最为常见,蕈伞型次之,其余各型较少见。

3.食管癌 CT 检查

CT 扫描可以清晰显示食管与邻近纵隔器官的关系。正常食管与邻近器官分界清楚,食管壁厚度不超过 5 mm,如食管壁厚度增加,与周围器官分界模糊,则表示有食管病变存在。CT 扫描可以充分显示食管癌病灶大小、肿瘤外侵范围及程度,明显优于其他诊断方法。CT 扫描还可帮助外科医师决定手术方式,指导放疗医师确定放疗靶区,设计满意的放疗计划。1981 年,Moss 提出食管癌的 CT 分期:Ⅰ 期肿瘤局限于食管腔内,食管壁厚度≤5 mm;Ⅱ 期肿瘤伴食管壁厚度>5 mm;Ⅲ 期食管壁增厚同时肿瘤向邻近器官扩展,如气管、支气管、主动脉或心房;Ⅳ 期为任何一期伴有远处转移者。CT 扫描时,重点应观察食管壁厚度、肿瘤外侵的程度、范围及淋巴结有无转移。外侵在 CT 扫描上表现为食管与邻近器官间的脂肪层消失,器官间分界不清。颈胸段食管癌 CT 扫描显示肿块向前挤压气管,形成气管压迹。轻者可见气管后壁隆起,突向气管腔内;重者肿瘤可将气管推向一侧,气管受压变形,血管移位。中胸段食管癌 CT 扫描显示食管壁增厚,软组织向前侵犯,使食管与主动脉弓下、气管隆嵴下的脂肪间隙变窄甚至消失,其分界不清。尤其是在气管分叉水平,由于肿瘤组织的外侵挤压,造成气管成角改变,有时可见气管向前移位,重者可见气管壁受压而变弯形。肿瘤向右侵犯,CT 扫描显示食管壁增厚,奇静脉窝变浅甚至消失。向左后侵犯,CT 扫描显示食管与降主动脉间的界线模糊不清。下胸段食管癌由于肿瘤的外侵扩展,CT 扫描显示左心房后壁出现明显压迹。CT 扫描不能诊断正常大小转移淋巴结,难以诊断食管周围转移淋巴结,一方面是 CT 扫描难以区别原发灶浸润和淋巴结转移,另一方面是良性的炎症改变也可引起淋巴结肿大,特别是当肿瘤坏死时,易引起淋巴结炎症反应,因此 CT 扫描对食管癌淋巴结转移的诊断价值很有限。一般认为淋巴结直径<1.0 cm 为正常大小,1.0~1.5 cm 为可疑淋巴结,淋巴结直径>1.5 cm 即为不正常。

CT 扫描诊断食管癌的依据是食管壁的厚度、肿瘤外侵的范围及程度,但食管黏膜不能在 CT 扫描中显示,因此 CT 扫描难以发现早期食管癌。将 CT 与 X 线检查相结合,有助于食管癌的诊断和分期水平的提高。

4.食管脱落细胞学检查

食管脱落细胞学检查方法简便,操作方便、安全,患者痛苦小,其准确率在 90% 以上,为食管癌大规模普查的重要方法。食管脱落细胞学检查结合 X 线钡餐检查可作为食管癌的诊断依据,使大多数患者免受食管镜检查痛苦。但食管狭窄有梗阻时,脱落细胞采集器不能通过,应行食管镜检查。

食管脱落细胞学检查方法简便、安全,大多数患者均能耐受,但对食管癌有出血及出血倾向者,或伴有食管静脉曲张者应禁忌作食管拉网细胞学检查;对食管癌 X 片上见食管有深溃疡或合并高血压、心脏病及晚期妊娠者,应慎行食管拉网脱落细胞检查;对全身状况差,过于衰弱的患者应先改善患者一般状况后再作细胞学检查;合并上呼吸道及上消化道急性炎症者,应先控制感染再行细胞学检查。

5.食管镜检查

近年来,纤维食管镜被广泛应用于食管癌的诊断。纤维食管镜镜身柔软,可随意弯曲,光源在体外,插入比较容易,患者痛苦少。食管镜检查时可以在直视下观察肿瘤患者大小、形态和部位,为临床医师提供治疗的依据,同时也可在病变部位作活检或镜刷检查。食管镜检查与脱落细胞学检查相结合,是食管癌理想的诊断方法。

(1)适应证:①患者有症状,X 线钡餐检查阳性,而细胞学诊断阴性时,应先重复做细胞学检查,如仍为阴性者应该作食管镜检查及活检以明确诊断,如 X 线钡餐检查见食管明显狭窄病例,预计脱落细胞学检查有困难者,应首先考虑食管镜检查。②患者有症状,细胞学诊断阳性,而 X 线钡餐检查阴性或 X 片上仅见食管有可疑病变者,需作食管镜检查明确食管病变部位及范围。③患者有症状,细胞学诊断阳性,X 线钡餐检查怀疑食管有双段病变时,为了帮助临床医师决定治疗方案的选择,需通过食管镜检查明确食管病变部位及范围;④食管癌普查中,细胞学检查阳性,而患者没有自觉症状,X 线钡餐检查阴性,为了慎重起见,必须作食管镜检查,以便最后确诊。

(2)禁忌证:①严重心肺疾病、明显胸主动脉瘤、高血压未恢复正常、脑出血及无法耐受食管镜检查者。②巨大食管憩室,明显食管静脉曲张或高位食管病变伴高度脊柱弯曲畸形者。③口腔、咽喉、食管及呼吸道急性炎症者。④有严重出血倾向或严重贫血者。

(3)食管镜下表现:食管镜下早期食管癌的形态表现如下。①病变处黏膜充血肿胀,微隆起,略高于正常黏膜,颜色较正常黏膜为深,与正常黏膜界线不清楚,镜管触及易出血,管壁舒张度良好。②病变处黏膜糜烂,颜色较正常黏膜为深,失去正常黏膜光泽,有散在小溃疡,表面附有黄白色或灰白色坏死组织,镜管触及易出血,管壁舒张度良好。③病变处黏膜有类似白斑样改变,微隆起,白斑周围黏膜颜色较深,黏膜中断,食管壁较硬,触及不易出血。进展期食管癌病灶直径一般在 3 cm 以上,在食管镜下可分为肿块型、溃疡型、肿块浸润型、溃疡浸润型及四周狭窄型等5 种类型。

# 三、治疗

## (一)放疗

1.适应证

局部区域性食管癌,一般情况较好,无出血和穿孔倾向。

2.禁忌证

恶病质、食管穿孔、食管活动性出血或短期内曾有食管大出血者,同时合并有无法控制的严重内科疾病。

3.放疗前的注意事项

放疗前应注意控制局部炎症,纠正患者营养状况,治疗重要内科夹杂症。放疗中应保持患者的营养供给,防止食物梗阻,进食后应多喝水,防止食物在病灶处潴留,导致或加重局部炎症,影响放疗的敏感性。

4.照射范围和靶区的确定

(1)常规模拟定位:有条件者应在定位前用治疗计划系统(TPS)优化,根据肿瘤实际侵犯范围设定照射野的角度和大小。胸段食管癌一般情况下多采用一前二后野的三野照射技术。根据CT和食管X线片所见肿瘤具体情况,前野宽7~8 cm,二后斜野宽6~7 cm,病灶上下端各放3~4 cm。缩野时野的宽度不变,上下界缩短到病灶上下各放2 cm。如果肿瘤较大,也可以考虑先前后对穿照射,缩野时改为右前左后照射。颈段食管癌一般仅仅设二个正负60°角的前野,每个野需采用30°角的楔形滤片。

(2)三维适形放疗(3D-CRT):参照诊断CT和食管X线片,在定位CT上勾画肿瘤靶区(GTV)及危及器官(OAR),包括脊髓、两侧肺和心脏。GTV勾画的标准为食管壁厚度大于0.5 cm,临床靶区(CTV)为GTV前后左右均匀外扩0.5 cm,上下外端外扩2.0 cm。PTV为CTV前后左右均匀外扩0.5 cm,上下外扩1.0 cm,纵隔转移淋巴结的CTV为其GTV均匀外扩0.5 cm,PTV为其CTV均匀外扩0.5 cm。正常组织的限制剂量:肺(两肺为一个器官)$V_{20}$<25%、Dmean<16 Gy;脊髓最大剂量<45 Gy;心脏平均剂量1/3<65 Gy,2/3<45 Gy,3/3<30 Gy。(注:$V_{30}$为受到20 Gy或20 Gy以上剂量照射的肺体积占双肺总体积的百分比。Dmean为双肺的平均照射剂量)。

5.剂量和剂量分割

(1)单纯常规分割放疗:为每天照射1次,每次1.8~2.0 Gy,每周照射5~6次,总剂量(60~70 Gy)/(6~8周)。

(2)后程加速超分割放疗:先大野常规分割放疗,1.8 Gy/次,1次/天,总剂量41.4 Gy/23次;随后缩野照射,1.5 Gy/次,2次/天,间隔时间为6小时或6小时以上,总剂量27 Gy/18次。肿瘤的总剂量为68.4 Gy/(41次·44天)。

(3)同期放化疗时的放疗:放疗为1.8 Gy/次,1次/天,总剂量50.4 Gy/(28次·38天)(在放疗的第1天开始进行同期化疗),此剂量在欧美和西方国家多用。

6.非手术治疗的疗效

局部区域性食管癌行单纯的常规分割放疗的5年总生存率为10%左右,5年局控率为20%左右。后程加速超分割放疗的总生存率为24%~34%,局控率为55%左右。同期放化疗的生存率为25%~27%,局控率为55%左右。当然,放疗或以放疗为主的综合治疗的生存率高低也与患者的早晚期有密切关系。早期患者的5年生存率可达到80%以上。

**(二)化疗**

化疗主要用于姑息治疗,或作为以手术和/或放疗为主的综合治疗的一种辅助方法。近来的研究表明,放疗同期联合化疗能显著提高放疗的疗效,而且随着新的药物(或新的联合方案)的发现,化疗在食管癌治疗中的地位越来越重要。

1.适应证及禁忌证

(1)适应证:对于早期患者,同手术或放疗联合应用;对于晚期患者,用于姑息治疗(最好同其他方法联合应用);对小细胞癌,应同手术或放疗联合应用。

(2)禁忌证:骨髓再生障碍、恶病质及脑、心、肝、肾有严重病变且没有控制者。

2.常规用药

(1)紫杉醇+DDP:紫杉醇175 mg/m²,静脉注射,第1天;DDP 40 mg/m²,静脉注射,第2、3天。3周重复。

中国医学科学院肿瘤医院用该方案治疗了30例晚期食管癌患者,有效率为57%。Vander

Gaast 等治疗了 31 例晚期食管癌患者,有效率 55％,耐受性好。

(2)TPE:紫杉醇 75 mg/m²,静脉注射,第 1 天;DDP 20 mg/m²,静脉注射,第 1～5 天;5-Fu 1 000 mg/m²,静脉注射,第 1～5 天。3 周重复。

Son 等治疗 61 例食管癌,有效率 48％,中位缓解期 5.7 个月,中位生存期 10.8 个月,但毒副作用重,46％患者需减量化疗。

(3)L-OHP＋LV＋5-FU:L-OHP 85 mg/m²,静脉注射,第 1 天;LV 500 mg/m² 或 400 mg/m²,静脉注射,第 1～2 天;5-FU 600 mg/m²,静脉滴注(22 小时持续),第 1～2 天。

Mauer 等报道,34 例食管癌的有效率为 40％,中位有效时间为 4.6 个月。中位生存时间为 7.1 个月,1 年生存率为 31％。主要毒性为白细胞计数下降,4 级 29％。1 例死于白细胞计数下降的脓毒血症。2～3 级周围神经损伤为 26％。

(4)CPT-11＋5-FU＋FA:CPT-1 1180 mg/m²,静脉注射,第 1 天;FA 500 mg/m²,静脉注射,第 1 天;5-FU 2 000 mg/m²,静脉滴注(22 小时持续),第 1 天。每周重复,共 6 周后休息 1 周。

Pozzo 等报道,该方案治疗了 59 例食管癌,有效率 42.4％,中位生存时间为 10.7 个月。3/4 级中性粒细胞下降为 27％,3/4 级腹泻 27％。

(5)多西紫杉醇＋CPT-11:CCPT-11 1 160 mg/m²,静脉注射,第 1 天;多西紫杉醇 60 mg/m²,静脉注射,第 1 天。3 周重复。

Govindan 等报道,该方案治疗初治晚期或复发的食管癌,有效率 30％。毒副作用包括 71％患者出现 4 度骨髓抑制,43％患者出现中性粒细胞减少性发热。

(6)吉西他滨(GEM)＋LV＋5-FU:GEM 1 000 mg/m²,静脉注射,第 1、8、15 天;LV 25 mg/m²,静脉注射,第 1、8、15 天;5-FU 600 mg/m²,静脉注射,第 1、8、15 天。每 4 周重复

该方案治疗了 35 例转移性或局部晚期食管癌,有效率 31.4％。中位生存时间 9.8 个月。1 年生存率 37.1％。3～4 级的白细胞下降 58％。

3.单一药物治疗

单一药物治疗食管癌,有效率不高,一般在 20％以内。较早的药物包括氟尿嘧啶(5-FU)、丝裂霉素(MMC)、顺铂(DDP)、博来霉素(BLM)、甲氨蝶呤(MTX)、米多恩醌、依力替替(CPT-11)、多柔比星(阿霉素,ADM)和长春地辛(VDS)。新的药物包括紫杉醇、多西他赛、长春瑞滨、吉西他滨、奥沙利铂和卡铂。5-FU 和 DDP 的联合方案被广泛认可,有效率在 20％～50％,是食管癌化疗的标准方案。紫杉醇联合 5-FU 和/或 DDP 被认为是一个对鳞癌和腺癌都有效的方案。另外,CPT-11 和 DDP 的联合方案也对部分食管鳞癌有效。

4.食管癌联合化疗方案

(1)DDP＋5-FU:DDP100 mg/m²,静脉注射,第 1 天;5-FU 1 000 mg/m²,静脉滴注(持续),第 1～5 天。3～4 周重复。

(2)ECF:表多柔比星 50 mg/m²,静脉注射,第 1 天;DDP 60 mg/m²,静脉注射,第 1 天;5-FU 200 mg/m²,静脉滴注(持续),第 1～21 天。3 周重复。

(3)吉西他滨＋5-FU:吉西他滨 1 000 mg/m²,静脉注射,第 1,8,15 天;5-FU 500 mg/m²,静脉注射,第 1、8、15 天。3 周重复。

(4)DDP＋VDS＋CTX:CTX 200 mg/m²,静脉注射,第 2、3、4 天;VDS 1.4 mg/m²,静脉注射,第 1、2 天;DDP 90 mg/m²,静脉注射,第 3 天。3 周重复。

(5)DDP＋BLM＋VDS：DDP 120 mg/m²，静脉注射，第 1 天；BLM 10 mg/m²，静脉注射，第 3～6 天；VDS 3 mg/m²，静脉注射，第 1、8、15 天。每 4 周重复。

(6)DDP＋ADM＋5-FU：DDP 75 mg/m²，静脉注射，第 1 天；ADM 30 mg/m²，静脉注射，第 1 天；5-FU 600 mg/m²，静脉注射，第 1、8 天。3～4 周重复

(7)BLM＋依托泊苷（VP-16）＋DDP：依托泊苷（VP-16）100 mg/m²，静脉注射，第 1、3、5 天；DDP 80 mg/m²，静脉注射，第 1 天；BLM 10 mg/m²，静脉注射，第 3～5 天。4 周重复。

(8)DDP＋BLM：DDP 35 mg/m²，静脉注射，第 1～3 天；BLM 15 mg/m²，静脉滴注（18 小时持续），第 1～3 天。3～4 周重复。

（詹玉强）

# 第二节　原发性肝癌

原发性肝癌是指发生在肝细胞或肝内胆管细胞的癌肿，其中肝细胞癌占我国原发性肝癌中的绝大多数，胆管细胞癌不足 5％。本病病死率高，远期疗效取决于能否早期诊断及早期治疗，甲胎蛋白及影像学检查是肝癌早期诊断的主要辅助手段。

## 一、流行病学

近年来原发性肝癌的发病率有逐年增加趋势，全世界平均每年约有 100 万人死于肝癌。我国肝癌病例数约占世界肝癌总数的 43.7％，男女比例约 3：1，病死率在男性仅次于胃癌，居恶性肿瘤病死率的第 2 位，在女性次于胃癌和食管癌，居第 3 位。发病率有明显的地域性，亚洲男性的发病率（35.5/10 万）明显高于北欧（2.6/10 万）及北美（4.1/10 万）。国内沿海高于内地，东南和东北高于西北、华北和西南，其中江苏启东、福建同安、广东顺德、广西扶绥是高发区。

## 二、病因和发病机制

原发性肝癌的病因尚不完全清楚，可能是多因素协同作用的结果。根据流行病学的调查，多认为与以下易患因素有关。

### (一)病毒性肝炎

病毒性肝炎是原发性肝癌诸多致病因素中的最主要因素。我国约有 1.2 亿 HBsAg 阳性者，因此也就成为世界上肝癌发病率最高的国家。我国肝癌患者中 HBV 的检出率为 90％，HCV 为 10％～20％，部分患者为 HBV、HCV 混合感染。近年来由于丙型肝炎在我国的发病率已明显增加，因此预计在今后的20 年中由 HCV 感染而诱发肝癌的发生率必将呈上升趋势。

#### 1.HBV-DNA 的分子致癌机制

其致癌机制比较复杂，目前多认为 HBV 可能通过与生长调控基因相互作用而促进肝细胞的异常增殖，抑制肝细胞的凋亡，最终使肝癌得以发生和发展，因为已有研究证实肝癌细胞中有多种癌基因（如 *C-MYC*、*C-FOS*、*C-ERB-B2*、*H-RAS*、*N-RAS* 等）的激活、生长因子和生长因子受体基因（如 *IGF Ⅱ*、*IGF Ⅱ R*、*CSFIR* 即 *C-FMS*、*EGF-R*、*TGF-α* 等）的异常表达及抗癌基因（*P53*、*TRR* 即转甲状腺素基因）的失活。进一步的研究还表明虽然 HBV 本身并不携带癌基因，

但 HBV-DNA 与宿主 DNA 整合后就会使肝细胞基因组丧失稳定性，诱导 DNA 重排或缺失，从而激活或抑制细胞生长调控基因的表达引起肝细胞恶变。我国肝癌患者存在整合型 HBV-DNA 者占 51.5%，整合位点无规律；某些肝癌患者的癌组织及癌旁组织中存在 HBV 游离复制型缺陷病毒，此类病毒具有激活或抑制生长调控基因的作用；HBV-DNA 通过某些病毒基因产物如 HBxAg，激活细胞生长调控基因的转录；HBV-DNA 在引起肝细胞损伤、坏死和再生的同时，还影响 DNA 的修复，破坏肝细胞的遗传稳定性，使其对致癌因素的易感性增加。

不同基因型 HBV 在不同地域及不同人群中的致癌作用存在差异。美国阿拉斯加人 HBV F 基因型感染者发生肝癌的危险性较非 F 基因型感染者增加 9 倍，且多见于年轻人。亚洲肝癌患者中 HBV B 及 C 基因型检出率高。

2.HCV 的分子致癌机制

其致癌机制不同于 HBV。HCV 属单链 RNA 病毒，在复制中没有 DNA 中间产物，无逆转录过程，所以 RNA 核酸序列似乎不可能整合入宿主染色体 DNA，而且也未发现 HCV 的其他直接致癌证据。目前普遍认为 HCV 可能是通过其表达产物间接影响细胞的增殖分化而诱发肝细胞恶变。

HCV 基因 1 型感染者更易发生肝癌已是国内外共识，可能与基因 1 型 HCV 对抗病毒治疗的应答率低有一定关系。

**(二)肝硬化**

存在肝硬化是大多数肝细胞癌的共同特征，约 70% 的原发性肝癌发生在肝硬化的基础上，且多数是慢性乙型和慢性丙型肝炎发展而成的结节型肝硬化。有调查表明平均每年有 3%～6% 的慢性乙型肝炎肝硬化患者和 1%～7% 的慢性丙型肝炎肝硬化患者发展为肝癌。病毒感染持续时间、病毒载量、性别、年龄、是否为 HBV 和 HCV 混合感染以及是否接受过规范的抗病毒治疗都与肝癌的发生发展密切相关。抗病毒治疗有助于阻止慢性乙型和丙型肝炎进展为肝硬化，不过一旦形成肝硬化，即使采用规范的抗病毒治疗也很难阻止肝癌的发生。

30% 的严重酒精性肝硬化患者可并发肝癌，如合并 HBV、HCV 感染，发生肝癌的可能性更大。

**(三)肥胖和糖尿病**

肥胖所致的脂肪肝是隐源性肝硬化的前期病变，故肥胖被认为是隐源性肝硬化并发肝癌的重要危险因素。体重指数(body mass index，BMI)＞30 kg/m$^2$，尤其是存在胰岛素抵抗和 2 型糖尿病时并发肝癌的概率更高。糖尿病患者的高胰岛素血症及高水平的血清胰岛素样生长因子(insulin like growth factor，IGF)被认为在促进肝细胞的异常增殖、诱发癌变的过程中起着重要作用。

**(四)环境、化学及物理因素**

非洲、东南亚及我国肝癌高发区的粮油及食品受黄曲霉毒素 B$_1$(AFB$_1$)污染较重，流行病学的资料表明食物中 AFB$_1$ 的含量以及尿中黄曲霉毒素 M$_1$(AFM$_1$)的排出量与肝癌病死率呈正相关。黄曲霉毒素在肝脏的代谢产物可与肝细胞 DNA 分子上的鸟嘌呤碱基在 N7 位共价结合，干扰 DNA 的正常转录并形成 AF-DNA 加合物。AF-DNA 加合物以及 HBV DNA 与宿主细胞的整合可能是肝细胞癌变的协同始动因子和促发因素。池塘中蓝绿藻产生的藻类毒素污染水源可能也与肝癌发生有关。华支睾吸虫感染可刺激胆管上皮增生，是导致原发性胆管细胞癌的原因之一。

　　某些化学物质和药物如亚硝胺类、偶氮芥类、有机氯农药、雄激素、某些类固醇类药物等均是致肝癌危险因素。HBV 或 HCV 感染者若长期服用避孕药可增加肝癌发生的危险性。

　　长期持续接受辐射也有诱发肝细胞癌的危险。

### (五)遗传

　　C28ZY HFE 基因突变所致铁代谢异常而诱发的血色病以及高酪氨酸血症、$\alpha_1$-抗胰蛋白酶缺乏、毛细血管扩张性运动失调等遗传性疾病都被认为与肝癌的发生有一定关系,但患者只有发展为肝硬化才有可能进展为肝癌。肝细胞癌的家庭聚集现象常见于慢性乙型肝炎患者,可能与乙型肝炎的垂直及水平传播有一定关系。

### (六)其他因素

　　除铁代谢异常外,低硒、钼、锰、锌以及高镍、砷也都被认为可能与肝癌的发生相关。HBV 或 HCV 感染者在重度吸烟的基础上更易发生癌变。近来还有研究者发现肝癌患者幽门螺杆菌的感染率明显增高。

## 三、病理

### (一)分型

　　根据大体形态可将原发性肝癌分为块状型、结节型、弥漫型。①块状型:肿块直径≥5 cm,分单块、多块和融合块状。若≥10 cm 称巨块型。过去巨块型最为常见,近年随着诊断技术的进步,此型较过去有所减少。②结节型:肿块直径<5 cm,分单结节、多结节或融合结节,多伴有肝硬化。若单个结节<3 cm,或相邻两个癌结节直径之和<3 cm 称为小肝癌,若≤1 cm 时又被称为微小肝癌。③弥漫型:癌结节小且弥漫分布于整个肝脏,常与肝硬化结节难以区别,此型少见。

　　根据组织学特征又可将原发性肝癌分为肝细胞型、胆管细胞型、混合型以及特殊类型。肝细胞型占原发性肝癌的 90% 以上,胆管细胞癌不足 5%,混合型更少见,特殊类型如纤维板层型和透明细胞癌型罕见。

### (二)微小肝癌和小肝癌的形态学和生物学特征

　　将微小肝癌、小肝癌的诊断标准分别定为 1 cm 及 3 cm 以下,并不单纯是大体形态上的界限,而更主要的是根据分化程度等生物学特性而定。绝大多数微小肝癌为高分化癌,随着肿瘤的发展,分化程度可降低。当肿瘤继续增长时,两者的比例逐渐发生变化,最终高分化的癌细胞将被中、低分化癌细胞所取代。微小肝癌包膜完整,罕见有侵犯门静脉及肝内播散。小肝癌包膜也多完整,癌栓发生率低。通过流式细胞技术进行肝癌细胞 DNA 倍体分析可以发现随着肿瘤的发展,肝癌细胞可由二倍体向异倍体方向发展。异倍体癌细胞较二倍体癌细胞更易发生转移。

### (三)肝内转移与多中心发生的鉴别

　　与原发肝癌灶相比肝内转移癌应由相同或较低分化程度的癌组织构成,而多中心发生肝癌应是高分化癌组织,即便存在低分化癌细胞也应被包围在高分化的癌细胞结节中,并与原发癌病灶处在不同的肝段上。鉴于多中心发生的原发性肝癌结节可发生在不同的时间段,故又有同时性发生或异时性发生的区别。异时性多中心发生更常见,同时性多中心发生仅见于肝硬化患者,非肝硬化者罕见。术后短期内复发多源于最初的肝癌病灶,若术后较长时间如 3~4 年后复发则常为多中心异时性发生肝癌。DNA 倍体分析已被公认有助肝内转移和多中心发生的鉴别。

### (四)肝癌的转移途径

#### 1.肝内转移

肝癌细胞有丰富的血窦,癌细胞有向血窦生长的趋势而且极易侵犯门静脉分支,形成门静脉癌栓,导致肝内播散。多先在同侧肝叶内播散,之后累及对侧肝叶。进一步发展时癌栓可波及门静脉的主要分支或主干,可引起门静脉高压,并可导致顽固性腹水。

#### 2.肝外转移

肝癌细胞通过肝静脉进入体循环转移至全身各部,最常见转移部位为肺,此外还可累及肾上腺、骨、脑等器官。淋巴道转移中以肝门淋巴结最常见,此外也可转移到主动脉旁、锁骨上、胰、脾等处淋巴结。肝癌也可直接蔓延,浸润至邻近腹膜及器官组织如膈肌、结肠肝曲和横结肠、胆囊及胃小弯。种植转移发生率较低,如种植于腹膜可形成血性腹水,女性患者尚可种植在卵巢形成较大肿块。

## 四、临床表现

原发性肝癌起病隐匿,早期症状常不明显,故也称亚临床期。出现典型的临床症状和体征时一般已属中、晚期。

### (一)症状

#### 1.肝区疼痛

肝区疼痛多为肝癌的首发症状,表现为持续钝痛或胀痛。疼痛是由于癌肿迅速生长使肝包膜被牵拉所致。如肿瘤生长缓慢或位于肝实质深部也可完全无疼痛表现。疼痛部位常与肿瘤位置有关,若肿瘤位于肝右叶疼痛多在右季肋部;肿瘤位于左叶时常表现为上腹痛,故易误诊为胃部疾病;当肿瘤位于肝右叶膈顶部时,疼痛可牵涉右肩。癌结节破裂出血可致剧烈腹痛和腹膜刺激征,出血量大时可导致休克。

#### 2.消化道症状

食欲减退、腹胀、恶心、呕吐、腹泻等消化道症状,可由肿瘤压迫、腹水、胃肠道淤血及肝功能损害而引起。

#### 3.恶性肿瘤的全身表现

进行性乏力、消瘦、发热、营养不良和恶病质等。

#### 4.伴癌综合征

伴癌综合征指机体在肝癌组织自身所产生的异位激素或某些活性物质影响下而出现的一组特殊症状,可与临床表现同时存在,也可先于肝癌症状。以自发性低血糖、红细胞增多症为常见,有时还可伴有高钙血症、高脂血症、类癌综合征、血小板增多、高纤维蛋白原血症等。

#### 5.转移灶症状

发生肝外转移时常伴转移灶症状,肺转移可引起咳嗽、咯血,胸腔转移以右侧多见,可出现胸腔积液征。骨骼或脊柱转移时可出现局部疼痛或神经受压症状,颅内转移可出现相应的定位症状和体征。

### (二)体征

#### 1.肝大

肝大为中晚期肝癌的主要体征,最为常见。多在肋缘下触及,呈局限性隆起,质地坚硬。左叶肝癌则表现为剑突下包块。如肿瘤位于肝实质内,肝表面可光滑,伴或不伴明显压痛。肝右叶膈面肿瘤可使右侧膈肌明显抬高。

**2.脾大**

脾大常为合并肝硬化所致。肿瘤压迫或门静脉、脾静脉内癌栓也能引起淤血性脾大。

**3.腹水**

腹水为草黄色或血性,多数是在肝硬化的基础上合并门静脉或肝静脉癌栓所致。癌浸润腹膜也是腹水的常见原因。

**4.黄疸**

黄疸多为晚期征象,以弥漫型肝癌或胆管细胞癌为常见。癌肿广泛浸润可引起肝细胞性黄疸。当侵犯肝内胆管或肝门淋巴结肿大压迫胆管时,可出现梗阻性胆汁淤积。

**5.其他**

由于肿瘤本身血管丰富,再加上癌肿压迫大血管故可在肝区出现血管杂音。肝区摩擦音提示肿瘤侵及肝包膜。肝外转移时则有转移部位相应的体征。

## 五、临床分期

肝癌分期的目的是为了有利于选择治疗方案和估计预后。国际多采用 Okuda 或国际抗癌联盟(UICC)制定的肝癌分期标准,但日本及欧美等国家亦有各自的分期标准。中国抗癌协会肝癌专业委员会于 2001 年 9 月修订的原发性肝癌分期标准如下。

(1)$I_a$ 期:单个肿瘤,最大直径≤3 cm,无癌栓,无腹腔淋巴结及远处转移;肝功能分级 Child-Pugh A。

(2)$I_b$ 期:单个或两个位于同侧半肝且最大直径之和≤5 cm 的肿瘤,无癌栓,无腹腔淋巴结及远处转移;肝功能分级 Child-Pugh A。

(3)$II_a$ 期:单个或两个位于同侧半肝且最大直径之和≤10 cm,或两个分别位于左、右半肝且最大直径之和≤5 cm 肿瘤,无癌栓,无腹腔淋巴结及远处转移;肝功能分级 Child-Pugh A。

(4)$II_b$ 期:单个或两个肿瘤,最大直径之和虽然>10 cm,但仍位于同侧半肝,或两个肿瘤最大直径之和>5 cm,位于左右半肝,或虽然为多个肿瘤但无癌栓,无腹腔淋巴结及远处转移;肝功能 Child-Pugh A。无论肿瘤状况如何,但仅有门静脉分支、肝静脉或胆管癌栓,肝功能 Child-Pugh B,也可被列为 $II_b$ 期内。

(5)$III_a$ 期:无论肿瘤状况如何,但已有门静脉主干或下腔静脉癌栓,有腹腔淋巴结或远处转移;肝功能分级 Child-Pugh A 或 B。

(6)$III_b$ 期:无论肿瘤状况如何,无论有无癌栓或远处转移,肝功能分级 Child-Pugh C。

## 六、并发症

### (一)肝性脑病

肝性脑病常是肝癌终末期并发症,占死亡原因的 1/3。

### (二)消化道出血

消化道出血约占肝癌死亡原因的 15%。合并肝硬化或门静脉、肝静脉癌栓者则可因门静脉高压导致食管胃底静脉曲张破裂出血。胃肠道黏膜糜烂、凝血功能障碍也可以是上消化道出血的原因。

### （三）肝癌结节破裂出血

肝癌结节破裂出血发生率9％～14％。肝癌组织坏死液化可自发破裂，也可在外力作用下破裂。如限于包膜下可有急骤疼痛，肝迅速增大，若破入腹腔可引起急性腹痛和腹膜刺激征，严重者可致出血性休克或死亡。小量出血则表现为血性腹水。

### （四）继发感染

因癌肿长期消耗，尤其在放疗、化疗后白细胞减少的情况下，抵抗力减弱，再加长期卧床等因素，易并发各种感染，如肺炎、肠道感染、真菌感染等。

## 七、实验室和辅助检查

### （一）肝癌标志物检查

#### 1.甲胎蛋白

甲胎蛋白（alpha-fetoprotein，AFP）是最具诊断价值的肝癌标志物，但除原发性肝癌外慢性活动性肝炎和肝硬化、少数来源于消化系统的肝转移癌、胚胎细胞癌以及孕妇、新生儿的AFP也可升高。利用肝癌细胞产生的AFP与植物血凝素（LCA）具有亲和性的原理，采用电泳法可分离出LCA结合型AFP，又称AFP-L3，其对肝癌诊断的敏感性为96.9％，特异性为92.0％。AFP的异质体AFP-L1来自慢性活动性肝炎和肝硬化，AFP-L2主要来自孕妇和新生儿。

应用RT-PCR检测原发性肝癌特异性甲胎蛋白mRNA有利于间接推测是否有肝癌转移。正常人血细胞不表达AFP mRNA，外周血AFP mRNA系来自癌灶脱落入血的完整癌细胞，持续阳性者预示有远处转移的可能。

#### 2.γ-谷氨酰转肽酶同工酶Ⅱ

GGT的同工酶GGTⅡ对原发性肝癌的诊断较具特异性，阳性率可达90％，特异性97.1％。此酶出现比较早，与AFP水平无关，可先于超声或CT的影像学改变，在小肝癌中的阳性率达78.6％，在AFP阴性肝癌中的阳性率也可达72.7％，故有早期诊断价值，若能检测GGTⅡ mRNA，则更有助于早期诊断和鉴别诊断。

#### 3.异常凝血酶原（DCP）

肝癌细胞微粒体内维生素K依赖性羧化体系功能障碍，使肝脏合成的凝血酶原前体羧化不全，从而形成异常凝血酶原。此外，肝癌细胞自身也具有合成和释放异常凝血酶原的功能。由于此酶在慢性活动性肝炎及肝转移癌阳性率极低，而在AFP阴性肝癌的阳性率可达65.5％，在小肝癌的阳性率可达62.2％，故在肝癌的诊断中有较重要价值。

#### 4.α-L-岩藻糖苷酶（α-AFU）

肝癌患者血清α-AFU活性明显升高。虽然其在慢性活动性肝炎及肝硬化患者血清中活性也可升高，但人们公认α-AFU对AFP阴性肝癌及小肝癌有着重要的诊断价值，其阳性率分别可达76％和70％。

#### 5.其他

$M_2$型丙酮酸激酶同工酶（$M_2$-Pyk）、同工铁蛋白（AIF）、$α_1$-抗胰蛋白酶（AAT）、醛缩酶同工酶A（ALD-A）、碱性磷酸酶（ALP）对肝癌与良性肝病的鉴别也有一定的价值。高尔基膜蛋白GP-73作为新的肝癌标志物已开始引起人们的关注。

上述肝癌标志物在肝癌诊断中的价值存在着差异，其中有肯定诊断价值的是AFP及其异质体LCA结合型AFP-L3、GGTⅡ、DCP；有一定诊断价值但特异性尚不高的是α-AFU、AAT、

AIF,此类标志物对 AFP 阴性肝癌有重要的辅助诊断价值;$M_2$-Pyk 等其他标志物对肝癌诊断有一定提示作用,但需和前两类标志物联合应用。

### (二)影像学检查

#### 1.超声显像

一般可显示直径为 2 cm 以上肿瘤。除显示肿瘤大小、形态、部位以及与血管的关系外,还有助于判断肝静脉、门静脉有无癌栓等。结合 AFP 检查,有助于肝癌早期诊断,因此被广泛用于普查肝癌。彩色多普勒血流成像除显示占位病变外,还可分析病灶血供情况,有助于鉴别病变性质。经肝动脉导管注入二氧化碳微泡后再行超声检查对直径小于 1 cm 病灶的检出率高达 67%,接近于肝动脉造影。

#### 2.CT

CT 是补充超声显像,估计病变范围的首选非侵入性诊断技术,一般可显示直径 2 cm 以上肿瘤,如结合静脉注射碘造影剂进行扫描对 1 cm 以下肿瘤的检出率可达 80% 以上,是目前诊断小肝癌和微小肝癌的最佳方法。

#### 3.MRI

MRI 与 CT 相比其优点是能获得横断面、冠状面、矢状面三种图像,对肿瘤与肝内血管的关系显示更佳,而且对显示子瘤和瘤栓有重要价值。MRI 对肝癌与肝血管瘤、囊肿及局灶性、结节性增生等良性病变的鉴别价值优于 CT。

#### 4.肝动脉造影

肝动脉造影是目前诊断小肝癌的最佳方法。采用超选择性肝动脉造影、滴注法肝动脉造影或数字减影肝血管造影可显示 $0.5\sim1.0$ cm 的微小肿瘤。但由于检查有一定创伤性,一般不列为首选,多在超声显像或 CT 检查不满意时进行。

#### 5.正电子发射型计算机断层扫描

利用 $^{11}C$、$^{15}O$、$^{13}N$ 和 $^{18}F$ 等放射性核素标记的配体与相应特异性受体相结合,进行组织器官和代谢分析,能比解剖影像更早探测出组织代谢异常。此外,正电子发射型计算机断层扫描(PET)还对监测肿瘤发展、选择治疗方案有重要指导意义。

### (三)肝穿刺活体组织学检查

若通过上述检查仍不能做出诊断时,可在超声或 CT 引导下用细针穿刺进行活体组织学检查。肝穿刺最常见的并发症为出血,此外穿刺还可造成癌肿破裂和针道转移等。

## 八、诊断和鉴别诊断

### (一)诊断

典型肝癌临床诊断并不难,对小肝癌的诊断除依据 AFP、影像学检查外,有时尚需借助肝穿刺活体组织学检查。

#### 1.非侵入性诊断标准

(1)影像学标准:两种影像学检查均显示有 $>2$ cm 的肝癌特征性占位性病变。

(2)影像学结合 AFP 标准:一种影像学检查显示有 $>2$ cm 的肝癌特征性占位性病变,同时伴有 AFP$\geq$400 $\mu g/L$。

#### 2.组织学诊断标准

对影像学检查尚不能确定诊断的 $<2$ cm 的结节影应通过活体组织学检查以发现肝癌的组

织学特征。

### (二)鉴别诊断

存在原发性肝癌的易患因素和上述临床特征时,诊断并不困难,但要注意与下述疾病相鉴别。

**1.肝硬化及活动性肝炎**

原发性肝癌多发生在肝硬化基础上,两者鉴别常有困难。肝硬化发展较慢,肝功能损害显著,少数活动性肝炎也可有 AFP 升高,但通常为一过性,且往往伴有转氨酶显著升高。肝癌患者则血清 AFP 持续上升,常超过 $400~\mu g/L$,与转氨酶曲线呈分离现象。甲胎蛋白异质体 LCA 非结合型含量$>75\%$,提示活动性肝炎。

**2.继发性肝癌**

继发性肝癌常有原发癌肿病史,以消化道恶性肿瘤最常见,其次为呼吸道、泌尿生殖系、乳腺等处的癌肿。与原发性肝癌比较,继发性肝癌病情发展较缓慢,症状较轻,除少数原发于消化道的肿瘤外,AFP 一般为阴性。确诊的关键在于找到肝外原发癌的证据。

**3.肝脏良性肿瘤**

甲胎蛋白阴性肝癌尚需与肝血管瘤、多囊肝、棘虫蚴病、脂肪瘤、肝腺瘤等肝脏良性肿瘤相鉴别。鉴别主要依赖于影像学检查。肝血管瘤是肝脏最常见的良性肿瘤,CT 对其有重要诊断价值,平扫时显示密度均匀一致的软组织肿块,增强扫描对肿瘤有明显强化并呈现一系列连续性变化。

**4.肝脓肿**

急性细菌性肝脓肿较易与肝癌鉴别,慢性肝脓肿吸收机化后有时不易鉴别,但多有感染病史,必要时在超声引导下行诊断性穿刺。慢性肝脓肿经抗感染治疗多可逐渐吸收变小。

## 九、治疗

原发性肝癌治疗方法的选择应视肿瘤状况、肝功能代偿情况以及全身状态而定。

### (一)手术治疗

一期切除即早期根治性切除,是改善肝癌预后的最关键因素。凡肿瘤局限于一叶的肝功能代偿者,均应不失时机争取根治性切除。肿瘤越小,5 年生存率越高,其中小于 3 cm 的单发小肝癌行根治术后效果最好。选择不规则局部根治性切除方式,可在切除肿瘤的同时最大限度地保留肝组织,有利于术后恢复,降低手术病死率。近年来外科手术指征不断扩大,对伴门静脉癌栓或胆管内癌栓的肝癌,只要肿块可以切除,就可选择手术治疗方法。对合并严重门静脉高压者在肿块切除的同时行断流和脾切除,也常取得满意的效果。

肝移植适用于合并严重肝硬化的小肝癌患者,出现静脉癌栓、肝内播散或肝外器官转移者应列为禁忌。

### (二)非手术治疗

**1.肝动脉栓塞化疗**

肝动脉栓塞(trans-arterial chemoembolization,TACE)化疗是非手术治疗的首选方法,尤其是以右叶为主或多发病灶、或术后复发而不能手术切除者。对于不能根治切除的肝癌,经过多次肝动脉栓塞治疗后,如肿瘤明显缩小,应积极争取二期切除。肝癌根治性切除术后采用肝动脉栓塞化疗可进一步清除肝内可能残存的肝癌细胞,降低复发高峰期的复发率。对姑息性切除术后残癌或根治性术后复发病例亦可采用该治疗方法,但该治疗方法对门静脉癌栓及已播散病灶的疗效有限。

**2.经皮穿刺瘤内局部治疗**

超声引导下经皮穿刺瘤内注射无水乙醇已在临床广泛应用。适用于肿瘤≤5 cm,病灶一般未超过3处者。因肿瘤位于肝门部大血管附近、或全身状况差、或切除后复发而不能耐受手术者都可选择该治疗方法。小肝癌组织成分单一,结缔组织少,乙醇弥散完全,疗效可与手术切除相近,对部分病例可获根治效果。严重出血倾向、重度黄疸、中等以上腹水、边界不清的巨大肿瘤以及由其他原因而不能耐受者为本治疗方法的禁忌证。

近年经皮穿刺瘤内注射乙酸、盐水或蒸馏水,或经皮穿刺瘤内射频消融、微波固化、氩氦靶向(氩氦刀)治疗技术发展较快,也已在临床广泛应用。

**3.化学药物治疗**

尽管近年来新的化疗药物不断出现,但对肝癌的全身化疗效果尚未得到肯定。通过肝动脉灌注将化疗药物与栓塞剂合并应用提高局部浓度,减少全身毒性的治疗方法已得到肯定。

**4.生物治疗**

生物治疗的基本理论依据是通过调节或增强机体本来就具有的内在性防御机制达到抑制和杀伤肿瘤细胞或促进恶性细胞分化,降低肿瘤恶性度的目的。目前在临床应用较为普遍的是重组人细胞因子干扰素(IFN)、白细胞介素-2(IL-2)、胸腺肽 $\alpha$($T\alpha_1$)和肿瘤坏死因子(TNF)等,此外还有免疫效应细胞治疗,如淋巴因子激活的杀伤细胞(LAK)、肿瘤浸润淋巴细胞(TIL)、激活的杀伤性巨噬细胞(AKM)等。

近年来人们利用生长抑素可与某些肿瘤细胞表达的生长抑素受体(SSTR)结合进而抑制促肿瘤生长激素或细胞因子的产生和调整瘤体血供的原理,在临床开展生长抑素类似物治疗肝癌的研究并已表明其的确可提高部分晚期肝癌患者的生活质量并可延长生存时间。肝癌疫苗尤其是树突状细胞疫苗已进入临床试验。基因治疗的实验研究亦取得较大进展,有望在近期内应用于临床。

**5.放疗**

近年来新发展起来的离子束治疗可靶向聚焦肝癌组织,既提高肝癌细胞对照射的敏感性,又减少其对正常组织的损伤性,大大改善了以往放疗效果。另外,通过对肝癌细胞有亲和力的生长抑素或单克隆抗体进行靶向放疗已进入临床试验研究并获得较好效果。

**6.高强度聚焦超声**

高强度聚焦超声是通过波长短、易于穿透组织的特点,聚焦于深部肝癌,在短时间内产生高温而杀伤肿瘤组织。因聚焦区域小,受影响因素较多,且需反复治疗,故疗效有待于进一步证实。

# 十、预后

预后主要取决于能否早期诊断及早期治疗。肝癌切除术后 5 年生存率为 30%～50%,其中小肝癌切除后 5 年生存率为 50%～60%。体积小、包膜完整、尚未形成癌栓及转移、肝硬化程度较轻、免疫状态尚好且手术切除彻底者预后较好。中晚期肝癌如经积极综合治疗也能明显延长其生存时间。

### 十一、预防

由 HBV 和 HCV 感染引起的病毒性肝炎和肝硬化是原发性肝癌诸多致病因素中被公认的最主要因素,因此通过注射疫苗预防乙型肝炎、采取抗病毒治疗方案中止慢性乙型和丙型肝炎的进展对预防原发性肝癌的发生有着至关重要的作用。

（詹玉强）

# 第三节 胆 囊 癌

胆囊癌为胆系原发性恶性肿瘤中最常见的疾病,占全部胃肠道腺癌中的 20%。其发病率占全部尸检的 0.5%,占胆囊手术的 2%。主要发生在 50 岁以上的中老年人,发病率为 5%～9%,而 50 岁以下发病率为 0.3%～0.7%。女性多见,男女之比为 1：3。胆囊癌的病因并不清楚,一般认为与胆囊结石引起的慢性感染所造成的长期刺激有关。本病属于中医黄疸、胁痛、腹痛、积聚等范畴,其主要病因病机为肝气郁结,疏泄不利,脾气虚弱,水湿不化,致痰湿互结,湿热交蒸,瘀毒内阻,日久而形成。

## 一、诊断

### (一)诊断要点

**1.病史**

上腹部疼痛不适或有胆囊结石。胆囊炎病史。

**2.症状**

主要表现为中上腹及右上腹疼痛不适,进行性加重,在后期可见持续性钝痛,腹痛可放射至右肩、背、胸等处。可有乏力、低热、食欲缺乏、嗳气、恶心、腹胀、体重减轻等,晚期可伴有恶病质表现。当癌肿侵犯十二指肠时可出现幽门梗阻症状。

**3.体征**

(1)腹胀:50% 以上有右上腹压痛。当胆囊管阻塞或癌肿转移至肝脏或邻近器官时,有时可在右上腹扪及坚硬肿块。

(2)黄疸:晚期可见巩膜、皮肤黄染等。

**4.并发症**

(1)急性胆囊炎:因癌肿阻塞胆囊管引起的继发感染。

(2)阻塞性黄疸:约 50% 患者癌肿侵犯胆总管可引起阻塞性黄疸。

**5.实验室检查**

化验检查对早期诊断意义不大。口服胆囊造影剂 85% 以上不显影,仅 1%～2% 可有阳性征象,个别情况下 X 线平片发现"瓷胆囊",则有诊断意义。

(1)生化检查。①血常规:可呈白细胞增高,中性粒细胞增高,有些病例红细胞及血红蛋白下降。②血沉增快。③血生化:部分患者胆红素增高,胆固醇增高,碱性磷酸酶增高。④腹水常规可呈血性。

(2)影像学检查。①胆囊造影：可通过口服法，静脉法或逆行胰胆管造影或经皮肝穿胆管造影法显示胆囊。如胆囊显影，则呈现胆囊阴影不完整，腔内可有充盈缺损，或有结石阴影，对诊断有一定价值。②B超检查：诊断率50％～90％，可发现胆囊内有实质性光团、无身影，或胆囊壁有增厚和弥漫性不规则低回声区，有时能发现肝脏有转移病灶，B超是早期发现胆囊癌的较好方法。③CT检查：可显示胆囊有无肿大及占位性病变影。诊断准确率为70％～80％。④PET、PETCT检查：适用于胆囊肿块良、恶性的鉴别诊断、分期、分级以及全身状况的评估；治疗前后疗效评估；为指导组织学定位诊断及选择正确的治疗方案提供可靠依据。

(3)纤维腹腔镜检查：可见胆囊表面高低不平，或有结石，浆膜失去正常光泽，胆囊肿大或周围粘连，肝门区可有转移淋巴结肿大，但因胆囊区不宜做活检，同时周围粘连往往观察不够满意。所以此方法有一定局限性。

(4)病理学检查：手术探察中标本经病理切片，或腹腔穿刺活检以进行病理学诊断，证实胆囊癌。经腹穿胆囊壁取活组织做细胞学检查，对胆囊癌诊断正确率为85％左右。

**(二)鉴别诊断**

本病需与慢性胆囊炎、胆囊结石鉴别。

胆囊癌早期表现不明显或表现为右上隐痛、食欲缺乏等，与慢性胆囊炎和胆囊结石相似，可通过B超、CT检查明确诊断，必要时行腹腔镜检查、PETCT检查，均有助于诊断。

## 二、辨证

**(一)肝气郁结证**

右胁隐痛、钝痛及胃脘胀痛，嗳气，恶心，腹胀，食欲缺乏，或口干苦，或目黄、身黄，小便黄赤，苔薄，脉弦。

**(二)痰瘀互结证**

右胁胀痛或刺痛，胸闷纳呆，恶心呕吐，腹胀乏力，胁肋下或见积块，或身目俱黄，苔白腻，舌有瘀斑，脉弦滑。

**(三)肝胆湿热证**

右胁胀痛，或向右肩胛放射痛，胸闷且痛，恶心呕吐，口苦，身目发黄，小便黄赤，大便不畅，苔黄腻，脉弦滑。

**(四)肝胆实火证**

黄疸胁痛，高热烦躁，口苦口干，胃纳呆滞，腹部胀满，恶心呕吐，大便秘结，小便黄赤，苔黄糙，脉弦滑数。

**(五)脾虚湿阻证**

身目俱黄，黄色较淡，右胁隐痛或胀痛绵绵，脘闷腹胀，食欲缺乏，肢软，大便溏薄，苔白腻，舌淡体胖，脉沉细或濡细。

## 三、综合治疗

胆囊癌的治疗方法有手术、化疗、放疗、介入治疗等。对Nevin I、II、III、IV期的胆囊癌患者，手术是主要手段。即使是Nevin V期患者，只要没有腹水、低蛋白血症、凝血障碍和心、肺、肝、肾的严重器质性病变，也不应放弃手术探查的机会。

### (一)手术治疗

**1.纯胆囊切除术**

纯胆囊切除术仅适用于术后病理报告胆囊壁癌灶局限于黏膜者或虽然累及肌层,但癌灶处于胆囊底、体部游离缘者。对位于胆囊颈、胆囊管的早期胆囊癌,或累及肌层而位于胆囊床部位者,应再次手术,将胆囊床上残留的胆囊壁、纤维脂肪组织清除,同时施行胆囊三角区和肝十二指肠韧带周围淋巴清除术。

**2.根治性胆囊切除术**

根治性胆囊切除术适用于 Nevin Ⅱ、Ⅲ 期胆囊癌患者。切除范围包括:完整的胆囊切除;胆囊三角区和肝十二指肠韧带骨骼化清除;楔形切除胆囊床深度达 2 cm 的肝组织。

**3.胆囊癌扩大根治性切除术**

胆囊癌扩大根治性切除术适用于 Nevin V 期胆囊癌患者,手术方式视癌肿累及的脏器不同而异。

**4.胆囊癌姑息性手术**

为解除梗阻性黄疸,可切开肝外胆管,于左、右肝管内植入记忆合金胆管内支架,或术中穿刺胆管置管外引流。为解除十二指肠梗阻,可施行胃空肠吻合术。

### (二)放疗

为防止和减少局部复发,一些欧美国家积极主张将放疗作为胆囊癌的辅助治疗。国内已有少数报道,认为术前放疗可略提高手术切除率,且不会增加组织脆性和术中出血,术中放疗具有定位准确,减少或避免正常组织器官受放射损伤的优点,该方法对不能切除的晚期患者有一定的疗效,放疗被认为是最有希望的辅助治疗手段,放、化疗结合使用不仅可以控制全身转移,且放疗疗效可因一些放射增敏剂,如 5-FU 的使用而改善。目前国内病例资料尚少,有待于不断地总结和积累经验。

日本学者高桥等对 14 例胆囊癌进行了总剂量为 30 Gy 的术前放疗,结果发现接受术前放疗者其手术切除率略高于对照组,且不会增加组织脆性和术中出血。术中放疗的优点是定位准确、减少邻近正常组织不必要的放射损伤。照射范围应包括手术切面、肝十二指肠韧带和可疑有残留癌组织的部位。外照射是胆囊癌放疗中最常用的方法。常在术后 13~39 天进行。仪器包括 $^{60}$Co,45 兆电子回旋加速器,直线加速器和光子治疗。照射范围为肿瘤周围 2~3 cm 的区域,包括胆囊床、肝门至十二指肠乳头胆管、肝十二指肠乳韧带、胰腺后、腹腔干和肠系膜上动脉周围淋巴结。常用总剂量为 40~50 Gy,共 20~25 次,每周 5 次。

Todoroki 等对 85 例Ⅳ期者行扩大切除术(包括肝叶切除和肝脏胰腺十二指肠切除术),12 例术后无残留(turnor residue,RT0),47 例镜下残留(RT1),26 例肉眼残留(RT2)。所有患者中有 9 例加外照射,1 例行近距放疗,37 例行术中放疗(平均剂量 21 Gy)。术中放疗的 37 例中有 9 例再加外照射。结果辅助性放疗组局部控制率比单纯手术组明显升高(59.1%:36.1%),总的 5 年生存率明显增加(8.9%:2.9%)。辅助性放疗对镜下残留(RT1)组效果最好(5 年生存率为 17.2%,而单纯手术组为 0),对无残留组(RT0)和肉眼残留组(RT2)无明显效果。

### (三)化疗

**1.单药化疗**

胆囊癌对多种传统的化疗药物均不敏感。如氟尿嘧啶(5-FU)、丝裂霉素(MMC)、卡莫司汀(BCNU)和顺铂(DDP)等单药疗效都比较低,尚无公认的好的化疗药物,而新一代细胞毒性化疗药的相继问世正在改变这一局面。

鉴于吉西他滨(GEM)与胰腺和胆管组织具有亲和性及多篇报道 GEM 治疗胆囊癌或胆管癌有效,已经开展了多项Ⅱ期临床研究。一般采用常规剂量,即 $800 \sim 1\ 200\ mg/m^2$,静脉滴注 30 分钟,第 1、8、15 天,每 4 周重复;药物耐受性好,Ⅳ度血液学毒性≤5%,非血液学毒性不常见,相当比例的有症状患者症状减轻和/或体重增加。

临床前研究显示伊立替康(CPT-11)对胆系肿瘤具有活性。因此,Alberts 等设计了一项Ⅱ期临床试验,以评估其临床价值。总共 39 例患者入选,36 例可以评价,均经病理组织学或细胞学检查确诊为局部晚期或转移的胆管癌或胆囊癌。CPT-11 $125\ mg/m^2$,静脉滴注,每周 1 次,连续应用 4 周,间隔 2 周。结果:获得 CR 1 例,PR 2 例,ORR 8%。提示 CPT-11 单药对胆系肿瘤疗效欠佳。毒副作用发生率高,但无特殊和不可预期的毒副作用发生。

2.联合化疗

如上所述,Ⅱ期临床试验提示 GEM 单药对于胆系肿瘤安全有效,已经有报道 GEM 与 DDP、奥沙利铂(L-OHP)、多西他赛(DCT)、CPT-11、Cap、MMC 或 5-FU 静脉持续滴注等组成联合方案,可以提高疗效,尚需进行随机研究证实联合化疗在疗效和生存上的优势。常用方案有 GP 方案和 MF 方案。

**(四)介入胆道引流术**

胆囊癌胆囊切除术后出现的阻塞性黄疸是难以手术治疗的,因为往往已有肝门的侵犯。通过内窥镜括约肌切开术放置引流管和金属支架管于胆总管的狭窄处可缓解胆道阻塞的症状。PTCD 方法也可缓解胆道阻塞的症状。施行肝内扩张胆管或胆总管与空肠吻合及做 U 管引流也是有效的减黄手术方法。

## 四、预防

(1)胆囊癌的病因尚不清楚,与胆囊癌发病相关的危险因素有油腻食物饮食、慢性胆囊炎、胆囊结石等,故应注意饮食,预防胆囊炎和胆囊结石。

(2)胆囊腺瘤、腺肌瘤、胰胆管连接异常、瓷性胆囊易伴发胆囊癌,故得此病的患者应积极治疗原发病。

(詹玉强)

# 第四节　胰　腺　癌

胰腺癌是常见的消化系统恶性肿瘤,近年来发病率有上升趋势。早期诊断十分困难,确诊往往已处晚期,生存率不足 5%。随着影像新技术的发展,如 CT、MRI 灌注成像技术、ERCP、超声内镜检查结合细针穿刺活检术、胰管内超声等为胰腺癌的早期诊断提供了可能。

## 一、流行病学

根据 WHO 2008 年全球癌症报告数据统计,全世界范围内每年胰腺癌发病患者约为 27.87 万人,居恶性肿瘤的第 12 位,男女比为 1.08∶1。无论男性或女性,胰腺癌的发病率均随年龄增长而上升。胰腺癌的发病率存在明显的地区差异,发达国家和工业化程度较高的国家的胰腺癌发病率较高,60%的胰腺癌病例发生在发达国家,而非洲和亚洲国家的胰腺癌发病率相对较低。胰腺癌恶性程度高,预后极差。全球每年因胰腺癌死亡者估计可达 26.27 万人,死亡/发病比为 0.94,总体 5 年生存率只有 0.4%~4%,中位生存期为 3~6 个月。

在中国,近年来胰腺癌的发病率逐年升高。中国肿瘤登记地区 1998－2007 年胰腺癌发病登记数据分析显示,中国胰腺癌发病率呈上升趋势,其中农村地区上升明显,城市地区上升速度略缓。但城市胰腺癌的发病率、病死率均较农村高。胰腺癌的发生可能与吸烟、肥胖、高热量饮食、遗传、工业化学毒物、慢性胰腺炎、糖尿病、幽门螺杆菌感染、胆囊切除等有关;与饮酒、饮咖啡、胃大部切除等的关系有待于进一步证实。

## 二、病理学

胰腺癌可发生于胰腺的任何部位,但以胰头多见,占 60%~70%;胰体、尾部癌占 25%~30%;全胰癌占 5%左右;另有少数病例部位难以确定。

病理分类:根据 2010 年出版的消化系统肿瘤 WHO 分类,胰腺癌主要指胰腺外分泌恶性肿瘤。癌前病变包括导管内管状乳头状肿瘤、导管内乳头状黏液性肿瘤、黏液性囊性肿瘤和胰腺上皮内瘤样病变3级。目前,多数学者认为胰腺上皮内瘤变是胰腺癌发生最重要、最常见的早期阶段。胰腺导管腺癌占所有胰腺恶性肿瘤的 85%~90%,多见于 50 岁以上的人群,男性略多(男女之比为1.6∶1),主要位于胰头部。腺泡细胞癌很少见,仅占胰腺癌的 1%~2%,常见于 60 多岁的老人,以男性较多,偶见于儿童。腺泡细胞癌预后不良。

## 三、临床表现

胰腺癌的临床症状缺乏特异性,导致早期诊断的困难。临床表现取决于癌肿的部位、病程的早晚、胰腺破坏的程度、有无转移以及邻近器官累及的情况。主要表现为上腹痛(60.2%)、黄疸(20.3%)、消瘦(75.3%)、上腹不适(21.8%)、腹胀(44.0%)、食欲减退(51.0%)、呕吐(10.5%)、腰背痛(18.0%)、腹泻(14.3%)、黑便(7.7%)和发热(8.3%)。在胰腺癌黄疸患者中,多见于胰头癌,占 93.9%,而胰体尾部的肿瘤以腹痛、体重减轻等多见。

## 四、诊断

进展期胰腺癌的诊断并不困难。临床面临的问题是如何发现早期胰腺癌。早期胰腺癌是指肿瘤直径≤2 cm,且局限于胰实质内,无胰腺外浸润及淋巴结转移。一般而言,胰腺癌肿块越小,预后越好,属于 I 期的小胰腺癌 1 年生存率和直径≤1 cm 者的 5 年生存率几乎达到 100%。

在我国现有的医疗条件下只有提高对胰腺癌的警惕性,进行广泛的科普宣教,重视高危人群,有针对性地对其进行筛查和监测,才能提高早期诊断率。提高胰腺癌的早期诊断率仍然是依据危险因素、临床症状和体征、辅助检查。

胰腺癌的高危人群包括:①年龄＞40 岁,有腹部非特异性症状的患者;②有胰腺癌家族史者;③突发糖尿病患者,40%的胰腺癌患者在确诊时伴有糖尿病;④慢性胰腺炎患者;⑤导管内乳头状黏液瘤患者;⑥家族性腺瘤息肉病患者;⑦良性病变行远端胃大部切除者,特别是术后 20 年以上的人群;⑧长期大量吸烟、酗酒史;⑨长期接触有害化学人群等。

凡年龄在 40 岁以上、有吸烟或高脂饮食习惯且具有下列症状之一,应该警惕胰腺癌发生的可能：①不明原因的上腹部疼痛；②难以解释的体重减轻；③突发糖尿病、肥胖及糖尿病家族史；④难以解释的胰腺炎反复发作；⑤阻塞性黄疸；⑥不能解释的症状模糊的消化不良、突发脂肪泻，而胃肠道常规检查未发现异常者。

针对高危因素筛选胰腺癌的高危人群，对高危人群进行检查，应从无创性检查开始，B超（必要时多层螺旋CT）、肿瘤标志物检测分辨出胰腺癌的可疑患者（胰腺癌高危人群推荐每年检查1次）。最终对胰腺癌的可疑患者行多层螺旋CT、超声内镜、磁共振胰胆管造影或内镜逆行胰胆管造影，结合细针穿刺抽吸活检术（fine-needle aspiration biopsy，FNAB）等确诊胰腺癌。

## 五、辅助检查

### （一）经皮经腹超声检查术

传统的经皮经腹B超由于简便、经济，因而最常应用。但是分辨率较低，只能检出直径＞2 cm以上的肿块，对于埋藏在实质内的较小病变容易漏诊，诊出率只有50%～70%。彩色多普勒血流显像对评估胰腺癌侵犯血管很有帮助。

近年来，增强超声、弹性成像技术、对比谐波回声成像技术以及导管内超声的运用，使诊断胰腺癌的敏感性提高。

### （二）CT及多层螺旋CT检查

CT在胰腺癌诊断及早期治疗效果评估中的作用已得到验证并被广泛接受。美国国家综合癌症网络在指南中推荐CT作为胰腺癌诊断的首选检查手段。胰腺癌在CT的诊断上可分为直接征象、间接征象及周围浸润征象。直接征象包括胰腺的占位、肿块；间接征象表现为胰管及胆总管的扩张；周围浸润征象包括周围血管及器官的包绕及低密度带等。多层螺旋CT对于2 cm以下的肿瘤检出率可达70%～80%，CT血管造影可以显示胰腺动、静脉及胰腺周围主要血管的情况，如腹腔干、肠系膜动静脉等，可以评估肿瘤的血供及血管侵犯情况，为肿瘤的手术提供依据，其准确率可达90%。但是CT有辐射暴露，且对于直径＜1 cm的病灶，CT的检出率有限，尤其在＜1 cm的良性病灶、恶性肿瘤、囊肿及血管瘤的鉴别中特异性有限，在1 cm以下的肝脏转移灶及腹膜转移的敏感性只有75%，而在淋巴结转移诊断的敏感性更低。

### （三）磁共振成像及磁共振胰胆管造影检查

MRI能抑制胰腺周围脂肪组织的高信号，与周围软组织强烈优化对比，从而突出胰腺结构，使胰腺与周围脂肪的对比达到更好的效果，更容易检出胰腺的病变并判断其病变性质。

胰腺癌在MRI上的表现可分为直接征象与间接征象。直接征象包括肿块影；间接征象包括胰腺萎缩、胰管扩张和假性囊肿形成等。胆总管和胰管的扩张称为"双管征"，并伴有胆总管在壶腹部的突然中断，是胰腺癌在MRI上的特征表现，但仍需要与胰腺炎症相鉴别。MRI还有免除辐射暴露的优点，但是检查费用相对较高；在支架植入术后及金属物植入的患者中不能使用。

磁共振血管造影能分别显示肝动脉和门静脉系统，能更好地评估肿瘤与血管的关系，为手术的可行性做评估。

MRCP为MRI成像下的胰胆管造影，能无创性成像胰腺管道的解剖结构，从而评价胰胆管的梗阻和解剖变异。在MRCP上表现为微小管道的狭窄，可能提示一个小肿物的存在；怀疑胰管狭窄或胆管狭窄已经存在的情况下而其他影像学中阴性表现时，MRCP诊断的价值优于其他检查。

### (四)超声内镜检查

超声内镜无放射性,能最大限度地接近胰腺进行检查,避免了肠气的干扰,因此在高危人群筛查中可检查出 2 cm 以下的包块,高频的超声探头可以观察细微的结构及直径 0.5 cm 的病变。EUS 能检出胰腺导管内的局部增厚及管壁结节,从而分辨病变的性质。有文献报道,EUS 在胰腺癌诊断尤其是＜1 cm 的肿块中,敏感性比多层螺旋 CT 及 MRI 都要高,但是不能进行肿瘤的分期。

**1.早期胰腺癌**

因早期胰腺癌瘤体较小,很少侵及胰腺周围结构,其声像学表现不同于进展期胰腺癌。通常将小胰腺癌的内部回声分为 4 型,即Ⅰ型:均匀低回声;Ⅱ型:不均匀低回声;Ⅲ-A 型:中心规则高回声;Ⅲ-B 型:中心不规则高回声。少数肿瘤也可以压迫胰管,导致胰管扩张。

**2.进展期胰腺癌**

(1)直接征象:胰腺形态失常,肿瘤所在部位胰腺呈结节状、团块状或不规则状局限性肿大,胰腺癌肿块轮廓向外突起或向周围呈蟹足样或锯齿样浸润性伸展,其边缘不规则,边界较清楚;胰腺癌以低回声型多见,部分呈高回声型和混合回声型,少数为等回声型及无回声型。

(2)间接征象:胆道扩张系胰头癌压迫或浸润胆总管,引起梗阻以上部位的肝内外胆管和胆囊扩张,部分晚期胰体、尾癌因肝内转移或肝门部淋巴结转移压迫肝外胆管,也可引起胆道梗阻。胰管扩张和浸润性闭塞;胰腺周围血管如门静脉、脾静脉、肠系膜上静脉、下腔静脉、腹主动脉、肠系膜上动脉等以及胰腺毗邻脏器如肝脏、胆囊、胃和十二指肠等的浸润性征象,淋巴结转移征象、腹水征等。

### (五)内镜逆行胰胆管造影

ERCP 可通过内镜下直视胆管及胰管,并可取得脱落细胞学检查,在诊断胰腺恶性肿瘤中的敏感性和特异性可达 80%。胰腺癌在 ERCP 下的表现可以是胰管闭塞、狭窄或胰管受压,造影下胰管及胰段胆管同时狭窄,称为"双管征",是胰腺癌的特征性表现,但是部分慢性胰腺炎也可以表现为"双管征"。ERCP 为有创性检查,有报道术后发生胰腺炎的达 7%,因此不推荐作为常规的首选诊断手段。

### (六)正电子发射体层摄影术

PET 是通过摄取放射性示踪元素[18]F-荧光脱氧葡萄糖进行半定量分析,成像后来分析细胞的代谢率,评估胰腺的功能形态。PET/CT 在病变性质的分辨、肿瘤原发灶的寻找及复发的评估中都起着重要的作用。胰腺癌 PET 表现为胰腺组织异常放射性浓聚,显像高于周围正常组织。PET 在胰腺癌的诊断中,敏感性和特异性高达 94% 和 90%,而 CT 仅为 82% 及 75%。在 CT 中表现为衰减信号的胰腺癌病灶,可以通过 PET 明确诊断。单独的 PET 很难定位于放射性元素异常摄取组织,而整合 CT 的 PET/CT 检查,可以准确地定位代谢异常的组织,从而使胰腺癌诊断的阳性预测值达到 91%。PET/CT 融合了代谢及解剖学方面的信息,对制定下一步的治疗策略有很大的帮助。

但全身性的一些感染性疾病可以造成假阳性,对于肿瘤＜PET/CT 2 倍分辨率的,近期内使用大剂量糖皮质激素及高血糖血症可以造成假阴性。PET/CT 在手术评估及化疗计划的制订中有着重大意义,但是 PET/CT 在胰腺癌局部淋巴结转移中的诊断价值不大,其特异性及敏感性仅为 46% 与 53%。由于 PET/CT 检测价格昂贵以及辐射暴露,限制了 PET 在肿瘤早期筛查中的使用。

#### (七)经皮经超声内镜细胞学检测

经皮胰腺穿刺细胞学检测:经皮穿刺一般在超声或 CT 引导下进行。穿刺的成功率、诊断的敏感性和特异性取决于肿块的位置、大小及术者的经验等。但胰腺属于腹膜后器官,穿刺难度较大。

EUS 引导下 FNAB:EUS 引导下的 FNAB 通过 EUS 进行胰腺的细胞学检查,在胰腺癌诊断中的敏感性、特异性、准确率分别为 99.4%、100% 及 99.4%,仅 1.5% 的个案可以发生轻微的并发症,包括出血、感染、医源性胰腺炎及特有的针道肿瘤腹膜种植。

EUS 引导下切割针穿刺活检(endoscopic ultrasound-guided trucut biopsy,EUS-TCB)是近几年发展起来的新技术,诊断准确性较 EUS-FNAB 没有显著差异,但在获取足够的病理组织方面,EUS-TCB 显著优于 EUS-FNAB。

#### (八)肿瘤标志物

1.血清 CA19-9、CA242、CA50、CEA

多年来应用最广的是血清 CA19-9,到目前为止仍作为血清肿瘤标志物检测诊断胰腺癌的主要标志物之一。CA19-9 在胰腺癌诊断中的敏感性及特异性分别高达 79%～81% 和 82%～90%;但是在筛查中,CA19-9 的阳性预测值只有 50%～90%。CA19-9 的水平对于胰腺癌的预后和化疗的疗效有预测评估作用。有报道指出患者术前血清 CA19-9 水平＞100 U/mL,提示术后的复发率高,且不适宜进行手术治疗。另外有文献报道血清 CA19-9＜100 U/mL 的患者,其1、3、5 年的存活率显著高于血清水平＞100 U/mL 的患者。在各种原因造成的胆道梗阻、胰腺炎、胰腺脓肿、胰腺假性囊肿等良性疾病中,血清 CA19-9 水平也会升高出现假阳性,并且 CA19-9 在其他胃肠道恶性肿瘤中,如结肠癌、胃癌、食管癌等亦可出现升高;假阴性则见于唾液酸化路易斯血型抗原 *Lea-b* 基因缺失的人群,会导致 CA19-9 的不表达,从而检测不出。因此,欧洲肿瘤标志物集团和美国国家临床生物化学科学院建议,CA19-9 不应该是诊断胰腺癌的唯一指标。

CA242 对胰腺癌诊断的敏感性与 CA19-9 相近,而特异性较高,在良性疾病中很少升高。有研究认为,CA242 是一个影响预后的独立因素,术前 CA242 高于正常的胰腺癌患者,其中位生存期明显短于 CA242 正常的胰腺癌患者。

CA50 与 CA19-9 同属糖蛋白抗原,与 CA19-9 有交叉免疫性,胰腺癌患者检出率约为 50%。约 10% 的胰腺癌患者不产生 CA19-9,仅产生 CA50,可部分弥补 CA19-9 的假阴性结果,两者联检可提高诊断敏感性。

CEA 是第一个用来诊断胰腺癌的糖抗原,但是其在胰腺癌的诊断中敏感性较低,只有25%～56%,因此在作为胰腺癌筛查中的意义有限。

2.血清巨噬细胞抑制性细胞因子-1

血清巨噬细胞抑制性细胞因子-1 是 β 转化因子家族里分支的一个成员,有报道显示胰腺癌患者早期的血清 MCI 水平升高。Koopmann 等报道胰腺导管腺癌(80 例)、壶腹胆管癌(30 例)、血清巨噬细胞抑制性细胞因子-1 水平显著高于良性胰腺肿瘤(42 例)、慢性胰腺炎(76 例)和健康对照者(97 例)。血清巨噬细胞抑制性细胞因子-1 鉴别胰腺癌和健康对照者可能优于CA19-9。

#### (九)分级

1.Ⅰ期

Ⅰ期包括ⅠA、ⅠB和ⅠC期,患者胰腺癌诊断确立,定性诊断明确为恶性,定位诊断明确为胰腺,可在患者全身情况许可的条件下行包括手术、放疗、化疗等为主的综合治疗。

2.Ⅱ期

Ⅱ期包括ⅡA、ⅡB、ⅡC期,患者胰腺癌诊断基本确立,定性诊断明确为恶性,定位诊断首选胰腺。由于确定性诊断的病理结果取自转移病灶,可在患者全身情况许可的条件下行除根治性手术以外的临床综合治疗。

3.Ⅲ期

Ⅲ期患者缺少原发或转移病灶的病理诊断结果,定性诊断及定位诊断不明确,但均高度怀疑为胰腺来源恶性肿瘤。虽原则上需要穿刺活检或手术探查,但实际工作中仍有部分患者始终得不到病理诊断结果,也耐受不了反复的穿刺活检或手术探查,对此类患者的治疗依据诊断准确性的差异分3类。

(1)ⅢA期:临床诊断高度怀疑胰腺癌。可在患者全身情况许可的条件下选择上述综合治疗模式。

(2)ⅢB期:临床诊断怀疑胰腺癌。可与患者及家属沟通后行放、化疗及其他辅助治疗。

(3)ⅢC期:临床认为有胰腺癌可能,与患者或家属沟通后仅能行可逆性的化疗或某些辅助治疗(如中医治疗、免疫治疗等;但除外射频组织灭活、冷冻、高能聚焦超声、γ刀等毁损性治疗方式)。

# 六、治疗

## (一)外科治疗

目前手术治疗仍被认为是治愈胰腺癌的唯一方法。能否根治性切除直接决定了患者的生存及预后,而标准化术式则是保证根治性切除的重要途径。主要手术方式有标准的胰十二指肠切除术、保留幽门的胰十二指肠切除术、区域性扩大切除术、扩大胰十二指肠切除术、远端胰腺癌切除术、全胰腺切除术和腹腔镜胰十二指肠切除术。

## (二)姑息治疗

中晚期胰腺癌多指不能手术切除的胰腺癌,占临床病例的大多数。失去手术切除机会的胰腺癌患者常常伴随有梗阻性黄疸、消化道梗阻以及顽固性腹痛,生活质量很差。姑息性手术以解除黄疸、解除胃肠梗阻、解除疼痛为主,尽可能提高生活质量,以最终延长生命为目的。临床上姑息性疗法包括:①手术:肝管空肠吻合、胃空肠吻合;②内镜:植入支架;③经皮介入:胆管引流或植入支架。因而姑息性治疗方法的采用应根据患者年龄、体质、一般状况、病变性质,有无并发症、合并症及技术条件等因素综合考虑,采用最合理的治疗方法。

## (三)放疗和化疗

1.辅助治疗

根治性手术是目前唯一可能治疗胰腺癌的手段,但术后5年生存率仅15%~20%,治疗失败的主要原因为远处转移,其次为局部复发。已有多个系统评价和Meta分析证明胰腺癌术后辅助治疗的价值,可以减少死亡风险23%~30%。辅助治疗的手段包括化放疗和化疗。

(1)同期化放疗:1985年美国胃肠肿瘤研究组首次证实5-FU同期化放疗在可切除胰腺癌术后辅助治疗中的作用,中位生存期辅助化放疗组为20个月,明显优于观察组的11个月。欧洲胰腺癌研究协作组(ESPAC)的ESPAC-1临床试验,是2×2析因设计,研究结果认为胰腺癌术后5-FU辅助化疗优于辅助化放疗,但该研究存在设计缺陷,研究结论也存在在争议。

（2）辅助化疗：吉西他滨为公认的不可切除或晚期胰腺癌的标准治疗方案，其在辅助治疗效果如何非常值得探讨。

关于胰腺癌术后辅助治疗的手段及药物应如何选择，2013年台湾学者对胰腺癌术后辅助治疗的最新 Meta 分析显示：氟尿嘧啶辅助化疗降低死亡风险35%，吉西他滨降低41%，辅助放疗、化疗不能降低死亡风险；亚组分析显示淋巴结阳性患者更能从术后辅助化疗生存获益。

2. 姑息化疗

国内外研究表明，大约60%的胰腺癌患者在确定诊断时已发生远处转移，25%患者为局部晚期，不能行根治性切除术，中位生存期仅为6～9个月，不可手术切除的患者5年总体生存率不足5%。姑息化疗是不能行根治性切除术晚期胰腺癌主要的治疗手段之一，但由于疗效欠佳一直存在争议。

（1）吉西他滨单药：Burris 等发表的Ⅲ期随机临床试验，首次证实了吉西他滨单药治疗晚期胰腺癌优于5-FU单药，奠定了吉西他滨单药化疗成为晚期胰腺癌标准的一线治疗地位。吉西他滨单药作为标准一线治疗的疗效仍然不尽如人意，为进一步提高生存获益，很多新药（包括细胞毒药、靶向药物）被尝试与吉西他滨联合应用于晚期胰腺癌。

（2）吉西他滨＋细胞毒药物：卡培他滨为5-FU前体药物，有研究表明，卡培他滨在胰腺癌组织中选择性活化，对治疗胰腺癌有一定的应用价值。

S-1（替吉奥）是一种氟尿嘧啶衍生物口服抗癌剂，它含有3种成分：替加氟，为前体药物；吉美嘧啶，为5-FU的代谢酶二氢嘧啶脱氢酶的抑制剂；奥替拉西，能够阻断5-FU的磷酸化。S-1具有以下优势：①能维持较高的血药浓度并提高抗癌活性；②明显减少药毒性；③口服给药方便。S-1在胃癌、食管癌等已证实疗效显著。

清蛋白结合型紫杉醇利用清蛋白作为载体，来提高肿瘤外药物浓度，在提高用药剂量的同时降低毒性。

吉西他滨联合清蛋白结合型紫杉醇、卡陪他滨、S-1较吉西他滨单药治疗晚期胰腺癌可提高缓解率，改善无进展生存和总生存，但需注意联合方案毒副作用及患者的选择。

（3）吉西他滨＋靶向药物：靶向药物治疗恶性肿瘤是近年临床研究的重点和热点，小分子酪氨酸激酶抑制剂、多靶点激酶抑制剂及单克隆抗体在实体瘤中获得显著效果，这些靶向药物也被尝试应用于胰腺癌。

目前临床证据并不支持吉西他滨联合靶向药物，有待进一步的临床试验和新药研究。

（4）非吉西他滨方案：由于吉西他滨单药抑或吉西他滨联合方案疗效及毒副作用仍不尽如人意，一些非吉西他滨方案的研究试图挑战吉西他滨标准一线方案的地位。

（5）二线治疗：一线化疗失败者，对于体力状态尚佳的复发性病例可以考虑进入临床试验或采用二线治疗，对于之前一直未使用吉西他滨的患者可以试用吉西他滨，反之则选用氟尿嘧啶类为基础的化疗方案。若一般情况较差者则应予最佳支持治疗。

（詹玉强）

# 第五节 大 肠 癌

## 一、大肠解剖学

大肠是消化管的末段，全长约 1.5 m，以盲肠起始于右髂窝，末端终止于肛门，围在空、回肠周围。大肠可分为盲肠、结肠和直肠三部分，大肠的主要功能是吸收水分，将不消化的残渣以粪便的形式排出体外。

### (一)盲肠和阑尾

盲肠为大肠的起始部，长 6～8 cm，通常位于右髂窝内，约在右腹股沟韧带外侧半的上方，左接回肠，上续升结肠。但其位置并不固定，在胚胎发育过程中，盲肠可停留在肝下面或下降过低而位于盆腔内。小儿盲肠位置较高，随着年龄增长而逐渐下降。盲肠为腹膜内位器官，活动性较大，但有的人盲肠后壁无腹膜，它与阑尾共同直接贴附于腹膜后结缔组织内，失去其活动性，造成手术中寻找阑尾的困难。回肠末端向盲肠的开口，称回盲口，此处肠壁内的环行肌增厚，并覆以黏膜而形成上、下两片半月形的皱襞称回盲瓣，它可阻止小肠内容物过快地流入大肠，以便食物在小肠内被充分消化吸收，并可防止盲肠内容物逆流回小肠。临床上常将回肠末段、盲肠、升结肠起始部和阑尾统称为回盲部。在回盲口下方约 2 cm 处，有阑尾的开口。阑尾是附属于盲肠的一段肠管，是一条细长的盲管，其长度因人而异，一般长 7～9 cm，阑尾的外径介于 0.5～1.0 cm，管腔狭小。阑尾通常与盲肠一起位于右髂窝内，但变化甚大，因人而异，为腹膜内位器官。上端开口于盲肠的后内侧端，下端游离，活动范围较大。阑尾根部位于盲肠的后内方，其位置较恒定。阑尾本身可有多种位置变化，可在盲肠后、盲肠下，回肠前、回肠后以及向内下伸至骨盆腔入口等。根据国人体质调查资料，阑尾以回肠后位和盲肠后位较多见。盲肠后位阑尾，有的位于盲肠后壁与腹后壁壁腹膜之间，有的位于腹膜后间隙。由于阑尾位置差异较大，毗邻关系各异，故阑尾发炎时可能出现不同的症状和体征，这给阑尾炎的诊断和治疗增加了复杂性，但由于三条结肠带均在阑尾根部集中，故沿结肠带向下追踪，在手术时可作为寻找阑尾的标志。阑尾根部的体表投影以右髂前上棘至脐连线的外、中 1/3 交界处作标志，此处称麦氏点，阑尾炎时该点有压痛。阑尾系膜呈三角形，较阑尾短，内含血管、淋巴管和神经，致使阑尾缩曲成襻状或半圆弧形。

### (二)结肠

结肠起于盲肠，终于直肠，整体呈"M"形，包绕于空、回肠周围。结肠分为升结肠、横结肠、降结肠和乙状结肠四部分。结肠的直径自起端 6 cm，逐渐递减为乙状结肠末端的 2.5 cm，这是结肠腔最狭窄的部位。结肠具有三种特征性结构，即结肠带、结肠袋和肠脂垂。结肠带有三条，由肠壁的纵行肌增厚形成，沿大肠的纵轴平行排列，三条结肠带均汇集于阑尾根部。结肠袋是由横沟隔开向外膨出的囊状突起，是因结肠带短于肠管的长度使肠管皱缩形成的。肠脂垂是沿结肠带两侧分布的许多小突起，由浆膜和其所包含的脂肪组织形成。

升结肠为腹膜间位器官，长约 15 cm，在右髂窝处，起自盲肠上端，沿腰方肌和右肾前面上至肝右叶下方，转折向左前下方移行于横结肠，转折处的弯曲称结肠右曲或称肝曲。升结肠无系膜，其后面以疏松结缔组织与腹后壁相邻，其外侧为右结肠旁沟，内侧和前方为系膜小肠，位置较为固定。

横结肠横列于腹腔中部，为腹膜内位器官，长约 50 cm。起自结肠右曲，先行向左前下方，后略转向左后上方，形成一略向下垂的弓形弯曲，至左季肋区，在脾的脏面下方处，折转成结肠左曲或称脾曲，向下续于降结肠。横结肠后方借横结肠系膜附着于腹后壁上。系膜右侧有中结肠动脉，在胃肠吻合手术中切开横结肠系膜时，应注意防止损伤此动脉。横结肠上方有胃结肠韧带与胃大弯相连，下方与大网膜相连。横结肠的两端固定，中间部分下垂，有时可达盆腔。

降结肠为腹膜间位器官，长约 20 cm，起自结肠左曲，沿左肾外侧缘和腰方肌前面下降，至左髂嵴处续于乙状结肠。降结肠亦无系膜，其后面借结缔组织与腹后壁相邻，其前方和内侧为小肠，外侧为左结肠旁沟。

乙状结肠为腹膜内位器官，长约 45 cm，在左髂嵴处起自降结肠，沿左髂窝转入盆腔内，全长呈"乙"字形弯曲，至第三骶椎平面续于直肠。乙状结肠有较长的系膜，活动性较大，可向下至骨盆腔，也可移动至右下腹，在阑尾手术时应注意与盲肠相区别。如乙状结肠系膜过长，则易引起乙状结肠扭转。

结肠血管的分布特点：结肠的血液供应来自回结肠动脉，左、右结肠动脉，中结肠动脉和乙状结肠动脉。这些动脉的分布特点是在接近肠壁前均相互吻合成弓形的结肠缘动脉，然后从结肠缘动脉发出终末动脉至肠壁，升结肠和降结肠的动脉均位于肠管内侧。因此，升结肠的手术应从肠管外侧切开较为安全。由结肠缘动脉发出的终末支又分长支和短支，以与肠管垂直的方向进入肠壁，相互吻合较差。在结肠手术中分离肠脂垂时，不能牵连过紧，以免把浆膜下终末动脉分支切断。又因中结肠动脉左支与左结肠动脉的升支在结肠脾曲处吻合较差，有时缺如，故在手术时应防止中结肠动脉左支的损伤，以免横结肠左侧部的坏死。结肠的静脉与动脉伴行，常经肠系膜上、下静脉进入肝门静脉。有关血流动力学的研究证明，肠系膜上静脉的血液沿肝门静脉右侧多流入右半肝，脾静脉和肠系膜下静脉的血液沿肝门静脉左侧多流入左半肝。

结肠的淋巴结可分为四组：①结肠上淋巴结，位于肠壁脂肪垂内；②结肠旁淋巴结，位于边缘动脉和肠壁之间；③右、回结肠淋巴结，位于右、回结肠动脉周围；④腰淋巴结，位于结肠动脉的根部及肠系膜上、下动脉的根部。肠壁的淋巴汇集于肠系膜淋巴结。肠系膜上、下淋巴结与腹腔淋巴结的输出管共同组成肠干，但有一部分结肠淋巴管注入腰淋巴结而入腰干。

（三）直肠

位于盆腔后部、骶骨前方，全长 10～14 cm。起始部在相当于第三骶椎上缘高度接续乙状结肠，沿骶、尾骨前面下行，向下穿盆膈延续为肛管。它不再具有结肠带、脂肪垂和系膜。直肠并不直，在矢状面上形成两个弯曲：骶曲和会阴曲。骶曲与骶骨弯曲相一致，凸向后，距肛门 7～9 cm；会阴曲绕尾骨尖转向后下，凸向前，距肛门 3～5 cm。在冠状面上，直肠还有三个不甚恒定的侧方弯曲，一般中间的一个弯曲较大，凸向左侧，上下两个凸向右侧。在进行直肠镜或乙状结肠镜检查时，应注意这些弯曲，以免损伤肠壁。直肠上端与乙状结肠交接处管径较细，直肠腔下部明显膨大称直肠壶腹，一般直肠腔内有三个半月形的横向黏膜皱襞，称直肠横襞。其中位于右侧中间的直肠横襞最大，也最恒定。

直肠的血管：分布于直肠的动脉主要有直肠上动脉和直肠下动脉。直肠上动脉为肠系膜下动脉的分支，在直肠上端分为左右两支，分布于直肠壁内。直肠下动脉为髂内动脉的分支，主要分布于直肠的前下部。肛管由肛动脉分布。直肠的静脉与同名动脉伴行，在直肠壁内形成丰富的直肠静脉丛。静脉丛的血液，一部分通过直肠上静脉回流入肠系膜下静脉，再至肝门静脉，另一部分通过直肠下静脉和肛静脉，经会阴部内静脉和髂内静脉汇入下腔静脉。

直肠的淋巴回流：直肠的大部分淋巴管沿直肠上血管向上注入直肠上淋巴结，小部分淋巴管向两侧沿直肠下血管走行，入髂内淋巴结。直肠的淋巴管与乙状结肠、肛管以及邻近器官的淋巴管之间有广泛交通，故直肠癌可沿这些路径进行转移。

## 二、大肠癌的流行病学

大肠癌是世界上最常见的恶性肿瘤之一，在全世界范围内，大肠癌的发病率处于所有恶性肿瘤的第三位，死亡率处于第四位，严重威胁着人类的生命和健康。

### (一)大肠癌的发病率

根据世界卫生组织下属的国际癌症研究机构发布的 2012 年全球肿瘤流行病统计数据，2012 年全球大肠癌新发病例 1 361 000 例，占所有恶性肿瘤的 9.7%，为第三位常见的恶性肿瘤。其中，男性 746 000 例，占所有恶性肿瘤的 10%，是男性第三位常见的恶性肿瘤，紧随肺癌和前列腺癌之后；女性 614 000 例，占所有恶性肿瘤的 9.2%，是女性第二位常见的恶性肿瘤，仅次于乳腺癌。2012 年全球大肠癌年龄标化发病率为 17.2/10 万，其中欧洲、北美、亚洲和非洲分别为 29.5/10 万、26.1/10 万、13.7/10 万和 5.8/10 万。

在我国，随着经济的发展，人们的生活方式尤其是饮食习惯和饮食结构的改变，近年来大肠癌在大多数地区已成为发病率上升最快的恶性肿瘤之一。王宁等分析了 2009 年全国 72 个肿瘤登记处提供的发病数据，结果显示大肠癌已成为我国第三位常见的恶性肿瘤，其发病粗率达到 29.44/10 万（男性 32.38/10 万，女性 26.42/10 万），仅次于肺癌和胃癌。2012 年诊断的全球 1 361 000 例大肠癌病例中，我国的新发病例数达到 253 000 例，占全球的 18.6%，是新发病例最多的国家。

从 20 世纪 90 年代开始，欧美等发达国家以及亚洲的日本和新加坡等发达国家大肠癌的发病率开始逐年下降，但是亚洲发展中国家的发病率仍在逐年上升。美国的监测、流行病学和最终结果项目的数据显示，其大肠癌的发病率从 20 世纪 80 年代的 61/10 万持续下降至 2006 年的 45/10 万；从 2001 年至 2010 年，总人群大肠癌发病率每年下降 3.4%，尤其是 50 岁以上人群的发病率每年下降 3.9%。而我国大肠癌的发病率呈持续上升的态势。陈琼等报道，2003－2007 年全国大肠癌的发病率以 3.33% 的速度增长。2012 年第八届上海国际大肠癌高峰论坛的有关数据显示，我国内地大肠癌的发病率呈明显上升趋势，以 4.71% 逐年递增，远超 2% 的国际水平，大城市尤为明显。近 10 年来，上海男、女发病率年均增加分别为 5% 和 5.1%，北京分别为 5% 和 4%。

### (二)大肠癌的死亡率

根据 CLOBCAN 2012 数据，2012 年全球大肠癌年死亡病例 694 000 例，占恶性肿瘤死亡总数的 8.5%。全球结直肠癌死亡粗率在男性为 10.5/10 万，位于肺癌、胃癌和肝癌之后，居恶性肿瘤死亡的第四位；在女性为 9.2/10 万，仅次于乳腺癌和肺癌，居第三位。大肠癌死亡粗率在欧洲、北美、亚洲和非洲分别为 31.7/10 万、19.1/10 万、8.5/10 万和 2.8/10 万。我国大肠癌死亡率高于世界平均水平，王宁等统计，2009 年我国大肠癌的死亡率位居恶性肿瘤死亡的第五位，为 14.23/10 万（男性 15.73/10 万，女性 12.69/10 万）。2012 年我国大肠癌死亡病例超过 139 000 例，占恶性肿瘤死亡总数的 6.3%。

由于人口的老龄化，大肠癌的死亡粗率在全球均呈现上升趋势，但是年龄标化死亡率在主要发达国家和地区均呈现下降趋势。根据 SEER 的数据,全美大肠癌的死亡率从 20 世纪 70 年代开始逐年降低,从 1975 年的 28.5/10 万下降至 2006 年的 17/10 万。Edwards 等报道,1997—2006 年全美大肠癌年死亡率在男性每年下降 2.9%,在女性每年下降 1.9%。而我国大肠癌死亡率呈上升趋势,20 世纪 90 年代比 70 年代大肠癌死亡率增加 28.2%,2005 年比 1991 年死亡率又增加了 70.7%,即年均增加 4.71%。陈琼等也报道,2003—2007 年全国大肠癌死亡率以年均 3.05% 的速度增长。

### (三)大肠癌的地区分布

大肠癌的发病率有明显的地区差异,经济发达地区明显高于经济不发达地区。大肠癌发病率最高的地区是澳大利亚和新西兰、欧洲和北美,发病率最低的是非洲和中亚。根据 CLOBCAN 2012 的数据,发病率最高的澳大利亚和新西兰其大肠癌的发病率(ASR 男性 44.8/10 万,女性 32.2/10 万)是发病率最低的西非国家(ASR 男性 4.5/10 万,女性 3.8/10 万)的 10 倍左右,男女差异相似。随着社会经济的发展,一些中低收入的国家和地区大肠癌的发病率快速增长,据报道大肠癌新发病例所占比例在经济较发达地区从 2002 年的 65% 下降到 2008 年的 59%,在 2012 年又下降到 54%。

大肠癌死亡率的地区分布大部分与其发病率相一致,但在某些大肠癌高发的国家其死亡率相对较低(如摩尔多维亚、俄罗斯、黑山共和国、波兰和立陶宛等)。2012 年全球 694 000 例大肠癌死亡病例中,有近 52%(361 000 例)发生在不发达地区。大肠癌死亡率最高的是中欧和东欧国家(ASR 男性 20.3/10 万,女性 11.7/10 万),死亡率最低的是西非地区(ASR 男性 3.5/10 万,女性 3.0/10 万),男女比例分别为 6 倍和 4 倍。

我国大肠癌的发病率及死亡率亦有明显的地域特征,长江中下游及沿海地区大肠癌发病率高,而内陆各省发病率低,即经济发达地区高于经济不发达地区,城市高于农村。据统计,2010 年我国大肠癌新发病例 2/3 发生在城市,1/3 发生在农村。2003—2007 年对我国城市和农村大肠癌发病率和死亡率分析显示,发病粗率和死亡粗率比分别为 2.38∶1 和 1.90∶1;城市大肠癌新发病例和死亡病例分别占全部癌症发生和死亡的 11.93% 和 9.03%,而农村仅为 5.46% 和 4.15%。2012 年第八届上海国际大肠癌高峰论坛的有关数据显示,大肠癌死亡率以上海最高,已达到 11/10 万,而甘肃最低,仅为 1.8/10 万。

### (四)大肠癌的发病年龄

大肠癌主要发生在中老年人,40～50 岁以下发病率低,20 岁以前发病很少。亚洲、非洲等发病率较低的国家大肠癌发病年龄明显提前,其平均发病年龄在 50 岁以下,而欧美等发达国家平均发病年龄大多超过 60 岁,对于大肠癌发病率低的国家其发病年龄年轻化更加明显。

大肠癌发病率随着年龄的增长而逐渐增加。根据美国 SEER 数据,2000—2007 年美国 59% 的大肠癌患者为 70 岁以上,49 岁以下的年轻大肠癌患者仅占 6%。据估计,美国 60 岁以上人群的 1.40% 将在未来的 10 年内罹患大肠癌。我国大肠癌的发病年龄也逐渐增大,据报道 20 世纪 60 年代的平均发病年龄为 48 岁,到 90 年代已上升至 55 岁,这可能与我国社会的人口老龄化有关。根据 Zheng 等分析,2010 年我国大肠癌的发病率在 40 岁前较低,40 岁后大幅增加,80～84 岁到达峰值。在我国经济发达的城市,大肠癌的年龄构成与欧美国家越来越相似,70 岁以上老年大肠癌所占的比例越来越大。第 17 届全国临床肿瘤学大会数据显示,在上海市区,1990 年时 70 岁以上的老年大肠癌患者占 31.9%,49 岁以下的年轻大肠癌患者占 15%;而到 2006 年时 70 岁以上的比例达到 56.8%,而 49 岁以下仅占 7.9%。

### (五)大肠癌的发生部位

从发病部位看,国外研究发现,大肠癌的发病部位逐渐右移。Takada 等分析日本 1974—1994 年大肠癌的发生部位,发现右侧结肠癌比例增加,直肠癌的比例持续下降。Cucino 等分析了美国退伍军人管理局 1970—2000 年的大肠癌资料,发现白种人男性和女性右侧结肠癌的比例增加了 16.0%,黑种人男性增加了 22.0%。

我国大肠癌好发于直肠和乙状结肠,国内一组 20 世纪 80 年代的资料显示,直肠、左半结肠和右半结肠癌分别占 66.9%、15.1% 和 15.4%。李明等报道,在 20 世纪 80 年代与 90 年代,肿瘤最常发生在直肠,但直肠癌所占比例由 80 年代的 71.2% 下降到 90 年代的 66.7%;横结肠癌和升结肠癌所占比例明显上升,右半结肠癌比例由 10.9% 升至 15.2%。尽管我国直肠癌仍然占大肠癌的多数,但在相对发达地区,结肠癌的上升比例已经超过直肠癌。CSCO 2014 数据显示,从 1973 年至 2007 年,上海市区男性和女性结肠癌的标化发病率每年以 3.44% 和 3.35% 的比例上升,而直肠癌的上升比例仅 1.53% 和 1.07%。

## 三、大肠癌的发生途径

大肠癌的发生途径根据其病因学可分为遗传性和散发性,约有 20% 的大肠肿瘤有家族遗传史,但其中大概只有 5% 具有明确的遗传学变异从而可以归类为遗传学综合征,如遗传性非息肉病性结直肠癌和家族性腺瘤性息肉病等。85% 甚至更多的大肠肿瘤为散发性(散发性大肠肿瘤的发生中也有遗传因素的参与)。散发性大肠癌大部分通过经典的腺瘤-腺癌途径发展而来,包括特殊类型的锯齿状腺瘤-腺癌途径,其他少见的发生途径还有炎症性肠病相关途径,de novo 途径,以及尚未最后定论的肿瘤干细胞途径等。另外大肠癌发生的分子途径主要有染色体不稳定、微卫星不稳定和 CpG 岛甲基化等。下面分别介绍这些不同的发生途径。

### (一)遗传性大肠癌

遗传性大肠癌是指一个遗传的或者新发的胚系突变,导致患者终身存在罹患大肠癌高风险的一类疾病。在所有被确诊为大肠肿瘤的患者中,大约有 5% 被认为是由高外显性突变引起的。这些家族性突变是第一批被发现的对大肠癌发病风险有重要影响的胚系突变。数种综合征已经被人们所描述,分为伴有腺瘤性息肉综合征、伴有错构瘤性息肉综合征和伴有具有混合组织学特征的息肉综合征。伴有腺瘤性息肉的综合征包括家族性腺瘤性息肉病(FAP),Lynch 综合征(LS)和 MUTYH 相关息肉病(MAP)。伴有错构瘤性息肉的综合征包括 Cowden 综合征、幼年性息肉病和 Peutz-Jeghers 综合征。并非所有导致遗传性大肠癌的基因都被确认和描述。因此,随着全基因组测序和外显子测序技术变得越来越普及,其他导致遗传性大肠癌的少见的突变将很有可能陆续被发现。

对于所有遗传性大肠癌及其癌前疾病而言,一个共同的特点是患者被确诊肿瘤的年龄会比普通人群早,其罹患大肠癌的时间通常会比普通人群早 10～20 年。那些携带有某一个遗传性大肠癌基因突变的个体发展为大肠癌的风险会大大增加。大多数人在被确诊为大肠癌之前都未进行常规的监测。

可以根据家族史以及关于息肉数量和类型的组织学及病理学信息对遗传性大肠癌及其癌前疾病进行临床诊断。进一步明确的诊断可以在遗传咨询师或者医学遗传学家的协助下对已发病的先证者进行遗传学监测,或者对 LS 病例的肿瘤中 LS 相关蛋白缺失情况进行分析。尽管患有这些综合征的个体比较少见,但是适当的处理和诊断能显著影响大肠癌的发病率和死亡率。

1.家族性腺瘤性息肉病(FAP)

FAP 的特征是患者在 10～20 岁时出现数百个至数千个结直肠腺瘤性息肉。它占大肠肿瘤所有病例中的大约 1%。FAP 的发病率为 1/30 000～1/10 000,发病没有明显的性别差异。如果不能在早期发现并治疗,患者在 40 岁以后 100% 进展为大肠癌。FAP 是常染色体显性遗传的,即腺瘤性息肉病基因(APC)上的一个胚系突变。大多数患者具有相关的疾病家族史,然而大约有 25% 的患者其 APC 基因发生了非遗传的新突变。

超过 1 000 种不同的 APC 基因突变被认为是 FAP 发生的原因。这些突变(例如插入突变、删除突变、无义突变)导致了无功能性 APC 蛋白的产生。在正常人体内,肿瘤抑制蛋白 APC 通过调控 β-catenin 的降解在 Wnt 信号通路中发挥着核心作用。β-catenin 是许多增殖相关基因的转录因子。APC 基因的产物可以阻止促癌蛋白 β-catenin 的积累,进而控制肠腺体上皮细胞的增殖。APC 基因的突变可以导致 APC 蛋白失去功能从而使 β-catenin 不断积累。在肿瘤进展的过程中,APC 基因突变后通常还有一些其他基因突变的参与。

90% 的 FAP 患者会伴随有上消化道息肉,包括胃底腺息肉、十二指肠息肉和壶腹部腺瘤性息肉。大约有 5% 的十二指肠息肉在 10 年内会进展为癌,这同时也是 FAP 患者的第二大死因。FAP 可以同时存在各种肠外症状,比如骨瘤、牙齿异常发育、先天性视网膜色素上皮细胞肥大(congenital hypertrophy of retinal pigment epithelium,CHRPE)、硬纤维瘤和肠外肿瘤(甲状腺、胆道、肝、中枢神经系统)。衰减型家族性腺瘤性息肉病(attenuated familial adenomatous polyposis,AFAP)是 FAP 的一种侵袭性较弱的变异,它的特点是较晚出现数量较少的(10～100 个)腺瘤性息肉,同时进展为癌的风险也较小。这些息肉主要存在于近端结肠,很少在直肠中出现。

对 FAP 患者主要是进行有效的肿瘤预防,以及保证生活质量。从 16 岁起,FAP 患者就应该进行每年一次的结肠镜检查,对所有明显的腺瘤都应该摘除。由于腺瘤数量的不断增加,患者在 20 岁之前进行预防性结直肠切除手术是有必要的。甚至在结肠切除术后,对患者进行定期随访来检测残余消化道中的腺瘤性息肉。

2.MUTYH 相关息肉病(MAP)

一部分具有 FAP 和 AFAP 临床表现的患者,他们没有明显的疾病家族史,无法检测到 APC 基因的相关突变。他们往往是表现为一种常染色体隐性遗传疾病 MAP 的患者。这种疾病是由碱基切除修复基因 MUTYH 的双等位基因胚系突变引起的。大约 30% 的患者同时会有上消化道息肉产生,但是不会有肠外症状。有 80% 的 MAP 患者会发展为大肠癌,一般在 40～60 岁被确诊。一旦确诊后,诊治方案与 FAP 患者类似。

3.Peutz-Jeghers 综合征(PJS)

PJS 是一种相当罕见的常染色体显性遗传疾病,它的特征是胃肠道尤其是小肠发生多个错构瘤性息肉。这些息肉直径在 0.1～5 cm,在每段消化道上可以有 1 至 20 个不等。PJS 最具有特征性的肠外表现是发生在口腔内和手足上的由皮肤黏膜病变引起的色素沉着斑,通常在婴幼儿时期发病,青春期后期消退。PJS 患者的抑癌基因 STK-11 上存在胚系突变。PJS 的成年患者不但具有罹患胃肠道肿瘤的高度风险,而且非胃肠道肿瘤的发病风险也显著上升,特别是乳腺癌。

4.锯齿状息肉病综合征

锯齿状息肉病综合征(serrated Polyposis syndrome,SPS),原来被称作增生性息肉病综合征,是一种相对罕见的综合征,它的特征是结肠多发的锯齿状息肉。一个患者必须符合以下至少一条以上标准才能被诊断为 SPS:①在乙状结肠近端至少存在 5 个锯齿状息肉,其中至少有 2 个直径大于 10 mm;②在乙状结肠近端存在锯齿状息肉,且该患者至少有 1 个患有 SPS 的一级亲属;③在结肠散布着大于 20 个的锯齿状息肉(任意大小)。最初,人们认为增生性息肉是非肿瘤性病变。直到 1996 年,Torlakovic 和 Snover 证实了 SPS 相关息肉和散发的增生性息肉之间存在着组织学差异。此外,SPS 与大肠癌发生率增高有关。随后,该部分增生性息肉被重新命名为锯齿状息肉。世界卫生组织又将锯齿状息肉分为三类:增生性息肉,无柄锯齿状腺瘤和传统锯齿状腺瘤。SPS 的遗传学基础仍不明确,可能是隐性或者显性遗传。这可能是因为 SPS 的遗传学发病基础的异质性。

5.遗传性非息肉大肠癌(HNPCC)或 Lynch 综合征

HNPCC 或 Lynch 综合征是最常见的遗传性结肠癌综合征。有 2%~4% 的大肠癌是由它发展而来的。它是由存在于数个错配修复(MMR)基因中某一个基因的胚系突变引起的。这是一种常染色质显性遗传的疾病。它的特征是患者罹患大肠癌和子宫内膜癌的概率会增加,罹患一些其他器官肿瘤(卵巢、胃、小肠、肝胆道、上泌尿道、脑和皮肤)的概率也会少许增加。一个 MMR 基因中的一个胚系突变加上剩余的正常等位基因失活,可以导致 MMR 功能丧失以及微卫星基因突变的积累。HNPCC 患者体内 MMR 基因缺陷导致了微卫星不稳定(MSI),而 MSI 正是 HNPCC 的一个重要标志。

肿瘤发生风险和发生位置主要由 HNPCC 突变基因的种类来决定。MLH1 基因存在胚系突变的情况下,男性和女性罹患大肠癌的终身风险分别为 97% 和 53%,而女性罹患子宫内膜癌的风险为 25%~33%。对于 MSH2 基因存在胚系突变的情况,男性和女性罹患大肠肿瘤的终身风险分别为 52% 和 40%,女性罹患子宫内膜癌的风险为 44%~49%。大约有 10% 的 HNPCC 患者家族携带有 MSH6 基因突变。携带有 MSH6 基因突变的个体罹患大肠肿瘤的风险要低于携带有其他基因突变的个体,而罹患子宫内膜癌的风险却会增加。在 HNPCC 的病因中,PMS2 基因突变所占的比例更小,为 2%~14%。PMS2 单等位基因突变携带者在 70 岁以前发生大肠肿瘤的累积风险为 15%~20%,发生子宫内膜癌的风险为 15%,其他 HNPCC 相关肿瘤发生风险为 25%~32%。在人群中也能发现 MMR 基因的双等位基因突变,它常常会导致严重的病情,像儿童脑肿瘤、白血病和 HNPCC 相关肿瘤即体质性 MMR 缺陷。EPCAM 基因删除突变发生大肠肿瘤的风险与 MLH1 及 MSH2 基因突变相近,而发生子宫内膜癌的风险会较低。在带有 EPCAM 基因删除突变的家族里,70 岁前罹患大肠肿瘤的风险为 75%,罹患子宫内膜癌的风险为 12%。由于罹患大肠癌、子宫内膜癌以及其他肿瘤的风险较高,不管是哪一类基因突变,HNPCC 患者都需要遵从频繁的肿瘤检测随访指南。

**(二)散发性大肠癌**

1.腺瘤-腺癌途径

大肠癌的发生是一个多因素、多步骤的复杂病理生理过程,从正常上皮到异常增生灶、腺瘤、腺癌以及癌的转移,历时常超过 10 年,先后发生一系列基因的突变、错配、癌基因的活化以及抑癌基因的失活,形成了经典的"腺瘤-腺癌"学说。事实上,腺瘤是大肠癌最重要的癌前疾病。一系列流行病学、临床、组织病理及遗传学研究均支持该途径的存在。在腺瘤-腺癌发生通路中,存在几条明显不同但又有部分交叉的分子通路,包括染色体不稳定性(CIN)、微卫星不稳定性(MSI)和 CpG 岛甲基化(CIMP)。

（1）染色体不稳定性（CIN）：CIN 是大肠癌中最常见的遗传学改变，大约有 70％的大肠癌中存在染色体不稳定现象，该途径以染色体数目广泛失调及杂合性缺失为特征，可由染色体分离、端粒稳定性和 DNA 损失反应的缺陷所致，然而导致 CIN 的全部基因尚未完全阐明。目前已在7、8q、13q、20 以及 X 染色体上发现广泛的染色体扩增，而在 1、4、5、8p、14q、15q、17p、18、20p 以及 22q 号染色体上发现广泛的染色体片段缺失，另外在一些重要的肿瘤相关基因（如 $VEGF$、$MYC$、$MET$、$LYN$、$PTEN$ 等）区域附近也发现有明显拷贝数的增加或缺失。1990 年 Fearon 和Vogelstein 提出的 $APC$、$MCC$ 基因突变，$MMR$ 基因失活，$K\text{-}ras$ 基因突变，抑癌基因 $DCC$ 缺失，抑癌基因 $TP53$ 的突变与缺失等系列改变是大肠癌发生的经典分子遗传学模式，在大肠癌的分子机制研究中具有里程碑式的意义。其中，$APC$ 基因和 $K\text{-}ras$ 基因的突变是最重要的分子事件。

5q LOH 与 $APC$：5q 染色体区域的杂合性缺失（5q LOH）见于 20％～50％的散发性大肠癌，在该区域有两个重要的基因，即 $MCC$ 基因和 $APC$ 基因。其中 $APC$ 基因是一个重要的抑癌基因，位于 5q21 染色体区域，含有 15 个外显子，编码一个 310kD 的多功能蛋白质。该基因突变见于 60％～80％的大肠癌和相当大部分的大肠腺瘤，提示 $APC$ 基因的突变是大肠癌发生的早期分子事件。$APC$ 基因是结直肠上皮细胞增生的"看门人"，其最重要的生理功能是参与组成Wnt 信号通路，与 Axin、GSK3β 组成复合物，共同调控 β-catenin 的磷酸化降解。$APC$ 基因发生突变后，其对 β-catenin 的抑制作用解除，常会导致 Wnt 信号通路的异常激活。另外 $APC$ 基因还在 Wnt 信号通路以外发挥广泛的作用，例如 $APC$ 基因在细胞骨架的调控、有丝分裂以及染色体的解离以及细胞黏附等方面发挥重要作用，而这些作用亦与肿瘤的发生密切相关。

$K\text{-}ras$：$K\text{-}ras$ 原癌基因位于 12q12.1 染色体区域，编码一个 21kD 的 GTP 结合蛋白，当 ras结合到 GTP 后可以活化，活化的 $K\text{-}ras$ 可以激活细胞内一系列重要的信号转导通路，例如ERK-MAPK 信号通路等，从而在调控细胞增殖、分化、凋亡、细胞骨架重构以及运动迁移等方面发挥重要作用。据报道，$K\text{-}ras$ 基因在 30％～60％的大肠癌和进展期腺瘤中发生突变，是大肠癌发生的早期分子事件之一，活化的 $K\text{-}ras$ 通过激活一系列重要的下游基因如 $BCL\text{-}2$、$H2AFZ$、$E2F4$、$MMP1$ 等，从而在驱动大肠腺瘤进展到大肠癌的过程中发挥关键作用。

18q LOH 和 DCC：18q 染色体的长臂上包含许多重要的抑癌基因，如 $DCC$ 基因、Cables、Smad2、Smad4 等。18q LOH 见于 50％～70％的大肠癌，且与 Ⅱ 期及 Ⅲ 期大肠癌的预后相关。其中 $DCC$ 基因编码一个 170～190kDa 的免疫球蛋白超家族蛋白，该蛋白是一个跨膜受体，在轴突运输、细胞骨架构建以及细胞运动迁移等方面发挥重要作用。据报道，$DCC$ 基因在大约 70％的大肠癌中存在等位基因的缺失，在部分大肠癌细胞中存在体细胞突变，其在大肠癌组织中的表达亦显著降低。

17p LOH 和 $p53$：染色体 17p 的杂合性缺失（17p LOH）发生于 75％的大肠癌，但并不发生在大肠腺瘤中，说明 17p LOH 是大肠癌发生的晚期分子事件。在大肠癌中，该部位的杂合性缺失常与 $p53$ 的突变伴随发生，共同介导大肠腺瘤向腺癌的转化。其中 $p53$ 是由位于 17p 染色体的 $TP53$ 基因编码，$p53$ 蛋白是一个转录因子，具有明显抑癌基因活性，该蛋白可以结合到 DNA上的特异序列，激活一系列基因的转录，从而在细胞周期、凋亡、衰老、自噬以及细胞代谢方面发挥重要作用。目前研究表明，$p53$ 处于细胞应激反应的中枢，当细胞遭受 DNA 应激时，$p53$ 的表达大量增加，从而介导细胞周期阻滞，有利于 DNA 损伤修复，当损伤不可避免时，则诱导细胞凋亡。据报道，$TP53$ 基因在超过 50％的大肠癌中发生突变，突变的 $p53$ 不但丧失了野生型

$p53$ 的抑癌基因功能，还能获得许多癌基因相关功能，从而促进了晚期腺瘤向腺癌的进展。

（2）微卫星不稳定性（MSI）：MSI 发生于 15％～20％的散发性大肠癌。微卫星是指散布于整个基因组的短的单核苷酸重复序列，其在 DNA 复制过程中容易发生错配，当错配修复系统异常时，则可导致 MSI。因此实际上 MSI 是由于 MMR 功能缺失引起的高突变表型，MMR 系统功能失活引起 MSI 从而导致一系列基因改变是其主要机制。在 MMR 系统的众多基因中，$MLH1$ 和 $MSH2$ 基因突变是导致 MSI 最常见的原因。MSI 也是遗传性大肠癌特别是 HNPCC 的发生机制，但 HNPCC 只占大肠癌的不到 5％，因此大多数 MSI 均发生在散发性大肠癌中。在这部分高度 MSI 的散发性大肠癌中，通常观察不到 $APC$、$K-ras$ 或 $p53$ 的突变，但能观察到其他与大肠癌发生密切相关基因的微卫星突变，例如 TGFβRⅡ、IGF2RMSH3、MSH6、BAX、TCF4、MMP3 等与 DNA 修复、细胞凋亡、细胞周期、信号转导以及转录因子相关的基因，特别是 TGFβRⅡ 的突变失活见于 90％以上的 MSI 阳性的大肠癌。

MSI 阳性的大肠癌有一些特点：如易发生在近端结肠，女性发病率高，局部浸润深度深，但总体临床分期较轻，较易发生淋巴结浸润，较少发生远处转移，分化差但术后生存期更长等，但目前尚不能用单一的临床或组织学特征来定义 MSI 阳性的大肠癌。另外还有研究发现，MSI 阳性的大肠癌患者对化疗的反应也不尽相同，体外实验发现 MSI 阳性的大肠癌细胞表现出对氟尿嘧啶（5-FU）和顺铂耐药；临床试验亦发现，MSI 阳性的患者对 5-FU 的反应性较差；荟萃分析指出没有明显 MSI 的大肠癌患者对 5-FU 的反应性更好；此外，有研究表明 MSI 阳性大肠癌患者预后相对较好，而 5-FU 并不能进一步使患者获益。因此在对大肠癌患者化疗之前，建议评估患者的 MSI 状态。MSI 在大肠肿瘤发病中的作用研究，提高了人们对大肠癌发病途径多样性的认识，既可用于 HNPCC 的诊断，亦可用于大肠癌人群的筛查和预后判断，从而为大肠癌的个体化治疗提供依据和新的思路。

（3）CpG 岛甲基化表型（CIMP）：CIMP 是大肠癌发生中另一非常重要的分子机制，涉及表观遗传学改变。启动子区 CpG 岛高甲基化常导致基因表达沉默，这是抑癌基因功能失活的重要机制之一。在大肠癌发生过程中发现有 DNA 高甲基化的基因主要有 $APC$、$MCC$、$MLH1$、$MGMT$、$MSH2$、$p16INK4A$、$p14ARF$、$MYF$、$MDR1$ 以及 $E-cadherin$ 等。有研究表明，MSI 阳性相关散发性大肠癌的形成过程也涉及 CIMP，其中 $MLH1$、$p16INK4A$ 等基因启动子区的高甲基化与 MSI 阳性大肠癌的表型相关，这些基因启动子区的甲基化常导致相关基因表达减少或完全缺失，使其不能正常发挥生理功能，由此导致了 MSI 阳性大肠癌的发生和发展。

自从 1999 年首个 CIMP 标志物报道以来，又陆续发现许多其他 CIMP 标志物，经 Ogino 等人的研究，筛选出五个 CIMP 标志物以区分 CIMP 高表型和低表型，它们分别是 CACNA1G、IGF2、NEUROG1、RUNX3 和 SOCS1。CIMP 高表型的定义是上述五个基因中至少三个发生甲基化。CIMP 高表型大肠癌占所有散发性大肠癌的 15％～20％，且这部分大肠癌具有自己独特的表型。CIMP 高表型大肠癌在老年女性患者中更常见，且好发于右半结肠，病理特征为分化较差，常见印戒细胞癌，且这部分大肠癌常发生 MSI 或 BRAF 基因的突变，其癌前疾病有很大部分是锯齿状腺瘤。这部分结直肠癌患者并不能从 5-FU 为基础的化疗中获益，因此有必要采取个体化的治疗方案。CIMP 高表型同时伴有 MSI 阳性的大肠癌患者其预后相对较好，而仅仅是 CIMP 高表型的大肠癌患者其病理分级程度常较差，预后也更差。

因 CIMP 表型相对稳定，因此 CIMP 相关标志物可能用于早期大肠癌的诊断。已有不少全基因组关联性研究（Genome Wide Association Studies，GWAS）通过比较大肠腺癌、腺瘤和配对正常黏膜上皮中 DNA 甲基化标志物的差异来探讨其在早期大肠癌诊断中的价值。研究发现视觉系统同源框蛋白 2(visual system homeobox 2,VSX2)基因甲基化诊断早期大肠癌时其敏感性和特异性分别高达 83%和 92%,另有研究通过检测血液和粪便中的基因甲基化来诊断早期大肠癌也取得了可喜的进展,因此 CIMP 的研究为高效无创诊断早期大肠癌开辟了新的道路。

2.锯齿状途径

传统观点认为腺瘤是大肠癌的癌前疾病,而增生性息肉则是非肿瘤性的,但研究发现一类含有锯齿状结构的息肉(包括增生性息肉)也有一定的恶变潜能。其癌变途径不同于传统腺瘤-腺癌途径,而是增生性息肉-锯齿状腺瘤-锯齿状腺癌的发展过程,被称为锯齿状途径。国内外越来越多的关于锯齿状息肉的研究结果正在挑战传统的大肠癌发生机制。

锯齿状息肉泛指一类含有锯齿状结构的病变,主要有增生性息肉、传统锯齿状腺瘤和无蒂锯齿状腺瘤。增生性息肉相当普遍,约占所有已切除大肠息肉的 25%～30%,据估计其在西方人群中的患病率高达 10%～20%。此种息肉一般较小,光滑无蒂,常位于远端结肠和直肠,形态学上含有许多锯齿状生长的隐窝,其癌变潜能相对较低;传统锯齿状腺瘤相对少见,大部分位于左半结肠,主要是直肠和乙状结肠,病理特点是含有较一致的细胞异型性,但不如腺瘤明显。锯齿状腺瘤可能由增生性息肉发展而来,因为它们在形态学上相似,且存在一致的分子学异常,如都与 BRAF 突变有关,但另有部分可能是 de novo 起源;无蒂锯齿状腺瘤是一种新近被认识的锯齿状腺瘤,其典型特征是无蒂,多位于右半结肠,发生于中年女性者有较高的恶变危险,瘤体往往较大,有特征性的结构异常,基底部和表面均可见锯齿状结构,它被认为是增生性息肉的一个变异体,是从增生性息肉到癌的一个过渡态。

锯齿状息肉虽然具有一些共同的形态学特征,但其分子水平的改变具有显著差异,目前备受关注的主要有 K-ras 突变、BRAF 突变、MSI-H 或 MSI-L、CIMP 等。Makinen 等人根据已有研究结果,提出了两条平行的、几乎不交叉的锯齿状通路的分子机制:传统锯齿状通路和广基锯齿状通路。传统锯齿状通路所发生的锯齿状腺癌好发于左半结肠,具有微卫星稳定性(MSS)的特点,癌前疾病多为富于杯状细胞型增生性息肉;而广基锯齿状通路所发生的锯齿状腺癌好发于右半结肠,表现为 MSI-H 和 CIMP,其癌前疾病多为广基锯齿状腺瘤或微小泡型增生性息肉。其分子机制可能如下。

(1)传统锯齿状通路大多由 K-ras 突变引起。K-ras 突变会引起细胞增殖的失控,诱导结肠黏膜的腺上皮过度增生而产生癌变。经该途径发生的癌通常是 CIMP-L 和 MSS,但在某些病例中 K-ras 突变也可导致部分基因如 MLH1 的启动子区甲基化,而 MLH1 甲基化所致的表达异常常可导致 MSI 的发生。K-ras 突变途径有一些特征与传统腺瘤-腺癌的 APC 途径重叠,如 LOH 和 p53 突变等。

(2)广基锯齿状腺瘤通路大多由 BRAF 突变所致。BRAF 突变与异常隐窝灶的密切关系提示 BRAF 突变可能在锯齿状途径中是一个早期或启动性的突变事件,发挥着与腺瘤-腺癌途径中 APC 突变相当的作用。BRAF 突变参与 ERK-MAPK 通路,并能不断激活该通路,调节细胞生长,使细胞分裂能力增强,另外还可以抑制促凋亡因子从而导致细胞增殖分化异常。因此 BRAF 突变导致的早期锯齿状损害,促进了基因启动子区域 CIMP,高水平的 CIMP 又可以导致错配修复基因 MLH1 等表达沉默,进一步导致 MSI 的发生。在该通路中,MLH1 的甲基化可能是一个晚期事件,促使广基锯齿状腺瘤的异型程度进一步加重,最终发展成锯齿状腺癌。大部分的锯齿状腺癌表现为 BRAF 突变,其中 60%表现为 MSIH;而对于 CIMP,高水平的 CIMP 是

*BRAF* 突变的锯齿状病变的重要特征。

调查研究显示,锯齿状腺癌的发病率约占所有大肠癌的 7.5％,甚至有研究指出大约 30％的散发性大肠癌由锯齿状通路发展而来,因此深入研究锯齿状通路对于大肠癌的预防具有重要的现实意义。

3.de novo 途径

腺瘤-腺癌途径虽然得到了广泛的承认和接受,成为大肠癌发生途径的经典学说,但大量统计数据表明腺瘤癌变的发生率低于大肠癌的发病率,相当一部分腺瘤终生不会癌变,而且随着内镜技术的发展,已有越来越多的报道描述了一种微小而极具侵袭性的大肠癌,缺乏起源于腺瘤的证据。因此目前认为有部分大肠癌可直接起源于正常黏膜,称为"de novo 癌"。

de novo 癌的定义最早在 20 世纪 80 年代由日本学者提出,但一经提出后即引起了广泛的争议,主要原因其一是日本和西方在黏膜内癌的诊断标准方面不一致,一些在日本诊断为黏膜内癌的病例在西方仅诊断为重度异型增生;另一方面是 de novo 癌缺乏一个能被广泛接受的统一的定义。一般认为 de novo 癌不应含有任何腺瘤成分,但问题是,腺瘤癌变后其腺瘤成分可能被癌组织破坏,因此这部分腺瘤癌变会被认为是 de novo 癌。直到 2002 年 11 月巴黎内镜会议统一了 de novo 癌的定义,认为 de novo 癌是微小(常小于 5 mm)、扁平或凹陷的病变,手术标本中若无腺体,提示癌肿并非起源于腺瘤或异型增生。巴黎内镜会议使原来东西方对 de novo 癌的诊断争议不复存在。

有关 de novo 癌的发病率各家报道均不一致,有报道认为其在大肠癌中的占比小于 5％,亦有报道认为其比例可能高达 80％。日本学者的一项大规模临床研究发现,在早期大肠癌中,男性患者中有 18.6％为 de novo 癌,而女性患者中有 27.4％,这说明 de novo 癌在大肠癌中确实占有相当大的比例。尽管有研究认为 de novo 癌与传统腺瘤-腺癌在临床病理及预后方面并无二致,但目前大多数研究均认为 de novo 癌有其相对独特的临床病理特点。一般认为,de novo 癌直径非常小,常小于 1 cm,常表现为凹陷、平坦或微隆起的病变,癌组织周围无任何腺瘤成分;其临床进展更快,侵袭性更强,已有病例报道发现直径很小的 de novo 癌已深深侵入肠壁并伴有淋巴结转移。

目前 de novo 癌发病的分子机制尚未完全阐明,但已有的研究发现其与腺瘤-腺癌发生的分子机制不尽相同。研究表明,*K-ras* 基因突变在 de novo 癌中的发生率小于 17％,远低于腺瘤-癌的 50％,而 de novo 癌中 *TP*53 基因的表达率高于腺瘤-癌。但亦有研究表明,息肉型大肠癌与 de novo 癌的 *TP*53 基因突变率并无显著差异。另外还有研究发现,因 de novo 癌在近端结肠更为常见,因此其 MSI 及 CIMP 的表型也更常见。

de novo 癌的发现和客观存在,无论是对临床、内镜医师,还是对大肠肿瘤基础研究者,均提出了相当大的挑战。由于 de novo 癌体积较小,且外形平坦或凹陷,但其生长速度更快,侵袭性更强,因此如何提高早期诊断率以及阐明其生长快且侵袭性强的影响因素是目前研究的重点。

4.炎症性肠病相关大肠癌

炎症性肠病(IBD)是消化道的非特异性炎症病变,其病情反复,难以治愈。IBD 主要包括溃疡性结肠炎(UC)和克罗恩病(CD),研究发现 UC 的癌变率约为 3.7％,CD 的癌变率与 UC 类似,尽管 IBD 癌变只占所有大肠癌的 1％～2％,却是 IBD 患者的主要死亡原因之一,且众多研究显示 IBD 的总体发病率仍在逐年上升。

炎症性肠病相关大肠癌(colitis associated CRC,CAC)随着 IBD 病程的延长,其发生率逐渐上升。以往的研究指出,IBD 病程 20 年的时候 CAC 发生率为 7%,25 年的时候为 7%～14%,而病程 35 年的时候发生率高达 35%,这意味着 IBD 的总体癌变率比普通人群高了 2～4 倍。但近年来许多临床研究发现,IBD 的癌变率有大幅下降的趋势。例如一项较大规模的队列研究指出,IBD 病程 20 年时 CAC 的发生率为 2.5%,30 年时为 7.6%,40 年时为 10.8%;另有最新的荟萃分析也指出,IBD 病程 10 年时 CAC 发生率只有 0.4%,20 年时也只有 1.1%～5.3%。CAC 发生率大幅下降的原因可能是药物治疗的进步使得肠道炎症得到很好的控制,黏膜缓解率更高。

IBD 癌变途径与腺瘤-腺癌途径显著不同,其病理发展过程为炎症-低度异型增生-高度异型增生-癌,提示 IBD 癌变与一般散发性大肠癌有显著不同。在基因改变方面,在腺瘤-腺癌途径中,癌变早期 APC 发生突变启动癌变,中期 $K$-$ras$ 突变促进癌变,晚期 $p53$ 突变使得病变进一步进展;而在 IBD 癌变过程中,$p53$ 突变出现在早期,且发生率高,有报道指出 85% 的 CAC 有 $p53$ 的缺失。此外,CAC 时 APC 突变发生在晚期,而 $K$-$ras$ 突变率很低,且在其中作用较小。另外 CpG 岛甲基化程度的升高也是 CAC 的一个重要标志,其甲基化可以发生在极早期,甚至发生在只有炎症病变而没有异型增生存在的肠道黏膜中。与 IBD 癌变密切相关的高甲基化基因主要有 $hMLH1$、$p16INK4A$ 和 $p14ARF$ 等,其中 $p16INK4A$ 启动子的甲基化率高达 100%。另外 IBD 癌变区别于一般散发性大肠癌的重要特点之一就是 IBD 本身的炎症信号在癌变过程中起着重要作用。炎症环境中可以产生大量活性氧(ROS)和活性氮(RNS),导致 DNA 突变,促使细胞癌变;炎症环境中许多炎性因子的释放,如 TNF-α、IL-6、IL-22 等可以促进内皮细胞增殖,参与肿瘤的形成和发展;另外许多信号通路的激活,如 mTOR 及 NF-κB 等信号通路的激活也有利于细胞的持续增殖、血管形成、细胞的侵袭与转移等,从而促进肿瘤的发生和发展。近年来的一大进展是发现肠道菌群与 IBD 癌变密切相关。在 IBD 动物模型中已经观察到肠道菌群对 IBD 癌变的重要影响。在无菌环境中生长的小鼠肠道不能产生明显炎症反应,也不能发展成CAC。在 IL-10 缺陷小鼠中,肠道炎症的产生时间点取决于肠道菌群的不同,在遗传背景一致的小鼠中,CAC 也只发生在有特定肠道菌群的小鼠;另外 IL-10 缺陷小鼠可以自发产生结肠炎,如果在这些小鼠肠道中定植大肠埃希菌 NC101,可以明显促进炎症相关结直肠癌的发生发展,这进一步说明肠道菌群对肠道炎症及 CAC 发生的重要影响。肠道菌群影响 CAC 发生的机制可能与其影响炎症因子的分泌有关,例如有研究发现某些肠道菌群可以影响 IL-17 和 IL-23 的分泌而促进肿瘤细胞的增殖,甚至某些肠道细菌产物可以激活肿瘤相关骨髓细胞,促进炎症介质的释放而促进肿瘤细胞的生长。肠道菌群与大肠癌发生的关系已越来越成为研究的热点,随着研究的深入,有望进一步揭示大肠癌的发生机制,并为其预防和治疗提供新的思路。

综上所述,大肠癌中,除了极少数遗传学大肠癌之外,绝大多数为散发性大肠癌,而在散发性大肠癌中,大多起源于结肠腺瘤。但随着研究的深入,目前发现越来越多的大肠癌有着不同的起源。除了传统的腺瘤-腺癌途径之外,目前发现有相当数量的大肠癌起源于锯齿状腺瘤途径,还有一部分由 IBD 发展而来,甚至有部分直接起源于正常结直肠上皮,即所谓的 de novo 途径。这些研究结果大大丰富了大肠癌的发生学说,也为大肠癌的临床预防、诊断与治疗提供了新的思路。

## 四、大肠癌的临床表现

目前,我国大肠癌每年新发病例高达 13 万～16 万人,大肠癌已成为发病率仅次于胃癌的消化道肿瘤。许多大肠癌流行病学的研究表明,大肠癌的发病与社会经济的发展、生活方式的改变,尤其是膳食结构的改变(高脂肪、低纤维素饮食摄入)密切相关,同时与环境、酒精摄入、吸烟、肥胖、遗传等其他因素也存在相关性。

　　大肠癌并非不可防治,实际上大肠癌是最易自我筛查的疾病之一;如能早期发现,其生存率及预后要较其他消化道肿瘤佳。但是在中国实际上很多患者确诊时已发展到中晚期,早期诊断率仅10%～15%。这与大肠癌特有的临床属性有关。大肠癌早期症状并不明显,部分患者可以出现一些排便习惯的轻微改变,但经常被人忽视,有时偶然出现的直肠出血也被误认为是痔疮而延误就医。往往随着癌肿体积增大和产生继发病变才出现消化系统的临床症状。疾病晚期肿瘤因转移、浸润可引起受累器官的局部改变,并伴有贫血、厌食、发热和消瘦等全身症状。

　　由于大肠癌的发生、发展是一个相对漫长的过程,从癌前病变到晚期浸润性癌,期间可能需要经过10～15年的时间,因此如何尽早发现可疑的预警症状,从而早期发现大肠癌已成为提高大肠癌生存率的关键。

### (一)大肠癌的局部表现

　　大肠癌可以发生在结肠或直肠的任何部位,但以直肠、乙状结肠最为多见,其余依次见于盲肠、升结肠、降结肠及横结肠。基于胚胎发育、血液供应、解剖和功能等的差异,可将大肠分为右半结肠(盲肠、升结肠和横结肠右半部)、左半结肠(横结肠左半部、降结肠和乙状结肠)和直肠。大肠癌由于发生部位不同,临床症状及体征也各异,应当注意鉴别。以下将按照右半结肠、左半结肠和直肠三个不同部位逐一分述。

　　1.右半结肠癌

　　右半结肠癌多为髓样癌,癌肿多为溃疡型或突向肠腔的菜花状癌,很少有环状狭窄。肿瘤一般体积较大,但由于右半结肠肠腔管径较大,且粪便多为液体状,故较少引起梗阻,常常在肿瘤生长到较大体积时才出现相关症状。因此右半结肠癌症状往往较左侧出现更晚,这也是右半结肠癌确诊时,分期较晚的主要原因之一。但是由于癌肿常溃破出血,继发感染,伴有毒素吸收,所造成的全身症状反而比左侧更明显。

　　(1)腹痛不适:约75%的患者有腹部不适或隐痛,初期为间歇性,疼痛部位并不固定,有时为痉挛样疼痛,后期转为持续性,常位于右下腹部,临床症状与慢性阑尾炎发作较为相似。如肿瘤位于肝曲处而粪便又较干结时,也可出现绞痛,此时应注意与慢性胆囊炎相鉴别。

　　(2)大便改变:病变早期粪便稀薄,有脓血,排便次数增多,这可能与癌肿溃疡形成有关。随着肿瘤体积逐渐增大,影响粪便通过,可交替出现腹泻与便秘。髓样癌质地松软易溃烂出血,但出血量小的时候,血液随着结肠的蠕动与粪便充分混合,肉眼观大便颜色正常,但粪便隐血试验常为阳性。出血量较大的时候,也可以表现为血与粪便混合呈暗红或赤褐色便。

　　(3)腹块:就诊时半数以上患者可发现腹块。腹部肿块往往位于右下腹,体检所扪及的这种肿块可能是癌肿本身,也可能是肠外浸润和粘连所形成的团块。前者形态较规则,轮廓清楚;后者由于腹腔内转移粘连,因此肿块形态不甚规则。腹部肿块一般质地较硬,一旦继发感染时移动受限,且有压痛。时隐时现的腹部肿块常常提示存在肠道不完全梗阻。

　　(4)贫血:约30%的患者因癌肿破溃持续出血而出现贫血,较长时间的慢性失血可引起贫血,产生低色素小细胞性贫血。既往报道提出升结肠癌以贫血为首发症状者可占15%。故对贫血原因不明的人要警惕结肠癌的可能。

　　(5)其他症状:部分患者还可伴有食欲缺乏、饱胀嗳气、恶心、呕吐,同时由于缺铁性贫血可表现为疲劳、乏力、气短等症状。随着病情逐渐发展,出现进行性消瘦、发热等全身恶病质现象。

**2.左半结肠癌**

左半结肠癌多数为浸润型,常引起环状狭窄。左侧结肠肠腔管径较细,不如右侧宽大,较窄且有弯曲,而且在该处粪便已基本形成固体状态,水分也被吸收从而使粪便变得干硬,所以更容易引起完全或不完全性肠梗阻。肠梗阻部位常发生于乙状结肠和直肠-乙状结肠交接部位,临床上可以导致大便习惯改变,出现便秘、腹泻、腹痛、腹部痉挛、腹胀等。由于带有新鲜出血的大便更容易引起患者警觉,因此病期的确诊常早于右半结肠癌。此外左半结肠癌体积往往较小,又少有毒素吸收,故不易扪及肿块,也罕见贫血、消瘦、恶病质等现象。

(1)腹痛腹胀。

左侧结肠癌较突出的临床表现为急、慢性肠梗阻,主要表现为腹痛、腹胀、肠鸣和便秘,而呕吐较轻或缺如。腹胀是慢性肠梗阻的突出症状,随着梗阻进展,腹胀逐渐加剧。不完全性肠梗阻有时持续数月才转变成完全性肠梗阻。

腹痛多为持续隐痛,伴阵发性绞痛,腹痛多出现在饭后,且常伴有排便习惯的改变。一旦发生完全性肠梗阻,则腹痛加剧,并可出现恶心、呕吐。患者以急性肠梗阻为首发症状就诊的现象并不少见,结肠发生完全性梗阻时,如果回盲瓣仍能防止结肠内容物的逆流,形成闭襻式肠梗阻,梗阻近侧结肠可出现高度膨胀,甚至可以出现穿孔。一旦出现肠壁坏死和穿孔则可并发弥漫性腹膜炎,出现腹膜刺激征。

(2)排便困难。

半数患者有此症状,早期可出现便秘与排便次数增多、相互交替,此时常易误诊为单纯性便秘或肠功能紊乱。随着病程的进展,排便习惯改变更为明显,逐渐出现进展性便秘和顽固性便秘,亦可伴有排气受阻,这与肿瘤的体积增大导致的肠道梗阻密切相关。如癌肿位置较低,还可有排便不畅和里急后重的感觉。

粪便带血或黏液:癌肿溃破可引起产生出血和黏液,由于左半结肠中的粪便渐趋成形,血液和黏液不与粪便相混,约25%患者的粪便中肉眼观察可见鲜血和黏液,有时甚至便鲜血。据上海肿瘤医院统计,左半结肠癌有黏液便者占40.5%,而右半结肠癌仅8.6%。

**3.直肠癌**

直肠癌肿往往呈环状生长,易导致肠腔缩窄,因此早期表现为粪柱变形、变细,晚期则表现为不全性梗阻。直肠癌由于癌肿部位较低,而在此处的粪块较硬,癌肿较易受粪块摩擦而引起出血,也经常被误诊为"痔"出血。由于病灶刺激和肿块溃疡的继发性感染,可以不断引起排便反射,也易被误诊为"肠炎"或"菌痢",临床上需要提高警惕,进行鉴别诊断。

(1)便血:大便带血往往是直肠癌最早出现的唯一症状,多为鲜红色或暗红色,不与成形粪便混合或附着于粪便表面。随着瘤体增大、糜烂,出血量增多并变成黏液脓血便,但少有大量出血者。

(2)排便习惯改变:主要表现为大便变细、变扁或有沟槽。排便次数增多,尤其是早晨。随着疾病进展,排便不尽感明显,可伴有肛门坠胀、里急后重等。

(3)疼痛:早期并无疼痛,随着病变浸润周围,可以出现不适,产生钝痛,晚期肿瘤侵及骶前神经丛时可出现骶部持续性剧痛并可放射到腰部和股部。低位直肠癌累及肛门括约肌亦可引起排便时剧痛。

(4)其他症状:直肠癌若累及膀胱、阴道、前列腺,则可出现尿痛、尿急、尿频、血尿及排尿不畅。如病灶穿透膀胱,患者排尿时可有气体逸出,尿液中带有粪汁。肿瘤穿通阴道壁而形成直肠-阴道瘘时,阴道内可有血性分泌物及粪渣排出。

### (二)大肠癌的全身表现

既往共识往往认为肿瘤是一种局部病变,但是最新研究成果不断提示,肿瘤的发生除肿瘤细胞自身存在众多的基因表达改变外,它更是全身性疾病的一个局部反应,是机体作为一个生物系统其整体平衡失调的结果。所有的肿瘤都应当被认为是全身性的疾病,所以学者也将肿瘤的临床表现相应分为局部表现和全身性表现两个方面。本节将从整体观的角度出发,来探讨大肠肿瘤的全身表现。

#### 1.血液系统

血液系统的症状最常见。由于大肠肿瘤所产生的血液丢失在临床上表现不一,左半结肠往往出现便血,而右半结肠经常表现为无症状的贫血,有时只能从粪便隐血试验中发现端倪。大肠肿瘤造成的贫血往往是缺铁性的,即可出现典型的小细胞低色素性贫血。大肠肿瘤所致贫血的临床表现和普通缺铁性贫血一样,一般有疲乏、烦躁、心悸、气短、眩晕、全身不适,也可以造成一些已有的疾病比如缺血性心脏病的恶化。严重贫血时除了可以出现面色苍白、结膜苍白等贫血貌外,还可以有皮肤干燥皱缩,毛发干枯易脱落,甚至呈匙状甲。因此临床上遇见缺铁性贫血时,不能单纯认为是铁摄入不足,必须警惕有无肠道丢失铁的情况存在。值得注意的是,即使患者已经在上消化道发现了可以解释贫血的病变,也应当进行下消化道检查,因为上下消化道均出现病变的情况并不少见。

#### 2.结缔组织系统

临床上大肠癌常以消化道症状就诊,少数患者却以肠外罕见征象为首发。癌肿与结缔组织病的关系已引起国内外许多学者的关注。国内曾报道大肠癌分别以类风湿关节炎、皮肌炎等结缔组织疾病就诊,后经粪便隐血试验、钡剂灌肠检查确诊为大肠癌,并观察到上述肠外症状与大肠癌消长呈正相关,当癌肿切除,结缔组织系统症状可控制,癌肿失控或转移,则症状加剧。既往文献报道在 77 例癌肿伴结缔组织性疾病的病例中,18 例为类风湿关节炎,其中结肠癌占 2 例,而另据国外报道,皮肌炎易合并内脏肿瘤,发生率为 7%～30%,随着年龄增大,皮肌炎合并癌症发生率增高,可能与机体免疫反应有关。

#### 3.除肠道之外的消化系统

大肠癌也有以顽固性呃逆为首要症状就诊的特例。呃逆由横膈的痉挛性收缩引起。横膈具有丰富的感受器,凡刺激迷走神经或骨盆神经所支配区域的任何部位,均可导致反射性呃逆。升结肠受迷走神经支配,位于升结肠的癌肿可以由于局部炎症、缺血坏死或近端不完全性肠梗阻等刺激了迷走神经,引起持久而顽固性呃逆。

大肠肿瘤同样可以引起上消化道的恶心、呕吐、饱胀等类似消化不良的症状,而在出现并发症的时候,此类症状会更为明显。比如慢性肿瘤浸润产生胃-结肠瘘时,甚至可以出现粪样呕吐。

#### 4.泌尿生殖系统

泌尿生殖系统的症状主要出现在疾病的晚期。由于解剖部位的相邻,更容易出现在直肠癌患者身上。肿瘤在累及泌尿系统诸如膀胱、前列腺时,可以造成反复的尿路感染和尿路刺激症状,临床上可以出现气尿症或粪尿症,肿瘤或转移的淋巴结压迫还可以造成肾积水。肿瘤在生殖系统最常见的侵犯表现就是造成直肠-阴道瘘,此时阴道内可有血性分泌物及粪渣排出。

## 五、大肠癌的诊断和检查方法

### (一)内镜诊断

近年来,由于饮食结构和生活习惯的改变,我国大肠癌的发病率和死亡率明显增加。对早期大肠癌及时进行治疗可有效提高患者的生存率与生活质量,而实现这一目标的关键在于早期发现和早期诊断。结肠镜检查是发现早期大肠肿瘤的重要方法,但目前国内对早期大肠癌的检出率仍远不尽如人意,文献报道的早期大肠癌检出率平均不到10%。近年来随着内镜成像技术的不断发展,目前已有不少成熟的技术开始应用于早期大肠癌及腺瘤的诊断及治疗,包括放大内镜技术、内镜下黏膜染色技术与窄带显像技术等,均有助于提高早期大肠肿瘤,尤其是扁平腺瘤的检出和诊断准确度。本章节将对近年来出现的大肠肿瘤的内镜诊治新技术做一介绍。

1.早期大肠癌的内镜下新型诊断技术

(1)放大内镜:放大内镜除了具有普通内镜观察及取活检的功能外,在镜身前端置有一个放大装置,可将病灶放大100~150倍,从而能细致观察大肠黏膜腺管开口,即隐窝的形态。放大内镜在诊断大肠肿瘤时具有以下优点:首先,通过它能近距离地从正面、侧面或者中等距离甚至远距离观察病灶,以了解其肉眼形态、发育样式、有无凹陷、局部性状和范围;其次,可观察病灶的硬化程度和周围皱襞的集中情况,可利用空气量的变化使病灶形状发生改变,并以此判断病灶的黏膜下侵犯程度;最后,它能接近病灶有助于观察其微小构造并进行隐窝的具体分型,这一方法使肿瘤侵犯程度的判断准确率显著提高。放大内镜可在不做黏膜活检的条件下判断是否有肿瘤,并了解病灶的组织学类型。在做大肠肿瘤的切除治疗时,亦可通过对切除后病灶周围的放大观察确定是否已完整切除病灶,这对大肠肿瘤的治疗非常重要。

目前,放大内镜多与染色内镜或与窄带显像内镜相结合用于诊断大肠黏膜病变。

(2)染色内镜:由于大肠黏膜色泽单一,病变颜色与正常黏膜色泽差异亦不大,因此,常规内镜下观察大肠黏膜无法呈现良好的对比,对微小病变及病变边缘、表面微细结构的显示均不理想。利用与黏膜颜色有良好对比的染色剂如0.4%的靛胭脂溶液或0.5%的亚甲蓝溶液进行黏膜染色后可更清晰地观察病变。靛胭脂溶液不能被黏膜上皮吸收,色素贮留在黏膜凹陷部,使病灶凹凸明显,显示隆起、平坦、凹陷的微小病灶的边界,从而可以观察到原来普通内镜不能观察到的病变;亚甲蓝溶液可被黏膜上皮吸收使其着色,而腺管开口不染色,这样可清楚显示腺管开口的形态,根据其形态变化可以帮助鉴别病灶的性质。染色方法结合放大内镜观察,可明显提高微小病变的识别率及观察肿瘤表面的腺管开口类型。日本学者Kudo等将大肠黏膜隐窝形态分为五型。Ⅰ型为圆形隐窝,排列比较整齐,无异型性,一般为正常腺管开口而非病变。Ⅱ型呈星芒状或乳头状,排列尚整齐,无异型性,腺管开口大小均匀,多为炎性或增生性病变而非腺瘤性。Ⅲ型分两个亚型:ⅢL称为大腺管型,隐窝形态比正常大,排列规则,无结构异型性,为隆起性腺瘤的基本形态,其中约86.7%为腺瘤,其余为黏膜癌;ⅢS称为小腺管型,是比正常小的隐窝集聚而成,隐窝没有分支,为凹陷型肿瘤的基本形态,此型多见于高级别上皮内瘤变的腺瘤,也可见于黏膜癌(28.3%)。Ⅳ型为分支及脑回样,此型隐窝为隆起性病变多见,类似珊瑚样改变,是绒毛状腺瘤特征所见,黏膜内癌可占37.2%。Ⅴ型包括ⅤA(不规则型)或ⅤN(无结构型),此型隐窝形态紊乱或结构消失,见于癌,黏膜下癌可占62.5%。

Tamura等研究发现,按隐窝形态分类标准对大肠黏膜病变进行诊断,染色放大内镜诊断与组织病理学诊断的一致性可达90%。另一项研究也发现,染色放大内镜鉴别肿瘤性与非肿瘤性病变的敏感性为98%,特异性为92%。故认为染色放大内镜可与组织病理学相媲美。

染色内镜操作的注意事项及误区如下:①染色前必须将病变部位冲洗干净,一般应用温饮用水冲洗;②如病变部位已冲洗干净,可通过内镜活检孔道直接将染色剂喷洒至病变周围,喷洒时应尽量减少冲洗压力,因压力过大时,染色剂可能会在病变附近溅开,使病变附近形成很多小水泡或小水珠,影响观察,且对于肿瘤性病变,喷洒压力过大时,染色剂也会引起病变部位出血;③对于一些疑似平坦或凹陷型病变,不应为了省时省事、怕麻烦而未进行黏膜染色,对于此类可疑病变,操作者应有时刻进行黏膜染色的观念。

(3)窄带显像技术:窄带显像技术(NBI)是一种利用窄带光波的成像技术,其原理是使用窄带光(415 nm的蓝光,540 nm的绿光)进行成像观察,只有窄带波段的蓝光和绿光可通过NBI滤片,生成NBI影像。由于消化道黏膜中血管内的血红蛋白对415 nm蓝光及540 nm绿光有很强的吸收,因而能清晰显示血管,黏膜表面血管显示为褐色,黏膜下层的血管显示为青色。另外,415 nm蓝光可在黏膜表面产生强反射,使黏膜表面的形态结构清晰鲜明,从而可显著强调黏膜的微细结构及病变的边界。因此,NBI成像特点可概括为更好地显示黏膜血管及黏膜表面微细结构,有助于微小病变的发现及对肿瘤性质的判断。

目前常用的NBI分型有Sano分型和Showa分型。Sano分型简单、实用,分为三型。Ⅰ型:黏膜表面结构呈规整的蜂巢样,血管网不可见;Ⅱ型:黏膜表面结构呈蜂巢样圆形,周围可见规整的血管网,血管管径均匀;Ⅲ型:围绕腺管开口周围的血管呈不规整分支状中断,血管粗细不均。多项研究显示,NBI放大内镜与染色放大内镜区分大肠肿瘤性和非肿瘤性病变的准确率相似。Su等分别使用NBI放大内镜和色素放大内镜对78例患者进行检查,结果显示NBI内镜和染色内镜区分肿瘤性和非肿瘤性大肠息肉的敏感性、特异性和准确性相同。Hirata等用NBI放大内镜和色素放大内镜做了对比研究,发现两者对腺管开口分型的诊断一致率为Ⅱ型88%、ⅢS型100%、ⅢL型98%、Ⅳ型88%、ⅤA型78%和ⅤN型100%。但与染色内镜相比,NBI内镜检查仅需在两种光源间进行转换,无须喷洒色素,更方便、省时,并避免了色素对人体潜在的危害。

(4)内镜智能分光比色技术:内镜智能分光比色技术(FICE)通过模拟色素内镜,可以再现黏膜表层细微结构及毛细血管走向。其通过电子分光技术将彩色CCD采集到的不同色彩元素进行分解、纯化,根据内镜主机预设置的参数,从白光显像的全部光谱信息中抽提出相应信息后进行图像再合成,不仅能形成以上波段的组合光谱,更可提供400~600 nm间任意波长组合的图像处理模式,根据想要的波长进行图像重建,能清晰地观察组织表层结构和毛细血管走向,以及黏膜细微凹凸变化。与既往普通的色素内镜相比,FICE无须染色便可清晰地观察黏膜腺管的形态,因此称之为电子染色。利用FICE技术可以更清晰地观察肠道黏膜腺管开口的形态与黏膜血管的形态。此外,FICE还有放大模式,即FICE放大内镜。FICE放大模式下可更清晰显示腺管开口形态及毛细血管结构,有助于提高病变诊断的准确率。FICE放大内镜对腺管开口分型的诊断优于常规放大内镜,与染色内镜相似。由于血红蛋白吸收波长在415 nm左右,FICE放大内镜更易观察到浅表毛细血管形态。FICE模式下肿瘤性血管较非肿瘤性血管颜色更深,直径粗大,伴有血管扭曲变形、结构紊乱,部分血管网的破坏。但该项技术在大肠癌临床诊断方面的应用还有待进一步深入研究。

(5)共聚焦激光显微内镜:共聚焦激光显微内镜是一种新型的内镜检查方法,是由实验室光学显微镜衍生来的。将激光扫描显微镜结合于内镜上,在内镜检查时可获得病变的组织学诊断。这种技术不仅可将镜下的图像放大1 000倍,还可对黏膜进行一定深度的断层扫描成像,实时显示组织细胞的显微结构,从而有助于内镜下做出组织学诊断并指导靶向活检。在使用共聚焦激光显微内镜时,为了得到高对比性的图像,需要使用荧光对比剂。最常使用的是荧光素钠(10%)和盐酸吖啶黄素(0.05%)。二者联合应用可以更清晰地显示细胞和微血管结构,分析结肠隐窝的结构和杯状细胞的分布,对大多数患者的组织学诊断进行正确的预测。Sakashita 等在2003 年首次提出了大肠高级别上皮内瘤变和癌症的共聚焦诊断标准,肿瘤性病变的特征是细胞核任何结构异常和清晰可见的存在,其预测大肠肿瘤性病变的敏感性为 60%。随后 Kiesslich 等研究发现,与病理诊断相比,共聚焦激光显微内镜诊断大肠肿瘤的敏感度为97.4%,特异度为99.4%,准确度为99.2%。但目前该技术还未大规模应用,国内外仅有少数医院将其应用于临床,其对早期大肠肿瘤的诊断有效性有待进一步验证。

(6)超声内镜:超声内镜具有普通内镜及超声显像的功能,目前应用于临床的超声内镜可分为两类:一类是内镜前端安装超声探头,对于肠道隆起较高的病变或肠腔外病变的诊断较适用,但在进行超声检查的同时无法进行内镜观察;另一类是通过内镜的活检孔插入细直径的超声小探头,主要适用于肠道表浅性病变的探查,其优点是插入容易,可以在内镜观察的同时实施超声检查,并可进行活检。超声内镜的优势是既可直接观察黏膜形态进行组织活检,又可超声扫描观察肠壁全层及邻近脏器的超声影像,对于癌变的浸润深度、邻近脏器的侵犯以及淋巴结转移进行准确的诊断并行 TNM 分期,这对大肠癌的术前诊断、分期、选择治疗方案、术后监测、判断预后均有重大意义。Harewood 等前瞻性评估了 80 例直肠癌患者,手术前应用超声内镜检查,提示超声内镜对 T 分期和 N 分期的准确性分别为 91% 和 82%。

(7)结肠胶囊内镜:由于常规结肠镜检查会引起疼痛,经常需要麻醉,故其广泛应用仍受到限制。近年来发展的结肠胶囊内镜技术,由于其良好的安全性和耐受性,可用于结肠镜检查不能耐受的受检者,尤其适用于合并有严重心、脑、肾多脏器疾病,难以承受有创性检查的老年患者。其可以用于结肠疾病如结肠癌、结肠息肉的诊断和筛查。

目前国外多中心的临床研究表明,结肠胶囊内镜的检查过程中患者无明显痛苦,病变的诊断率较高,具有很好的可行性与实用性。对于大肠病变的检出率,一项系统性综述表明,结肠胶囊内镜发现各类息肉的敏感性为 73%,特异性为 89%。对有意义的息肉(>6 mm 的息肉或多于3 个息肉且不论大小)其敏感性是 69%,特异性是 86%。然而现阶段的结肠胶囊内镜还局限于病变的诊断和检测,不能进行组织活检和治疗;并且,结肠胶囊内镜在肠道内的运动完全依靠消化道自身动力和重力作用,不能进行人为控制,限制了它对特定部位进行检查。近期一种具有爬行功能的微型机器人结肠镜正在研究中,将其从肛门塞入后能自行利用其双臂爬向回盲部,还能利用其"手臂"对病变部位进行活检,钳取病理组织。其他如基于磁力的胶囊内镜等或许亦能在未来提高结肠胶囊内镜的应用价值。

2.早期大肠肿瘤的内镜下肉眼形态分类

早期大肠癌的内镜下肉眼形态分为两类基本型:隆起型和平坦型。隆起型(Ⅰ型):病变明显隆起于肠腔,基底部直径明显小于病变的最大直径(有蒂或亚蒂型);或病变呈半球形,其基底部直径明显大于病变头部直径。此型根据病变基底及蒂部情况分为以下三种亚型:①有蒂型(Ip):病变基底有明显的蒂与肠壁相连;②亚蒂型(Isp):病变基底有亚蒂与肠壁相连;③广基型(Is):病变明显隆起于黏膜面,但病变基底无明显蒂部结构,基底部直径小于或大于病变头端的最大直径。对于平坦型大肠肿瘤的定义与分型见下文。

### (二)提高内镜医师诊断早期大肠癌的策略

新型的内镜诊断技术,如染色放大内镜、NBI放大内镜的开展为内镜医师识别微小病变和平坦型病变提供了新视野,尤其能加强对早期大肠癌和癌前病变的识别能力。所以对内镜医师进行专门的培训显得尤为重要,其对策如下:

(1)通过行业学会或组织进行学术活动及讲座,加深内镜医师对早期大肠癌病变,尤其是平坦型病变的认识,提高对这些病变的内镜下直接征象和间接征象的识别能力。

(2)在全国范围内推广应用染色内镜和放大内镜,并进行普及。在大医院建立内镜培训中心,系统培训肠镜医师,并通过读片制度提高内镜医师对大肠平坦型病变的识别能力。

(3)建议相关专业杂志多刊登规范化诊断治疗平坦型病变的个案报告。这类报告实质上比高例数回顾研究报告对医师更有益,其可直接指导和规范平坦型病变的诊治工作,引导内镜医师对这类病变的重视程度。

## 六、大肠癌的分型

根据肿瘤累及深度可将大肠癌分为早期癌与进展期癌。

### (一)肉眼大体类型

1.早期癌

(1)息肉隆起型:肿瘤呈息肉状向腔内突出。可分为有蒂与无蒂或广基型。

(2)扁平隆起型:肉眼观呈斑块状隆起,似钱币状。

(3)平坦型:肿瘤与周围黏膜持平,无隆起,也无凹陷。

(4)凹陷型:肿瘤局部呈浅的凹陷。

(5)扁平隆起伴凹陷型:呈盘状,边缘隆起,中央凹陷。

2.进展期癌

(1)隆起型:肿瘤主体向肠腔内突出呈结节状、息肉状或菜花状隆起,境界清楚,有蒂或广基。切面观,肿瘤与周围肠壁组织境界清楚,浸润通常较表浅局限。若肿瘤表面坏死,形成浅表溃疡,形如盘状,称盘状型亚型。

(2)溃疡型:肿瘤面有深在溃疡,深度达或超过肌层。根据肿瘤生长方式及溃疡外形又可分为两个亚型。

局限溃疡型:肿瘤外观似火山口状,中央坏死,有不规则深溃疡形成。溃疡边缘肿瘤组织呈围堤状明显隆起于黏膜面。肿瘤底部向肠壁深层浸润,边界一般尚清楚。

浸润溃疡型:肿瘤主要向肠壁深层呈浸润性生长,与周围组织分界不清。肿瘤中央坏死形成深溃疡。溃疡边缘围绕肠黏膜,略呈斜坡状抬起,无明显围堤状结构。溃疡型在大肠癌最为常见,占51.2%。

(3)浸润型:肿瘤在肠壁内呈弥漫性浸润,局部肠壁增厚,但无明显溃疡或向腔内隆起的肿块。肿瘤常累及肠管全周,并伴有明显纤维组织增生,肠管周径明显缩小,形成环状狭窄,其浆膜面常可见因纤维组织收缩而形成的缩窄环。本型约占10%。组织学上多数为低分化腺癌。

### (二)播散和转移

1.局部扩散

肿瘤沿着肠壁局部扩散,或呈环形浸润,累及肠管全周形成环状狭窄,或向纵轴蔓延,沿黏膜下浸润。对距肛缘4~6 cm的直肠下段高分化癌切除可采用保留肛门括约肌手术。肿瘤向管壁外直接浸润可累及邻近组织或器官。盲肠癌可累及右侧腹股沟及腹壁；横结肠癌可累及胃、胰、胆囊及脾；升结肠及降结肠癌可累及腹膜后组织；乙状结肠及直肠癌可累及盆腔脏器、膀胱、前列腺及阴道等。

**2.淋巴道转移**

大肠癌淋巴道转移率为 40%～50%，其中早期癌转移率约为 10%。淋巴道转移率还与肿瘤的肉眼类型、分化程度及生长方式密切相关。隆起型及局限溃疡型、高分化及呈推进性生长方式者，其转移率明显低于浸润型及浸润溃疡型、低分化及浸润性生长者。淋巴道转移通常顺着淋巴流向累及相应区域淋巴结，而直肠旁淋巴结可不受累。跳跃式转移的发生率大约 10%。逆向转移系指癌转移至肿瘤下方肠管所引流的淋巴结内。通常是由上面淋巴管被癌阻塞所致。发生率在直肠癌为 3.5%～5%。

**3.血道转移**

肝为大肠癌血道转移最常见的部位，其次为肺、肾上腺、卵巢、脑、肾及皮肤等。直肠下段癌通过两个静脉丛直接转移至骶骨及脊柱。此外，大肠癌转移至睾丸、颌骨、鼻咽部、盆腔以及指（趾）骨等处也有少数病例报道。

**4.种植性转移**

盲肠、横结肠及乙状结肠癌容易穿透浆膜种植于腹膜面。种植转移可在直肠子宫陷窝或直肠膀胱窝，并形成直肠指诊时可触及的肿块。种植转移也可累及卵巢，形成库肯勃瘤。

**（三）临床病理分期**

早期大肠癌的预后与癌组织浸润的深度密切相关。将浸润深度分为 6 个级别。

M1：癌组织位于黏膜固有层一半以内。

M2：癌组织位于黏膜固有层一半以上。

M3：癌组织深达黏膜肌层。

SM1：癌组织深达黏膜下层的浅部。

SM2：癌组织深达黏膜下层的中部。

SM3：癌组织深达黏膜下层的深部接近固有肌层。

**（四）病理类型**

大肠腺癌主要由柱状细胞、黏液分泌细胞以及未分化细胞构成，肿瘤可含有少量神经内分泌细胞及潘氏细胞。根据肿瘤细胞的组成及其组织结构特点，大肠腺癌可分为以下类型。

**1.乳头状腺癌**

癌组织呈粗细不等的乳头状分支状结构，乳头中心索为少量纤维血管间质，表面癌细胞呈柱状，具有不同程度异型性。深部肿瘤组织常呈小的乳头状囊腺癌结构，乳头一般较短。

**2.管状腺癌**

癌组织内出现管状排列结构。根据大肠腺癌的分化程度，可将其分为三级。

（1）高分化腺癌：癌细胞均排列成腺管状结构，腺管由单层癌细胞构成，胞核位于基底侧，异型性较轻。腺腔侧可见明显胞质带。

（2）中分化腺癌：癌细胞大多排列成腺管结构，部分癌细胞呈实性条索状或团块状结构。腺管内衬的细胞分化较差，细胞排列参差不齐，呈假复层，胞质较少，腺腔侧胞质带消失。

（3）低分化腺癌：癌细胞大多呈实性条索状或巢状结构，仅少数呈腺管状。癌细胞分化差，异型性明显，胞质很少。

**3.黏液腺癌**

本型以出现大量细胞外黏液为其特点,黏液可局限于囊状扩张的腺腔内,囊壁常衬以分化较好的黏液分泌上皮;黏液也可进入间质形成黏液湖,其中可见漂浮的癌细胞片段。所含黏液占肿瘤组织的 1/2 以上。

**4.印戒细胞癌**

肿瘤由弥漫成片的印戒细胞构成,无特殊排列结构。印戒细胞胞质可呈红染颗粒状,或呈细小空泡状,或呈大的黏液空泡;胞核一般呈不规则形,深染,偏于胞质一侧。

**5.未分化癌**

癌细胞弥漫呈片或呈团块状、条索状排列,无腺管形成。癌细胞核大而明显,胞质少,无黏液分泌。

**6.鳞状细胞癌**

大肠鳞状细胞癌罕见。诊断鳞状细胞癌需排除其他部位恶性肿瘤如肺鳞癌的大肠转移,排除鳞状细胞上皮瘘管所引起的鳞状细胞癌,排除肛门鳞状细胞癌的蔓延。

**7.腺鳞癌**

大肠腺鳞癌罕见,占大肠癌的 0.025%～0.05%。腺鳞癌分布部位与普通型腺癌相同,约半数发生于直肠或乙状结肠,20% 发生在盲肠,大体类型及临床表现与腺癌没有区别。组织学类型上,肿瘤由腺癌及鳞癌两种成分构成。鳞癌一般分化较差,侵袭性强;而腺癌与普通腺癌相同,分化一般较好。

**8.小细胞癌**

小细胞癌又称恶性类癌、燕麦细胞癌以及神经内分泌癌。发生于大肠的小细胞癌甚为罕见,约占大肠恶性肿瘤的 0.2%,以直肠和右半结肠多见,其次为盲肠、升结肠、横结肠、乙状结肠、脾曲。临床上,小细胞癌为一种高度恶性的肿瘤,早期出现血道转移,70%～75% 有肝转移,64% 的患者在 5 个月内死亡。

肉眼:多数呈溃疡型,少数呈隆起型或浸润型。

镜下:癌细胞常排列成片,没有特殊结构;癌细胞有两种形态,一种呈卵圆形或多边形,胞质量少,呈嗜双色性,胞核圆形或卵圆形,染色质分布较均匀,核仁不明显;另一种似肺燕麦细胞癌,胞质不明显,核呈纺锤形,深染,也无明显核仁。常有坏死。大约 21% 伴有鳞状上皮化生,45% 伴有腺瘤。

免疫组化:角蛋白单克隆抗体 AE1/AE3、抗肌内膜抗体 EMA 阳性;神经元特异性烯醇化酶(neuron specific enolase,NSE)、神经元中丝蛋白(neurofilaments,NF)阳性。

**9.类癌**

肠道类癌最常见于阑尾,其次为回肠,直肠居第三位,结肠较少。直肠类癌的发现率大约为每 2 500 例直肠镜检查有 1 例。临床表现多无症状,多数为其他肠道病变做检查时被发现。年龄高峰为 41 岁,平均年龄 52 岁,男女之比为 1.7：1。

肉眼:扁平或略凹陷的斑块,或呈息肉样病变。类癌独有的特征之一是经过甲醛(福尔马林)固定后呈黄色。

镜下:小而一致的细胞于间质中浸润,呈彩带状分布,可伴有隐窝细胞微小增生灶。也存在少量产生黏蛋白的管状或腺泡细胞,亲银和嗜银反应常呈阴性。

免疫表型:NSE、嗜铬素、突触素、癌胚抗原(CEA)阳性;常表达生长抑素、胰高血糖素、P 物质和 YY 肽、人绒毛膜促性腺激素（HCG）以及前列腺酸性磷酸酶；少数表达胃泌素、降钙蛋白、胰多肽和促胃动素。

处理方法：小于 2 cm 且局限于黏膜或黏膜下层的直肠类癌最好是局部切除。体积较大或表现为肌层浸润的类癌，需要根治性手术治疗。

10.类癌腺癌混合

多见于阑尾，也可发生于胃、小肠及大肠。肉眼和一般类癌相似。

镜下：癌细胞排列呈巢状、条索状、腺泡状或管状，由三种类型的细胞构成，一种为胞质呈空泡状，核位于基底部，类似于印戒细胞或杯状细胞，胞质内含有黏液；第二种细胞较大，胞质略呈嗜酸性，核居中，常可见亲银或嗜银颗粒，有时胞质内也有黏液并存；第三种为潘氏细胞，存在于部分腺类癌中，所有上述细胞核小而一致，染色质细颗粒状，核分裂罕见。

## 七、大肠癌的化疗

化疗是大肠癌多学科综合治疗中的一个重要组成部分。对 Ⅱ、Ⅲ 期患者，它可以配合手术及放疗，通过杀灭微小的远处转移灶及局部术野的脱落癌细胞，减少术后复发和转移，提高生存率。对 Ⅳ 期患者或术后复发转移的患者，化疗更是主要的治疗手段。研究表明，对一般状况良好的 Ⅳ 期患者，接受全身化疗组的中位生存期比单纯支持治疗组延长 8～10 个月，联合靶向药物治疗中位生存期可以延长 14 个月，而且有客观疗效的患者往往伴有症状的改善和生活质量的提高。同步放化疗时，化疗药物还可以起到放射增敏剂的作用。因此，化疗无论是联合手术和放疗，还是单独使用，都有其独特的地位。

大肠癌的常用化疗药物有三类：氟尿嘧啶类药物、奥沙利铂和伊立替康，它们是从数十种化疗药物中筛选出来的对大肠癌有确切疗效的药物。大肠癌的常用化疗方案多为这三类药物排列组合而成。需要注意的是一些广谱的化疗药物如紫杉醇、吉西他滨、培美曲塞、阿霉素、甲蝶氨呤、长春瑞滨等对大肠癌均无明确疗效，不推荐常规使用。

### （一）常用药物

（1）氟尿嘧啶类：氟尿嘧啶类药物是大肠癌化疗的基石。其中氟尿嘧啶（5-fluorouracil, 5-FU）自 1957 年应用于临床以来，一直是治疗大肠癌的主要药物，在转移性疾病和术后辅助治疗方面的地位举足轻重。5-FU 的衍生物有替加氟、尿嘧啶替加氟（优福定）、去氧氟尿苷、卡莫氟、卡培他滨、替吉奥等。目前在全世界范围内临床应用最广泛的 5-FU 衍生物是卡培他滨。替吉奥对亚洲人大肠癌疗效不亚于卡培他滨，尽管 NCCN 指南等并未将其列入，但值得我们进一步研究。替加氟、尿嘧啶替加氟、去氧氟尿苷、卡莫氟等由于有更好的药物替代，目前已经很少使用。

（2）氟尿嘧啶（5-fluorouracil, 5-FU）：5-FU 是抗嘧啶类合成的抗代谢药物，在体内转变为氟尿嘧啶脱氧核苷酸（5-FUdUMP），与胸苷酸合成酶（TS）的活性中心形成共价结合，抑制该酶的活性，使脱氧胸苷酸生成减少，导致肿瘤细胞的 DNA 生物合成受阻。在这个过程中如果加入甲酰四氢叶酸（leucovorin, LV），则 5-FUdUMP、TS、LV 三者可以形成牢固、稳定的三元复合物，对 TS 的抑制作用大大增加，从而提高5-FU的疗效。因此在临床工作中，5-FU 和 LV 往往是联合使用的。

5-FU 也可代谢为氟尿嘧啶核苷，以伪代谢物形式掺入 RNA 中，干扰肿瘤细胞 RNA 的生理功能，影响蛋白质的生物合成。5-FU 对增殖细胞各期都有抑制作用，对 S 期细胞最敏感。

5-FU 的用法有静脉推注、静脉输注、持续静脉输注、肝动脉灌注化疗以及腹腔内灌注化疗等。

5-FU 最常见的不良反应有腹泻、口腔炎、轻至中度白细胞减少等。比较多见的不良反应有食欲减退、轻度恶心、呕吐、皮肤色素沉着、轻度脱发等。5-FU 的不良反应随药物剂量、用法改变而不同,例如 5-FU 持续静脉输注时手足综合征增多,而血液系统和胃肠道系统毒性反应明显减少。

5-FU 经代谢后主要分解成二氢氟尿嘧啶而失活,其中起关键作用的限速酶是二氢嘧啶脱氢酶(DPD)。

### (二)常用化疗方案

大肠癌常用的三类化疗药物——氟尿嘧啶类药物(5-FU/LV、卡培他滨、替吉奥)、奥沙利铂、伊立替康经过排列组合,可以组成若干种化疗方案,但最重要的有三种方案:5-FU/LV、FOLFOX、FOLFIRI。

5-FU/LV 是所有方案的基石。根据 5-FU 和 LV 不同的用法和剂量,5-FU/LV 的使用方案有 Mayo 方案、Roswell Park 方案、de Gramont 方案、AIO 方案等。de Gramont 方案又称为"双周疗法(LV5FU2)",后被改为"简化的双周疗法(sLV5FU2)",相对上述其他方案,其疗效和不良反应均更易被接受,因此目前应用最为广泛,本文中如无特殊说明,5-FU/LV 方案均按"简化的双周疗法"用药。

5-FU/LV 联合奥沙利铂是 FOLFOX 方案,5-FU/LV 联合伊立替康是 FOLFIRI 方案,5-FU/LV、奥沙利铂、伊立替康三药联合是 FOLFOXIRI 方案。将 5-FU/LV 更换为卡培他滨,联合奥沙利铂是 CapeOX 方案(也称 XELOX 方案),联合伊立替康是 CapeIRI 方案(也称 XELIRI 方案)。将 5-FU/LV 更换为替吉奥(S1),联合奥沙利铂是 SOX 方案,联合伊立替康是 IRIS 方案。

(1)氟尿嘧啶类单药方案。①5-FU/LV 方案(sLV5FU2):14 天为一周期;②卡培他滨方案:21 天为一周期;③替吉奥方案:21 天为一周期。

(2)奥沙利铂、氟尿嘧啶类两药联合方案。①FOLFOX:mFOLFOX6 14 天为一周期;②CapeOX:21 天为一周期;③SOX:21 天为一周期。

(3)伊立替康、氟尿嘧啶类两药联合方案。①FOLFIRI:14 天为一周期;②CapeIRI(不推荐使用):21 天为一周期;③IRIS:21 天为一周期。

(4)奥沙利铂、伊立替康两药联合方案:IROX 21 天为一周期。

(5)奥沙利铂、伊立替康、氟尿嘧啶类三药联合方案:FOLFOXIRI 14 天为一周期。

(6)伊立替康单药方案:21 天为一周期。

(詹玉强)

# 第九章 泌尿生殖系统肿瘤的治疗

## 第一节 肾 癌

肾癌亦称肾细胞癌、肾腺癌等,占原发性肾恶性肿瘤的85%左右。

### 一、流行病学

肾癌发病率有地区差异,瑞士及冰岛较高,英国、东欧、非洲及亚洲较低。近年来发病率有上升趋势。据1994年美国资料统计,美国每年有27 000以上新病例,其中11 000例死于本病。我国尚无全国性的统计资料,北京市(1985—1987年)资料,男3.66/10万,女1.56/10万;上海市(1995年)男3.2/10万,女2.0/10万,略低于北京地区。1990—1992年22个省市抽样地区居民死亡率及死因构成统计,肾肿瘤的粗死亡率为0.32/10万人。在泌尿外科恶性肿瘤中,肾癌仅次于膀胱肿瘤占第2位。在北京城区统计,肾癌占全部恶性肿瘤的2%,居第10位。同一国家不同性别、种族间也有很大差异,一般男女之比可相差1倍以上。

### 二、病因

肾癌的病因目前尚不清楚,种族和地理环境改变并不是引起肾脏肿瘤的重要条件。化学、物理或生物因子或其代谢物,可能作为诱变因子引起DNA分子结构的变化。近20余年对吸烟与肾癌的关系进行了研究,一般统计吸烟者肾癌的相对危险性为1.1~2.3,与吸烟的量和开始吸烟的年龄密切相关,而且戒烟者比从不吸烟者患肾癌的危险性高2倍,重度吸烟较轻度吸烟者发病率更高;肾癌与工业致癌物的关系尚未肯定,但男性吸烟并暴露于镉工业环境发生肾癌者高于常人;亦有报道咖啡可能增加女性发生肾癌的危险性,但与咖啡用量无相关性;肾癌有家族发病倾向,有弟兄2人或一个家庭中3人甚至5人发生肾癌的报道;此外,激素的影响(如雌激素)、过剩的脂肪食物、饮酒及辐射可能与肾癌的发生有一定的关系;约0.7%的肾癌伴有视网膜血管瘤,系显性常染色体疾病,肿瘤常为双侧,可为多病灶癌或囊内癌。有报道妇女经常摄入的药物如钙、多种维生素尤其维生素C有可能减少肾癌的发生。据统计,钙的总摄入量、食物中的含钙量、平时是否补钙都说明钙可能降低肾癌的危险性;利尿药可能是促进肾癌发生的因素,止痛药滥用尤其含非那西丁的药易致肾盂癌。高血压患者容易发生肾癌,但经过调查发现高血压服利尿药者肾癌的危险性增加。美籍日本人居住在夏威夷的有8 006人,20年发生肾癌的危险性和高血压没有关系,但与利尿药相关;美国艾奥瓦州妇女有输血史肾癌的 RR 在 1993 年时随访 5 年 38 例肾癌 RR=2.5,但随访 8 年后 RR=1.5,而在不能肯定是否有过输血史组的 RR 反而更高。所以输血是否为危险因素尚未肯定。有报告糖尿病患者比无糖尿病患者更容易发生肾癌,肾癌患者中 14% 为糖尿病患者,为正常人群有糖尿病患者数的 5 倍。肾功能不全的患者长期透析容易发生肾肿瘤。

### 三、组织病理学

肾癌绝大多数发生于一侧肾脏,双侧先后或同时发病者仅占 2% 左右,常为单个肿瘤,边界清楚,多病灶发病者占 5% 左右。

肾癌容易向静脉内扩散,形成癌栓,癌栓可以在肾静脉、下腔静脉内,甚至进入右心房内。肾癌可以局部扩散至相邻组织、脏器、肾上腺、淋巴结,其预后不如静脉内有癌栓者。肾癌远处转移最多见为肺,其次为肝、骨、脑、皮肤、甲状腺等,也可转移至对侧肾。镜下肾癌可分为以下几种类型。

#### (一)肾透明细胞癌

显微镜下透明细胞癌圆形或多角形,胞浆丰富,内含大量糖原、磷脂和中性脂肪,这些物质在切片制作过程中被溶质溶解,呈透明状。单纯透明细胞癌不多见,多数有或多或少的颗粒细胞(暗细胞)。肾透明细胞癌随着肿瘤细胞恶性倾向加重,其胆固醇含量减少,分化好的肿瘤核位于中央,核固缩染色质增多,浓染。分化不良的核多样性,有明显的核仁。

#### (二)嗜色细胞癌

显微镜下碱性或嗜色细胞型,存在有轻度嗜碱染色胞浆重叠的小细胞核位于中心,逆行分化细胞核增大,核仁明显,嗜酸或颗粒细胞质由线粒体聚集所致。嗜色细胞癌表现为乳头状或小管乳头状生长,在未分化肿瘤变为实性。其乳头的蒂常为充满了脂类的巨噬细胞和局灶性沙样瘤小体;乳头状腺癌预后比非乳头状好。细胞遗传学检查,乳头状腺癌无论大小都表现为特有的 Y 染色体丢失,同时有第 7 和 17 染色体三体性。

#### (三)嫌色细胞癌

显微镜下嫌色细胞的特点是细胞呈多角形,胞浆透明但有细的网状结构,有明显的细胞膜,很像植物细胞。另一特点是常规染色细胞质不染,可以用 Hale 铁染胞浆。其恶性趋势表现为胞浆嗜酸性或颗粒状,因线粒体增多,和嗜酸细胞类似。分化良好的细胞核固缩,染色质增多,有的有双核,核仁变为非典型增生,恶性度增高。

#### (四)肾集合管癌

显微镜下呈中等大小细胞,嗜碱性。胞浆淡,有 β 糖原颗粒沉积,PAS 染色强阳性,常见细胞核退行性发育,有时可见嗜酸(颗粒)细胞变异,梭型,多型性,肉瘤样肾癌主要是梭形细胞癌,侵袭性强、预后不良。梭形细胞像多形的间质细胞,难与纤维肉瘤鉴别。

#### (五)神经内分泌型肾癌

显微镜下有分化不良的小细胞癌(燕麦细胞癌),极罕见,恶性程度高。

### 四、临床表现与诊断

#### (一)临床表现

血尿、疼痛和肿物称为肾癌的"三联征",大多数患者就诊时已有 1~2 个症状,三联征俱全者仅仅占 10%左右。肾癌可能在有明确临床症状时已有远处转移,以肺和骨骼转移最为常见,有的先发现转移病灶,追溯原发肿瘤时始才诊断为肾癌。

1.血尿

肾癌引起的血尿常为间歇性、无痛、全程肉眼血尿。间歇中可以没有肉眼血尿,但仍有镜下血尿。血尿间歇时间随病程而缩短,严重血尿可伴有肾绞痛。血尿程度与肾癌体积大小无关,部分病例仅表现为持续镜下血尿。

2.腰痛

腰痛是肾癌常见症状,多数为钝痛,因肿瘤生长牵扯肾包膜引起;肿瘤侵犯周围脏器和腰肌时疼痛较重且为持续性,瘤内出血或血块通过输尿管可引起剧烈的腰痛和腹痛。

3.肿物

腰、腹部肿物也是肾癌常见症状,有 1/3～1/4 肾癌患者就诊时可发现肿大的肾脏。肾脏位置隐蔽,肿瘤必须达到一定体积时方可被发现,表面光滑、质硬、无压痛,随呼吸活动,如肿物固定,可能已侵犯临近器官。

4.发热

约 1/3 以上的患者伴有全身性症状,发热较常见,曾有学者主张将发热、血尿、疼痛和肿物称为肾癌的"四联征"。多数为低热,持续和间隙出现,亦有因高热就医者发现肾癌。

5.高血压

肾癌发生高血压者占 20%～40%,原因是肿瘤压迫血管、肿瘤内动静脉瘘、肿瘤组织产生的肾素增高,需要与原发性高血压区别。

6.红细胞改变

肾癌患者肾皮质缺氧,释放促红素,调节红细胞生成和分化,因此,有 3%～10%肾癌患者血中促红素升高。但肾癌患者贫血更为多见,主要原因是正常红细胞、正色红细胞少,小红细胞和低色红细胞血清铁或全铁结合能力下降,与慢性病的贫血相似,铁剂治疗并无效果,切除肾癌可以使红细胞恢复正常。

7.免疫系统改变

肾癌时可伴有神经病变、肌肉病变、淀粉样变和血管炎。肾癌和其他肿瘤一样可能发生神经肌肉病变,有报道肾癌并发双侧膈肌麻痹。近期报道有肾癌伴血管炎的病例,被认为是癌旁综合征或副癌综合征之一。

8.肾癌转移伴有临床症状

如脊椎转移出现腰背痛、脊髓压迫引起下肢活动障碍、大小便失禁等。

此外,肾癌伴肾外症状如肾素水平升高、高血钙、前列腺素 A 升高、绒毛膜促性腺激素、尿多胺升高、血癌胚抗原升高、精索静脉曲张等。

Chisholm 统计肾癌的全身病状如下:红细胞沉降率快 362/651(55.6%);高血压 89/237(87.5%);贫血 473/1 300(36.3%);恶病质、消瘦 338/979(34.5%);发热 164/954(17.2%);肝功能异常 65/450(14.4%);碱性磷酸酶升高 44/434(10.1%);高血钙 44/886(4.9%);红细胞增多症 43/1 212(3.5%);神经肌肉病变 13/400(3.2%);淀粉样变 12/573(2.0%)。

(二)放射影像检查

1.X 线平片

泌尿系统平片可能见到肾外形改变,较大的肿瘤可遮盖腰大肌阴影,肿瘤内有时可见到钙化,局限或弥漫絮状影,有时在肿瘤周围形成钙化线、壳状,占 10％左右。

2.CT 检查

CT 检查是目前诊断肾癌最重要的方法,可以发现肾内 0.5 cm 以上的病变。肾癌未引起肾盂肾盏变形时,CT 检查对诊断有决定意义。该检查可以准确测定肾癌的大小、测定肿瘤的 CT 值,注射对比剂以后是否使 CT 值增强,可以说明肿物内血管供应情况。有统计 CT 对以下情况诊断的准确性如下:肾静脉受累 91％、下腔静脉内癌栓 97％、肾周围扩散 78％、淋巴结转移 87％、邻近脏器受累 96％。所以 CT 检查对于肾癌的分期极为重要。CT 容易显示肾癌对其周围组织和器官侵犯,肿瘤和相邻器官间的界限消失,并有邻近器官的形态和密度改变。CT 片单纯表现为肿瘤和相邻器官间脂肪线消失,不能作为肿瘤侵犯相邻器官的诊断。大的肿瘤与相邻器官可以无间隙,CT 可以发现肾癌血行转移至肝,表现为多血管性,增强后可以和正常肝实质密度一致,因此必需先行平扫,方可发现转移灶。对侧肾亦可能发生血行转移病灶。在肾上腺可以是局部侵犯,如肾上腺肾癌可直接侵犯肾上腺,肾上腺转移灶为血行扩散引起。

3.磁共振成像(MRI)

磁共振影像检查肾脏也是比较理想的方法。肾门和肾周围间隙脂肪产生高信号强度,肾外层皮质为高信号强度,其中部髓质为低信号强度,可能由于肾组织内渗透压不同,两部分对比度差 50％,这种差别可随恢复时间延长和水化而缩小。肾动脉和静脉无腔内信号,所以为低强度。集合系统有尿为低强度。肾癌的 MRI 变异较大,系由肿瘤血管、大小、有无坏死决定。MRI 不能很好地发现钙化灶,因其质子低密度。MRI 对肾癌侵犯范围,周围组织包膜、肝、肠系膜、腰肌的改变容易查明,尤其是当肾癌出现肾静脉、下腔静脉内癌栓和淋巴结转移。

4.排泄性尿路造影

曾经是诊断肾癌最主要的影像学诊断方法,随着 CT 及 MRI 问世以后,排泄性尿路造影居次要位置,因造影不能发现肾实质内较小的未引起肾盂肾盏变形的肿瘤,肾癌较大时,尿路造影可以见到肾盂肾盏变形、拉长、扭曲。排泄性尿路造影也可了解双肾功能尤其是健侧肾功能情况。肿瘤大使肾实质破坏,可导致病肾无功能。尿路造影可以发现肾内有占位性病变,但不能鉴别囊肿、肾血管平滑肌脂肪瘤和肾癌,必须配合超声、CT 或 MRI 检查。

5.血管造影

由于 CT 广泛应用于诊断肾癌,肾癌进行血管造影者日趋减少,近年多用选择性肾动脉数字减影的方法。血管造影可以显示新生血管、动静脉瘘以及肾静脉和腔静脉病变,造影剂池样聚集、肾包膜血管增多是肾癌的标志。肾癌有 10％左右其血管并不增多,使血管造影实际应用受到限制。肾癌出现肿瘤坏死、囊性变、动脉栓塞时血管造影可不显影。肾癌有动静脉短路时,动脉造影可以发现肾静脉早期显影。肾动脉造影在必要时可以注入肾上腺素,使正常血管收缩而肿瘤血管不受影响,有助于肿瘤的诊断。肾动脉造影目前常用于较大的或手术困难的肾癌,术前进行造影和动脉栓塞,可以减少手术出血量;对难以切除的晚期肾癌,动脉栓塞加入化疗药物可以作为姑息疗法;孤立肾肾癌,为保留肾组织手术,在术前肾动脉造影可了解血管分布情况;临床上怀疑有肾静脉、下腔静脉癌栓时,可行肾静脉或下腔静脉造影以明确癌栓的大小、部位、和静脉管壁的关系,有助于手术摘除癌栓并切除其粘连的静脉壁。血管造影是有创的、昂贵的检查方法,可能出现出血、穿刺动脉处形成假性动脉瘤、动脉栓塞等并发症,造影剂有肾毒性,不适用于肾功能不全患者。

### （三）核素影像检查

放射性核素检查极少应用于肾癌，但可用于检查肾癌骨转移病灶，骨扫描发现病的变缺乏特异性，必须配合 X 线影像发现溶骨性病灶。由于肾癌骨转移者预后极差，可以说是手术的禁忌证，必要时全身骨扫描。临床放射性核素检查的方法有 SPECT 或 PET 或 PET-CT。

### （四）超声影像检查

肾癌的超声影像特征：①肾实质内出现占位性病灶，呈圆形或椭圆形，有球体感，可向表面突出。②肿瘤小者边界清楚，大者边界欠清，常呈分叶状。③病灶部的肾结构不清，内部回声变化较大，2～3 cm 直径的小肿瘤有时呈高回声；4～5 cm 的中等肿瘤多呈低回声；巨大肿瘤因内部出血、液化、坏死、钙化，呈不均匀回声区。④肾窦可受压、变形甚至显示不清。⑤CDFI，小肿瘤内部血流较丰富，可见多数点状彩色血流，中等大小者肿瘤周边可见丰富的血流信号，亦可不丰富，内部散在点状或条状彩流信号，巨大肿瘤由于内部坏死等原因，很少有血流信号。⑥肾静脉或下腔静脉内可有癌栓。⑦肾门可见肿大的淋巴结。

### （五）实验室检查

实验室检查对肾癌无特异性参考指标，常见有贫血和血尿，ESR、尿乳酸脱氢酶和尿 β-葡萄糖醛酸苷酶在肾癌患者可有升高。用于肾癌检测的肿瘤标志物有细胞黏附分子 E-Cadherin，CD44v6，端粒酶等，检测 E-Cadherin，CD44v6，端粒酶活性有利于肾癌的早期诊断，同时外周血中 Pax-2 mRNA 的检测可以较敏感地检测到血液中肾癌细胞，有助于早期诊断肾细胞癌及其微转移。

### （六）病理学检查

获取肾癌诊断标本的方法有尿脱落细胞学检查、肾穿刺组织学检查等，要视临床具体情况选择应用。

## 五、TNM 分期与临床分期

肾癌的分期，对制订治疗方案和判断预后有一定的临床意义。常用的分期方法有：Robson 分期和 TNM 分期。

### （一）Robson 分期

见表 9-1。

表 9-1　肾癌的 Robson 分期

| 分期 | |
| --- | --- |
| Ⅰ | 肿瘤位于肾包膜内 |
| Ⅱ | 肿瘤侵入肾周围脂肪，但仍局限于肾周围筋膜内 |
| Ⅲ | |
| ⅢA | 肿瘤侵犯肾静脉或下腔静脉 |
| ⅢB | 区域性淋巴结受累 |
| ⅢC | 同时累计肾静脉、下腔静脉、淋巴结 |
| Ⅳ | |
| ⅣA | 肿瘤侵犯除肾上腺外的其他器官 |
| ⅣB | 肿瘤远处转移 |

### (二)TNM 分期法(按国际抗癌联盟提出的)

根据肿瘤大小、淋巴结受累数目和有无转移并结合手术及病理检查,来确定 TNM 分期。

1.T——原发肿瘤

$T_0$:无原发性肿瘤的证据。

$T_1$:肿瘤小,患肾形态不变,局限于肾包膜内。

$T_2$:肿瘤大,患肾变形,肿瘤仍于包膜内。

$T_{3a}$:肿瘤侵及肾周脂肪。

$T_{3b}$:肿瘤侵及静脉。

$T_4$:肿瘤已侵入邻近器官。

2.N——区域淋巴结转移

Nx:淋巴结有无转移不肯定。

$N_0$:淋巴结无转移。

$N_1$:同侧单个淋巴结受侵。

$N_2$:多个区域淋巴结受侵。

$N_3$:术中明确淋巴结已固定。

$N_4$:邻近区域性淋巴结受累。

3.M——远处转移

Mx:转移范围不肯定。

$M_0$:无远处转移的证据。

$M_1$:有远处转移。

$M_{1a}$:隐匿性转移。

$M_{1b}$:某一器官单个转移。

$M_{1c}$:某一器官多个转移。

$M_{1d}$:多个器官转移。

## 六、治疗

目前肾癌的治疗主要包括手术治疗、放疗、化疗及免疫治疗等。

### (一)放射治疗

肾癌对放疗不甚敏感。肾癌放疗的适应证如下:①恶性程度较高或Ⅱ、Ⅲ期肿瘤,可用术后放疗作为辅助治疗。②原发肿瘤巨大和/或周围浸润固定或肿瘤血供丰富静脉怒张者,术前放疗可使肿瘤缩小,血管萎缩以增加切除率。③骨骼等转移性肾癌引起疼痛时,放疗可缓解症状。④不能手术的晚期患者,放疗可缓解血尿、疼痛等症状并延长生命。

### (二)化学治疗

化疗药物治疗肾癌疗效不理想,常用化疗药物有:VLB,MMC,BLM,ADM,CTX,DDP,5-FU,GEM 等。联合用药优于单药。常用的联合化疗方案有 GF 方案。

GF 方案:GEM 1000 $mg/m^2$,静脉滴注,第 1、第 8、第 15 天;5-FU 500 $mg/m^2$,静脉滴注,第 1~5 天。每 4 周重复。

### (三)生物治疗

生物治疗的方法很多,用于有癌治疗的主要方法如下。

1.细胞因子

其中以白介素-2(IL-2)较常用。IL-6、LAK 细胞也有临床报道,可获得一定的疗效。干扰素(INF)既可用于原发肾肿瘤,也可用于治疗转移肾癌。

2.分子靶向药物

目前国内外研究较多的是酪氨酸激酶抑制剂如 SU011248,SU011248 是一种多靶点酪氨酸激酶抑制剂,通过抑制 PDGFR、VEGFR、KIT、FLT$_3$ 等产生抗肿瘤和抗肿瘤血管生成的作用,达到治疗肿瘤的目的。2004 年 ASCO 年会议上,Motzer RJ 等报道了一项 SU011248 二线治疗转移性肾细胞癌Ⅱ期临床研究的结果,SU011248 50 mg 口服 1 次/d,连续给药 4 周,每 6 周重复 1 次,中位随访 6 个月,63 例患者中,PR 15 例(24%),SD 29 例(46%),PD 19 例(30%)。提示 SU011248 治疗转移性肾细胞癌有一定的效果。另一种靶向药物是 BAY 43-9006,此药为一种新的信号转导抑制剂,通过抑制 Raf 激酶,阻断 Raf/MEK/ERK 信号转导通路,抑制肿瘤细胞增殖;同时还有抑制 VEGFR-2 和 PDGFR-β 的功能,具有抗肿瘤血管生成的作用。Ratain MJ 等报道一项 BAY 43-9006 治疗晚期实体瘤的Ⅱ期临床研究结果,63 例晚期肾细胞癌患者中,25 例有效(PR+CR)、18 例稳定(SD)、15 例进展(PD)、5 例患者出组。提示 BAY 43-9006 方案在治疗晚期肾细胞癌有一定的疗效。目前,正在进行 BAY 43-9006 对晚期肾细胞癌的 TTP 和生存期的影响研究。

(冯俊刚)

# 第二节 膀 胱 癌

膀胱癌是泌尿系统中最常见的肿瘤。多数为移行上皮细胞癌。在膀胱侧壁及后壁最多,其次为三角区和顶部,其发生可为多中心。膀胱癌可先后或同时伴有肾盂、输尿管、尿道肿瘤。在国外,膀胱癌的发病率在男性泌尿生殖器肿瘤中仅次于前列腺癌,居第 2 位;在国内则占首位。男性发病率为女性的 3~4 倍,年龄以 50~70 岁为多。本病组织类型上皮性肿瘤占 95%,其中超过 90% 系移行上皮细胞癌。

## 一、流行病学

### (一)发病率和死亡率

世界范围内,膀胱癌发病率居恶性肿瘤的第 9 位,在男性排名第 6 位,女性排在第 10 位之后。在美国,膀胱癌发病率居男性恶性肿瘤的第 4 位,位列前列腺癌、肺癌和结肠癌之后,在女性恶性肿瘤位居第 9 位。2002 年世界膀胱癌年龄标准化发病率男性为 10.1/10 万,女性为 2.5/10 万,年龄标准化死亡率男性为 4/10 万,女性为 1.1/10 万。美国男性膀胱癌发病率为 24.1/10 万,女性为 6.4/10 万。美国癌症协会预测 2006 年美国膀胱癌新发病例数为 61 420 例（男 44 690 例,女 16 730 例),死亡病例数为 13 060 例(男 8 990 例,女 4 070 例)。

在我国,男性膀胱癌发病率位居全身肿瘤的第 8 位,女性排在第 12 位以后,发病率远低于西方国家。2002 年我国膀胱癌年龄标准化发病率男性为 3.8/10 万,女性为 1.4/10 万。近年来,我国部分城市肿瘤发病率报告显示膀胱癌发病率有增高趋势。膀胱癌男性发病率为女性的 3～

4倍。而对分级相同的膀胱癌,女性的预后比男性差。男性膀胱癌发病率高于女性不能完全解释为吸烟习惯和职业因素,性激素亦可能是导致这一结果的重要原因之一。

膀胱癌可发生于任何年龄,但是主要发病年龄为中年以后,并且其发病率随年龄增长而增加。美国39岁以下男性膀胱癌发病率为0.02%,女性为0.01%;40～59岁男性为0.4%,女性为0.12%;60～69岁男性为0.93%,女性为0.25%;而70岁以上老年男性发病率为3.35%,女性为0.96%。

种族对膀胱癌发病的影响迄今还没有确定。美国黑人膀胱癌发病危险率为美国白人的一半,但是其总体生存率却更差,而美国白人发病率高于美国黑人,仅局限于非肌层浸润性肿瘤,而肌层浸润性膀胱癌的发病危险率却相似。

由于对低级别肿瘤认识不同,不同国家报道的膀胱癌发病率存在差异,这使不同地域间发病率的比较非常困难。不同人群的膀胱癌组织类型不同,在美国及大多数国家中,以移行细胞癌为主,占膀胱癌的90%以上,而埃及则以鳞状细胞癌为主,约占膀胱癌的75%。

**(二)自然病程**

大部分膀胱癌患者确诊时处于分化良好或中等分化的非肌层浸润性膀胱癌,其中约10%的患者最终发展为肌层浸润性膀胱癌或转移性膀胱癌。膀胱癌的大小、数目、分期与分级与其进展密切相关,尤其是分期与分级,低分期低分级肿瘤发生疾病进展的风险低于高分期高分级肿瘤。总体上说,$T_1$期膀胱癌发生肌层浸润的风险(18%)是Ta期膀胱癌(9%)的2倍。但膀胱癌的病理分级可能是更为重要的预测因子。研究发现:$G_1$级膀胱癌出现进展的风险(6%)仅为$G_3$级膀胱癌(30%)的1/5。一组长达20年的随访资料发现,$G_3$级膀胱癌出现疾病进展风险更高,$T_aG_1$膀胱癌为14%,而$T_1G_3$则高达45%,但是其复发的风险却相同,约为50%。

Lamm将原位癌分为3型。Ⅰ型没有侵袭性,单一病灶,为疾病的早期阶段。Ⅱ型为多病灶,可引起膀胱刺激症状。Ⅲ型合并一个或多个其他膀胱癌,会增加肿瘤复发、进展及死亡的风险。经尿道切除的Ⅱ型原位癌发生疾病进展的风险约54%,膀胱灌注化疗可降低其进展风险至30%～52%,而BCG膀胱灌注可以将上述风险降至30%以下。

## 二、病因

膀胱癌的发生是复杂、多因素、多步骤的病理变化过程,既有内在的遗传因素,又有外在的环境因素。较为明确的两大致病危险因素是吸烟和长期接触工业化学产品。吸烟是目前最为肯定的膀胱癌致病危险因素,有30%～50%的膀胱癌由吸烟引起,吸烟可使膀胱癌危险率增加2～4倍,其危险率与吸烟强度和时间成正比。另一重要的致病危险因素为长期接触工业化学产品,职业因素是最早获知的膀胱癌致病危险因素,约20%的膀胱癌是由职业因素引起的,包括从事纺织、染料制造、橡胶化学、药物制剂和杀虫剂生产、油漆、皮革及铝、铁和钢生产。柴油废气累积也能增加膀胱癌发生的概率。其他可能的致病因素还包括慢性感染(细菌、血吸虫及HPV感染等)、应用化疗药物环磷酰胺(潜伏期6～13年)、滥用含有非那西汀的止痛药(10年以上)、盆腔放疗、长期饮用砷含量高的水和使用含氯消毒水、咖啡、人造甜味剂及染发剂等。另外,膀胱癌还可能与遗传有关,有家族史者发生膀胱癌的危险性明显增加,遗传性视网膜母细胞瘤患者的膀胱癌发生率也明显升高。对于肌层浸润性膀胱癌,慢性尿路感染、残余尿及长期异物刺激(留置导尿管、结石)与之关系密切,其主要见于鳞状细胞癌和腺癌。

正常膀胱细胞恶变开始于细胞DNA的改变。流行病学证据表明化学致癌物是膀胱癌的致病因素,尤其是芳香胺类化合物,如2-萘胺、4-氨基联苯,广泛存在于烟草和各种化学工业中。烟草代谢产物经尿液排出体外,尿液中的致癌成分诱导膀胱上皮细胞恶变。目前大多数膀胱癌病因学研究集中在基因改变。癌基因是原癌基因的突变形式,原癌基因编码正常细胞生长所必需的生长因子和受体蛋白。原癌基因突变后变为癌基因,可使细胞无节制地分裂,导致膀胱癌复发和进展。与膀胱癌相关的癌基因包括 HER-2、H-Ras、BcL-2、FGFR3、C-myc、c-erbB-2、MDM2、CDC91L1 等。膀胱癌发生的另一个重要分子机制是编码调节细胞生长、DNA 修复或凋亡的蛋白抑癌基因失活,使 DNA 受损的细胞不发生凋亡,导致细胞生长失控。研究发现,含有 p53、Rb、p21 等抑癌基因的 17、13、9 号染色体的缺失或杂合性丢失与膀胱癌的发生发展密切相关,而且,p53、Rb 的突变或失活也与膀胱癌侵袭力及预后密切相关。此外,膀胱癌的发生还包括编码生长因子或其受体的正常基因的扩增或过表达,如 EGFR 过表达可增加膀胱癌的侵袭力及转移。

## 三、组织病理学

膀胱癌包括尿路上皮细胞癌、鳞状细胞癌和腺细胞癌,其次还有较少见的转移性癌、小细胞癌和癌肉瘤等。其中,膀胱尿路上皮癌最为常见,占膀胱癌的 90% 以上。膀胱鳞状细胞癌比较少见,占膀胱癌的 3%～7%。膀胱腺癌更为少见,占膀胱癌的比例小于 2%,膀胱腺癌是膀胱外翻患者最常见的癌。

## 四、临床表现与诊断

### (一)临床表现

1.血尿

大多数膀胱肿瘤以无痛性肉眼血尿或显微镜下血尿为首发症状,患者表现为间歇性、全程血尿,有时可伴有血块。因此,在临床上间歇性无痛肉眼血尿被认为是膀胱肿瘤的典型症状。出血量与血尿持续时间长短,与肿瘤的恶性程度、肿瘤大小、范围和数目有一定关系,但并不一定成正比。有时发生肉眼血尿时,肿瘤已经很大或已属晚期;有时很小的肿瘤却会出现大量血尿。由于血尿呈间歇性表现,当血尿停止时容易被患者忽视,误认为疾病消失而不作及时的进一步检查。当患者只表现为镜下血尿时,因为不伴有其他症状而不被发现,往往直至出现肉眼血尿时才会引起注意。

2.膀胱刺激症状

早期膀胱肿瘤较少出现尿路刺激症状。若膀胱肿瘤同时伴有感染,或肿瘤发生在膀胱三角区时,则尿路刺激症状可以较早出现。此外还必须警惕尿频、尿急等膀胱刺激症状,可能提示膀胱原位癌的可能性。因此,凡是缺乏感染依据的膀胱刺激症状患者,应采用积极全面的检查措施,以确保早期做出诊断。

3.排尿困难

少数患者因肿瘤体积较大,或肿瘤发生在膀胱颈部,或血块形成,可造成尿流阻塞、排尿困难甚至出现尿潴留。

4.上尿路梗阻症状

癌肿浸润输尿管口时,引起肾盂及输尿管扩张积水,甚至感染,引起不同程度的腰酸、腰痛、发热等症状。如双侧输尿管口受侵,可发生急性肾功能不全。

**5.全身症状**

包括恶心、食欲缺乏、发热、消瘦、贫血、恶病质、类白血病反应等。

**6.转移灶症状**

晚期膀胱癌可发生盆底周围浸润或远处转移。常见的远处转移部位为肝、肺、骨等。当肿瘤浸润到后尿道、前列腺及直肠时,会出现相应的症状。当肿瘤位于一侧输尿管口,引起输尿管口浸润,可造成一侧输尿管扩张、肾积水。当肿瘤伴有膀胱结石时,会出现尿痛和血尿等膀胱结石的症状。

### (二)放射影像检查

**1.膀胱造影**

现应用不多,但有时可补充膀胱镜检查之不足。膀胱容量较小或出血较重或肿瘤太大膀胱镜难窥全貌时,往往不能用膀胱镜检查诊断,可用气钡造影及分部膀胱造影方法。其中以分部膀胱造影方法为佳。其方法是,首先测定膀胱容量,准备相应量的膀胱造影剂,先取其 3/4 量并摄片。若肿瘤表浅,则前后摄片图像显示膀胱匀称性充盈缺损,对确定肿瘤是否浸润特别有价值。

**2.静脉肾盂造影**

由于静脉肾盂造影不能清晰地显示膀胱病变,因此对膀胱肿瘤的早期诊断意义不大。但是,对于膀胱肿瘤确诊前必须做静脉肾盂造影,它能排除肾盂和输尿管的肿瘤,显示因输尿管口或膀胱底部浸润性病变所造成的输尿管梗阻,了解双侧肾脏功能。

**3.CT 检查**

能够了解膀胱与周围脏器的关系,肿瘤的外侵和程度,远隔器官是否有转移,有助于 TNM 分期,对制订治疗计划很有帮助。在揭示膀胱肿瘤及增大的转移淋巴结方面,CT 诊断的准确率在 80% 左右。此外,输尿管壁间段或膀胱憩室可能隐藏移行细胞瘤,这些肿瘤不易被其他检查方法发现,而 CT 扫描可能有所帮助。

### (三)超声影像检查

经腹部 B 型超声波检查对诊断膀胱肿瘤的准确性,与肿瘤的大小成正比,还与检查者的经验和判断能力有关。肿瘤直径大于 1 cm 的准确率高,反之则低。由于这种检查没有痛苦,可作为筛选手段。经直肠探头超声扫描能显示肿瘤基底部周围膀胱底的畸形和膀胱腔的肿瘤回声,可以确定膀胱肿瘤的范围。诊断中最大困难是小容量膀胱。经尿道内超声的探头作膀胱内扫描,对膀胱肿瘤的分期有一定帮助。

### (四)实验室检查

**1.尿常规检查和尿浓缩找病理细胞**

应作为首选检查方法。由于检查无痛苦、无损伤,患者易接受。特别是对于接触致癌物质的人群,可在膀胱镜检查发现肿瘤前数月,通过尿液细胞检查可发现可疑细胞。收集尿液要求容器清洁,最好是晨起第 2 次尿液,肿瘤细胞阳性率占 70%～80%。对细胞学阴性者,可用膀胱冲洗液提高阳性率。用导尿管将 50 mL 生理盐水注入膀胱反复来回冲洗,然后取样检查肿瘤细胞。此法明显优于排尿检查。这是因为膀胱灌洗液较尿液产生更多的脱落细胞,同时,低级别乳头状移行细胞癌和乳头状瘤仅根据细胞标准难以鉴别,若有组织碎片,为诊断提供有用的标本。细胞学检查还可用于监测肿瘤复发,也可作为普查筛选。

**2.肿瘤标志物测定**

包括测定宿主的免疫反应性、加深对细胞的了解并估计预后;寻找特异而敏感的免疫检测指标——肿瘤标志物。但至今各种免疫检测大多数是非特异性的。

（1）膀胱癌抗原（BTA）：BTA检测膀胱肿瘤的膜抗原的一种方法，对移行细胞膜上皮表面癌具有较高的敏感性和特异性，方法简单实用，诊断膀胱癌的阳性率约为70%。

（2）ABO（H）血型抗原：它不是肿瘤的抗原，而是一种组织抗原。据检测膀胱黏膜上皮表面ABO（H）抗原部分或全部丢失者，表示该肿瘤的恶性程度高并易复发预后差；保留有ABO（H）抗原者则肿瘤不易出现肌层浸润。因此对膀胱路肿瘤的诊断、疗效观察和预后具有较现实的意义。

（3）癌胚抗原（CEA）：癌胚抗原是一种肿瘤相关抗原。正常尿上皮不存在癌胚抗原，但在膀胱患者血浆和尿中CEA明显上升，被认为是有用的肿瘤标志物。但在相当一部分膀胱肿瘤患者中，血浆和尿中CEA仅有少量增加甚至不增加；同时CEA增加的量与肿瘤的大小、分化程度或浸润范围无关；而且尿路感染可影响CEA出现假阳性。

（4）乳酸脱氢酶同工酶（LDH同工酶）：在恶性肿瘤乳酸脱氢酶有不少会上升。正常膀胱上皮仅有LDH1T和LDH2，在肿瘤浸润深的晚期膀胱癌中LDH5和LDH4占突出地位。

（5）其他标志物：在膀胱肿瘤患者尿和血清中，还发现许多其他物质或其数量明显增加，如葡萄糖醛酸苷酶（GHS）、尿纤维蛋白降解产物（FDP）、类风湿因子、尿-N-乙-D-氨基葡萄糖苷酶（NAG）、唾液酸、多胺等，其特异性及临床应用有待进一步研究。

### （五）膀胱镜检查

膀胱肿瘤仍以膀胱镜检查为首要手段，它可在直视下观察到肿瘤的数目、位置、大小、形态和与输尿管口的关系等，同时可做活组织检查以明确诊断，是制订治疗计划必不可少的重要依据。凡临床可疑膀胱肿瘤的病例，均应常规进行膀胱镜检查可以初步鉴别肿瘤是良性或恶性，良性的乳头状瘤容易辨认，它有一清楚的蒂，从蒂上发出许多指头状或绒毛状分支在水中飘荡，蒂组织周围的膀胱黏膜正常。若肿瘤无蒂，基底宽，周围膀胱黏膜不光洁、不平，增厚或水肿充血，肿瘤表现是短小不整齐的小突起，或像一拳头，表面有溃疡出血并有灰白色脓苔样沉淀，膀胱容量小，冲出的水液混浊带血，这均提示恶性肿瘤的存在。有些肿瘤位于顶部或前壁，一般膀胱镜不易发现，也易被检查者所忽略，应用可屈曲膀胱镜检查可以弥补此缺点。

通过膀胱镜检查，可以对肿瘤进行活检以了解其恶性度及深度。也可在肿瘤附近及远离之处取材，以了解有无上皮变异或原位癌，对决定治疗方案及预后是很重要的一步。取活检时须注意肿瘤根部也必须从肿瘤顶部取材，因为顶部组织的恶性度一般比根部的高。

### （六）流式细胞光度术

流式细胞光度术（flow cytomety，FCM）是测量细胞DNA含量异常的另一种检查膀胱肿瘤的细胞学方法。正常尿内应有非整体干细胞系；超二倍体细胞应少于10%；非整倍体细胞超过15%则可诊断为癌。非整倍体细胞增多与肿瘤恶性程度成正比。有报告乳头状瘤阳性率为31%，无浸润乳头癌为86%，浸润性癌为92%，原位癌为97%。

## 五、TNM分期与临床分期

膀胱癌的分期指肿瘤浸润深度及转移情况，是判断膀胱肿瘤预后的最有价值的参数。目前主要有两种分期方法，一种是美国的Jewett-Strong-Marshall分期法，另一种为国际抗癌联盟（UICC）的TNM分期法。目前普遍采用国际抗癌联盟的2002年第6版TNM分期法。

膀胱癌可分为非肌层浸润性膀胱癌（$T_{is}$，$T_a$，$T_1$）和肌层浸润性膀胱癌（$T_2$以上）。局限于黏膜（$T_a$～$T_{is}$）和黏膜下（$T_1$）的非肌层浸润性膀胱癌（以往称为表浅性膀胱癌）占 75％～85％，肌层浸润性膀胱癌占 15％～25％。而非肌层浸润性膀胱癌中，大约 70％为 Ta 期病变，20％为 $T_1$ 期病变，10％为膀胱原位癌。原位癌虽然也属于非肌层浸润性膀胱癌，但一般分化差，属于高度恶性的肿瘤，向肌层浸润性进展的概率要高得多。因此，应将原位癌与 $T_a$、$T_1$ 期膀胱癌加以区别。

### （一）T——原发肿瘤

$T_x$：原发肿瘤无法评估。

$T_0$：无原发肿瘤证据。

$T_a$：非浸润性乳头状癌。

$T_{is}$：原位癌（"扁平癌"）。

$T_1$：肿瘤侵入上皮下结缔组织。

$T_2$：肿瘤侵犯肌层。

$T_{2a}$：肿瘤侵犯浅肌层（内侧半）。

$T_{2b}$：肿瘤侵犯深肌层（外侧半）。

$T_3$：肿瘤侵犯膀胱周围组织。

$T_{3a}$：显微镜下发现肿瘤侵犯膀胱周围组织。

$T_{3b}$：肉眼可见肿瘤侵犯膀胱周围组织（膀胱外肿块）。

$T_4$：肿瘤侵犯以下任一器官或组织，如前列腺、子宫、阴道、盆壁和腹壁。

$T_{4a}$：肿瘤侵犯前列腺、子宫或阴道。

$T_{4b}$：肿瘤侵犯盆壁或腹壁。

### （二）N——区域淋巴结转移

$N_x$：区域淋巴结无法评估。

$N_0$：无区域淋巴结转移。

$N_1$：单个淋巴结转移，最大径不超过 2 cm。

$N_2$：单个淋巴结转移，最大径大于 2 cm 但小于 5 cm，或多个淋巴结转移，最大径小于 5 cm。

$N_3$：淋巴结转移，最大径不小于 5 cm。

### （三）M——远处转移

$M_x$：远处转移无法评估。

$M_0$：无远处转移。

$M_1$：远处转移治疗。

## 六、治疗

### （一）放射治疗

放射治疗效果不如根治性全膀胱切除，大多仅用于不宜手术的患者。但在英国对浸润性膀胱癌仍以放疗为主要治疗方法，称为根治性放射治疗。一般用钴外照射或用直线加速器。

放射治疗一个主要并发症为放射性膀胱炎。少数患者经放射后因膀胱严重出血而被迫作膀胱切除，但病理检查膀胱内已无肿瘤，经放射后膀胱肿瘤有降期现象是存在的。

## (二)化学治疗

化学治疗适应于非浸润性病变(0、Ⅰ期)经尿道膀胱肿瘤切除术(TUR-BT)后的膀胱灌注化疗;浸润性病变(Ⅱ、Ⅲ期)有高危复发因素如 $T_3$ 病变或 $T_2$ 病变伴分化差、浸透膀胱壁、有脉管瘤栓的患者根治性膀胱切除术后的辅助化疗;转移性病变(Ⅳ期)以化疗为主。

### 1.表浅膀胱癌的膀胱灌注化疗

表浅膀胱癌经尿道切除后有三种情况:①原发、小、单个、分化良好至中分化 $T_a$ 肿瘤一般术后极少复发,也可不进行辅助治疗。②大多数表浅膀胱癌手术后复发但不增加恶性程度即进展,辅助治疗如膀胱灌注可以减少或延长复发或进展。③少数患者恶性度高的表浅癌,即使足量膀胱灌注也难免发生浸润。

原发的原位癌 $T_{is}$ 不可能经尿道切除,也不可能通过放疗解决,有时从原位癌发展到浸润癌可以经过 77 个月以上。除膀胱全切除术以外,膀胱灌注是唯一有效的治疗。

(1)膀胱灌注及预防的原则:膀胱灌注是为了表浅膀胱癌术后预防或延长肿瘤复发以及肿瘤进展,消除残余肿瘤或原位癌,其原理至今仍不清楚,在膀胱灌注后染色体不稳定。由于多数化疗药对细胞周期中有特异,重复灌注优于单次。对于尿路上皮肿瘤细胞同期选择灌注时间是很难的,每周、每月灌注是实用的,但从细胞周期、分子生物学看是不理想的。

灌注前尽量少饮水,以减少尿对灌注药物的稀释。药物的 pH 值可能影响具稳定性及疗效,丝裂霉素(MMC)在 pH 5.6～6.0 最好。在有创伤或感染时,灌注延迟 1 周,因创伤和炎症可能全身性吸收。灌注药物后拔除导尿管,经 1～2 小时,毒性反应与药物浓度和留置时间相关,长时间留置可增加毒性。持续的小剂量灌注比间断灌注效果好。膀胱灌注的特点是全身吸收少,反应小,但其缺点是因需要插导尿管而致膀胱内局部刺激强。一般每周 1 次,共 7～10 次。也有每月或每 3 个月灌注 1 次,共 1～2 年。

(2)膀胱灌注常用的药物及用法。①噻替哌:30～60 mg(1 mg/1 mL $H_2O$),每周 1 次,每疗程为 6 次,然后每月灌注 1 次。灌注时插导尿管排空膀胱尿,灌注液入膀胱后平、俯、左、右侧卧,每 15 分钟轮换体位1 次共 2 小时。②丝裂霉素C:40 mg(1 mg/1 mL$H_2O$)每周 1 次,8 次为1 疗程,然后每月 1 次。方法同上。③多柔比星:40 mg(1～2 mg/1 mL$H_2O$),每周 1 次,4 周后改为每月 1 次。

(3)膀胱内灌注免疫治疗药物:膀胱癌存在免疫缺陷,从而想到应用免疫治疗,既往用过许多免疫协调药物,其中最成功的是膀胱灌注卡介苗(BCG)治疗膀胱表浅肿瘤,也是人类癌症免疫治疗最成功的范例。

卡介苗(BCG):120 mg 悬浮在 50 mL 生理盐水中,每周 1 次,连用 6 周。1990 年美国 FDA批准 BCG 为治疗膀胱原位癌和 $T_1$ 病变的标准治疗方法。

干扰素 a-2b:起始量 $50×10^6$ U,然后递增到 $100×10^6$ U,$200×10^6$ U,$300×10^6$ U,$400×10^6$ U,$500×10^6$ U,$600×10^6$ U,$1~000×10^6$ U,8 周为 1 疗程。干扰素 a-2b 经膀胱吸收很少,毒性很低,个别患者出现轻微膀胱刺激症状。但最适剂量有待进一步确认。近年有应用白介素-2＋BCG膀胱灌注治疗,效果良好,可减少 BCG 量。

口服化疗药物治疗表浅肿瘤的作用,有报告服甲氨蝶呤 50 mg,每周 1 次,可使复发率下降1 倍。甲氨蝶呤口服后 40% 在 24 小时内由尿中排泄。

### 2.浸润性膀胱癌的化学治疗

对于已有转移的浸润性膀胱癌以化学治疗为主。现阶段认为比较有效的药物为顺铂

（DDP）、多柔比星（ADM）、甲氨蝶呤（MTX）、长春碱（VLB）、氟尿嘧啶（5-FU）、吉西他滨（GEM）等。

（1）M-VAC方案：MTX 30 mg/m²，静脉滴注，第1、第15、第22天；VLB 6 mg/m²，静脉滴注，第2、第15、第22天；ADM 30 mg/m²，静脉注射，第2天；DDP 70 mg/m²，静脉滴注，第2天。

每4周重复，共2～4周期。如白细胞＜2.5×10⁹/L，血小板＜100×10⁹/L，或有黏膜炎，第22天药不用；如患者曾行盆腔照射超过25 Gy，ADM剂量减少15 mg/m²。

（2）CMV方案：MTX 30 mg/m²，静脉滴注，第1、第8天；VLB 6 mg/m²，静脉滴注，第1、第8天；DDP 100 mg/m²，静脉滴注，第2天（MTX用完后12小时给药）。每3周重复，共3周期。有心脏问题者可代替M-VAP方案。

（3）CAP方案：CTX 400 mg/m²，静脉注射，第1天；ADM 40 mg/m²，静脉注射，第1天；DDP 75 mg/m²，静脉注射，第1天。21～28天为1周期，共3周期。先用ADM再用DDP。

（4）GC方案：GEM 800 mg/m²，静脉滴注，第1、第8、第15天；DDP 70～100 mg/m²，静脉滴注，第2天。每4周重复，共3周期。此方案是转移性移行细胞癌的标准方案。

（5）TC方案：PTX 150 mg/m²，静脉滴注，第1天；CBP 300 mg/m²或AUC5，静脉滴注，第1天。每3周重复，共3周期。

（6）ITP方案：PTX 200 mg/m²，静脉滴注，第1天；IFO 1.5 g/m²，静脉滴注，第1～3天；DDP 70 mg/m²，静脉滴注，第1天。

每3周重复。推荐应用粒细胞集落刺激因子支持治疗，也可调整至28天1个周期。

**（三）激光疗法**

局部消除表浅膀胱肿瘤的方法除TURBt外，尚有用激光治疗或激光血卟啉衍生物（hematophyrin derivative，HPD）光照疗法，有一定疗效。

激光血卟啉衍生物光照疗法有如下特点：血卟啉衍生物易被恶性细胞吸收并储存时间较长久，经激光照射后可毁灭瘤细胞，但需用的激光能量少得多。用法为经静脉注射HPD 5 mg/kg体重，24～72小时后经膀胱镜放入激光光导纤维进行肿瘤照射，所用激光为冠离子染料激光，为红色激光，最大为910 mW，光端示端功率为100～500 mW。本法的缺点是患者在治疗后需避光1月，否则发生光敏性皮炎，面部色素沉着长期不退。

应用YAG激光或血卟啉衍生物激光照射疗法是一个新的尝试，是一种不出血的切除方法，避免手术播散瘤细胞而增加复发的机会。但激光设备复杂，费用也较高，目前未能广泛推广。

**（四）儿童膀胱葡萄状肉瘤的治疗**

儿童膀胱葡萄状肉瘤的治疗近年有明显的改进。手术和化疗需综合应用，而化疗显得更为重要。由于化疗，目前且有采用趋向切除肿瘤膀胱的手术方法，即在术前4～6周应用长春新碱至膀胱肿瘤缩小或不再缩少时（多数肿瘤能缩小50%）作肿瘤剜除及清除术，保留膀胱，术后继续用长春新碱共2年，同时术后每月顺序轮用放线菌素D、环磷酰胺及多柔比星，亦均为期两年，可称之为VACA治疗方案。

（冯俊刚）

# 第三节 前列腺癌

## 一、概述

前列腺癌在欧美国家发病率极高,在美国男性中,前列腺癌发病率为第一位,发病率为95.1/10万人,占癌症死亡原因的第二位。在中国,前列腺癌较少见,发病率约1/10万人,随着人均寿命的延长、生活方式的改变及PSA检查的广泛应用,发病率有增加趋势。85%临床前列腺癌发生在65岁以上,小于40岁者极少发病,发病高峰在60~70岁。前列腺癌的发生可能与种族、遗传、激素水平和雄激素受体、环境。社会及饮食等因素有关,如黑人发病率高于白人、有家族史的发病率高,趋向高脂肪饮食,前列腺癌发病率逐年增高。肿瘤分级是影响愈后的主要因素。

### (一)前列腺的解剖

前列腺形态类似倒置的栗子(图9-1),位于膀胱和泌尿生殖膈之间,尿道穿越其中。成人前列腺重8~20 g,大小约为2.5 cm×2.5 cm×3.5 cm。前列腺分为底部、体部和颈部,上端宽大为前列腺底,邻近膀胱颈,后部有精囊附着;下端尖细,尖部向下称前列腺尖,位于尿生殖膈上。底部与尖部之间为前列腺体。前列腺体后面平坦,正中线有一纵行浅沟,称为前列腺沟,将前列腺分为左右两叶,正常的前列腺直肠指诊可扪及此沟,前列腺肥大时,此沟消失。

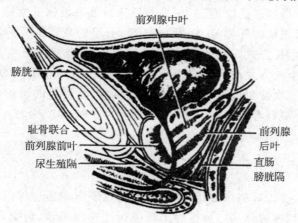

图 9-1 前列腺的解剖

### (二)淋巴引流

前列腺淋巴主要注入髂内淋巴结和骶淋巴结,然后至髂总淋巴结,其淋巴引流途径主要包括以下3个途径:第一组淋巴结沿髂内动脉走行至髂外淋巴结组,该组内位于闭孔神经周围的淋巴结,为前列腺癌淋巴结转移的第一站;第二组淋巴管从前列腺的背侧引流至骶侧淋巴结,然后至髂总淋巴链;第三组淋巴结通过膀胱旁淋巴结引流至髂内动脉周围淋巴结(图9-2)。

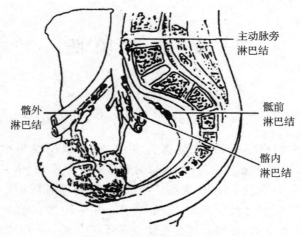

图 9-2　前列腺的淋巴引流

## 二、病理类型及肿瘤分级

前列腺癌根据病理类型分为上皮来源和基质细胞来源两大类。上皮来源包括腺癌、鳞癌、黏液样癌及移行上皮癌,基质细胞来源包括恶性淋巴瘤、肉瘤样癌。其中前列腺腺癌占 97% 以上,按分化程度分高、中、低及未分化型;其余少见的有黏液癌、移行细胞癌、鳞状细胞癌、肉瘤样癌、子宫内膜样癌罕见。前列腺癌好发于前列腺外周带,大多数为多灶性,易侵及前列腺尖部。

目前常用的前列腺癌肿瘤分级方法有 Gleason 评分与 WHO 分级,其中 Gleason 评分与预后密切相关,故在国内外得到广泛应用。Gleason 评分系统是根据低倍镜下腺体生长方式分级,即腺体分化程度,而不考虑核的异型等,分为 1～5 级,分级的高低说明了肿瘤的分化程度。肿瘤分为最常见与次常见的生长方式,若肿瘤结构单一,则可以看作最常见生长方式与次常见生长方式相同。这两种不同的生长方式均为影响预后的因素,故 Gleason 评分就是把最常见的癌肿生长形式组织学分级数加上次常见的组织学分级数之和,形成预后的组织分级常数。Gleason 分级总分在 2～10 分,分化最好者为 1+1＝2 分,最差者为 5+5＝10 分。

## 三、临床表现

### (一)症状

(1)早期前列腺癌大多没有临床症状,随着肿瘤的发展出现压迫邻近的组织或器官时,引起压迫症状。如增大的前列腺腺体压迫尿道时出现进行性排尿困难,包括尿流变细、缓慢或中断,射程短、排尿滴沥、排尿不尽、尿程延长、排尿费力等症状,梗阻严重时可引起肾积水、肾功能障碍甚至急性肾衰竭;肿瘤压迫直肠时会引起排便困难;压迫神经时会引起会阴部的疼痛。

(2)晚期转移癌出现转移症状,如引起血尿、血精、阳痿等。前列腺癌常发生骨转移,可引起骨痛或病理性骨折。盆腔淋巴结转移影响到下肢静脉及淋巴回流,引起双下肢肿胀。

(3)其他的晚期症状有消瘦、贫血、衰弱、排便困难等。

### (二)体征

前列腺癌除常规的体格检查外,直肠指检是诊断前列腺癌首要的诊断步骤,可早期发现肿瘤,检查项目包括前列腺的大小、形状、硬度、边界或有无不规则结节及精囊情况。一般前列腺癌直肠指诊时可触及硬度加大的区域,边缘坚实。当肿瘤侵及精囊时可触及硬索状并向两侧盆壁伸展的肿块。当前列腺出现远处转移时出现相应部位的体征,如肝脏转移时可触及肿大的肝脏或肿块,浅表淋巴结转移时可触及肿大淋巴结。

## 四、诊断与鉴别诊断

### (一)诊断

**1.临床表现及症状、体征**

主要的临床症状为尿路症状。直肠指诊是重要的诊断步骤,是诊断前列腺癌最简单、有效的方法。直肠指诊可以发现前列腺结节,质地坚硬,中央沟消失等体征。

**2.肿瘤标志物**

(1)前列腺特异性抗原(prostatic specific antigen,PSA):PSA 是一种单链糖蛋白,存在于血液和精浆中,男性血清 PSA 正常值为 $0\sim4$ $\mu g/L$(Hybritech 分析法)。PSA 具有显著的器官特异性,但不是前列腺癌的特异性抗原。前列腺增生、前列腺炎、前列腺癌都可以引起 PSA 增高,甚至直肠指诊、前列腺活检、膀胱镜检查、射精都可以引起血清 PSA 暂时增高。PSA 是最重要的前列腺癌标志物,可用来做普查前列腺癌、早期诊断以及用于治疗前后的监测指标。

(2)前列腺酸性磷酸酶(prostatic aicd phosphatase PAP):PAP 由前列腺上皮细胞合成,由于其稳定性、特异性差,有假阳性、假阴性结果,诊断价值低于前列腺特异性抗原,异常增高时提示有广泛的骨转移。

**3.前列腺穿刺活检**

最可靠的诊断依据。主要包括直肠指诊手指引导经会阴或经直肠穿刺活检和超声引导下经会阴或经直肠前列腺穿刺活检。前者是传统的穿刺方法,有一定盲目性,对于较小的病变穿刺成功率低,但操作简单、经济、实用;后者穿刺取材部位准确,组织块完整,安全、可靠、成功率较高、并发症少。目前前列腺穿刺采用新的穿刺方法,即在传统的两侧上中下六点穿刺外,增加外周区穿刺点,用此方法可以提高了14%～20%肿瘤检出率。

**4.影像学检查**

(1)X 线检查:包括胸部正侧位 X 线片、骨骼 X 线片及静脉尿路造影或膀胱尿道造影等。胸部正侧位 X 线片用于观察有无肺转移,骨骼 X 线片用于观察骨转移,静脉尿路造影或膀胱尿道造影用来了解有无前列腺癌对膀胱、尿道侵犯压迫。

(2)盆腔 CT 或 MRI 检查:CT 或 MRI 是前列腺癌常用的检查方法。前列腺癌在 CT 上表现为前列腺形态不对称,有局部结节样隆起,包膜受侵时,可使前列腺轮廓不规则,周围侵犯时表现为直肠周围脂肪层消失,与邻近肌肉界限消失或不清。前列腺 MRI 检查的诊断价值高于 CT,对前列腺的分期有重要价值,在 $T_2WI$ 表现为周围带内低信号区,当前列腺周围高信号的脂肪区内出现低信号区,表示肿瘤侵犯周围脂肪。

(3)骨扫描:前列腺癌骨转移常见。前列腺癌患者做全身骨扫描,可发现早期骨转移,但其敏感性高,特异性低,在退行性骨关节病、炎症、Paget 病、陈旧性骨折等情况时出现假阳性结果,应注意鉴别排除。

(4)超声检查:主要用来观察肿瘤的大小、回声情况、与周边器官关系及盆腔、腹主动脉旁淋巴结和肝转移情况。

**(二)鉴别诊断**

前列腺癌的诊断要与以下疾病做鉴别：①前列腺增生，多发于移行带上，表现为前列腺增大引起的压迫症状，其边缘光滑，其增生密度相对均匀，很少有坏死，而前列腺癌则常常增生密度不均匀，有坏死，晚期常伴有转移灶。②前列腺肉瘤，在影像学上难以与前列腺癌鉴别，可根据患者年龄、临床检查情况鉴别。③前列腺结核，常继发于肾结核，前列腺液或精液中可有结核杆菌，骨盆平片可发现前列腺有结核钙化。其他的还需与前列腺结石、急性前列腺炎、肉芽性前列腺炎做鉴别。

## 五、分期

AJCC 的 TNM(2002 年)分期如下。

T:原发肿瘤

　　Tx:原发肿瘤不能评估

　　$T_0$:没有原发肿瘤

　　$T_1$:临床隐性肿瘤(临床未触及或影像学未发现)

　　$T_{1a}$:≤5%的前列腺切除组织内偶然发现肿瘤

　　$T_{1b}$:>5%的前列腺切除组织内偶然发现肿瘤

　　$T_{1c}$:通过针吸或针穿活检发现肿瘤(如:因发现 PSA 升高进行穿刺活检)

　　$T_2$:肿瘤局限于前列腺内 *

　　$T_{2a}$:累及≤1/2 叶

　　$T_{2b}$:累及>1/2 叶,但未达双侧叶

　　$T_{2c}$:累及双叶

　　$T_3$:肿瘤侵出前列腺包膜 * *

　　$T_{3a}$:包膜外浸润(双侧或单侧)

　　$T_{3b}$:侵犯精囊(双侧或单侧)

　　$T_4$:肿瘤固定或侵犯精囊以外的邻近组织,如膀胱颈、外括约肌、直肠、肛提肌和/或盆壁

　* 通过针吸或针穿活检在一叶或两叶发现肿瘤,但临床未触及或不能被影像学明确发现,分期为 $T_{1c}$。

　* * 侵入前列腺尖或侵入前列腺包膜(但未侵出),分期为 $T_2$。

pT:病理学分期

　　$pT_2$ *:局限于脏器内

　　$pT_{2a}$:单侧,累及≤1/2 叶

　　$pT_{2b}$:单侧,累及>1/2 叶,但未达双侧叶

　　$pT_{2c}$:双侧累及

　　$pT_3$:侵出前列腺

　　$pT_{3a}$:侵出前列腺

　　$pT_{3b}$:侵犯精囊

pT₄:侵犯膀胱、直肠

　* 没有病理学 $T_1$ 分期($pT_1$)

N:区域淋巴结

　　Nx:区域淋巴结不能评估

$N_0$:无区域淋巴结转移

$N_1$:发现区域淋巴结转移

pN:病理学分期

pNx:区域淋巴结不能取样

$pN_0$:无阳性淋巴结

$pN_1$:发现区域淋巴结转移

M:远处转移 *

Mx:远处转移不能评估(任何方式都无法评估)

$M_0$:无远处转移

$M_1$:远处转移

$M_{1a}$:非局部淋巴结转移

$M_{1b}$:骨转移

$M_{1c}$:其他部位转移(包括或不包括骨转移)

* 当有多个部位转移时,应为最高分期 $M_{1c}$。

G:组织病理学分期

Gx:分期不能评估

$G_1$:分化良好(轻微间变)(Gleason 2～4)

$G_2$:分化适中(适中间变)(Gleason 5～6)

$G_{3～4}$:分化差或未分化(明显间变)(Gleason 7～10)

分期

Ⅰ期:$T_{1a}N_0M_0G_1$

Ⅱ期:$T_{1a}N_0M_0G_{2～4}$

或 $T_{1b}N_0M_0$,任何 G

或 $T_{1c}N_0M_0$,任何 G

或 $T_1N_0M_0$,任何 G

或 $T_2N_0M_0$,任何 G

Ⅲ期:$T_3N_0M_0$,任何 G

Ⅳ期:$T_4N_0M_0$,任何 G

或任何 T,$N_1M_0$,任何 G

或任何 T,任何 N,$M_1$,任何 G

# 六、放射治疗

手术和放射治疗是前列腺癌的重要治疗手段。手术适用于局限早期的前列腺癌患者($T_{1～2}$),放射治疗适应用于局限期和局部晚期前列腺癌患者,即临床 $T_{1～4}N_{0～1}M_0$ 期患者。放疗有疗效好、并发症少、疗后患者生存质量高等优点。放疗和内分泌综合治疗提高了高危局限期和局部晚期的局部控制率和生存率。

**(一)常规外照射**

1.常规模拟定位

患者取仰卧位或俯卧位,体模固定,向膀胱和直肠注入造影剂以协助定位和确定 PTV,在体表标记前列腺中心点,前列腺中心点位于耻骨联合上缘下 1 cm。模拟定位片包括从 $L_5/S_1$ 到坐骨结节下 1 cm。在定位片上勾画靶区。

2.盆腔野

采用前后野和两侧野四野照射法。射野上界位于 $S_1$ 上缘,下界位于坐骨结节下缘,前后野两侧界为真骨盆外 1.5～2 cm,左右野两侧野前界位于耻骨联合前缘,后界为股骨头后 1～2 cm或后界下方在 $S_2/S_3$ 之间(图 9-3)。

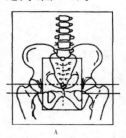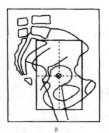

**图 9-3　前列腺的盆腔照射野示意图**

A.盆腔前后野;B.盆腔侧野

3.前列腺野

采用前后野和两侧野四野照射法。射野上界位于耻骨联合上 5 cm,下界位于坐骨结节下缘。前后野两侧界为射野中心各旁开 3.5～4 cm,侧野前界位于耻骨骨皮质后缘,后界包括直肠前壁后 6～10 cm,但需避开直肠后壁(图 9-4)。

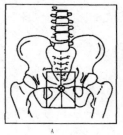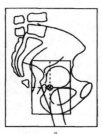

**图 9-4　前列腺癌的盆腔小野示意图**

A.前后野;B.侧野

4.照射剂量

通常选用 10 MeV 以上的高能 X 射线。常规外照射每天照射剂量为 1.8～2 Gy/次,5 次/周,肿瘤剂量达 45～50 Gy后,针对前列腺野补量照射 20～25 Gy,总剂量达 65～70 Gy/6～7 周。

**(二)三维适形放射治疗和调强适形放射治疗**

三维适形放射治疗能提高肿瘤剂量,同时减轻正常组织的受量,从而提高了无生化失败生存率,更好地保护正常组织,降低膀胱和直肠放射损伤。

1.治疗体位

仰卧位或俯卧位,体膜固定。前列腺位置易受直肠和膀胱体积影响,故应保证每次治疗前直肠和膀胱充盈情况相似,以保证每次治疗前列腺位置的可重复性。

2.CT 模拟定位

体膜固定后在 CT 下模拟扫描。要求进行 CT 增强后,以层厚 0.5 cm 进行扫描。扫描前先在常规模拟机下决定患者位置、射野等中心等。

3.三维适形/调强计划设计

在 CT 图像上进行勾画 GTV、CTV 和 PTV,同时勾画直肠、膀胱、小肠等正常器官。GTV 应包括整个前列腺及包膜;CTV 除了包括整个前列腺和包膜外,如盆腔淋巴结引流区要进行照射,还需包括髂外、髂内和骶前淋巴结引流区,对于中、高危患者 CTV 还应包括精囊;PTV 一般在 CTV 外放 1 cm,为减少直肠照射剂量,PTV 在后方可仅外放 0.5 cm。最常用的照射野为 5～7野共面照射。然后根据设置的剂量参考点、处方剂量及照射次数,计算等剂量曲线和剂量体积直方图(DVH)。

4.校位和射野验证

CT 模拟机上或常规模拟机确定射野中心,通过射野电子成像系统(EPID)拍摄射野验证片进行射野验证。

**(三)术后放射治疗**

(1)适应证:①包膜外广泛侵犯;②术后病理切缘阳性;③精囊受侵;④术后 PSA 持续增高;⑤术后复发的患者;⑥手术不彻底者。

(2)术后放疗的靶区为前列腺瘤床,局部照射剂量为 45～60 Gy,局部复发者或有残留者,照射剂量为 60～65 Gy。

(冯俊刚)

# 第四节 卵 巢 癌

## 一、流行病学

卵巢癌是妇科常见的恶性肿瘤之一,近年有逐渐上升的趋势。在地域分布上,卵巢癌的发病率以北欧、西欧、北美最高,在亚洲,中国、日本和印度发病率较低。在种族分布上,白种人妇女的发病率较黑种人为高,美国白种人妇女卵巢癌的发病率为 14/10 万,而黑种人则为 9.3/10 万。在我国,卵巢癌的发病率在女性生殖系统肿瘤中位于宫颈癌和宫体癌之后,位居第三。在美国,卵巢癌的疾病相关死亡率在女性生殖系统肿瘤中居于首位,在全部女性恶性肿瘤的病死率中继肺癌,乳腺癌,结、直肠癌之后,位居第四。发病率和死亡率相当高。卵巢癌主要发生在绝经后妇女,据统计,平均发病年龄为 63 岁,在 40～44 岁年龄段,年发病率为 15/10 万～16/10 万,70～74 岁年龄段为发病高峰,达 57/10 万。

卵巢癌的发病与以下因素有关。

**(一)生殖因素**

有关卵巢癌发生机制主要有两种学说:①卵巢持续排卵学说,指卵巢上皮的慢性周期性损伤和修复与卵巢癌的发生有关。②高促性腺激素学说,指高促性腺激素导致体内雌激素水平升高,从而刺激卵巢上皮增生和癌变。有资料表明,妊娠和哺乳对卵巢有保护作用,若妊娠累计月份增多和哺乳期延长,卵巢癌的发病率降低。口服避孕药可抑制卵巢排卵,降低卵巢癌的发生。

### (二)饮食因素

高饱和脂肪酸的摄入同卵巢癌的发病有关,而新鲜水果、蔬菜的摄入可降低卵巢癌的发病率。Larsson 等研究表明其摄入量同卵巢癌的发病率呈负相关。Mettlin 等报道,乳糖摄入量增加可使卵巢癌发病危险性增高,如丹麦、瑞典等国家奶制品使用量很大,相应乳糖摄入量高而卵巢癌的发病率也高,而大量食用十字花科蔬菜,服用维生素 E、β 胡萝卜素等则可降低卵巢癌的发病。

### (三)吸烟

有吸烟史的妇女更易患卵巢癌,随着吸烟时间的延长,罹患卵巢癌的危险性也相应增加。

### (四)遗传因素

家族史也是卵巢癌发生的一个重要因素,有遗传学基础及家族史的妇女 70 岁前发生卵巢癌的危险性明显升高。有学者发现其同 BRCA(DNA 修复基因)基因突变有关。

## 二、转移与复发性

卵巢癌的转移途径包括腹腔种植、淋巴转移和血行转移,而腹腔种植是最常见的转移方式,可发生于 2/3 的患者中。肿瘤细胞穿透卵巢包膜后,脱落至腹腔,腹膜表面均有机会种植形成结节样新生物,特别是肝脏、脾脏、膈肌和大网膜表面。肿瘤细胞阻塞淋巴回流,导致腹水形成。

淋巴转移多为盆腔和腹主动脉旁淋巴结。在所有病例中,盆腔淋巴结转移概率为 80%,腹主动脉旁淋巴结转移率为 78%,腹股沟淋巴结为 40%,纵隔淋巴结为 50%,锁骨上淋巴结为 48%。

血行转移最常见为肝脏,其次为肺、胸膜、骨、肾、膀胱、皮肤、肾上腺和脾脏。

## 三、临床表现

绝大多数卵巢上皮性肿瘤患者早期没有特异性症状,多为腹部不适和腹胀,从而常常导致诊断延误。有统计表明上皮性卵巢癌患者就诊时 70% 为 Ⅲ～Ⅳ 期,其他症状包括阴道流血和泌尿系统症状如尿频、尿急,胃肠道症状如腹泻和肠梗阻等。卵巢生殖细胞恶性肿瘤容易侵犯和扭曲漏斗骨盆韧带,即使肿瘤早期亦可引起剧烈疼痛。卵巢性索间质肿瘤分泌性激素而产生相应症状,如性早熟等。颗粒细胞瘤患者,如为绝经前妇女,会出现绝经或月经紊乱症状,如为绝经后妇女,可能出现绝经后阴道出血。

## 四、诊断要点

### (一)病史采集和体格检查

卵巢癌特别是卵巢上皮性肿瘤,早期由于没有特异性临床症状,故对于女性患者主诉下腹部不适胀痛应引起重视,需详细询问家族史、月经及婚育史,特别对于阴道不规则出血的患者,应进行详细腹部和妇科体格检查。最常见的腹部体征为腹水和腹部肿块,肿块往往固定坚硬,表面呈结节样改变。

### (二)实验室检查

1.常规血液检查

包括血常规,肝、肾功能,电解质,红细胞沉降率等。

2.相关肿瘤标志物测定

CA125 是卵巢上皮恶性肿瘤最常用的肿瘤标志物。CA125 是一结构复杂的糖蛋白,分子量为 20 万,存在于体内的多种组织,如间皮细胞组织、米勒管上皮和有这两种上皮组成发生的恶性肿瘤组织内。血清 CA125 正常值一般在 35 U/mL 以下,卵巢浆液性囊腺癌、卵巢内膜样癌的敏感性可达 93%,特异性为75.2%,CA125 在卵巢上皮性肿瘤诊断和随访中有重要价值,肿瘤经手术治疗后数天内 CA125 明显下降,它还可作为肿瘤复发早期诊断指标,较影像学可提早 6 个月甚至更早。

CA-199 在卵巢黏液性恶性肿瘤中表达增高,癌胚抗原(CEA)在卵巢癌中阳性率为 7%~39%,肿瘤特异性生长因子(TSGF)、铁蛋白(SF)在卵巢癌患者中阳性率分别可达 83% 和 60%,多项肿瘤标志物的联合检测可提高卵巢癌患者的早期诊断率。

在含有滋养层成分的卵巢肿瘤中,血清 HCG 可作为诊断和随访的指标。血清神经特异性烯醇化酶(NSE)浓度是卵巢未成熟畸胎瘤、无性细胞瘤一个很好的监测指标。

(三)影像学检查

1.B 超检查

超声检查简单易行,特别是经阴道超声的开展,使其组织分辨率和恶性肿瘤检出率有了很大的提高。卵巢恶性肿瘤的超声图像往往表现为实质性或囊性肿块,内部结构紊乱;囊壁厚薄不均,其上有结节样突起,多伴有腹水。多普勒超声还可显示肿瘤血流特性。B 超同 CA125 联合检查,两项指标均为异常的绝经后妇女,其患卵巢癌危险性明显增高,RR 为 327。

2.计算机体层摄影(CT)和磁共振成像(MRI)

CT 和 MRI 可清晰显示卵巢肿瘤内部结构以及同周围组织脏器关系,同时可显示盆腔和其他脏器的转移,CT 对于腹膜后淋巴结转移有较好显示。在卵巢良、恶性肿瘤的诊断中,MRI 的图像优于 CT,其主要影像学表现为肿块为囊实性,肿块体积增大(>4 cm),囊壁增厚不规则,其上有菜花状突起,肿瘤内可见坏死,可侵犯周围脏器,常伴有腹水和肿大淋巴结。MRI 对恶性卵巢肿瘤的分期准确率可达 80%,为治疗提供良好依据。

3.正电子发射体层显像(PET-CT)

PET 作为一种无创性分子影像学技术,可早期提示肿瘤功能和代谢的改变,它对卵巢癌诊断的敏感性为 78%~100%,特异性可达 75%~92%,同其他手段结合,可进一步提高其准确率。对于卵巢癌的分期,治疗效果的监测和复发的诊断都有明显的优势。在疗效预测和预后判断方面,由于 PET 可提供肿瘤代谢情况,有学者发现 PET 检查 SUV 值高的患者预后差,治疗后 PET 结果阴性提示疗效好,且肿瘤无复发期相对较长,PET 三维定量技术可准确测量肿瘤体积,肿瘤体积同患者预后密切相关,体积小者预后相对较好。

(四)病理检查

1.超声引导下卵巢穿刺细胞学检查

在阴道超声指引下对卵巢包块进行穿刺提取组织进行病理学检查,对于盆腔肿块性质不明的患者是一种创伤较小的选择,对于腹腔镜检查有禁忌者有一定优势。

2.腹腔镜下卵巢活检

其优点为肿瘤活检在直视下进行,提高了检查的准确性,在病理诊断中有重要意义。

3.腹水或腹腔冲洗液检查

卵巢恶性肿瘤有突破卵巢包膜向外生长的趋势,容易形成腹腔播散和腹膜种植。因此,腹水或腹腔灌洗液找癌细胞对卵巢癌的诊断有一定价值。

## 五、病理

### (一)卵巢肿瘤的病理分类

卵巢兼具生殖、内分泌等功能,结构复杂,生长肿瘤形态种类繁多,分类标准不一。1973 年世界卫生组织对卵巢肿瘤制定了统一的分类标准,1988 年又作了修订。其最主要的改变是将通常的"上皮性肿瘤"改为"上皮-间质性肿瘤"。它提示这些肿瘤虽然起源于卵巢表面上皮,但其中很多含有肿瘤性间质成分,如腺纤维瘤、腺癌纤维瘤等,符合胚胎学上苗勒管由体腔上皮及其下的间叶组织衍化而来的概念。

根据肿瘤分化程度、肿瘤细胞异型性和核分裂象,可对卵巢肿瘤进行分级,$G_1$ 代表分化程度良好;$G_2$ 代表分化程度中等;$G_3$ 代表分化不良。

### (二)卵巢肿瘤的分期

卵巢恶性肿瘤的分期主要根据肿瘤的大小和侵犯范围、区域淋巴结转移情况和有否其他器官的转移来决定。实际分期应以手术分期为准。准确的分期对手术方式的选择和术后放、化疗的实施有指导性作用。FIGO1988 年修订了卵巢恶性肿瘤的分期标准,它同 AJCC 的 TNM 分期比较如表 9-2。

表 9-2　FIGO 与 AJCC 的 TNM 分期比较

| TNM 分期 | FIGO 分期 | 特点 |
| --- | --- | --- |
| 原发病灶 | | |
| Tx | | 原发肿瘤不能检测到 |
| $T_0$ | | 无原发肿瘤证据 |
| $T_1$ | I | 肿瘤局限于卵巢(单侧或双侧) |
| $T_{1a}$ | I A | 肿瘤局限于单侧卵巢,包膜无侵犯,卵巢表面无肿瘤,腹膜和腹膜灌洗液中无癌细胞 |
| $T_{1b}$ | I B | 肿瘤局限于双侧卵巢内,包膜无侵犯,卵巢表面无肿瘤,腹膜和腹膜灌洗液中无癌细胞 |
| $T_{1c}$ | I C | 肿瘤局限于单侧或双侧卵巢伴有以下改变之一:包膜破裂,肿瘤细胞侵及卵巢表面,腹膜和腹膜灌洗液中有癌细胞 |
| $T_2$ | II | 肿瘤侵犯单侧或双侧卵巢延及盆腔或有种植 |
| $T_{2a}$ | II A | 直接侵犯和/或种植于子宫和/或输卵管、腹膜和腹腔灌洗液中无癌细胞 |
| $T_{2b}$ | II B | 直接侵犯和/或种植于其他盆腔组织、腹膜和腹腔灌洗液中无癌细胞 |
| $T_{2c}$ | II C | 盆腔直接侵犯和/或种植($T_{2a}$ 或 $T_{2b}$)合并腹膜和腹腔灌洗液中有癌细胞 |
| $T_3$ | III | 肿瘤侵犯单侧或双侧卵巢伴显微镜下证实盆腔以外腹膜转移 |
| $T_{3a}$ | III A | 显微镜下证实盆腔以外腹膜转移(无肉眼可见肿瘤) |
| $T_{3b}$ | III B | 肉眼可见盆腔以外腹膜转移,转移灶最大径≤2 cm |
| $T_{3c}$ | III C | 盆腔以外腹膜转移灶最大径>2 cm 和/或区域淋巴结转移 |
| 区域淋巴结 | | |
| Nx | | 区域淋巴结不能检测 |
| $N_0$ | | 无区域淋巴结转移 |
| $N_1$ | III C | 有区域淋巴结转移 |

续表

| TNM 分期 | FIGO 分期 | 特点 |
|---|---|---|
| 远处转移 | | |
| Mx | 远 处 转 移 无 | |
| | 法检测 | |
| M$_0$ | | 无远处转移 |
| M$_1$ | Ⅳ | 有远处转移 |
| | AJCC 分期: | |
| | Ⅰ 期 | T$_1$N$_0$M$_0$ |
| | Ⅰ$_A$ 期 | T$_{1a}$N$_0$M$_0$ |
| | Ⅰ$_B$ 期 | T$_{1b}$N$_0$M$_0$ |
| | Ⅰ$_C$ 期 | T$_{1c}$N$_0$M$_0$ |
| | Ⅱ 期 | T$_2$N$_0$M$_0$ |
| | Ⅱ$_A$ 期 | T$_{2a}$N$_0$M$_0$ |
| | Ⅱ$_B$ 期 | T$_{2b}$N$_0$M$_0$ |
| | Ⅱ$_C$ 期 | T$_{2c}$N$_0$M$_0$ |
| | Ⅲ 期 | T$_3$N$_0$M$_0$ |
| | Ⅲ$_A$ 期 | T$_{3a}$N$_0$M$_0$ |
| | Ⅲ$_B$ 期 | T$_{3b}$N$_0$M$_0$ |
| | Ⅲ$_C$ 期 | T$_{3c}$N$_0$M$_0$ |
| | | 任何 TN$_1$M$_0$ |
| | Ⅳ 期 | 任何 T 任何 NM$_1$ |

# 六、治疗

卵巢癌的治疗是以手术为主的多种治疗方法相结合的综合治疗。手术探查应仔细彻底,包括腹腔冲洗液的细胞学检查,以得到正确的临床分期,为术后放、化疗提供治疗依据。手术应尽可能切除卵巢原发灶、腹腔转移灶和盆腔腹主动脉旁转移淋巴结,使残余病灶最大径在 2 cm 以下,为术后放、化疗的疗效提高创造条件。

**(一)外科处理**

外科治疗包括以下几种方法。

(1)对于Ⅰ$_A$和Ⅰ$_B$期高分化癌的患者,术中应仔细全面探查腹腔,明确分期,排除卵巢以外无转移者,行经腹全子宫加双附件切除术即可,术后不行常规放、化疗。这些患者的 5 年生存率可达 90% 以上。肿瘤分期为Ⅰ$_A$期和Ⅰ$_B$期,但细胞分化差者,或Ⅰ$_C$期患者因腹水中找到癌细胞,术后应结合化疗及放疗。

(2)卵巢癌肿瘤细胞减灭术对Ⅱ、Ⅲ、Ⅳ期患者治疗原则相同,在剖腹探查的同时尽可能切除卵巢肿瘤原发灶和腹腔转移灶,其切除范围包括:全子宫、双侧附件、大网膜、阑尾、转移肠段。卵巢癌盆腔和腹主动脉旁淋巴结转移概率相同,术中应行淋巴结清扫,以便正确分期和减小肿瘤负荷。卵巢癌肿瘤细胞减灭术的目的是尽可能切除肉眼可见肿瘤,即使有肿瘤残余也应使残余灶控制在 2 cm 以下(目前更要求控制在 1 cm 以下),减小肿瘤负荷,提高术后放、化疗的敏感性,提高治疗效果。有学者研究了减灭术后残存肿瘤大小对肿瘤进展时间的影响,术后无肿瘤残余者平均肿瘤进展时间为 42 个月,而残余肿瘤约 1 cm 者为 20 个月。

(3)两次剖腹探查术作为卵巢恶性肿瘤治疗后评估的手段,两次剖腹探查术一般在术后化疗 6 个疗程后进行,其目的是为了了解腹盆腔残余肿瘤经化疗或放疗后的情况,即:是消退还是继续发展,以作为进一步化疗的指导依据。如肿瘤消退,可减少不必要的继续化疗,减小化疗的不良反应。

### (二)化疗

对于进展期卵巢癌,化疗是术后重要的辅助治疗手段。多种化疗药物对卵巢癌有效,化疗方案包括单药治疗和联合用药。而手术结合术后联合化疗已成为进展期卵巢癌的标准治疗。对卵巢癌有效的药物包括美法仑、铂类、环磷酰胺、多柔比星(阿霉素)类、氟尿嘧啶、紫杉醇等。自铂类药物引入卵巢癌的治疗以来,卵巢癌的治疗效果有了很大的提高,常用的基于铂类的化疗方案有 CP 方案(CTX+DDP)、CAP 方案(CTX+ADM+DDP)、CHAP 方案(HMM+CTX+ADM+DDP)、PT 方案(TAXOL+DDP)。含 DDP 方案总的缓解率为 67%,较不含 DDP 方案提高 20%左右。但三药联合方案(CAP)是否优于两药方案(CP),仍无定论。

20 世纪 80 年代后,紫杉醇类药物对铂类耐药的卵巢癌显示了很高的活性,两项Ⅲ期随机临床试验比较了含或不含紫杉醇方案的疗效,一组Ⅲ~Ⅳ期卵巢癌患者手术后接受了 DDP-TAXOL 方案化疗,另一组接受了 DDP-CTX 方案治疗,无论肿瘤反应率,无疾病进展期,总生存期DDP-TAXOL均较对照组好,总生存期达到了 38 个月,而对照组为 24 个月。

术后化疗以多少周期为宜,国内学者比较了晚期卵巢癌>6 周期和<6 周期疗效的差异。化疗周期长者 5 年生存率较对照组提高 10%左右。但继续延长化疗周期,化疗不良反应增加,并未显示疗效增加。有作者试图提高化疗剂量进一步增加疗效,但多项Ⅲ期临床随机试验没有显示增加 DDP 剂量(75 mg/m$^2$)对疗效有益。

### (三)放疗

卵巢上皮肿瘤是对放疗呈中等敏感的肿瘤,其中以浆液性肿瘤敏感性最高,放疗常作为手术的辅助治疗,多用于术后,也可同化疗结合。对于晚期卵巢癌可起到姑息治疗效果。卵巢无性细胞瘤对放疗敏感性高,手术加术后放疗疗效很好。

1.适应证

(1)卵巢上皮癌:放射治疗主要用于术前、术后的辅助治疗及晚期、复发患者的姑息治疗。放射治疗的部位常有:盆腔、全腹、腹主动脉旁、限局性复发和转移灶。

放疗:①术前放射治疗,可使肿瘤缩小、粘连松解,提高手术切除率。随着化疗的不断进展,目前术前放射治疗多被化疗代替,但仍可用于孤立的、限于盆腔手术切除困难的肿瘤,特别是不宜化疗的患者。术前放射治疗如给肿瘤量 20 Gy,休息 2 周可手术;如给 40 Gy,应等放射治疗反应过后,即休息 6~8 周后再手术。②术后放射治疗,是临床经常应用的治疗方法。可用于初次手术无残存肿瘤,或盆腔镜下残存瘤直径<2 cm腹腔无残存肿瘤的患者,或二次探查阴性患者的术后巩固治疗和二次探查阳性患者的术后挽救治疗,其目的是继续杀灭残存肿瘤。术后放射治疗一般始于术后 7~10 天。③复发卵巢癌的放射治疗,主要应用于术后化疗后局部肿瘤进展或复发患者的姑息治疗。

(2)卵巢无性细胞瘤:卵巢无性细胞瘤(单纯型)对放射治疗高度敏感,直至 20 世纪 80 年代中期,术后仍常采用放射治疗,疗效好,生存率达 83%。放射治疗的方法和剂量基本同卵巢上皮癌。一般有术后单纯盆腔放射治疗或全腹盆放射治疗等。近年来,大量的临床研究表明单纯的无性细胞瘤对顺铂为基础的联合化疗高度敏感,在晚期和复发性患者中,亦取得了高的治愈率。但放射治疗是一种局部治疗,对病变广泛的晚期和复发患者疗效不佳。且全盆放射治疗使患者永久性丧失生育功能并有 5%～10% 的肠道并发症。因此,目前无性细胞瘤术后首选化疗。但对化疗耐药者,可通过手术和放射治疗治愈。

2.禁忌证

(1)合并肠梗阻、盆腹腔感染。

(2)明显恶病质。

3.操作方法及程序

目前临床应用的方法有术后单纯辅助放射治疗及术后放疗、化疗的联合应用等。治疗方法多选择全腹加盆腔放射治疗。至于 $^{32}$P腹腔灌注,主要用于具高危因素的早期癌,其疗效和应用仍有争论,除极少数单位外,目前大多不采用。一般主张即使是早期癌,也应采用全腹加盆腔照射。全腹加盆腔照射作为早期患者术后唯一的辅助治疗其疗效已得到肯定。晚期卵巢上皮癌的放射治疗主要应用于肿瘤切除彻底的患者(残存肿瘤 0 直径或≤2 cm)的根治性治疗或晚期患者的姑息性放射治疗。治疗效果主要与残存肿瘤大小、分期及分化程度相关

(1)盆腔照射:在过去几十年中,盆腔照射是卵巢癌术后治疗的主要方法。目前多与腹部照射和/或化疗综合应用。盆腔照射范围包括下腹和盆腔,上界第 4～5 腰椎,下界盆底,前后对称垂直照射,肿瘤量 40～50 Gy,6～8 周完成。

(2)全腹加盆腔照射:卵巢癌无论病期早晚,术后都主张采用全腹加盆腔照射,其原因有三,一是患者多有盆、腹腔内广泛种植和/或腹水,部分肿瘤细胞是游离的;二是即使Ⅰ和Ⅱ期患者上腹也可能有潜在的播散或腹膜后淋巴结转移;三是卵巢原发肿瘤在盆腔,盆腔可能有潜在的或较多的肿瘤残存,尤其是晚期患者。

全腹加盆腔照射多用于早期患者的术后预防治疗,或有小的残存肿瘤(直径<2 cm,甚至<0.5 cm)中晚期患者的术后治疗。全腹照射上始于膈上 1 cm,下至盆腔闭孔下缘,包括腹膜在内的盆腹腔(图 9-5)。照射技术现均采用全腹开放大野照射,曾一度应用的腹部移动条形野技术,后经临床随机分组研究比较,全腹开放大野较移动条形野有较低的并发症,且肿瘤的控制率相同,因此目前全腹部照射已被开放大野照射代替。

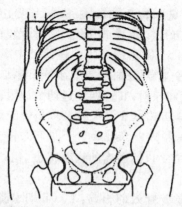

**图 9-5 卵巢癌全腹加盆腔照射(虚线为腹膜线)**

照射剂量:一般全腹照射的肿瘤剂量为 22～28 Gy/6～8 周,前后垂直照射。为减少肾损伤,从后方挡肾,剂量限于 15～18 Gy。盆腔野照射剂量增至 45～50 Gy。

全腹加盆腔照射的疗效受诸多因素影响,为取得较好的疗效,对选择盆腹腔放射治疗为术后唯一辅助治疗的患者,应遵循以下原则:①上腹部无肉眼可见肿瘤,且盆腔肿瘤直径<2 cm,或无肉眼见肿瘤。②整个腹腔必须包括在照射野内,放射治疗前模拟定位。③肝脏不予遮挡(防护),但上腹部剂量因此限制在 25～28 Gy,每天量 100～120 cGy。④肾脏采用部分遮挡保护,使其受量不超过 18～20 Gy。⑤盆腔野每天照射量 1.8～2.2 Gy,总量达 45 Gy。⑥前、后野对称照射,确保前、后野剂量相差不超过 5%。⑦照射野必须在髂嵴外。⑧照射野必须达腹膜外。⑨上缘应在呼气时横膈上 1～2 cm。

全腹照射的患者放射治疗反应较大,可有恶心、呕吐、腹泻等胃肠反应,白细胞、血小板下降等骨髓抑制以及不同程度的肝肾损伤,甚至放射治疗可能因此被迫中断。肠粘连和肠梗阻是主要的晚期放射治疗反应,据报道肠梗阻的发生率在 4%～12% 不等,大多数为 10% 左右,须手术解除的肠梗阻则相对少见,晚期并发症还偶有放射性膀胱炎、严重的吸收不良等。

(3)腹腔内放射性核素的应用:腹腔内灌注放射性核素胶体金-198($^{198}$Au)或胶体磷-32($^{32}$P)治疗卵巢癌已有 30 余年的历史。因放射性物质在腹腔内常分布不均,可引起严重的肠道并发症,并对腹膜后淋巴结无作用,目前多被腹腔化疗代替。但腹腔内放射性核素治疗有其独特的优点,在它接触到的体腔表面有限的深度内,可受到高剂量的照射。同时也有给药方法简便和治疗时间短的优点。胶体金-198 的 β 射线的能量为 0.32 MeV,射程不到 4 mm,其 γ 射线易引起肠损伤。近年来多使用胶体 $^{32}$P,$^{32}$P 发射纯的 β 射线,平均能量为 0.69 MeV,射程约 8 mm,半衰期较长为 14.3 天,肠道损伤小。

放射性核素的腹腔内灌注主要用于早期患者如肿瘤破裂、有腹水等的预防治疗,及腹腔内有小的散在的残存肿瘤的术后治疗。这些射线穿透软组织的深度<1 mm,因此对有大的残存肿瘤患者并不适合。如腹腔内有粘连,则影响了 $^{32}$P 灌注液体的流动,既影响疗效,又增加并发症。$^{32}$P 腹腔治疗最常见的并发症是腹痛,发生率为 15%～20%。化学性或感染性腹膜炎为 2%～3%。最严重的晚期并发症是小肠梗阻约 5%～10%。

(4)其他方法:高剂量单次分割照射治疗晚期卵巢癌,可取得姑息疗效。常用于肿瘤限于盆腔的患者,盆腔照射肿瘤量 10 Gy,1 天完成,每月 1 次。一般照射 1～2 次是安全的,超过 2 次者有严重放射反应。

膈及腹主动脉旁是卵巢癌常见的转移部位,Schray 等提出在全腹放射治疗时,应增加腹主动脉旁和膈下区照射野。腹腔、膈区、腹主动脉旁区及盆腔的剂量分别增至 30 Gy、42 Gy、42 Gy、51 Gy。

高分割全腹照射技术,采用全腹大野前后垂直照射,每天上下午各照射 1 次,每次肿瘤量80 cGy,总量 30 Gy/3 周,并加盆腔照射,其近期及远期的放射治疗反应较小,优于一般全腹照射方法。

4.放射治疗疗效的影响因素

影响疗效的因素较为复杂,主要包括肿瘤的病变范围、组织学分类、术后残存肿瘤的大小及肿瘤分级等。

(1)病变范围即分期对放射治疗疗效的影响:Ⅰ～Ⅱ期患者术后辅助放射治疗的疗效相对较好。其主要原因是Ⅰ～Ⅱ期肿瘤主要限于盆腔,盆腔脏器对放射治疗的耐受量较高,故能达到一定的治疗剂量。Ⅲ期患者的全腹照射受其敏感器官耐受量的限制,特别是肝肾区常需防护,而这些部位又常是肿瘤转移的好发部位,不易达到治疗剂量,故Ⅲ期辅助放射治疗疗效较差。

（2）术后残存肿瘤对疗效的影响：以前将卵巢癌归于低度放射敏感肿瘤，近年来多认为是中度放射敏感肿瘤，因此渴望高剂量照射能获得较好的疗效。但由于照射面积大，并包括腹腔内的敏感器官如小肠、肝、肾等，故照射前肿瘤的体积成为影响疗效的主要因素。Rubin 提出卵巢上皮癌的放射致死量，直径＜1 cm 的原发肿瘤为 50 Gy，直径＜5 mm 的转移灶需 45～50 Gy，1 mm 转移灶为 25 Gy。一般认为残存肿瘤＞2 cm 时，放射治疗后很少患者能长期生存。残存肿瘤的大小是影响晚期患者放射治疗疗效的主要因素。

（3）肿瘤组织学分类对放射治疗疗效的影响：卵巢无性细胞瘤（单纯型）是放射高度敏感的肿瘤，卵巢颗粒细胞瘤对放射治疗也较敏感。卵巢上皮癌为放射中度敏感的肿瘤，结合手术、化疗综合应用，可取得较好疗效。卵巢生殖细胞瘤中，除无性细胞瘤外，其余的卵巢恶性生殖细胞瘤如卵巢内胚窦瘤、未成熟畸胎瘤等对放射治疗不敏感。

（4）肿瘤组织的分级对放射治疗疗效的影响：一般认为组织分化越差对放射治疗越敏感，但因分化差的肿瘤恶性程度高，总的预后不佳。

（冯俊刚）

# 第五节　子 宫 颈 癌

## 一、概述

宫颈癌是较常见的恶性肿瘤，在妇科恶性肿瘤中发病率最高。HPV 感染、性生活开始早、性伴侣增多、多次妊娠等可能是其发病的相关因素。宫颈上皮内瘤样病变（CIN, Cervical intraepithelial neoplasia）是与宫颈癌相关的一组癌前病变，反映宫颈癌发生、发展中的连续过程。宫颈癌常呈局部扩散和淋巴结转移。手术和放疗是宫颈癌的主要治疗手段，近年来，对早期的宫颈癌进行手术治疗已获得较好的疗效，但对于局部晚期的患者和手术后有高危因素的患者仍以放疗为主要治疗手段，放疗和同步化疗是治疗局部晚期宫颈癌的标准方法。

## 二、诊断要点

### （一）临床表现

阴道出血是最常见的主诉，可以是月经过多、月经间期出血、性交后出血或绝经后出血。有的患者表现为阴道异常分泌物。许多患者有盆腔、腰骶部疼痛，晚期可有尿频、尿血以及大便规律改变的表现。极少数患者有尿毒症，腹主动脉旁和锁骨上淋巴结转移。

### （二）体格检查

盆腔检查是诊断宫颈癌的最主要的步骤，认真仔细地盆腔检查包括阴道、外阴、宫颈、子宫、宫旁、直肠等。双合诊和三合诊是必需步骤。应注意有无消瘦和贫血。

### （三）病理学诊断

宫颈及宫颈管组织学检查是确定宫颈癌的最重要证据。

### （四）影像学检查

盆腔和腹部的增强 CT 和 MRI 检查对于确定病变侵犯范围，特别是发现淋巴结和宫旁浸润是非常有用的。CT 对宫颈癌分期判断的准确率是 66%～69%,并不高于临床分期(66%～79%),在Ⅱ期～ⅢA 期区分价值小。①Ⅰ期病灶(局限于宫颈):CT 不能辨认。②ⅡB 期病灶(宫旁侵犯):CT 不能辨认早期浸润。③ⅢA 期病灶(阴道下部侵犯):应用阴道标记 CT 可辨认。④ⅢB 期病灶(浸润至盆壁):CT 可辨认。⑤Ⅳ期病灶:CT 不易辨认中空器官的早期浸润。MRI 能较好地区分子宫和宫颈病变,准确性高,能显示肿瘤体积,特别是宫旁扩展;对淋巴结的阳性预测值 82%,阴性预测值 94%。对晚期ⅢB～ⅣA 期,CT 与 MRI 无区别。胸部 X 线片与肝、肾超声检查是必检项目。对于可疑侵犯或转移的患者,需要肾血流图、钡灌肠和上消化道造影。

### (五)实验室检查

包括血常规,尿常规,肝肾功能,SCC 等。

## 三、病理和分期

### (一)宫颈癌常见的病理类型

**1.鳞状细胞癌**

鳞状细胞癌是宫颈癌最常见的病理类型,占 75%～85%,包括三种亚型:角化型、非角化型、小细胞型。也有许多学者将鳞癌分为高分化、中分化和低分化,高分化鳞癌的特征符合角化型鳞癌,中分化和低分化鳞癌的形态特征符合非角化型鳞癌和小细胞型鳞癌。

**2.腺癌**

占所有宫颈癌的 10%～20%,并逐年上升。常起源于宫颈内管,确诊时病灶往往较大。目前认为宫颈腺癌的发生同宫颈鳞癌一样,也有不典型增生、原位癌和浸润癌的连续过程。

**3.混合癌(腺鳞癌)**

分两型,即成熟型与未成熟型,后者预后差。

**4.小细胞癌**

为神经内分泌起源,常侵袭性生长,在诊断时往往播散。

### (二)宫颈癌的分期

目前常用的是 2002 年 AJCC TNM 分期和 FIGO 分期(表 9-3),后者的依据是肿瘤原发部位与侵及盆腔内宫颈旁组织的程度,以盆腔检查为绝对金标准,淋巴结情况及转移均未纳入分期内。FIGO 临床分期委员会强调,子宫颈癌的临床分期一经确定就不能改变,即以治疗前盆腔检查为准,如在手术后发现与术前不一致,也以术前检查为准,不能改变原定分期。因此,治疗前的盆腔检查和临床分期是非常重要的。盆腔检查要求三合诊检查,两人同时在场,至少一人是妇科肿瘤医师。必要时在麻醉下进行。

**表 9-3  AJCC 宫颈癌 TNM 分期与 FIGO 分期**

| T:原发肿瘤 | | |
|---|---|---|
| TNM 分期 | FIGO 分期 | |
| $T_x$ | | 原发肿瘤无法评价 |
| $T_0$ | | 未发现原发肿瘤 |
| Tis | 0 | 原位癌 |
| $T_1$ | Ⅰ | 病变限于子宫(不论是否累计子宫体) |

| $T_{1a}$ | I A | 镜下浸润癌,上皮基底下间质浸润深度≤5 mm,水平扩散≤7 mm,脉管内浸润(静脉或淋巴管)不影响分期 |
| $T_{1a1}$ | I A1 | 间质浸润深度≤3 mm,水平扩散≤7 mm |
| $T_{1a2}$ | I A2 | 间质浸润深度>3 mm,但≤5 mm,水平扩散≤7 mm |
| $T_{1b}$ | I B | 局限于宫颈的临床可见病灶,或镜下浸润范围>$T_{1a2}$/I A2 |
| $T_{1b1}$ | I B1 | 临床病灶最大直径≤4 cm |
| $T_{1b1}$ | I B2 | 临床病灶最大直径>4 cm |
| $T_{2a}$ | II A | 无明显宫旁浸润 |
| $T_{2b}$ | II B | 有宫旁浸润 |
| $T_3$ | III | 侵犯盆壁;或阴道下 1/3;或引起肾盂积水;或无功能肾 |
| $T_{3a}$ | III A | 侵犯阴道下 1/3,但未到盆壁 |
| $T_{3b}$ | III B | 侵犯盆壁;或引起肾盂积水;或无功能肾 |
| $T_4$ | IV A | 累及膀胱或直肠黏膜;或超出真骨盆 |
| | IV B | 远处转移 |

N:区域淋巴结

$N_x$:区域淋巴结无法评价

$N_0$:无区域淋巴结转移

$N_1$:有区域淋巴结转移

M:远处转移

$M_x$:远处转移无法评价

$M_0$:无远处转移

$M_1$:有远处转移

临床分期

0:$TisN_0M_0$

I:$T_1N_0M_0$

I A:$T_{1a}N_0M_0$

I A1:$T_{1a1}N_0M_0$

I A2:$T_{1a2}N_0M_0$

I B:$T_{1b}N_0M_0$

I B1:$T_{1b1}N_0M_0$

II:$T_2N_0M_0$

II A:$T_{2a}N_0M_0$

II B:$T_{2b}N_0M_0$

III:$T_3N_0M_0$

III A:$T_{3a}N_0M_0$

III B:$T_{3b}N_0M_0$,$T_{1\sim2}N_1M_0$

IV A:$T_{3a}N_1M_0$

IV B:$T_{3b}$任何 $NM_0$,$T_4$ 任何 $NM_0$,任何 T 任何 $NM_1$

## 四、治疗原则

Ⅰ_A 期:首选手术,不能手术者可放疗。

Ⅰ_B,Ⅱ_A 期:根治性手术或根治性放疗。

Ⅱ_B～Ⅳ_A:以放疗为主,先期化疗和增敏化疗可提高疗效。

Ⅳ_B 期:姑息治疗。

腺癌(桶状宫颈癌):最好先化疗后再决定手术或放疗。

## 五、放疗

### (一)适应证

放射治疗是子宫颈癌的主要治疗手段之一,原则上适合于各期患者的治疗,但目前多应用于Ⅱ_B 以上的中、晚期,及有并发症的早期患者。

### (二)禁忌证

宫颈癌放射治疗无明显禁忌证。

### (三)操作方法及程序

1.放射治疗前的准备

(1)进行全面仔细的体格检查,了解病变范围并详细绘图记录;拍胸片、心电图检查、做膀胱镜、直肠镜、静脉肾盂造影等,必要时行盆腹 B 超、CT、MRI 等辅助检查。

(2)实验室检查:包括肝肾功能、血常规及尿、便常规检查,特别是白细胞不得<$3.0×10^9$/L,血小板不得<$80×10^9$/L。

(3)积极处理并发症,贫血不仅是常见的并发症,而且影响治疗效果,应积极纠正,必要时输血。如子宫颈癌患者出血经一般处理无效或局部肿瘤较大者,可先行腔内照射使肿瘤缩小,同时达到止血的目的,为正式治疗做好准备。积极治疗盆腔炎、尿路感染等并发症。

2.放射治疗

除原位癌或Ⅰ_{a1}期患者可以仅给予单纯腔内照射外,均应体外照射与腔内照射相结合,特别强调单纯体外照射不能治愈宫颈癌。

(1)体外照射。①放射源:放射源为高能 X 射线(加速器产生)或 $^{60}$Co-γ 射线治疗机。②照射范围及设野方法:盆腔矩形野:范围包括髂总(或部分)、髂外、髂内、闭孔、骶前及腹股沟深淋巴结。在模拟机下进行定位,上界 L_{4～5} 间隙,下界为闭孔下缘,两侧界为股骨头中心或内 1/3。无模拟设备者临床上也可采用以下方法:前野下缘位于耻骨联合上缘下 4～5 cm,后野下缘位于骶尾关节下 1.5～2 cm,射野面积宽为主 16～18 cm,高为 14～15 cm,前后野对称。也有采用盒型照射野。盆腔六边形野是照射范围增加了主动脉下段,其他同上。模拟机下定位设野,野上界在L_{3～4} 的间隙,宽 8 cm;下界仍为闭孔下缘下 0.5 cm,宽约 12 cm;两侧界为骨盆最宽处向外延1.5～2.0 cm,相当于两侧股骨头中心之间,约 16 cm,上述各间距端点相连形成六边形野,前后也平行对称。扩大野是指主动脉旁淋巴结转移时,可从上述两种设野上缘延伸至所需照射的部位,野宽 8 cm(有条件者可直接针对病灶采用适形调强照射)。③照射方式:全盆照射 DT 25～30 Gy/3～4 周,中间挡铅照射 DT 15～20 Gy/2 周,腔内治疗当日不行外照射;六边形野挡铅4 cm(宽)×10 cm(高),矩形野挡铅 4 cm (宽)×[14～15 cm(高)]。全盆照射快结束时开始腔内治疗;如果最初为盆腔中挡铅照射亦称为四野照射,与腔内照射同时进行,总剂量同上。腔内治疗当日不行外照射。标准的外照射方案为每周 5 次,每次 DT 180～200 cGy。

(2)腔内近距离照射。①参照点:A 点指宫腔放射源末端上 2 cm,中轴旁开 2 cm。B 点位于 A 点外侧 3 cm。若有条件可设置直肠膀胱等部位参考点,尽量减少危险器官的受量。②放射源:目前国内常用的腔内治疗放射源为中、高剂量率放射性核素如 $^{137}$Cs,$^{192}$Ir 等。③方法与剂量:高剂量率腔内治疗每周1次,每次 A 点剂量 6～7 Gy 为宜,A 点总剂量 35～42 Gy(达到 49 Gy 应慎重),宫颈腺癌患者可适当增加 A 点剂量,中剂量率腔内治疗时应增加剂量。一般腔内治疗在全盆照射近结束时开始。对于局部肿瘤巨大、活跃出血的患者,可以先给予阴道容器达到止血目的。若每次近距离治疗采用阴道及宫腔容器同时使用时,布源比较合理,共同参与 A 点剂量计算;若两者分别使用时,一般阴道容器照射的参考点采用阴道黏膜下 0.5 cm,剂量约 20 Gy。对于局部特别巨大的外生型肿瘤可采用组织间插植治疗,根据肿瘤情况决定插针数及布源,并据肿瘤消除情况决定插植次数。对于肿瘤浸润阴道者,采用不同直径的塞子治疗,尽可能选择大号塞子,每次阴道黏膜或黏膜下 0.5 cm 给予 6～8 Gy,对不需要照射的部分可行铅挡(但阴道塞子增加了直肠和膀胱的受量及并发症)。

(3)放射治疗与化疗相结合:目前,主要采取放射治疗与化疗同时进行,利用其增敏的作用。药物种类及方案较多,以不影响放射治疗疗程为好,目前多采用 5-Fu、顺铂等。

(4)三维立体适形调强照射:目前多用于复发宫颈癌孤立病灶或盆腔、主动脉旁淋巴结转移灶的照射。

(5)放射治疗与热疗相结合。

**(四)注意事项**

1.放射治疗后的随访

放射治疗后的随访十分重要,放射治疗的晚期并发症及患者康复情况只能从随访中了解。治疗后第 1 年每 3 个月随访 1 次,第 2～4 年每 6 个月随访 1 次,第 5 年后每年随访 1 次。随访时仔细查体,并行胸部 X 线、细胞学检查、肿瘤标志物 SCC、B 超等,必要时行 CT 或 MRI 等检查。

2.放射治疗反应及并发症

避免对照射野内皮肤的刺激,保持干燥;放射治疗中及结束后一段时间应加强阴道冲洗。并发症的处理以对症治疗为主。常见的晚期并发症有放射性直肠炎、膀胱炎及盆腔纤维化。

(冯俊刚)

# 第十章 肿瘤组学研究

## 第一节 肿瘤基因组学研究

### 一、基因组学与人类基因组计划

基因组指单倍体细胞中包括编码序列和非编码序列在内的全部 DNA 分子。基因组有两层意义：一是代表各生物体保持繁衍又各有差异的所有遗传信息；二是存在于每个生物体中所有细胞里 DNA 分子是几乎相同的。基因组概念的提出以及它的 DNA 序列测定是生物科学革命性的成就。从一定意义上说，基因组学规定和指导了当今生物科学研究的走向。

基因组的概念起始于 20 世纪 80 年代，一些微生物基因组陆续在 20 世纪 90 年代被解序。但是真正的基因组革命得益于人类基因组计划的实施。人类基因组计划（human genome project, HGP）的目标在于测定人类基因组大约 32 亿 DNA 碱基对的所有序列，发现所有人类基因并阐明其在染色体上的位置，从而在整体上破译人类遗传信息。美国于 1990 年正式启动人类基因组计划，欧共体、日本和中国等相继加入国际人类基因组计划。在 2000 年春天，经美国、英国、日本、法国、德国和中国共 16 个测序中心共同努力，完成人类基因组计划的工作草图。全部人类基因组约有 2.91 Gbp，有 39 000 多个基因；平均的基因大小有 27 kbp；其中 G＋C 含量偏低，仅占 38%，而 2 号染色体中 G＋C 的含量最多；19 号染色体是含基因最丰富的染色体，而 13 号染色体含基因量最少。在人类基因组计划完成后，科学家们进一步合作开展了单倍型图谱计划（haplotype map project, HapMap）。单核苷酸多态性（single nucleotide polymorphism, SNP），主要是指在基因组水平上由单个核苷酸的变异所引起的 DNA 序列多态性。它是人类可遗传的变异中最常见的一种，占所有已知多态性的 90% 以上。单核苷酸多态性在人类基因组中广泛存在，平均每 500～1 000 个碱基对中就有 1 个，估计其总数可达 300 万个甚至更多。不同种族、不同个体之间的基因组序列大约 99.9% 都具有一致性，正是 0.1% 的碱基排列顺序的差异决定了人类的遗传多态性，即人与人之间的个体差异。单倍型图谱计划就是解析这 0.1% 差异的排列顺序。2005 年公布的单倍型图谱计划建立了第一张人类全基因组遗传多态图谱。依据这张图谱可以进一步研究基因组的结构特点以及单核苷酸多态性位点在人群间的分布情况，为群体遗传学的研究提供数据，为遗传性疾病致病基因在基因组上的定位提供高密度的单核苷酸多态性位点。

## 二、肿瘤基因组及研究策略

传统的基因组观念认为基因组是恒定不变的。随着高通量测序技术的不断革新,若干个体完整基因组得到测定,这一观念发生了根本的动摇。传统基因组分析只是静态捕捉了细胞基因组在某一事件点或某一个体的基因组某一个信息,而忽略了个体细胞的基因组也会随着时间发生一些改变。这些改变绝大部分都是良性的,然而,一旦出现恶性突变,那么细胞缓慢突变的进程就会急剧加速。这一事实在肿瘤基因组研究中得到充分的论证。科学家利用 Sanger 测序法测定了乳腺癌、结肠癌、胰腺癌和脑癌的 18 000 个外显子的基因,同时结合基因的表达状态和基因的拷贝数目进行综合分析。他们发现,肿瘤基因组是相当复杂的,平均而言每一种肿瘤含有48～101 个体细胞突变。即使对于同一癌症,癌细胞呈高度的杂合状态,存在大量的突变基因。不过,如果仅仅考虑到癌症与生物功能通路的关系,这种复杂程度就会大大下降。例如,大约只有 12 条生物功能通路在胰腺癌细胞中失控。体细胞基因重排图谱在肿瘤基因组中大量出现。在乳腺癌的肿瘤基因组中的基因编码区重排频率升高,而且癌细胞所发生的绝大部分基因组结构改变都是非重复性的。在肿瘤基因组的测序分析之前,肿瘤相关基因的鉴定基本依赖于这些基因在肿瘤病患中所能检测到的丰度高低。肿瘤基因组外显子的重新测序完全改变了这种判断标准,更为精确的方法应当基于这些基因突变在基因组中所出现的频率大小。

和体内正常细胞一样,肿瘤细胞的增殖也是通过有丝分裂进行的。尽管肿瘤细胞的基因组的大部分 DNA 序列与正常细胞相同,然而它们还存在一些与其母系受精卵基因组完全不同DNA 片段。这些片段有别于生殖细胞传代过程中发生的突变故称之为体细胞突变。在肿瘤患者体内,肿瘤细胞基因组的基因突变是一个逐渐积累的过程。当正常细胞的 DNA 持续地受到外源或内源诱变剂攻击而被损伤时,大多数 DNA 损伤是可以被修复的,只有极少数损伤则转变为永久化的突变,并进入到细胞传代增殖的过程之中。肿瘤细胞的体细胞突变包括若干种性质迥异的 DNA 序列变异,例如单碱基突变、DNA 片段的插入或删除、DNA 片段的重排、正常二倍体基因拷贝数量的增减等。肿瘤细胞基因组还可能含有完全新的 DNA 序列,它们来自于能够引发肿瘤发生的病毒。例如像有爱泼斯坦-巴尔二氏病毒、肝炎病毒、人嗜 T 淋巴细胞病毒、人疱疹病毒 8 型等都可引起一个或多种肿瘤的发生。与受精卵相比较,肿瘤基因组表现了明显的表观基因的变化,包括染色质结构、基因表达状态、DNA 中胞嘧啶的甲基化等。另一个值得注意的是,许多研究者发现肿瘤细胞的线粒体基因组不同于正常的线粒体基因组,这意味着体细胞突变也可能发生于线粒体内。

以高通量的 DNA 序列精确分析也极大地推动了疾病相关基因的研究。通过比较疾病状态下生殖细胞和体细胞的基因组变化,有可能较为准确地预测个体患病的风险和对药物敏感的程度。从这个意义上说,解析个人的基因组将为肿瘤的诊断和预后干预带来希望。因此,当今基因组科学和个体医学是两个密不可分的概念和学科。在过去的 30 年 Sanger 测序方法是基因组测序的黄金标准。但是,由于高额费用以及测序速度限制,这个方法在基因组序列急切需求的时代已经显得力不从心。为了实现个人基因组的测定,新的测序方法即所谓的第二代测序仪在实验费用和耗时方面有了革命性改变。尽管第二代测序仪在 DNA 片段的测序长度和数据处理方面还有许多改进的空间,但是它带来 Sanger 方法不可比拟的优点。首先,新的技术将定量地测定DNA 序列和拷贝的改变;其次,它所采用双末端测序策略能够直接用于鉴定基因组结构的改变;再次,它能够在同一个样本中同时测定包括细胞自身、线粒体和病毒的基因组。目前,第三代测序仪已见于报道,它的大规模工业生产指日可待。可以预见在不久的将来,新型测序仪将是肿瘤研究或临床检测的日常必备工具。

### 三、基因组研究的主要技术

一个生物体的基因组测序过程大致可分为三个独立而互相密切联系的技术环节。首先,从具体的生物材料中制备基因组 DNA,以此建立基因组文库;将扩增的基因组 DNA 片段送入测序仪;最后用生物信息学处理大规模的 DNA 序列数据,形成该生物体的基因组 DNA 序列的报告。

#### (一)基因组文库的建立

**1.基因组 DNA 的提取**

利用基因组 DNA 较长的特性,可以将其与细胞器或质粒等小分子 DNA 分离。加入一定量的异丙醇或乙醇,基因组的大分子 DNA 即沉淀形成纤维状絮团漂浮其中,可用玻棒将其取出,而小分子 DNA 则只形成颗粒状沉淀附于壁上及底部,从而达到提取的目的。在提取过程中,染色体会发生机械断裂,产生大小不同的片段,因此分离基因组 DNA 时应尽量在温和的条件下操作,如尽量减少酚/氯仿抽提、混匀过程要轻缓,以保证得到较长的 DNA。一般来说,构建基因组文库,初始 DNA 长度必须在 100 kb 以上,否则酶切后两边都带合适末端的有效片段很少。不同生物的基因组 DNA 的提取方法有所不同,不同种类或同一种类的不同组织因其细胞结构及所含的成分不同,分离方法也有差异。组织中的多糖和酶类物质对酶切、PCR 反应等有较强的抑制作用,因此如果待分析的材料中富含这类物质,应考虑首先除去多糖和酚类物质,再行提取基因组 DNA。

**2.鸟枪法制备基因组文库**

鸟枪法利用基因组中的随机产生的片段作为模板进行克隆,并建立相应的基因组文库。鸟枪法最初主要用于测定微生物基因组序列,后来美国塞莱拉公司首先采用改进的鸟枪法进行果蝇和人类基因组的测序工作,并获得了成功。中国科学家在水稻基因组测序中也是采用类似的方法。采用鸟枪法时,一般用限制性内切酶或超声法将基因组 DNA 切成若干小片段,再利用DNA 连接酶将 DNA 片段整合到载体的基因中,并使其在细菌中扩增。高度随机、插入片段大小为 2 kb 左右的基因组文库是基因组测序的理想文库。文库中克隆数要达到一定数量,即经末端测序的克隆片段的碱基总数应达到基因组 5 倍以上。

(1)基因组文库的建立:传统测序方法采用鸟枪克隆,既将基因组 DNA 断裂产生的随机片断克隆入质粒载体,并通过转化大肠杆菌 E.coli 建立基因组文库;而第二代测序方法则是通过向基因组 DNA 片段上连接通用接头分子,从而直接构建基因组文库。

(2)DNA 测序:传统测序法通过对文库中单克隆质粒 DNA 进行分离和循环扩增,产生一组长度相差一个碱基、以荧光染料标记的 ddNTP 终止的核苷酸扩增产物,并利用串联有 96 或 384毛细管的测序仪对来自不同克隆质粒的扩增产物进行高通量电泳分离和测序。由于用不同种类的荧光染料分别标记四种不同的 ddNTP,当毛细管电泳分离的一系列离散分布的荧光标记片段通过检测器时,测序仪就可以通过其发射光谱读取核苷酸序列。在利用第二代循环矩阵技术进行测序时,首先将具有接头的基因组文库 DNA 集成为具有海量 PCR 克隆的矩阵,该矩阵上每一个克隆的位置是固定不变的,也称为 Polony 矩阵;然后通过采用基于荧光图像采集的探测方法,以及循环进行的矩阵上 PCR 克隆的酶学延伸和成像,使测序仪对矩阵上所有克隆位点的序列信息同时进行顺序读取。

（3）基因组序列数据的拼接和组装。

**3.DNA Index 文库**

高通量测序仪能够对基因组 DNA 片段大规模高通量并行测序,实验时将基因组或大片段 DNA 随机打断成<700 bp 的小片段(主带可为 200 bp、300 bp、500 bp 等),加上特定接头做成 DNA 文库后直接对 DNA 片段进行单末端或者双末端测序,不需要克隆到细菌中,可以获得大量的 DNA 序列信息。DNA Index 文库测序是一种非常经济的测序策略,可实现多个 DNA 样品的混合测序。实验时通过 PCR 将一个由 6 个碱基组成的指引(index)序列标签引入接头序列中,对未知 DNA 序列和已知的 Index 标签一并测序,通过不同的样品对应不同的标签序列来达到区分不同样品数据的目的。目前可将 2~12 个不同的 DNA 样本混合测序,节约成本,避免了数据多余而造成不必要的浪费。特别适合于小基因组测序、BAC 文库测序、长片段 PCR 产物测序等。

**4.DNA Mate-pair 文库**

首先将基因组 DNA 随机打断到特定大小(2~10 kb 范围可选);然后经末端修复,生物素标记和环化等实验步骤后,再把环化后的 DNA 分子打断成 400~600 bp 的片段,并通过带有链亲和霉素的磁珠把带有生物素标记的片段捕获。这些捕获的片段再经末端修饰和加上特定接头后建成大片段文库,不需要克隆到细菌中,直接在高通量测序仪上对这些大片段文库的两端进行测序。DNA Mate-pair 文库可以从较大跨度两端所获取 DNA 序列,这对于大基因组或者复杂基因组的组装和基因组结构变异发掘具有非常重要的意义,而且适合于新基因组测序项目。

**（二）DNA 测序方法**

**1.Sanger 测序方法**

Sanger 法就是所谓的"双脱氧链末端终止法",是一种传统意义上的测序方法。通过加入限量的一种不同的双脱氧核苷三磷酸(ddNTP),终止 DNA 聚合酶的延长反应,使反应得到一组长几百至几千碱基的链终止产物,它们具有共同的起始点,但终止在不同的核苷酸上,据此可分析出 DNA 的碱基序列。Sanger 法是最早投入到自动化测序仪的经典分析方法。以 ABI 公司的 DNA 测序仪为例。它采用毛细管电泳技术取代传统的聚丙烯酰胺平板电泳,应用四色荧光染料标记的 ddNTP 终止聚合反应。因此通过单引物 PCR 测序反应,生成的 PCR 产物则是相差 1 个碱基的 3' 末端为 4 种不同荧光染料的单链 DNA 混合物,使得四种荧光染料的测序 PCR 产物可在一根毛细管内电泳,从而避免了泳道间迁移率差异的影响,大大提高了测序的精确度。由于分子大小不同,在毛细管电泳中的迁移率也不同,当其通过毛细管读数窗口段时,激光检测器窗口中的 CCD 摄影机检测器就可对荧光分子逐个进行检测,激发的荧光经光栅分光,以区分代表不同碱基信息的不同颜色的荧光,并在 CCD 摄影机上同步成像,分析软件可自动将不同荧光转变为 DNA 序列,从而达到 DNA 测序的目的。

**2.合成法测序技术**

Illumina 公司生产的高通量测序仪是这种测序技术的典型机型。它基于专有的可逆终止化学反应原理。测序时将基因组 DNA 的随机片段附着到光学透明的玻璃表面(即 flow cell),这些 DNA 片段经过延伸和桥式扩增后,在这个玻璃表面上形成了数以亿计的聚类,每个聚类是具有数千份相同模板的单分子簇。然后利用带荧光基团的四种特殊脱氧核糖核苷酸,通过可逆性终止的 SBS(边合成边测序)技术对待测的模板 DNA 进行测序。这种新方法确保了高精确度和真实的一个碱基接一个碱基的测序,排除序列方面的特殊错误,为同聚物和重复序列的测序提供了一个很好的解决方案。

3.焦磷酸测序技术

焦磷酸测序技术的原理是:引物与模板 DNA 退火后,在 DNA 聚合酶、ATP 硫酸化酶、荧光素酶和三磷腺苷双磷酸酶 4 种酶的协同作用下,将引物上每一个 dNTP 的聚合与一次荧光信号的释放耦联起来,通过检测荧光的释放和强度,达到实时测定 DNA 序列的目的。焦磷酸测序技术的反应体系由反应底物、待测单链、测序引物和 4 种酶构成。反应底物为 5'-磷酰硫酸(adeno-sine-5'-phosphosulfat,APS)、荧光素。在每一轮测序反应中,反应体系中只加入一种脱氧核苷酸三磷酸(dNTP)。如果它刚好能和 DNA 模板的下一个碱基配对,则会在 DNA 聚合酶的作用下,添加到测序引物的 3' 末端,同时释放出一个分子的焦磷酸(pyrophosphate,PPi)。在 ATP 硫酸化酶的作用下,生成的 PPi 可以和 APS 结合形成 ATP,在荧光素酶的催化下,生成的 ATP 又可以和荧光素结合形成氧化荧光素,同时产生可见光。通过微弱光检测装置及处理软件可获得一个特异的检测峰,峰值的高低则和相匹配的碱基数成正比。根据获得的峰值图即可读取准确的 DNA 序列信息。Roche 公司生产的 454 测序仪就是利用了焦磷酸测序的基本原理。

4.连接法测序技术

ABI 公司生产的 SOLID 测序仪主要采用这种技术。通用引物与模板片段两端的接头序列互补结合,然后连接酶将一个被荧光标记的 8 bp 长的核酸探针片段连接到引物末端。这段 8 bp 长的核酸探针片段是经过设计的,比如其中第 5 位碱基上就标记了荧光。连接反应完成之后,就可以采集荧光图像,然后在第 5 位碱基和第 6 位碱基之间切断,去掉荧光标签。如此反复,就可以获得每间隔 4 个碱基的第 5 号碱基的确切信息,比如第 5 号碱基、第 10 号碱基、第 15 号碱基以及第 20 号碱基等。经过几轮这样的循环之后,已经获得延伸的引物会变性脱落,再重新结合上新的引物从头开始新一轮测序,不过这一次可能获得的是第 4 号碱基、第 9 号碱基、第 14 号碱基以及第 19 号碱基的信息。我们可以使用不同长度的引物(＋1 或者－1)或者使用在不同位点(比如第 2 号碱基)标记荧光的 8 bp 核酸探针片段达到这个目的。如此反复,最终就能获得整条模板片段的完整序列信息。SOLID 测序仪还有一个特点就是使用了双碱基编码技术,该技术具有误差校正功能,因为它是通过两个碱基来对应一个荧光信号而不是传统的一个碱基对应一个荧光信号,这样每一个位点都会被检测两次,因此出错率明显降低。

(三)基因组的生物信息学分析

基因组研究的首要目标是获得生物体的整套遗传密码。一般的基因组都含有上亿个碱基对,而现在的 DNA 测序仪每个反应只能读取几百到上千个碱基。因此,生物信息学的首要工作就是把成千上万的 DNA 片段重新拼接起来成一个完整的基因组。这就是常说的基因组序列数据的拼接和组装。在基因组大规模测序的每一个环节都与信息分析紧密相关。从测序仪的光密度采样与分析、碱基读出、载体标识与去除、拼接、填补序列间隙,到重复序列标识、读框预测和基因标注,每一步都是紧密依赖生物信息学的软件和数据库的。其中,序列拼接和填补序列间隙是最为关键的首要难题。其困难不仅来自它巨大的海量数据,而且在于它含有高度重复的序列。为此,这一过程特别需要把实验设计和信息分析时刻联系在一起。另一方面,必须按照不同步骤的要求,发展适当的算法及相应的软件,以应对各种复杂的问题。

## 四、存在的问题与展望

肿瘤基因组快速发展在很大程度上取决于第二代测序仪及其相关的技术革命。如前所述，如果个体的基因组或者不同细胞的基因组都呈现一定的动态变化的话，那么深入探究肿瘤与基因组的关系就必然与肿瘤组织和细胞的基因组测序密切相关。可以想象一下，开展个人和不同肿瘤组织或细胞的基因组测序将是多么巨大的工作量！未来的肿瘤基因组的首要挑战就是来自于对测序仪更快更准确更便宜的要求。目前许多科学家都在研发第三代测序仪，而且它的雏形已经出现。如果第三代测序仪的速度千倍于第二代测序仪，个体化的肿瘤基因组的测序就基本能够实现。在肿瘤基因组研究中较为困难的工作在于如何获得高质量的肿瘤组织，这些组织不仅含有高比例的癌细胞，同时又必须有足够的量服务于基因组 DNA 的制备和测序。更进一步讲，由于肿瘤细胞的个体也存在差异，如果要获取纯度足够的细胞，只能采用单细胞的基因组分析才是上策。在未来的肿瘤基因组研究中，单细胞基因组分析包括基因组 DNA 提取、放大、测序等将是十分重要的发展方向。肿瘤基因组研究的目的是提供临床肿瘤检测、肿瘤预后判断以及肿瘤药物靶标设计的工具。就目前发展状况而言，肿瘤基因组的临床应用还只是停留在实验室规模上。如何有效地将基因组技术应用于日常的临床工作也是未来肿瘤基因组学致力发展的方向。

（宁　力）

# 第二节　肿瘤蛋白质组学研究

## 一、蛋白质组学的概念

蛋白质组学是 20 世纪初兴起的一门新型学科。1994 年，澳大利亚 Macquarie 大学的 Wilkins 和 Williams 首先提出蛋白质组的概念。当时他们的原始想法十分简单，只是找到一个与基因组相对应的描写蛋白质的科学词汇。因此，蛋白质组曾经被定义为"一个细胞或一个组织基因组所表达的全部蛋白质"。今天看来，这个定义显然没有真正表达蛋白质组学的核心科学思想。根据中心法则，蛋白质是基因的翻译产物，而基因翻译是典型的动态过程，它在空间和时间上持续变化着。所以，一个生物体的基因组的基因不可能在某一个组织或某一个时间点上全部地被表达为蛋白质。同一生物体的基因组在其不同的组织、不同的细胞中的表达情况各不相同；即使是同一细胞，在不同的发育阶段、不同的生理条件甚至不同的环境影响下，其蛋白质的存在状态也不尽相同。蛋白质组学正是系统研究在一定生理条件下组织或细胞内蛋白质存在状态的一门学问。

蛋白质组学的真正发展得益于人类基因组计划的完成。蛋白质组学与基因组学有着密不可分的传承和逻辑联系。从生物学特征来讲，蛋白质是基因功能的携带和执行者；从研究方法来讲，两者都建立在大规模的数据生产的基础之上，都需要强有力的计算科学的支持。蛋白质组学与基因组学又有显著的不同之处，蛋白质组携带着一些基因组所没有的生物学信息。蛋白质的丰度高低是其功能能否得以表现的重要指标；蛋白质组修饰状态是蛋白质功能另一个重要特征；

蛋白质之间的相互作用构成了生物体内蛋白质分子之间的通讯方式。研究蛋白质组学必须建立在基因组学的基础之上,同时必须充分考虑蛋白质分子具体的生物化学特征。

## 二、蛋白质组学研究领域

按蛋白质的生物功能来区分当今蛋白质组学研究的主要领域,大致可分为如下 4 个大方向。

### (一)蛋白质表达谱

研究在组织、细胞、亚细胞水平上蛋白质表达的状态,构建蛋白质表达谱。例如,中国科学家独立完成的"人类肝脏蛋白质组计划"就是一个蛋白质表达谱研究的典型例子。

### (二)差异蛋白质组

采用定量或半定量方法,研究待分析对象之间蛋白质组丰度的差异。例如,在肿瘤蛋白质组研究中所采用的癌与癌旁组织蛋白质组比较分析方法便是常见的差异蛋白质组。

### (三)修饰蛋白质组

研究蛋白质修饰形式的测定以及修饰蛋白质的功能。尽管修饰蛋白质的形式多有报道,但是能够有效分离和鉴定的仍然很有限。目前比较成熟的方向是磷酸化和糖基化蛋白质组。

### (四)蛋白质组

研究蛋白质相互作用和可能形成的复合物。例如,在酵母细胞的蛋白质组研究中人们发现超过 50% 的蛋白质之间存在相互作用,形成了大小不一的蛋白质复合物。蛋白质相互作用很可能是蛋白质功能的重要形式。

## 三、肿瘤蛋白质组

随着肿瘤的发生和发展,组织或细胞的功能发生畸变,具体体现为功能的蛋白质分子当然会发生变异。在过去长期研究中,人们已经发现大量的肿瘤相关的蛋白质改变。例如,前列腺特异性抗原(PSA)蛋白质在前列腺癌病患血清中的丰度会显著地升高,而 p53 蛋白质中氨基酸的突变与细胞癌变过程密切相关。然而,在相当长的时期内肿瘤相关蛋白质的研究还停留于单个蛋白质或蛋白质家族的探索之上,缺乏对于癌变细胞整体基因表达状态的了解,无法深入病理条件下蛋白质网络变化的分子机制探索。无论从理论还是技术角度而言,蛋白质组学为肿瘤研究创造了新的可能和独特的视角。肿瘤蛋白质组的研究领域大体集中于 3 个方面。

### (一)肿瘤组织或细胞的蛋白质表达谱研究

这是蛋白质组技术在肿瘤研究中最为直接的应用,也是典型的差异蛋白质组研究。通过采取病患的癌和癌旁组织,或者培养癌和正常细胞,然后提取它们的蛋白质并进行蛋白质组的比较分析,以发现癌组织或细胞中蛋白质表达量或修饰形式的改变。

### (二)肿瘤细胞信号通路蛋白质组研究

信号通路的激活或抑制是肿瘤细胞发展或恶化的典型特征,尤其表现在蛋白质的磷酸化和脱磷酸化的调控之上。在蛋白质组分析中,一般采取磷酸化肽段或蛋白质的亲和层析技术将组织或细胞的磷酸化蛋白质富集下来,运用质谱仪进一步鉴定磷酸化蛋白质和磷酸化的位点,然后在所鉴定的磷酸化蛋白质的基础上构建肿瘤细胞信号通路的模型。

### (三)肿瘤蛋白质生物标记物研究

肿瘤基础研究的一个重要方向是发掘可用于临床检验的生物标志物。蛋白质组技术的高通量分析模式较为适合于蛋白质生物标志物的筛选。蛋白质组在探索肿瘤标志物的应用上,并不局限于某一种组织或细胞,还包括体液蛋白质组分析,尤其是血清的蛋白质组分析,是当前肿瘤蛋白质标志物研究的主要内容。血清蛋白质组在两个技术环节有其独特之处。首先,血清中高丰度蛋白质(例如人血白蛋白和免疫球蛋白等)占有相当高的比例,所以去除高丰度蛋白质是发现低丰度蛋白质标志物的关键技术;其次,大部分血清蛋白质都处在糖基化修饰状态下,糖苷的种类和糖基化的程度是血清肿瘤蛋白标志物的特征之一。

## 四、蛋白质组学研究的主要技术

蛋白质组核心技术与蛋白质分析化学的三个基本问题密切联系在一起:如何有效地从组织或细胞中提取蛋白质,如何较为完全地分离蛋白质或肽段,如何准确地鉴定蛋白质或肽段。图 10-1 表明了蛋白质组分析的基本流程图。

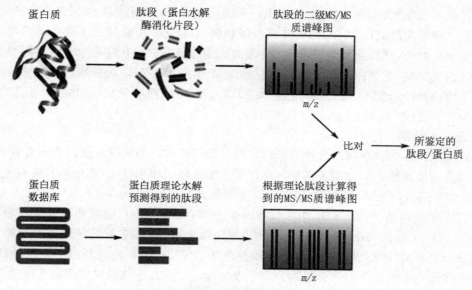

**图 10-1 蛋白质组分析的基本流程图**

注:以肽段为中心的 MS 技术用于复杂混合物中蛋白质鉴定的一般方法。在利用蛋白质水解酶对单一蛋白质或复杂蛋白质混合物进行水解后,用质谱仪检测蛋白酶解肽段的质谱信号,并将其同来自蛋白质数据库的理论计算质谱数据相匹配

### (一)蛋白质组的样品制备

蛋白质组样品制备是一个根据不同的化学原理,结合多种技术和设备,从生物样品中提取可供蛋白质组分析用的蛋白质混合物的技术过程。应当指出的是,从组织和细胞中提取蛋白质是蛋白质组研究中最为关键的一步,这一步处理的好坏将直接影响蛋白的产率、生物活性和特定目的蛋白结构的完整性。根据研究的目的和具体蛋白质组分析技术,同一个生物样本可以采用不同的制备手段。尽管目前并没有一个适用于所有生物样本的通用制备方法,但是不论制备方法如何各有特色,它们所遵循的蛋白质制备的基本原则是一致的:①应使所有待分析的蛋白样品全部处于溶解状态(包括多数疏水性蛋白);②防止蛋白质在分析过程中发生聚集和沉淀;③防止在样品制备过程中发生蛋白质的非生物性化学修饰;④尽可能去除样品中的核酸和某些干扰物质;⑤防止高丰度蛋白质对蛋白质分析的干扰。

样品制备的第一步组织或细胞的破碎。样品破碎的基本原则就是最小限度地减少蛋白水解和其他形式的蛋白降解。破碎的方法有许多种,包括循环冻融法、渗透法、去污剂法、酶裂解法、超声波法、高压法、液氮研磨法、机械匀浆法和玻璃珠破碎法等。为了确保在这些方法过程中减少热量的产生,可以在低温(冰浴或者液氮)下操作,并且由于在破碎过程中会产生蛋白酶,使蛋白水解,因此也要注意在含有蛋白酶抑制剂的裂解液中进行。

组织或细胞破碎之后,应采用裂解缓冲液从中提取的蛋白质。裂解缓冲液的成分往往取决于不同的蛋白质组分析方法。下面以常见的双向凝胶电泳为例简要介绍。

用于双向凝胶电泳的样品蛋白质必须完全溶解、解聚、变性和还原,以使蛋白质在第一向等电聚焦中有效分离,为了达到上述目的,样品制备需要 4 种主要的试剂。①离液剂:也称变性剂,主要包括尿素和硫脲;②表面活性剂:也称去垢剂,早期常使用 NP-40、TritonX-100 等非离子去垢剂,近几年较多的改用如 CHAPS{3-[(3-胆胺丙基)二甲基氨]-1-丙烷磺酸酯}与 Zwittergent 系列等双性离子去垢剂;③还原剂:能还原蛋白质的巯基之间的二硫键和保持蛋白质的还原状态最常用的是二硫苏糖醇(DTT),也有用二硫赤藓糖醇(DTE)以及磷酸三丁酯(TBP)等;④两性电解质溶液或缓冲液:其作用是维持蛋白质溶解的最佳 pH 条件,以及减少由于电荷之间相互作用导致的蛋白质聚集,在蛋白质组学蛋白质样品制备过程中以 Tris 缓冲液应用最多。此外,裂解缓冲液中应选择性地加入蛋白酶抑制剂(如 EDTA、PMSF)及核酸酶,以达到防止蛋白质降解和去除污染物的目的。

### (二)蛋白质分离

一个组织或细胞中含有数以万计的蛋白质及其修饰形式。如果没有蛋白质的有效分离是很难准确鉴定蛋白质组的。当今的蛋白质分离技术主要依赖于两种技术,即电泳和液相色谱法。

1.电泳法分离蛋白质

电泳技术在蛋白质分离上的应用主要在两个方面,SDS-PAGE 电泳和双向凝胶电泳(two-dimensional gel electrophoresis,2DE)。SDS 是一种强去垢剂,当它与蛋白质分子相孵育,可引起蛋白质分子完全变性,形成带有负电荷的线性分子。SDSPAGE 则是利用了变性的线性蛋白质分子的长度大小来实现蛋白质分子的分离。电泳和双向凝胶电泳是早期蛋白质组学研究的主要分离手段。2DE 的原理是第一向基于蛋白质的等电点不同用等电聚焦(iso-electric focusing,IEF)分离,第二向则根据蛋白质分子量的不同用 SDS-PAGE 分离,把复杂蛋白混合物中的蛋白质在二维平面上分开。2DE 利用固相 pH 梯度(immobilized pH gradient,IPG)等电聚焦技术,大大克服了载体两性蛋白质引起的聚焦时间过长,pH 梯度不稳定、操作繁琐、阴极漂移等毛病,改善了 2DE 的分辨率、重复性和上样量。根据所采用的胶条的大小和 pH 梯度的不同,2DE 可以同时分离 5 000 个左右的蛋白质斑点,提供一个完整的蛋白质表达图谱。同时,2DE 还能根据蛋白质斑点染色的强弱半定量地估算蛋白质丰度的变化,根据同一蛋白质所表现的不同斑点位置判断该蛋白质的异构体或翻译后修饰的状态。然而,对于低丰度蛋白质、极酸(pH<3)极碱(pH>10)蛋白质、极大(分子量>200 kD)极小(分子量<10 kD)蛋白质以及疏水蛋白质(如膜蛋白),2DE 技术仍存在分离上困难。

2.液相色谱分离蛋白质

液相色谱是利用流动相中的蛋白质分子与固相中的树脂相互作用,形成柱滞留时间差异,达到蛋白质或肽段分子分离的技术。在蛋白质组分析中常用的液相色谱有,离子交换色谱(包括阳离子交换色谱 SCX 和阴离子交换色谱 SAX)、反相色谱(RP)和亲和色谱。就完整蛋白质的分离而言,SAX 和亲和色谱较为常用;而针对肽段分离而言,SCX 和反相色谱则更为常见。由于组织或细胞内的蛋白质成分极为复杂,如果采用一种液相色谱方法是无法有效地分离其中的蛋白质成分的。更多的时候研究者采用的是多重色谱相结合的方式。例如对于磷酸化蛋白质,可先采用亲和色谱富集磷酸化蛋白质,同时去除其他的蛋白质,然后运用 SAX 进一步分离蛋白质,最后再在反相色谱上分离待鉴定的肽段。二维液相色谱是当前蛋白质组分析的关键技术之一。第一相往往采用 SCX 分离肽段,第二相则运用反相色谱肽段。相对于 2DE 而言,液相色谱具备操作自动化高、数据重复性好和技术组合性强等优点,因此它是目前大规模蛋白质组分析的首选技术。从另一方面来看,液相色谱也有它的弱点所在。液相色谱对完整蛋白质的分离远远不能取得像 2DE 那么高的分辨率。所以,在实际的实验设计上,电泳和液相色谱可以集合在一起使用,以获取更高的蛋白质分辨率。

### (三)利用质谱技术鉴定蛋白质

蛋白质的鉴定是蛋白质组学研究中的关键一环。在生物质谱技术发展起来之前,最常用的蛋白质鉴定技术是采用 Edman 降解法进行的 N 末端测序及采用羧肽酶法或化学法进行的 C 末端测序,但是它的鉴定灵敏度和准确性远不能达到生物测定的要求。近年来,生物质谱技术的快速发展,从根本上颠覆了传统技术,形成了蛋白质鉴定领域中前所未有的突破。生物质谱已经成为蛋白质鉴定的主流技术,是蛋白质组学研究中的重要支撑。

1.什么是生物质谱技术

简单来讲,就是将质谱技术运用于生物大分子的测定。质谱技术最初一直是用于有机小分子的结构分析,而由于其质量检测范围和电离技术的限制,无法应用于生物大分子如蛋白质、多肽、核酸的检测。20 世纪 80 年代末 Karas 和 Fenn 等先后发明的基质辅助的激光解析电离技术和电喷雾离子化技术,启动了质谱技术在生物大分子检测中的大规模应用,进而诞生了生物质谱这一新名词。

2.生物质谱技术鉴定蛋白质的原理

质谱技术鉴定蛋白质的基本原理是,首先将肽段在离子源中离子化成不同质量的单电荷或多电荷的分子离子和碎片离子,然后根据不同离子的质荷比(m/z)的差异将它们分离开,最后经过质量分析系统检测到不同质荷比的谱线,根据分子离子或碎片离子的质量即可确定蛋白质的种类(图 10-1)。目前,生物质谱技术鉴定蛋白质的策略有四种:第一种策略是根据肽质量指纹图谱(peptide mass fingerprinting,PMF),即首先将样品酶解成肽段,然后用质谱测定样品中多个肽段的分子量,最后根据分子量信息从数据库中搜索匹配的蛋白。分子量测定精度越高,鉴定结果就越可靠。第二种策略是根据肽段氨基酸序列鉴定蛋白,即首先将样品酶解成肽段,然后用串联质谱(MS/MS)解析多个肽段的序列,进而根据肽段序列进行数据库搜索,确定蛋白质种类。一般将第一种和第二种方法联用,将肽段的质量信息和序列信息结合,可大大增加蛋白质鉴定的准确性。第三种是根据肽段序列标签,即当根据串联质谱数据不能解析出肽段的全部序列,而只能解析出其中的几个氨基酸时,则根据肽段的部分序列和肽段剩余部分的质量来进行数据库搜索,来寻找匹配蛋白质。以上三种策略都称之为自下而上的鉴定策略,即从所鉴定的肽段信息中推导整体蛋白质的存在。第四种策略称之为自上而下策略,它从整个蛋白入手,通过整个蛋白质的气相解离来直接获取一级序列信息,而无需预先进行分离或酶解。离子化后带多个电荷的完整蛋白质可在质谱仪中直接分离和裂解,产生碎片离子,通过分析碎片离子即可鉴定蛋白质。这种方法与前面的蛋白质鉴定策略相对应,可以避免大量冗余序列的鉴定。

### 3.生物质谱仪

质谱仪的主要组成部分是离子源和质量检测器。

(1)用于生物大分子检测的离子源目前主要有两种：①基质辅助激光解析离子化（matrix assisted laser desorption ionization，MALDI）。顾名思义是在基质的帮助下，由激光束轰击分散于基质中的样品而引发的电离。基质和激光是这种离子源的两大元素。基质的作用是强烈吸收激光中的能量并带动其包裹的样品分子气化，然后将能量转移到样品分子，使样品分子发生电离。激光则是能量的来源，通常采用的激光束波长为 337 nm。如果没有基质，激光能量则直接作用于样品分子，使分子碎裂，产生大量碎片，而不易得到分子离子，所以基质还具有保护作用，避免了激光对样品分子结构的破坏。合适的基质应保持样品的离子化，而尽可能降低自身离子化。芳香族化合物由于具有良好的紫外吸收性能，并易于提供质子，常被用来作为基质。目前分析蛋白质和肽段常用的基质有芥子酸（SA）、α-氰基-4-羟基肉桂酸（CHCA）、2,5-羟基苯甲酸（DHB），其中 CHCA 适合于分子量较小的蛋白质和多肽，SA 则一般用于分子量较大的蛋白质的测定。②电喷雾离子化（electron spry ionization，ESI）。其基本原理是在毛细管的出口处施加一个高电压，所产生的高电场使从毛细管流出的液体雾化成细小的带电液滴，在高温作用下，溶剂迅速蒸发，使液滴表面的电荷强度迅速增大而崩解为大量带一个或多个电荷的离子，致使分析物以单电荷或多电荷离子的形式进入气相。溶液的浓度、溶液的流速、溶液的电阻系数、溶液的表面张力、毛细管的好坏等会影响液滴喷雾的形成情况。对大部分样品都适用的常用溶剂是 $20\%H_2O+80\%$乙腈$+0.1\%$甲酸。在正离子模式下采集信号时，溶液 pH 必须是酸性的，调节 pH 时可以用甲酸、醋酸或三氟乙酸（trifluoroacetic acid，TFA）；在负离子模式下采集信号时，溶液必须是碱性的，调节 pH 可以用 $NH_4OH$。电喷雾形成有两种方式，一种是仅靠电场的作用形成雾化，一种是辅助气体的作用下形成喷雾。如果仅靠电场的作用形成喷雾则对样品的预处理要求更严格些，样品含盐量必须要控制，且毛细管的针尖要形成锥状，表面要绝对光滑。电喷雾离子化的最大特点是产生多电荷离子，使离子荷质比降低到多数质量分析仪器都可以检测的范围，因而大大扩展了分子量的分析范围。在测定分子量方面的精度高于基质辅助激光解析离子化质谱。电喷雾离子化的电离过程比基质辅助激光解析离子化更温和，可以使肽段、蛋白质的修饰信息不被破坏，因此将电喷雾离子化和碰撞诱导解离、电子转移解离等碎裂技术联用，既可以进行串联质谱分析，又在蛋白质翻译后修饰的研究方面具有明显优势。

(2)生物质谱仪的质量检测器主要有飞行时间检测器、三极四极杆检测器和离子阱检测器。不同离子源及不同检测器具有不同的特点，可适用于分析不同的肽段，因此就产生了离子源和质量检测器之间不同组合的生物质谱仪，如基质辅助激光解析-飞行时间质谱（MALDI TOF MS）、电喷雾-三极四极杆质谱（ESI-Q3 MS）、电喷雾-四极杆离子阱质谱（ESI-iTrap MS）、基质辅助激光解析-离子阱质谱（MALDI-iTrap MS）、电喷雾-四极杆-飞行时间质谱（ESI-Q3-TOF MS）、傅里叶回旋共振质谱仪（ESI/MALDI-FT MS）等。

## 五、存在的问题与展望

相对于基因组而言，蛋白质组的技术发展更晚一些。迄今为止，蛋白质组的分析技术尚不能达到基因组分析的规模和速度，其数据的精度也存在很大的改进空间。因为蛋白质的丰度是描述蛋白质功能的核心指标，发展准确的蛋白质组定量技术是一项紧迫而且棘手的挑战。当今的高精度质谱仪的发展以及一些定量修饰剂的发明都给这个方向的发展注入了新的活力。但是，目前仍没有一项蛋白质组定量技术广泛地被接受。在未来几年中精确灵敏而且常规操作性强的规范定量蛋白质组技术将是蛋白质组学发展的重要方向。从肿瘤蛋白标志物的研究来讲,蛋白质组检测都希望在体液中进行,这方面的技术革新除了定量测定外,蛋白质的富集显得更为重要。所谓富集有两重含义,一方面要能够将体液中低丰度的蛋白质浓缩起来,另一方面要能够去除体液中广泛存在的高丰度蛋白质,避免它们对低丰度蛋白质信号产生干扰。目前蛋白质浓缩技术有所改进,但这些技术还是局限在体积较大溶液的处理,而且浓缩过程中蛋白质丢失太大。未来的蛋白质富集技术很可能从蛋白质高分离度技术和生物亲和层析两个方面实现突破。

（宁　力）

# 第三节　生物信息学在肿瘤研究中的应用

## 一、基于高通量数据的肿瘤基因组学数据分析

### (一)概述

恶性肿瘤的发生是一个复杂的多因素作用的结果。这些来自遗传、变异以及环境因素间的相互作用,使生命体的状态发生系统性的变化。因此,认识肿瘤的分子机制,不仅要在 DNA 水平上进行检测,更要进一步借助转录组,以及蛋白质组、表观遗传组等新近衍生出的组学水平的技术与分析手段。近年来,基于高通量生物技术的各种肿瘤组学研究得到了广泛的应用,如大规模定量试验技术,包括生物芯片技术(cDNA 芯片、mRNA 芯片、miRNA 芯片和甲基化芯片等)和高通量测序技术(mRNA-seq、miRNA-Seq 和 CHIP-Seq 等),都已经被广泛应用于不同生物学层次的复杂疾病研究中。同时,不同组学层次的交叉融会的综合分析思路给复杂疾病的系统深入研究提供了创新和有力的技术支撑。科学家和临床工作者期望从基础生物医学研究中,从基因组学研究策略出发在生物整体系统水平上揭示肿瘤病理学机制,快速准确地寻找到复杂疾病的易感基因,生物水平和遗传水平上的病因;加快基础医学和转化医学的研发速度,并为肿瘤分子诊断应用或是基于靶向性的药物设计提供了重要的技术铺垫和参考作用。

纵观目前系统生物学和生物信息学在肿瘤中的应用,计算机科学,数学在处理大量生物学实验释放的组学数据中起到至关重要的作用;生物信息学的迅速发展起始于人类基因组计划,并随着新测序技术、芯片技术和蛋白质谱等高通量技术的发展进一步发展、扩充。新的高通量技术所积累的组学数据日益增多,以序列和基因遗传信息、表达谱数据为代表特征的临床数据为生物学研究者提出更大的科学挑战,即如何从浩瀚的数据中挖掘肿瘤或复杂疾病的致病基因和遗传突变位点。近些年来的研究已经积累了众多挖掘肿瘤易感基因,挑选疾病相关的特异基因、蛋白的算法(方法)。我们通过这些有效的方法来筛选易感基因和遗传突变位点,并定位预测致病基因产物蛋白相关的生物学通路(包括代谢通路或信号传导通路和调控网络)中作用。一些稳定的、准确度相对较好的计算生物学、系统生物学的分析方法大大促进了转化医学应用价值和对疾病本质的系统认识,尤其是对肿瘤的了解。

结合计算生物学、系统生物学的分析方法,高通量组学数据大大促进了我们对疾病,尤其是肿瘤的认识。目前,基于统计学的差异分析,复杂的机器学习理论和各种结合不同层次的生物学

先验信息,对癌症的分子标记物特征的筛选并重构分子标记物所参与的调控网络一直是肿瘤基因组学研究的热点。而且,基于组学数据和诊断标记物特征谱可以准确区分一些肿瘤亚型,进一步筛选潜在的治疗肿瘤的靶点。其中,利用 mRNA 和 miRNA 表达谱芯片,某些癌症的类型和亚型均可被区分开来。尤其重要的是,癌症的分子亚型可以用于建立与宿主肿瘤特性的关联,包括肿瘤转移的倾向性以及对特定治疗方案的敏感度和抗性,甚至肿瘤标志物的基因表达谱特征在某种程度上可以影响医师对肿瘤临床的诊断决策。另外,通过癌症芯片数据可发现参与癌症的分子作用和转录调控网络构成。人类癌症数据也可与其他动物模型(如小鼠)建立某种层次的关联,这会得到更可靠的能被广泛应用于临床试验的癌症诊断、分型与靶标筛选结果。

### (二)肿瘤标志物的筛选——mRNA 芯片在肿瘤研究中的应用

在肿瘤的病理过程中,很多基因的表达异常。转录组水平上的分析手段有助于我们更加全面的认识癌症发生和发展的分子机制以及不同类型或亚型的癌症存在相同或不同的分子机制,并进一步应用于临床上的诊断、治疗与预后。

从转录组水平上认识癌症间差异的工作中最具代表性的研究由 MIT 基因组研究中心 1999 年分析完成。研究针对的是两种在临床的标准病理检测中难以区分的白血病,即急性髓性白血病(AML)和急性淋巴性白血病(ALL)。通过基于芯片的基因表达谱数据,研究人员从表达水平有效的区分了这两种不同的白血病。由此开始,生物芯片技术开始广泛应用于基于表达水平的癌症分类工作。筛选差异表达基因的理论和方法,高维数据的聚类簇与分类技术也开始在这一研究领域中活跃起来。

既然转录组水平的数据有可能有效的阐明癌症的类型,那么,它自然也可能更加深入地说明癌症发展的阶段,甚至是这一阶段所适用的治疗手段与预后情况。基于这个假设,深入的工作在 2002 年开始陆续的公布和发表。代表性的工作由荷兰癌症研究所完成:在乳腺癌中,临床分期相同的患者在治疗效果与预后上都存在的明显的不同。van't Veer 的工作针对基于临床指标的分期存在的问题,基于表达谱数据,从转录组水平上对乳腺癌的重新分型,并说明了基于基因表达谱的方法可以比现有的临床指标更有效地预见治疗效果并可进一步指导治疗方案的确定。

随着数据与算法不断积累,基于基因表达谱的癌症分型与预后分析的工作也不断深入。为了制定一套芯片质量控制分析以及识别肿瘤的标志物的广泛适用的标准分析流程,美国 FDA 发起并主持了国际合作项目"芯片分析质量控制",Ⅰ、Ⅱ期计划汇集了大量的芯片与测序数据,对不同芯片平台的可比性及重复性进行了系统研究,并对基于基因表达数据进行癌症分型与预后分析的可靠性展开了系统的评价。来自 11 个国家的 36 个研究组针对多种癌症芯片数据各自推出疾病模型和标志物,经过综合评估来自不同小组的标志物探测算法和疾病模型,以确认生物标志物在疾病诊断和药物开发中的标准与地位。在这方面,美国 FDA 在指导个性化分子医疗的时代中已开始前瞻性的研究工作并尝试制定相关的指导性方针。

#### 1.常规统计学检验与聚类方法

基于高通量数据的计算分析目的是将大规模试验数据,包括芯片数据和其他基因组注释(如生物学过程)信息,与生物学假设关联起来的技术,并被应用于癌症的诊断与机制的研究。针对基因芯片表达谱数据使用统计方法对临床属性的差异分析,以及根据表达模式的相似性进行的聚类分析,可对受测样本分类提供亚型识别的有效工具。

2000 年,Alizadeh 等人选取了一组可以区分从病理学上无法区分两个样本的基因集。他们发现针对得到的基因集作样本聚类显示两类弥散性大 B 细胞淋巴瘤样本在处理后表现出的显著差异。2002 年,van't Veer 等人对乳腺癌样本聚类后发现肿瘤的不同亚型,亚型的差异性存在于是否出现 BRCA1,雌激素受体(estrogen receptor,ER)以及后续癌症的转移。这些结果说明我们可以寄希望于通过识别出的差异表达的基因集特征来区分癌症与非癌症样本,以及癌症亚型,尤其是那些仍在病理学上无法区分的肿瘤亚型,并引导治疗方法和用于预测诊断。截至目前已经完成的研究均证明这种方法在癌症研究中的可行性。同时,大规模表达分析获得的表达特征谱可扩展应用于多种肿瘤类型,并表述癌症发生与转移过程。例如,Ramaswamy 等人识别一组通用的癌症转移特征标志物,他们不仅在转移癌中出现,而且也在原发癌症中存在。这说明转移的趋势是肿瘤早期的一个特征,可以被识别。尽管有人质疑这些标志物特征在跨实验平台的有效性,越来越多的分析说明从一个实验平台获得的特征标志物与其他平台的结果相一致。很多特征标志物的基因表达情况已经在患者群体中采用高度可重复和有效的实时 PCR 技术得以验证。因此,芯片分析的结果可以用来提供一种有效的癌症诊断工具。

为了发现与肿瘤发生有关的差异表达基因,早期的分析方法是采用表达均值发生两倍变化的基因作为差异变化的基因。后来不断出现基于统计学检验的方法,如 student-$t$ 检验、$F$ 检验、SAM、PAM 等检验方法,针对高纬度数据的多重假设检验。严格的统计学方法用于校正差异显著性,例如错误发现率(false discovery rate,FDR)。这类统计结果都会给包含很多基因的列表,即便它会大大分散人们对生物学意义的关注,生物学家仍希望根据这些基因发现提供一种癌症发生机制的解释。这些纯统计学方法因没有考虑到生物系统的复杂性,在挑选差异表达基因时会出现较高的假阳性,而且容易忽略未通过域值的基因特征中仍存在与癌症相关基因(假阴性)。因此,结合生物学过程中基因之间的相互作用。我们设计了一个全新的统计学方法来挑选芯片表达谱中差异表达的基因,实验证明我们的方法比已有的纯统计学方法具有更高的统计学效应。

利用聚类方法,科学家也可以从表达谱中发现有效的肿瘤分类标准。在乳腺癌研究中,主要的诊断预测指标包括肿瘤大小、腋窝淋巴结状况、肿瘤组织学类型、病例分级及激素受体状况。很多指标用来预测乳腺癌病症,然而它们都只有很低的预测能力。使用 cDNA 芯片研究乳腺癌组织,Perou 等人发现不同肿瘤样本具有不同的基因表达模式,可以通过基因表达谱上的差异来判断区分亚型,将其定义为基础的类型和腔的类型。Therese 等人基于 cDNA 芯片表达谱与临床数据的关联,发现可以将曾经定义的腔上皮雌激素受体阳性组分为至少两个亚型,每组具有不同的基因表达谱。每组可以用聚类分析清晰表示出差异。此外,芯片分析还用于区分与乳腺癌相关的 BRCA1 或 BRCA2 突变,并用于测定雌激素受体和淋巴结状况。

2002 年,VAN DE VIJVER 等人证实了芯片表达谱数据与基于临床和组织学判断标准比较对年轻乳腺癌病例具有更好的预测诊断能力。他们利用芯片表达谱对 295 例患者(Ⅰ期和Ⅱ期乳腺癌)建立特征数据并进行分析,经过预处理筛选出 70 个基因标志物作为乳腺癌分子特征,分类性能远远超过临床采集的分类判定特征。

2.分子功能模块和共表达模式在癌症研究中的应用

在针对癌症研究中,我们既可以从高通量数据分析认识基因的功能,也可以将基因的功能信息或相互作用的信息与高通量数据相结合,以获得更加稳健的、针对性,或更具有生物学意义结果。通过解析基因表达谱和整合异源的生物学知识来筛选基因集的策略也已经被其他一些算法所采用,例如基因模块图、基因集富集分析(gene signature enrichment analysis,GSEA)和生物通路特征算法等。

基于生物功能模块的思想,Guo 等人在 2005 年完成了一个针对 60 个癌细胞系的具有代表性的工作。首先,功能模块直接由基因本体系统的分类号定义。功能模块的差异表达由功能模块中差异基因的富集情况所决定,而富集情况由超几何分布检验获得。随后,功能表达谱由功能模块内基因表达值的中值或均值表示。最后,作者通过定义的功能表达谱,通过决策树对肿瘤类型进行的分类,并评价了生物表型与功能模块之间的关系。

在基因表达谱的分析中,除了直接的基于注释的方法外,通过相关系数据与共表达的概念所建立的模块也可以作为一个基因集被应用于肿瘤研究中。共表达是一个在数据归纳的研究模式的概念。数据集的大小,数据的试验背景,与相关性度量的选择都会对分析的结果产生明显的影响。为了找到来源于数据共表达的概念与生物体的调控与功能间存在的联系,人们在数据集的大小以及共表达在不同数据集中的可重现性上对共表达制定了更加严格的标准。在大样本集的条件下,Segal 等将共表达的模块与基于注释的模块混合使用,分析了不同肿瘤中基因在模块水平上的激活与失活状态,并发现了在肿瘤的发展过程中很多共有的机制。

实事上,就功能模块的定义而言,除了直接的基于注释的方法和共表达聚类的方法外,还有多种基于或结合网络拓扑参数的功能的发掘方法,基于双聚类的方法,以及 Bayesian 等。随着生物学网络的更多考虑群体差异的因素,这类方法在肿瘤研究中也值得我们不断的尝试与发展。

3.基因富集分析在肿瘤研究中的应用

MIT 和 Harvard 大学的 Broad Institute 研究人员开发了 GSEA 算法。该方法可以将初步分析得到的在癌症中差异表达的基因集 G 与参考数据集 D(如 MSigDB 中或 Oncomine 数据库中收录到的癌症表达谱)做比对,通过基因集在具有表型信息的参考数据 D 中作相关性排序,得到的基因集所富集到的显著性功能模块就可以表示研究者所关注的潜在易感基因的生物学功能。也就是说,通过考察基因集中的成员是随机分布在参考数据集中还是特异分布在顶端或者底端。如果基因集与参考数据集所属的表型或者生物学功能相关就是后者情形,即反映正相关性或者负相关性。

4.分子概念谱算法在肿瘤研究中的应用

除了基于差异分析和表达倍率来筛选和肿瘤相关的特征,肿瘤研究中对基因表达谱的研究目的更是想通过基因的转录特征的判断来重构生物调控通路并描述肿瘤的行为。我们不仅要发现参与肿瘤形成的分子成分,也要探寻分子之间的调控关系,并提出有效改进治疗方法。最近,Tomlins 等在人类前列腺癌的研究中开发定义了一个分子概念谱。他们从良性上皮细胞到癌症转移部位的范围内采集 101 个前列腺癌样本,并利用 cDNA 芯片分析转录本表达的情况。研究者利用大约 14 000 分子"概念"表现出生物学关联性的基因用于表达谱分析,并识别可能引发癌症的相关生物学通路。该方法的贡献在于 MCM 方法的实际应用。

分子概念是指在生物学上具有意义的基因集合,它整合了不同的生物层次的概念,主要来源于三种不同方式的数据源:①外源数据库的基因与蛋白质注释(包括细胞系和主要的癌症);②计算得到的调控网络;③芯片基因表达谱。外部注释包括染色体定位、蛋白质功能域和家族、分子功能、细胞定位、生物学功能、信号和代谢通路、蛋白质-蛋白质相互作用和蛋白质复合体。该方法考虑到了可能获得的各种先验知识信息和与前列腺癌相关的遗传关系,并且知识信息并不局限于某一个技术平台。利用这些采集的分子概念来分析前列腺癌样本的表达特征谱,配对的概念通过富集度和不同基因集在排序前段基因列表中的非比例重合度来检验显著性关联。按这种方式,一个联通的概念图谱——MCM 被构建出来,以表达谱特征为基础表述内联的生物学事件和过程。

### （三）mRNA 芯片在抗癌药物研究中的应用

早在 2000 年,基因芯片就已经被用于分析癌细胞对细胞毒性类药物的抗性机制的探索。Kudoh 通过比较阿霉素瞬时处理的 MCL-7 细胞系与阿霉素抗性细胞在转录水平上的差异,认识到细胞毒药物抗性中有潜在作用的重要基因。2003 年,Kikuchi 等人结合胶滴肿瘤药敏检测技术(CD-DST)数据分析了非小细胞肺癌中基因表达谱与六种抗肿瘤药物敏感之间显著的相关性。关于从转录的水平上描述肿瘤细胞对药物的反应工作虽然不及肿瘤分型的工作多,但依然在不断的积累中。

基于基因芯片对药物反应的分析,通过系统的收集和分析在不同药物作用下的表达谱数据,就可以以某种特定细胞(如正常细胞)的表达状态为目标,进行药物筛选。在 2004 年,Stegmaier 就完成了基于这种思想的开创性的工作。Stegmaier 称其药物筛选方法为基于基因表达谱的高通量筛选。这是一种在治疗靶位点未知的情况的,通过标记基因状态,确定药物作用,并进行药物筛选的技术。作者以急性髓母细胞白血病为例,说明了这一方法的有效性。急性髓母细胞白血病(AML)中的急性早幼粒细胞白血病亚型,可以通过由全反式维 A 酸诱导的癌细胞终末分化达到治疗的效果。虽然其他的亚型不能由全反式维 A 酸诱导,但是所有类型的白血病中共存的分化障碍的现象促使作者寻求一种其他的可能诱导细胞终末分化的药物。

随着芯片技术成熟,作为上述方法的发展与思想的延续,一个更加全面,基于 Broad Connectivity Map 方法的系统的资源与分析工具于 2006 年完成。目前,它已发展至 2.0 版,已包括了超过 7 000 个表达谱数据,涉及 1 309 个化合物的转录效应。这一资源的不断积累将向我们揭示越来越多的药物作用的转录组水平的分子机制。

### （四）microRNA 芯片在肿瘤研究中的应用

microRNA 是一类长度在 21～23 个核苷酸的非编码小 RNA(small non-coding RNA),它们在转录后水平下调靶基因的表达。miRNA 基因的改变可能在多种甚至所有人类肿瘤的病理生理学中发挥着重要的作用。肿瘤的起始和发展都涉及 miRNA 的改变。肿瘤细胞中某些机制导致了 miRNA 基因的异常表达,即成熟或前体 miRNA 的表达水平异于正常组织。详细的 miRNA 的调控靶基因的生物学机制请参见第五章 MicroRNA 与肿瘤。采用类似 mRNA 芯片和 cDNA 芯片的技术,miRNA 芯片同样可以高通量对 microRNA 在肿瘤中的重要作用进行监测,到目前为止也积累了很多实验数据。这些研究配合生物计算方法可以识别发现重要的与肿瘤相关的 microRNA 及其潜在的靶基因。

很多研究已经证实多种肿瘤中存在 miRNA 基因的缺失或扩增,miRNA 基因表达模式的改变进而影响到其调控靶基因的调控模式,扰乱了正常细胞周期和细胞生存的程序。miRNA 基因多数存在于肿瘤基因相关区域,有证据证明表观遗传学机制的改变以及 miRNA 基因的突变或 mRNA 的多态性也可能是肿瘤发生的原因。miRNA 表达谱已经应用于揭示 miRNA 在人类肿瘤的发病机制中的潜在机制,也为我们提供人类肿瘤的诊断、预后和治疗方案相关的特征标记物。

针对 miRNA 表达谱筛选显著性 miRNA 标记物的方法包括 SAM、PAM、AVOVA 等常规统计学分析方法,同时根据显著性 $P$ 值($<0.05$ 或更严谨的 $<0.01$)选定差异表达的 miRNA,这与 mRNA 表达谱的分析处理类似。然后对差异表达分析筛选的 miRNA 做其靶基因预测。目前,有关 miRNA 靶基因预测的计算软件有:DianaMicroT、TargetScan、miRanda、PicTar 和 miRGen。

2005 年,慢性淋巴白血病(CLL)的 miRNA 特征标志物(*miR-15*、*miR-16* 和 *BCL*2)以及靶基因的识别通过利用上述计算方法得以确定。2006 年,Volinia 等人对包含肺癌、乳腺癌、胃癌、前列腺癌、结肠癌以及胰腺癌的 540 例样本进行基因组范围的 miRNA 差异分析,发现一组与多种癌症发生相关的过表达的 miRNA。利用 TargetScan 程序对差异表达的 miRNA 分析预测得到的靶基因多数是肿瘤抑制因子或癌基因($P < 0.000\ 1$),肿瘤相关基因的注释信息来自于 Cancer Gene Cens 和美国国立生物信息技术中心 NCBI 的人类孟德尔遗传(OMIM)数据库。其中肿瘤抑制因子 *RB*1 和 *TGFBR*2 基因已经得到实验证实。

### (五)高通量数据的整合技术在肿瘤研究中的应用

随着肿瘤研究中获得的高通量数据的不断积累,整合分析在整合比较已有结论,以及发掘数据中隐藏的更加深刻的信息方面同样引人关注。就针对肿瘤的基因芯片整合分析而言,目前主要有两类策略:其一为对不同芯片实验的结果进行的荟萃分析;另一类通过数据转化,合并不同芯片实验的原始结果,用于进一步的分析。

第一类方法中,Rhodes 等于 2002 年就应用随机检验与合并 $P$ 值的荟萃分析方法分析了在四个不同的针对前列腺癌的芯片实验中得到的差异表达基因的一致性,并分析了一致差异的基因在生物学通路水平上的意义。2003 年,Choi 等建立了一个更为系统的分析方法,对肝癌和前列腺癌两个数据集进行了研究。文中针对实验间的数据差异进行了系统建模,细致的选择数据整合中应该考虑的固定效应与随机效应。并进一步比较了由荟萃分析所得到在单个实验中所无法探测的差异基因的结果。

第二类方法中,Warnat 等人整合了不同平台关于乳腺癌、前列腺癌和急性骨髓性白血病,并在更大的数据集上说明了整合的表达谱数据对肿瘤分类与基因发现的功效。文中应用中均值排法对不同平台的数据进行整合。这种方法首先将一组实验数据定义为基准数据,在基准数据中计算各基因中值,并将所有中值排序。然后,对其他组数据中各个基因依照表达值排序。最后将同序号的中值作为其他组各芯片对位基因表达值。Nilsson 等人也整合了不同平台的针对白血病的基因表达谱数据,并分析了整合表达谱数据对急性骨髓性白血病与儿童急性淋巴细胞性白血病的分类能力,并对不同的整合方法进行了比较。文中应用相对排序法进行数据整合。这种方法首先将所有芯片中基因表达值转化为相应的排序值。然后计算各个基因的排序值的均值。最后将各个芯片中基因排序值减去相应均值,再除以相应芯片的基因总数即得整合后的表达值。

### (六)高通量测序技术在肿瘤研究中的应用

肿瘤的发生往往表现为遗传相关以及基因组的不稳定性,基因组的高通量测序技术可以在更高的分辨率上揭示基因组关系分析(GWAS)所得的易感位点潜在的功能机制以及连锁区域的界限。随着数据的积累,高通量测序技术有可能进一步为基因组关系分析研究带来新的发展空间。

除遗传因素外,在临床上,肿瘤常常表现为获得性的遗传变异。基因组的高通量测序技术可以全面有效的探测肿瘤细胞中获得性的基因组变异状态。Campbell 等人应用双端测序技术研究了小细胞肺癌和肺神经内分泌癌的体细胞及生殖细胞的基因组变异。研究发现并对比了体细胞及生殖细胞的基因组变异存在明显的差异,如体细胞中的基因组的串联重复突变和生殖细胞中的反转录转座的重复突变。这些信息的获得都是以往的技术难以实现的。

转录组高通量测序技术(RNA-seq)不仅可以定量地分析基因的表达水平,而且同时可以探测新的转录区域,可变剪接,基因融合以及非编码 RNA。Tuch 等人应用 RNA-seq 技术对口腔鳞癌的转录组进行了测序分析。测序结果全面揭示了基因的表达水平及差异,等位基因的不平衡表达,基因的拷贝数据变异多面的信息。相信在不远的将来,这些对于肿瘤机制更深入的认识应用很快转化为抗肿瘤药物研发中的新的入手点,为抗肿瘤药物研发带来全新的理念。

### (七)存在的问题与发展方向

利用高通量的 mRNA、miRNA 芯片技术并结合生物计算方法可以识别部分标记物,然而高通量数据本身存在的噪音,有限的实验重复和技术重复,以及多种实验芯片平台的使用为复杂生物学事件背后的分子机制的揭示带来了很多困难。而且,mRNA 作为替代蛋白质产物来分析可能导致忽略了具体某些 mRNA 的稳定性、蛋白质降解以及翻译后修饰等环节。另外,采用参数化的数学模型构建有关基因集和聚类簇,以及基因调控功能模块,这些方法对数据本身有多种可选择的解释。因此,分析的结果对模型和参数的选择,以及使用的数据本身是敏感的。

由于动物模型的基因组的不完整性,分散疏远的增强子分布,调控网络与信号网络的精细程度以及表观遗传学机制的不完整性使得构建肿瘤分子的调控机制,包括基于生物学功能模块,都是可能存在的问题。我们寄希望于计算生物学与实验科学相结合的研究方式,弥补相互信息的不足,在将来研究中考虑到肿瘤组织特异性和在时间尺度上发展的动态性。

另外,据目前估计,miRNA 所调控的基因占人类全基因组的大约 30%。对于肿瘤相关 miRNA 靶基因的预测方面,由于在哺乳动物中 miRNA 与靶基因的结合是非特异性的,多靶点的复杂性和特异性以及数量有限的 miRNA-mRNA 相互作用,使得预测软件的假阳性结果仍然大量存在。通过计算方法预测 miRNA 的靶基因仍然是具有挑战性。

## 二、全基因组关联分析

全基因组关联研究(genome-wide association study,GWAS)是近几年兴起的一种发现常见疾病易感基因的有效方法,2007 年被《科学》杂志评为世界十大科学进展之首。全基因组关联分析作为一个重要的疾病分析手段,主要是通过在大量人群中发现染色体上导致不同类型疾病的关键区域,这些区域往往包含了引起这些疾病的遗传变异。

### (一)基因组关系分析研究的背景、概念以及研究策略

人类基因组单体型图计划作为人类基因组计划的自然延伸,构建了人类 DNA 序列中多态位点的常见模式,并采用单体型分型的方法找出了约 50 万个标签单核苷酸多态性来代表整个人类的基因图谱中的单核苷酸多态性集合。单核苷酸多态性主要是指在基因组水平上由单个核苷酸的变异所引起的 DNA 序列多态性。它是人类可遗传的变异中最常见的一种。占所有已知多态性的 90% 以上。单核苷酸多态性在人类基因组中广泛存在,平均每 500～1 000 个碱基对中就有 1 个,估计其总数可达 300 万个甚至更多。单核苷酸多态性自身的特性决定了它更适合于对复杂性状与疾病的遗传解析以及基于群体的基因识别等方面的研究:①单核苷酸多态性数量多,分布广泛;②单核苷酸多态性适于快速、规模化筛查;③单核苷酸多态性等位基因的频率容易估计;④易于基因分型。

经济高效的高通量基因分型技术得到了迅猛发展,现在可以同时检测全基因组上 10 万～50 万单核苷酸多态性。这使得对疾病关联的序列变异的检测和筛选可以更加系统、更加全面。全基因组关联分析就是在这样的一个时代背景下诞生的一种强有力的疾病研究的方法。基因组关系分析研究不需要在研究之前构建任何假设,这与以往的候选基因研究的策略明显不同。基

因组关系分析研究的设计和数据分析需要多重考虑,比如样本量的问题,统计显著性水平,多重检验的校正,人口分层,遗传标记的密度,以及对独立研究结果的重复问题。

在遗传流行病学中,基因组关系分析是一种检测基因组上的遗传变异与特定的疾病或者性状是否存在遗传性的关联。如果某个遗传变异在患者群中出现的频率明显高于其他的遗传变异,则认为该变异与疾病有关联。因此该变异所在的染色体区域则被认为是引起疾病或者性状的原因。基因组关系分析研究并不需要对敏感等位基因所在的染色体区域有先验知识,因此通过该研究可以鉴定出许多新的未被发现的敏感基因。全基因组关联研究中所检测到的遗传变异为单核苷酸多态性。

### (二)研究阶段——单个阶段研究和两个阶段研究

单个阶段研究,即选择了足够的病例和对照样本后,一次性在所有研究对象中对所有选中的单核苷酸多态性进行基因分型。然后分析每个单核苷酸多态性与疾病的关联,分别计算关联强度和 OR 值。该设计的最大缺陷在于基因分型耗资巨大。为节约基因分型的数量和成本,两阶段研究正在被更多研究者所采用。

两个阶段或多个阶段研究是指在第一阶段先在小样本中对全基因组范围选择的所有单核苷酸多态性进行基因分型,统计分析后筛选出较少数量的阳性单核苷酸多态性,第二阶段在更大的样本中对于在第一阶段得到阳性结果的单核苷酸多态性进行基因分型,然后结合两个阶段的结果进行分析。但是,两阶段的研究策略实际应用的时候仍然有一系列问题。

### (三)基因组关系分析研究在肿瘤研究中的进展

基因组关系分析研究在癌症的研究中取得了显著的成绩,尤其是在常见的几种癌症,如乳腺癌、肺癌、直肠癌等。越来越多的疾病敏感位点被发现,再次证明这些疾病是多基因导致的复杂疾病。此外,这些敏感位点中有许多是先前没有报道与致癌作用相关,这预示着许多新的发病机制有待研究。基因组关系分析研究中发现的癌症热点区域有 8q24 区域和 5p15.33 区域。

8q24 是许多非相关癌症的疾病易感位点,它是从着丝粒到致癌基因 MYC 的一段 600 kb 的染色体区域,已经不断被发现含有与癌症危险有关的一系列非独立的单核苷酸多态性位点。MYC 编码的核磷蛋白参与生长调控、细胞分化和凋亡。它的异常扩增和过表达常常导致膀胱瘤。目前,已经发现前列腺癌、乳腺癌、直肠癌、膀胱癌以及卵巢癌都与这个区域的一些共同的 genetic variants 有关联。并且在上皮癌中,8q24 区域频繁扩增。虽然这个区域并不包含候选基因,但是它却含有一些功能和活动尚未明确的伪基因。这些说明了 8q24 作为一个复杂的区域可能调节 MYC 基因或是其他区域,并引起癌症易感性。

在染色体 5p15.33 区域,TERT-CLPTM1L 位点的常见变异通常会导致脑癌和肺癌的发生。在肺癌中,这个区域呈现出很强的信号与腺癌亚型相关而不是鳞状或是其他的亚型。在这个区域存在一个引人注意的候选基因 TERT,它作为端粒酶的反转录酶的组成元件,参与端粒的复制与稳定。此外陆续有基因组关系分析研究揭露出该区域与膀胱癌、宫颈癌、皮肤癌等有关。TERT 基因的突变也会出现在先天性肺纤维化患者中,以及患有血液病和严重肝纤维化的家庭中。

### (四)基因组关系分析研究中的缺点及解决办法

基因组关系分析研究的飞速发展给疾病研究带来令人振奋的结果同时,也产生了不少新的问题。O'Donnell 等指出:①对多单核苷酸多态性检测的关联研究容易得出假阳性结果,因此基因组关系分析研究的关联性结果需要验证性研究的证实;②基因组关系分析研究中的大多数单核苷酸多态性的关联度较弱(相对危险性 1.2～1.4),需要大样本量的研究进一步发现真正的相关位点;③基因组关系分析研究发现的许多位点并不在蛋白编码基因或其附近,也不在既往认为与疾病相关的基因的附近;④基因组关系分析研究发现的单核苷酸多态性位点并不一定就是致病遗传变异,可能是一个邻近变异的标记;⑤基因组关系分析研究发现的有些位点与几种不同的疾病发生关联,提示基因的多效性;⑥对于基因组关系分析研究发现的单核苷酸多态性或基因,目前很少有令人信服的研究来阐明它们的生物学功能或不良作用。

目前,不少对基因组关系分析研究方法的改进主要目的都是为了降低结果的假阳性。除了对显著性水平的控制,更重要的是一个真正的关联结果必须在其他独立的、样本量足够大的样本中得到重复验证。

## 三、肿瘤发生发展过程中信号传导途径交互作用的生物信息学研究

已有的研究证明信号传导途径的异常变化是各种疾病发生发展过程中的主要原因。在生物体内,各种信号传导途径相互关联而形成了一个网络。与其他生物体的生理活动相似,在疾病过程中,有些信号传导途径被异常激活,而相对应地,有些信号传导途径就可能会被异常抑制。因为在生物体内各种信号传导途径的划分是相对的,并存在相互作用,因此这些信号传导途径的交互作用总是存在。随着人们对各种信号传导途径认识的深入,很多信号传导途径的组成成分已被鉴定,从而使得信号传导途径网络不断完善,为研究各种生理活动包括疾病发生发展过程中信号传导网络内各种信号传导途径的交互作用打下了基础。

研究信号传导途径间的交互作用是生命科学研究领域中的一个热点。除了利用各种分子生物学和生化的方法来鉴定疾病发生发展过程中异常表达的基因和功能异常的蛋白质外,各种新的高通量的分析方法和实验手段结合生物信息学对高通量数据的处理为研究信号传导途径的交互作用打下了基础。认识疾病发生发展过程中各种信号传导途径间的交互作用的途径之一就是利用芯片数据来进行对信号传导途径的对接。研究者可以将根据在疾病和正常条件下比较鉴定得到的差异表达基因对接到相关的信号传导途径,并通过统计学分析从而发现一些在疾病条件下异常上调的信号传导途径及异常下调的信号传导途径,再根据差异表达基因编码的蛋白质在信号传导网络的位置推测哪些信号传导途径间发生了交互作用。这是研究信号传导途径交互作用的一种常用方法。

但要注意的是,这种分析方法所发现的信号传导途径间的交互作用只是说明在实验条件下的疾病状态内的信号传导途径间的交互作用。而不是导致疾病现有状态的原因,因为我们看到的疾病的状态与引起疾病的信号传导途径的异常间有一个时间上的延迟。

因此,为了寻求导致疾病现状的真正的信号传导途径的异常及交互作用,我们需要根据信号传递的流程:信号传导途径→转录因子→靶基因,利用当前状态下差异表达基因来推测哪些信号传导途径发生了改变。随着分子生物学研究的进一步深入,越来越多的这种关系正在被认识。从而,我们可以利用基因芯片平台检测出来的差异表达基因来分析这些差异表达基因是受到哪些转录因子的调控,再根据这些转录因子与信号传导途径间的关联来推导真正的导致疾病的异常的信号传导途径及这些信号传导途径间的交互作用。目前,人类蛋白质参考数据库和BioCarta 等数据库中都收录了一些实验证实的信号传导途径、转录因子和靶基因的关系,为研究信号传导途径的交互作用打下了一定的基础。

利用高通量的实验手段,癌症基因组图谱研究组织研究了常见的成年人脑肿瘤疾病——胶

质母细胞瘤。通过对 206 例患者基因组中的 DNA 拷贝数、基因表达谱、DNA 甲基化异常和其中 91 例患者的核苷酸系列的变异的检测,研究者将发生变异以及异常的基因对接到可能参与胶质母细胞瘤的主要的生物途径中,他们发现多个信号途径发生了异常,包括 3 个主要的途径(图 10-2):RTK 信号途径、p53 和 RB 肿瘤抑制途径。依据拷贝数的数据发现,在 206 个样本中,59% 的样本内 RTK 途径发生了体细胞的变异,而在 RB 和 TP53 的途径中发生体细胞变异的百分比分别达到了 66% 和 70%。在 91 例测序的样本中,依据核苷酸的数据,发生在 RB、TP53 和 RTK 途径中的体细胞变异则分别达到了 87%、78% 和 88%。70% 的样本中这 3 个途径都发生了变异。因此提示这 3 个途径是胶质母细胞瘤发病机制中的核心途径。而且每个途径中的组成成分的变异有相互排斥的统计学趋势。这是由于一个途径中的某个组成成分发生异常后就会释放对其他组成成分的选择压力。

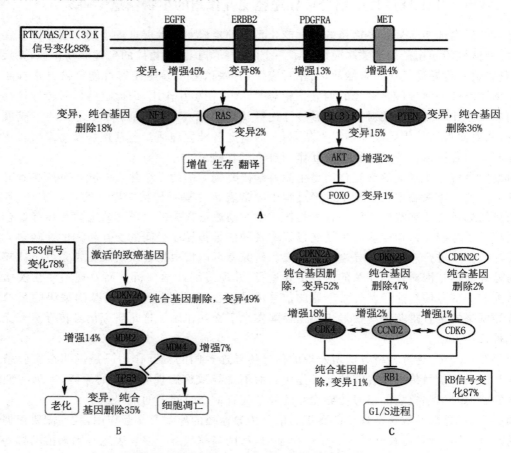

图 10-2　胶质母细胞瘤发病机制中的核心信号途径遗传变异的频率

注:发生在 RTK/RAS/PI(3)K(A)、p53(B) 和 RB(C) 信号途径中的组成成分内主要的序列变异和显著的拷贝数变化。红色表示激活基因变异,经常改变的基因用更深的红色表示。蓝色表示失活变异,颜色的深浅与变异的百分数成正比。方形框中显示了在以上特定通路中至少有一个已知的基因发生变异的胶质母细胞瘤的最终百分比

另一个研究联盟利用测序技术,加上基因表达谱芯片结合生物信息学的分析对肺腺癌进行了深入的研究。他们在 188 个病例中检测了与肿瘤相关的 623 个基因,发现 26 个基因具有显著

的高突变,这些基因可能参与了癌症的形成过程。研究者还发现有些基因的突变,如 $PIK3C3$ 和 $PTPRD$,$NTRK2$ 和 $PDGFRA$,$FGFR4$ 和 $NTRK2$ 以及 $FGFR4$ 和 $PDGFRA$ 间,显示并行性,具有很强的正相关;而有些基因的突变则呈现了很强的负相关性及相互排斥,如基因 $EGFR$ 和 $K\text{-}RAS$,$EGFR$ 和 $STK11$。有意思的是患者样本中若几个受体酪氨酸激酶基因发生了突变则 $EGFR$ 基因中不存在任何突变。在大多数的检测样本中,MAPK 途径中组成成分至少有一个发生了突变,预示着 MAPK 途径在肺癌形成中的关键作用。同时,Wnt 途径中的一些组成成分如 $APC$、$CTNNB1$、$SMAD2$、$SMAD4$ 和 $GSK3B$,也检测到了变异。通过将发生变异的基因与信号途径的对接,研究显示在肺腺癌中,遗传变异常常发生在 MAPK 信号途径、P53 信号途径、Wnt 信号途径、细胞周期和 mTOR 途径中。这些途径间的异常变化及交互作用最终导致了肺腺癌的发生。

利用生物信息学可以对已发表了结果进行系统的整合,在此基础上对参与肿瘤的信息途径进行全面的分析。Wang 的研究组进行了这方面的工作,他们收集了不同数据库中实验证实的与肿瘤相关的信号通路信息,结合文本挖掘,构建了人类肿瘤信号网络图。在对网络进行拓扑学分析的过程中,结合收集到的肿瘤基因变异的数据和 DNA 甲基化的数据,研究者发现肿瘤突变最有可能发生在那些作为信号轴心(Hub,如 RAS)的信号蛋白质中,由于这些轴心蛋白在网络中作为中心的节点,或者由多个信号途径所共有,因此,这些信号轴心节点的变化将势必影响更多的信号事件,导致疾病。

这个肿瘤信号图谱还可以根据其拓扑学特征分解为不同的子网络,每个子网络包含了一些紧密连接的节点,在每一个子网络中的基因共享一些相似的生物学功能,参与一些特异的生物学活动,如细胞的生长、发育和凋亡等。研究发现来自不同子网络中的信号基因大都会以互补的方式相互作用来产生肿瘤的表型。$p53$ 的子网络是肿瘤信号中一个中心因子,在肿瘤发生过程中起着关键的作用。此外,为了具有致癌性,肿瘤抑制因子需要去功能的突变而不是功能获得的突变,前一种突变方式比后一种突变方法更加普遍。同时,在肿瘤干细胞中基因的甲基化导致了其长期的表达缺失,代表着肿瘤发生的早期。

## 四、相关肿瘤研究平台、数据库介绍及应用

到目前为止,大量的生物医学文献已发表,积累了大量的实验信息,这些积累的研究结果为我们进一步研究肿瘤发生发展的原因提供了宝贵的信息。但这些信息都分散在不同的文章中,因此文本挖掘在生物信息学的领域中起到一个重要的作用。目前,大量的基于文本挖掘和数据整合的与生物医学研究相关的数据库不断出现,为生物医学的研究提供了重要的信息。*Nucleic Acids Research* 杂志每年的第一期都会发表数据库的专刊,每年七月的第一期会发表网络分析平台的专刊,为从事生物医学研究的科研人员提供了有用的工具和平台。因此,在生物医学的研究过程中,可以到这两期的文献中寻找有助于自己研究的数据库或网络分析平台。

## 五、展望——系统生物学在肿瘤研究中的应用

20 世纪的生物学研究采取的是还原式方法,即将整个生命活动系统分解成为组织生命活动系统的一个基本结构单元——基因/蛋白质,通过认识这些基本单元的功能,其调控机制来试图认识整个生命活动的规律及其背后隐含的机制。这种传统的单一、零散、小规模的还原论生物学尽管已发现了许多生命活动的规律学,推动了我们对生命活动的认识,却难以有效地、系统地研

究复杂生物体的生命活动。随着"后基因组"时代各种高通量实验方法的出现和应用,海量的生物数据不断产生,使在收集、整合、数据挖掘的基础上全方位地研究生命活动的规律成为可能。以生物信息学和计算生物学引导的、以整体和相互关系为研究对象的系统生物学为此应运而生,成为当今生物医学研究领域中的新的热点。

与传统生物学方法孤立地研究某一基因或其编码的蛋白质不同的是:系统生物学是从整合的角度来研究生物学。整合的观点主要是认为生物体内各个子系统间是不独立的,从而希望寻找新的方法来阐明子系统间交互作用的问题。系统生物学和传统生物学的本质区别在于:它强调用系统的观点研究生物,即整体大于部分之和,更注重整体,注重各部分间的相互关系。系统生物学从不同的层次同时研究多重生物学信息之间复杂的相互作用,包括基因组 DNA,mRNA,蛋白质、代谢、信号传导途径,基因调控网络和蛋白质相互作用的网络等,以期在此基础上理解它们之间是如何协同作用的,从而更清晰地阐明疾病的发生机制及药物的作用机制。因此当今兴起的系统生物学采取的是整合方法,是从叙述性的科学转向于定量、预测的科学。

现代系统生物学的目标是从生物途径、调控网络、细胞、组织、器官最终整个生物体的水平来认识生理和疾病。当今的各种组学(基因组学、转录组学、蛋白质组学和代谢组学等)是自下而上的研究方法,集中在各种分子成分的鉴定和全局的测量。而模拟的方法则是自上而下来试图构建人类生理和疾病的综合(跨尺度)模型。由于现有技术的限制,这种模拟目前还只是局限于在生物途径或器官水平,集中在特定尺度下相对特异的问题。系统生物学就是将这两种途径的有机结合,在多种层次下对复杂的生物系统进行整合,从而达到从系统的水平来认识生理活动和疾病的目的。因此,系统生物学的方法已越来越多地应用到了肿瘤的研究中。可以预见,系统生物学研究思路和方法的采用必将加快我们对肿瘤发生发展的机制的认识。

(宁　力)

# 参考文献

[1] 杨忠光.肿瘤综合治疗学[M].西安:陕西科学技术出版社,2021.

[2] 罗迪贤,颜宏利,夏承来,等.肿瘤临床检验诊断学[M].北京:科学技术文献出版社,2021.

[3] 张丹丹.常见肿瘤疾病诊断与治疗[M].北京:中国纺织出版社,2022.

[4] 李雁,殷晓聆.中医肿瘤专科实训手册[M].上海:上海科学技术出版社,2021.

[5] 范述方.肿瘤临床治疗拾奇[M].北京:中国中医药出版社,2022.

[6] 刘凤强.临床肿瘤疾病诊治与放化疗[M].哈尔滨:黑龙江科学技术出版社,2021.

[7] 付艳枝,席祖洋,许璐.肿瘤内科治疗护理手册[M].北京:科学出版社,2022.

[8] 赫文,王晓蕾,王璟璐.肿瘤超声诊断与综合诊疗精要[M].北京:中国纺织出版社,2021.

[9] 葛明华,张大宏,牟一平.肿瘤微创手术学[M].厦门:厦门大学出版社,2022.

[10] 张龙,于洪娜.临床常见肿瘤诊断思维与治疗技巧[M].北京:中国纺织出版社,2021.

[11] 闫震.妇科肿瘤化疗手册[M].北京:人民卫生出版社,2022.

[12] 宋明,杨安奎,张诠.头颈肿瘤外科临床实践与技巧[M].广州:广东科学技术出版社,2021.

[13] 詹启敏,钦伦秀.精准肿瘤学[M].北京:科学出版社,2022.

[14] 曾普华.中医谈肿瘤防治与康复[M].北京:科学技术文献出版社,2021.

[15] 魏玮.实用临床肿瘤学[M].沈阳:辽宁科学技术出版社有限责任公司,2022.

[16] 张晟,魏玺.颈部常见肿瘤超声诊断图谱[M].天津:天津科技翻译出版有限公司,2021.

[17] 林宇,宝莹娜.临床肿瘤放疗[M].长春:吉林科学技术出版社,2022.

[18] 王晖.现代肿瘤放射治疗临床实践指导[M].长沙:湖南科学技术出版社,2021.

[19] 邓清华,马胜林.转移性肿瘤放射治疗[M].杭州:浙江大学出版社,2022.

[20] 刘方.肿瘤综合诊断与治疗要点[M].北京:科学技术文献出版社,2021.

[21] 温娟,王国田,姬爱国,等.现代肿瘤病理诊断与治疗[M].哈尔滨:黑龙江科学技术出版社,2022.

[22] 王博.常见肿瘤诊断与治疗要点[M].北京:中国纺织出版社,2021.

[23] 梁廷波.实体肿瘤规范诊疗手册[M].杭州:浙江大学出版社,2022.

[24] 周睿.泌尿系统肿瘤综合治疗[M].北京:中国纺织出版社,2021.

[25] 夏廷毅,张玉蛟,王绿化,等.肿瘤放射外科治疗学[M].北京:人民卫生出版社,2022.

[26] 刘延庆.中医肿瘤临证对药[M].北京:化学工业出版社,2021.

[27] 訾华浦.临床肿瘤诊疗方法与实践[M].长春:吉林科学技术出版社,2022.

[28] 孔令泉,吴凯南.乳腺肿瘤内分泌代谢病学[M].北京:科学出版社,2021.

[29] 刁为英.现代肿瘤诊断技术与治疗实践[M].北京:中国纺织出版社,2022.

［30］杨毅,李波.肿瘤放射治疗技术学［M］.昆明:云南科技出版社,2021.

［31］李萍萍.中医肿瘤临证论治［M］.北京:学苑出版社,2022.

［32］黄传贵.中医肿瘤辨证论治［M］.昆明:云南科技出版社,2021.

［33］刘媛媛.肿瘤诊断治疗学［M］.北京:中国纺织出版社,2021.

［34］谭晶,李汝红,侯宗柳.肿瘤临床诊断与生物免疫治疗新技术［M］.北京:科学出版社,2021.

［35］朱德东,韦勇宁.肝脏肿瘤微创治疗［M］.北京:科学技术文献出版社,2021.

［36］吕祥瑞,皇甫娟,王孟丽,等.血清肿瘤标志物与肺癌病理类型的相关性研究［J］.癌症进展,
2021,19(14):1451-1455.

［37］刘巧庆,朱玲,廖阳,等.恶性淋巴瘤的精准治疗进展［J］.右江医学,2021,49(12):948-952.

［38］曹献启,李之拓,李浩然.胆囊结石诱发胆囊癌的危险因素及治疗进展［J］.医学综述,2022,
28(4):706-711.

［39］王微.肝动脉化疗联合介入栓塞术对肝癌患者外周血肿瘤标志物及不良反应的影响［J］.基
层医学论坛,2021,25(20):2894-2895.

［40］叶媛媛,巴菲,王静静.恶性淋巴瘤自体造血干细胞移植治疗后的生存与预后因素分析［J］.
实用癌症杂志,2022,37(5):801-803.